T0140654

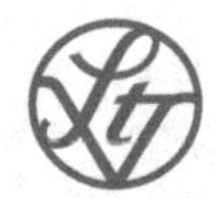

Geschichte und Philosophie der Medizin

History and Philosophy of Medicine

Herausgegeben von ANDREAS FREWER

Band 17

Gründerzeit der Medizinethik

Hans-Bernhard Wuermeling und die Fachentwicklung ins 21. Jahrhundert

Herausgegeben von Andreas Frewer

Franz Steiner Verlag

Die Drucklegung erfolgte mit freundlicher Unterstützung von
Professur für Ethik in der Medizin
Friedrich-Alexander-Universität Erlangen-Nürnberg

Umschlagabbildungen von links:
H.-B. Wuermeling bei der Preisverleihung der Paracelsus-Medaille (Ärztetag in Nürnberg 2012)/
Frühchen im Brutkasten auf der Intensivstation der Kinderklinik im Vivantes Klinikum Neukoelln in Berlin © ullstein bild – CARO & Jürgen Blume / Intensivstation des Bochumer St. Josef Hospital – Klinik der Ruhr-Universität Bochum © ullstein bild – Markus Matzel

Bibliografische Information der Deutschen Nationalbibliothek:
Die Deutsche Nationalbibliothek verzeichnet diese Publikation in der Deutschen Nationalbibliografie; detaillierte bibliografische Daten sind im Internet über <http://dnb.d-nb.de> abrufbar.

Druck: Beltz Grafische Betriebe GmbH
Gedruckt auf säurefreiem, alterungsbeständigem Papier.
Printed in Germany.
ISBN 978-3-515-13385-2 (Print)
ISBN 978-3-515-13388-3 (E-Book)

INHALT

GESCHICHTE UND ZUKUNFT DER MEDIZINETHIK

Vorwort

Im Rahmen der Jahrestagung 2021 der Akademie für Ethik in der Medizin (AEM) mit dem Thema „Die Zukunft der Menschlichkeit im Gesundheitswesen" wurde von der Professur für Ethik in der Medizin an der Universität Erlangen-Nürnberg mit der AEM das Forum „Zukunft und Herkunft der Medizinethik" veranstaltet. Zum einen sollte im 35. Jahr ihres Bestehens – im Rahmen des Kongresses konnte bereits das 1000. Mitglied aufgenommen werden – an die Gründung der Akademie, zum anderen an die differenzierte Entwicklung der Gesellschaft nach vereinsrechtlicher Eintragung in Erlangen 1986 erinnert werden. Eine der Schlüsselpersönlichkeiten in dieser Phase war ihr erster Präsident, der Rechtsmediziner Hans-Bernhard Wuermeling, der an der Friderico-Alexandrina wirkte.[1] Alt „Mittdreißiger" hat die Fachgesellschaft mit „Ausbildungsphasen" ihre „Jugend" durchlaufen und befindet sich offenbar „erwachsen in vollem Saft" oder gar „im besten Alter", wenn man anthropomorphe Analogien auf Körperschaften und Fachorgane übertragen möchte. In jedem Fall ist mittlerweile die notwendige zeitgeschichtliche Distanz von mindestens drei Dekaden für kritische historische Rückblicke auf die 1980er Jahre und ihre Kontexte gegeben. Für das 20. Jahrhundert und insbesondere seine zweite Hälfte können nun auch längere Entwicklungslinien nachvollzogen und in ihrem geschichtlichen Umfeld genauer analysiert werden. Der vorliegende Band verfolgt dabei zwei Hauptstränge: Zum einen soll die Geschichte und Entwicklung der Medizinethik wie auch der Akademie historisch dargestellt und für thematische Schlüsselbereiche kontextualisiert werden. Zum anderen wird die zentrale Person des AEM-Gründungspräsidenten anhand von Archivalia, Korrespondenz, Beiträgen von Zeitzeug:innen wie auch Berichten aus der Familie genauer beleuchtet und mit biographischen Hintergründen vorgestellt. Der Auftaktbeitrag zeigt den Gründungsakt wie auch Vita und Hauptarbeitsfelder des Rechtsmediziners Hans-Bernhard Wuermeling (1927–2019) in seiner Entwicklung und den Zeitumständen. Dieser Artikel zur Biographie des ersten Vorsitzenden der Akademie für Ethik in der Medizin bietet zunächst zu Beginn eine Übersicht der persönlichen Daten und familiären Kontexte, um als Ausgangspunkt für beide Stränge des Buches zu dienen. Dabei stehen die Erarbeitung und sukzessive Vertiefung der historischen Kontexte im Mittelpunkt. Mathias Schütz stellt zur Doppelfrage „Was machen Ethik in der Medizin und Medizin mit der Ethik?" zwei erste Diagnosen: „(De-)Professionalisierung". Mit diesem kreativen Titel rekonstruiert der Autor wichtige Entwicklungslinien für die Medizinethik im letzten Drittel des 20. Jahrhunderts und gibt grundlegende Impulse wie auch fruchtbare Denkanstöße zu einer notwendigen historischen Analyse des Fachgebiets. Gerade die Zeitgeschichte der Medizinethik ist bisher noch nicht ausreichend untersucht. Der darauffolgende Aufsatz von Andreas

1 Zur Vita vgl. Frewer (2019) und Schneider/Loetterle (2019) sowie die nachfolgenden Kapitel.

Frewer bearbeitet einen besonderen „Transatlantischen Dialog zur Medizinethik“: Hans-Bernhard Wuermeling stand lange Jahre in einem engen und freundschaftlichen Kontakt mit Hans Jonas, einem der bedeutendsten Philosophen und Moraltheoretiker des 20. Jahrhunderts.[2] Dieser fachliche Austausch begann mit Erscheinen des Hauptwerkes „Das Prinzip Verantwortung“ (1979) von Jonas, entwickelte sich sukzessive mit wichtigen Beiträgen wie auch persönlichen Begegnungen und hatte einen Höhepunkt in der Phase internationaler Ethik-Debatten zur Hirntoddefinition und dem angemessenen Vorgehen im Fall des „Erlanger Baby“. Bisher unveröffentlichte Korrespondenz, die sogar beide Familien in einem engen Netzwerk von Kontakten integrierte, gibt Einblicke in Positionen und die Entwicklung medizinethischer Konzepte. Gisela Bockenheimer-Lucius berichtet über die Gründungsphase der Zeitschrift „Ethik in der Medizin“, die drei Jahre nach Einrichtung der Fachgesellschaft nun seit 1989 kontinuierlich die medizinethische Debatte im deutschsprachigen Raum entscheidend gestaltet. Die Autorin kann als verantwortliche Redakteurin und aus reflektierter Perspektive als Zeitzeugin die dynamischen Anfänge sowie wesentliche Entwicklungslinien der Fachdebatten rekonstruieren. Der Aufsatz zeigt wichtige Etappen für das Organ der Akademie und beleuchtet praktische Herausforderungen mit Hintergründen wie auch Motiven. Auf diese Weise entsteht eine gleichermaßen dichte wie auch differenzierte Dokumentation des Diskurses. Der folgende Aufsatz kontextualisiert die geschilderten Entwicklungen und Protagonisten für das 20. Jahrhundert. Andreas Frewer präsentiert die Geschichte von Medizin- und Bioethik mit dem Schwerpunkt der Institutionalisierung des Fachgebietes. Er geht auf Begriffe und Schwerpunkte in Deutschland ein und thematisiert auch kontroverse Debatten wie etwa die kritischen Strömungen der sogenannten „Anti-Bioethik“. In der Folge werden sowohl die medizinethisch besonders relevanten Pole des Lebens als auch die Person des AEM-Präsidenten mit Hintergründen, Werten und Kontexten in den Beiträgen vertieft. Paula Herrmann widmet sich moralischen Problemen am Lebensbeginn im Werk von Hans-Bernhard Wuermeling. Entwicklungslinien zu seinen Positionen wie auch die Stellungnahme der Arbeitsgruppe „Der Schutz des Embryo“ der Akademie für Ethik in der Medizin bis zur Verabschiedung des Embryonenschutzgesetzes werden hier skizziert. Die 1990 verabschiedete Regelung wurde vor rund einer Dekade zuletzt novelliert, ist aber immer noch gültig und steht für einen wichtigen Strang ethischer Debatten seit den 1980er Jahren, die trotz enormer medizin- und reproduktionstechnischer Entwicklungen bis heute aktuell sind. Im Anschluss daran präsentiert der Artikel „Ärztliche und Bioethik“ die Vorlesungen von Wuermeling zu Grundsatz- und Grenzfragen des Lebens. Über 15 Jahre – 30 Semester lang – hat der Erlanger Rechtsmediziner als Pionier des Gebiets Medizinethik immer wieder brisante Themen für Studierende wie auch die Öffentlichkeit erörtert. Durch Tonbandaufnahmen sind 89 Vorlesungen erhalten. Eine Gesamtübersicht sowie die exemplarische Vorstellung von zwei Vorträgen – jeweils eine zu Beginn und Ende des Lebens – lassen in transkribierten Editionen diese frühe Phase der Medizinethik und den engagierten Gründungspräsidenten mit lebendigen Beiträgen und eigenen Formulierungen zu Wort kommen.

2 Vgl. u.a. Jonas (1979) und (1987) sowie für die Wirkung auf die Medizin u.a. Frewer (1998) und Poliwoda (2005).

Maria Rupprecht konzentriert sich in ihrem Aufsatz auf die Fragen der Medizinethik am Lebensende im Spiegel des Werks von Hans-Bernhard Wuermeling. Mit den zusammengestellten Übersichten zu Vorträgen und Fachbeiträgen kann sie die Schwerpunkte für die Themenkreise von Patientenverfügungen und Vorsorgevollmachten bis zur Sterbehilfe mit grundlegenden anthropologischen Dimensionen verdeutlichen. Sowohl Anfang als auch Ende des menschlichen Lebens werden im Fall des „Erlanger Babys" berührt. Interessanterweise gibt es in dieser seit nun genau drei Jahrzehnten immer wieder kontrovers diskutierten Kasuistik neue Facetten und bisher nicht betrachtete Hintergründe. Der Beitrag von Andreas Frewer kann sowohl die Wahrnehmungen und Positionen von Wuermeling als zentralem Experten in diesem außergewöhnlichen Geschehen nochmals genauer erläutern, insbesondere im Kontext der Korrespondenz mit Hans Jonas, als auch punktuell Erklärungen geben, warum manche Person bis in die Gegenwart partikulare Perspektiven vertritt und welche jeweiligen Motive in moralischen Diskursen möglicherweise eine stärkere Rolle in der Medizinethik spielen als landläufig angenommen. Hierbei geht es auch um die „(Wieder-)Entdeckung des Individuums" von Bioethik-Expert:innen und „blinde Flecken" bei ethischen Debatten im Gesundheitswesen. Martin J. Wuermeling widmet sich dem Spannungsfeld von Medizin, Recht und Ethik am Beispiel der Gewinnung von Spendermaterial zur Hornhauttransplantation. Als erfahrener Ophthalmologe hat er zu diesem Schwerpunkt wissenschaftlich gearbeitet und zudem gemeinsam mit seinem Vater Hans-Bernhard Wuermeling medizinethische Überlegungen angestellt. Auf diese Weise entstand eine interessante Doppelperspektive auf ein fachlich komplexes wie auch moralisch brisantes Gebiet mit großer Bedeutung. Hanna-Barbara Gerl-Falkovitz verbindet in ihrem biographischen Bericht zur gemeinsamen Vita mit Hans-Bernhard Wuermeling die Gebiete Medizinethik, Philosophie und Kultur. Hier werden sowohl fachliche als auch persönliche Ebenen lebensgeschichtlich dargestellt, um weitere Hintergründe für prägende Themen der Pionierphase der Medizinethik zu vertiefen. Monika Muschol berichtet aus der Perspektive der Tochter von Erfahrungen mit und Erinnerungen an Hans-Bernhard Wuermeling. Das Themenfeld Medizinethik wird mit schlaglichtartigen Spiegelungen aus Sicht der Familie und künstlerischen Bildern beleuchtet. Dies gilt auch für die Beiträge von Markus Wuermeling und Michael Wuermeling, die an ganz besonderen Beispielen eindrückliche Prägungen in der Familie und die „Haltung" des Vaters illustrieren. Auf diese Weise wird der Kernbereich der Medizinethik nochmals in einen größeren Kontext persönlicher Erfahrungen und moralischer Werte eingebettet. Am Ende des Bandes stellt Andreas Frewer eine Übersicht zur Gründung von Zeitschriften und Fachbuchreihen der Medizinethik vom 20. bis ins 21. Jahrhundert vor, um für die als „Gründerzeit" charakterisierte Phase praktische Auswirkungen auf den fachlichen Diskurs zu zeigen sowie bibliographische Hinweise in einem stark gewachsenenen Feld zu geben.[3] Der abschließende Artikel von Kerstin Franzò und Andreas Frewer vertieft dies anhand einer Übersicht der Institute mit Fachbereich Ethik in der Medizin im deutschsprachigen Raum. Auch hier sind in den letzten 30 Jahren wie bei den Fachbuchreihen rund 40 Neugründungen und Einrichtungen entstanden bzw. bestehende Fachinstitute umbenannt und in Bezug auf die praktische Arbeit erweitert worden.

3 Vgl. Reich (1995), Frewer (2000), Frewer/Neumann (2001), Ach/Runtenberg (2002), Bergdolt (2004), Baker/McCullough (2009) und Bruchhausen/Hofer (2010).

Im Anhang findet sich noch ergänzend eine Übersicht der Vita Hans-Bernhard Wuermelings zur leichteren chronologischen Orientierung. Außerdem sind dort ein Personenregister, alphabetische Verzeichnisse der Abkürzungen und aller Adressen der Beitragenden sowie eine biographische Notiz zum (Reihen-)Herausgeber wiedergegeben.

Wer die Entwicklung von Medizin- und Bioethik kennt, kann auch für Gegenwart und Zukunft des Faches die richtigen Schlüsse ziehen.[4] Eine Kultur genauerer Expertise zur Genese sukzessiver Professionalisierung und Institutionalisierung ist durchaus auch für die praktische und angewandte Ethik von großer Bedeutung. Schwerpunkte und Scheuklappen bei Themen, Positionen und Perspektiven, fachliche Identitäten oder persönliche Interessenkonflikte für normative Wertungen – all dies wird wesentlich klarer bei genauerer Kenntnis der Entwicklungsgeschichte. Die zum 25-jährigen Jubiläum der Akademie für Ethik in der Medizin 2011 herausgebene Broschüre[5] blieb mit etwas mageren 44 Seiten sowie wenig kritischen Analysen hinter den Möglichkeiten und Erfordernissen einer historischen Bearbeitung der Geschichte von Medizinethik. Auch daher wird im vorliegenden Band nun die „Gründerzeit" des Faches nochmals genauer beleuchtet.

Für vielfältige Unterstützung soll einer Reihe von Personen gedankt werden. An erster Stelle sei dabei die Familie von Hans-Bernhard Wuermeling genannt: Hanna-Barbara Gerl-Falkovitz, Monika Muschol, Martin J. Wuermeling, Markus Wuermeling und Michael Wuermeling haben sich besonders engagiert beim vorliegenden Band beteiligt sowie natürlich bereits mit der Schenkung der Wuermeling-Bibliothek zur Medizinethik den „Startschuss" für die Bearbeitung gegeben. Zusammen mit den beiden Doktorandinnen Paula Herrmann und Maria Rupprecht sowie den anderen studentischen Mitarbeiter:innen ist die weitere Analyse von Nachlass und Buchbestand ein sehr umfangreiches wie auch erfreuliches Projekt. Kerstin Franzò, Sophia Forster, Martina Wildfeuer und Julia Mikolaj von der Professur für Ethik in der Medizin haben einzelne Beiträge formatiert und gelesen. Den Mitautor:innen danke ich herzlich für die Aufsätze und den guten Austausch während der langen und intensiven Schlussredaktion. Die Veranstaltung im Rahmen der Konferenz der Akademie für Ethik in der Medizin im September 2021 wurde durch die AEM-Geschäftsstelle (Leitung: Prof. Dr. Alfred Simon) und insbesondere Christin Zang, M.A. sehr engagiert unterstützt. Dem Präsidenten der Akademie, Prof. Dr. Georg Marckmann, MBA (München), danke ich für die schöne Zusammenarbeit sowie die gemeinsame Moderation des Forums „Zukunft und Herkunft der Medizinethik" im Rahmen der Tagung.[6] Nicht zuletzt sei meiner ganzen Familie herzlicher Dank gesagt für die Unterstützung bei der intensiven Arbeit an diesem Projekt mit allen Implikationen von Archivreisen, Kongressvorbereitung und Veranstaltungsdurchführung sowie den Schreib- und Redaktionsphasen. Möge der Band weitere Impulse für die Entwicklung guter ärztlicher Praxis und einer reflektierten Kultur der Medizinethik geben!

Erlangen-Nürnberg, im Frühjahr 2022 Andreas Frewer

4 Vgl. Frewer (2001) und Frewer/Roelcke (2001) sowie Bruchhausen/Hofer (2010).

5 Vgl. Akademie für Ethik in der Medizin (2011). Siehe strukturell auch Gehring (2006).

6 Vgl. u.a. von Böhler/Neuberth (1992) über Düwell/Neumann (2005) und Steigleder (2006) bis Frewer et al. (2021).

LITERATUR

Ach, J. S./Runtenberg, C. (2002): Bioethik: Disziplin und Diskurs. Zur Selbstaufklärung angewandter Ethik. Kultur der Medizin, Band 4. Frankfurt/M., New York.

Akademie für Ethik in der Medizin (Hrsg.) (2011): 25 Jahre Akademie für Ethik in der Medizin e.V. Göttingen.

Baker, R. B./McCullough, L. B. (Eds.) (2009): Cambridge World History of Medical Ethics. Cambridge.

Bergdolt, K. (2004): Das Gewissen der Medizin. Ärztliche Moral von der Antike bis heute. München.

Böhler, D./Neuberth, R. (in Verbindung mit I. Hoppe) (Hrsg.) (1992): Herausforderung Zukunftsverantwortung. Hans Jonas zu Ehren. Münster.

Bruchhausen, W./Hofer, H.-G. (Hrsg.) (2010): Ärztliches Ethos im Kontext. Historische, phänomenologische und didaktische Analysen. Medizin und Kulturwissenschaft. Bonner Beiträge zur Geschichte, Anthropologie und Ethik der Medizin, Band 6. Göttingen.

Düwell, M./Neumann, J. N. (Hrsg.) (2005): Wie viel Ethik verträgt die Medizin? Paderborn.

Eissa, T.-L./Sorgner, S. L. (Hrsg.) (2011): Geschichte der Bioethik. Eine Einführung. Paderborn.

Frewer, A. (Hrsg.) (1998): Verantwortung für das Menschliche. Hans Jonas und die Ethik in der Medizin. Erlanger Studien zur Ethik in der Medizin, Band 6. Erlangen, Jena.

Frewer, A. (2000): Medizin und Moral in Weimarer Republik und Nationalsozialismus. Die Zeitschrift „Ethik" unter Emil Abderhalden. Frankfurt/M., New York.

Frewer, A. (2001): Biographie und Begründung der akademischen Medizingeschichte: Karl Sudhoff und die Kernphase der Institutionalisierung 1896–1906. In: Frewer/Roelcke (2001), S. 103–126.

Frewer, A. (2011): Zur Geschichte der Bioethik im 20. Jahrhundert. Entwicklungen – Fragestellungen – Institutionen. In: Eissa/Sorgner (2011), S. 415–437.

Frewer, A. (2019): Hans-Bernhard Wuermeling (1927–2019): Arzt – Rechtsmediziner – Gründungspräsident der „Akademie für Ethik in der Medizin". In: Ethik in der Medizin 31, 2 (2019), S. A8–A12.

Frewer, A./Franzò, K./Langmann, E. (Hrsg.) (2021): Die Zukunft von Medizin und Gesundheitswesen. Prognosen – Visionen – Utopien. Jahrbuch Ethik in der Klinik, Band 14. Würzburg.

Frewer, A./Neumann, J. N. (Hrsg.) (2001): Medizingeschichte und Medizinethik. Kontroversen und Begründungsansätze 1900–1950. Kultur der Medizin, Band 1. Frankfurt/M., New York.

Frewer, A./Roelcke, V. (Hrsg.) (2001): Die Institutionalisierung der Medizinhistoriographie. Entwicklungslinien vom 19. ins 20. Jahrhundert. Stuttgart.

Gehring, P. (2006): Was ist Biomacht? Vom zweifelhaften Mehrwert des Lebens. Frankfurt/M.

Jonas, H. (1979): Das Prinzip Verantwortung. Versuch einer Ethik für die technologische Zivilisation. Frankfurt/M.

Jonas, H. (1987): Technik, Medizin und Ethik. Zur Praxis des Prinzips Verantwortung. Frankfurt/M.

Poliwoda, S. (2005): Versorgung von Sein. Die philosophischen Grundlagen der Bioethik bei Hans Jonas. Hildesheim.

Reich, W. T. (Ed.) (1995): Encyclopedia of Bioethics. 2nd Edition. Vol. 1–4. New York.

Schneider, H./Lötterle, J. (2019): Zum Tod von Prof. Dr. Hans-Bernhard Wuermeling. In: Zeitschrift für Lebensrecht 28, 1 (2019), S. 117–120.

Steigleder, K. (2006): Medizinethik und Philosophie. In: Ethik in der Medizin 18 (2006), S. 310–314.

HANS-BERNHARD WUERMELING UND DIE GRÜNDUNG DER „AKADEMIE FÜR ETHIK IN DER MEDIZIN“

Andreas Frewer

ZUR GRÜNDUNG DER „AKADEMIE FÜR ETHIK IN DER MEDIZIN“

Am 5. Dezember 1986 unterschrieben 18 Personen als erste Mitglieder einer neuen Fachgesellschaft für „Ethik in der Medizin“ das Dokument zur Einrichtung:[1] „Die Unterzeichnenden beschließen die Gründung der *Akademie für Ethik in der Medizin*[2] in der Form eines eingetragenen Vereins mit der beigefügten Satzung.“[3] Der Rechtsmediziner Hans-Bernhard Wuermeling wurde zum ersten Präsidenten der Gesellschaft gewählt, die er in das Vereinregister in Erlangen eintragen ließ. Mit schwungvoller Unterschrift signierte Wuermeling das Gründungsdokument. Die anderen 17 unterzeichnenden Persönlichkeiten waren – in alphabetischer Reihenfolge – Henning Albrecht,[4] Gisela Bockenheimer-Lucius,[5] Christoph Fuchs,[6] Toni Graf-Baumann,[7] Hans Jahrmärker,[8] Winfried Kahlke,[9] Wolfgang Müller-Hartburg,[10] Helmut Piechowiak,[11] Hermann Pohlmeier,[12] Hans-Heinrich Raspe,[13]

1 Zur Vor- und Frühgeschichte der Akademie siehe insbesondere Schlaudraff (2006). Zum Kontext der Medizinethik im 20. Jahrhundert Frewer (2000) sowie die Beiträge in diesem Band.
2 Die kursive Passage „Akademie für Ethik in der Medizin“ ist im Original in Großbuchstaben.
3 Archiv der Akademie für Ethik in der Medizin (AEM), Göttingen. Siehe auch AEM (2011).
4 Henning Albrecht war leitende Persönlichkeit im Stifterverband für die Deutsche Wissenschaft. Dieser gab in der Anfangsphase eine Anschubfinanzierung zur Unterstützung der Akademie.
5 Gisela Bockenheimer-Lucius (*1946), Dr. med., Medizinethikerin in Freiburg und Frankfurt, lange Redakteurin der Zeitschrift „Ethik in der Medizin“, siehe ihren Beitrag in diesem Band.
6 Christoph Fuchs (*1945), Prof. Dr. med., Ministerialdirigent für Gesundheit in Rheinland-Pfalz (1984–1990) sowie Hauptgeschäftsführer von Bundesärztekammer und Ärztetag (1990–2011).
7 Toni Graf-Baumann (*1945), Prof. Dr. med., zum Zeitpunkt der Gründung der AEM wissenschaftlicher Leiter der Abteilung Klinische Literatur beim Springer Verlag in Heidelberg.
8 Hans Jahrmärker (1921–2001), Prof. Dr. med., Kardiologe. 1968 a.o. Professor an der Ludwig-Maximilians-Universität München, Mitglied der Ethikkommission der Medizinischen Fakultät.
9 Winfried Kahlke (*1932), Prof. Dr. med., seinerzeit Inhaber eines Lehrstuhls für Hochschuldidaktik in der Medizin an der Universität Hamburg. Siehe u.a. auch Kahlke/Reiter-Theil (1995).
10 Wolfgang Müller-Hartburg (1923–2001), Arzt in Österreich. Primarius in Eisenstadt (1965–1988), danach Gynäkologe in Wien. Mitherausgeber der Zeitschrift „Arzt und Christ“ (*1955).
11 Helmut Piechowiak (*1945), Dr. med., Bc. phil. Studium der Medizin, Philosophie und Theologie. Arzt an der Universität München und seit 1985 Internist in Regensburg.
12 Hermann Pohlmeier (1928–1996), Prof. Dr. med. Studium von Philosophie, Theologie, Psychologie und Medizin. Ab 1975 Professor für Med. Psychologie an der Universität Göttingen.
13 Hans-Heinrich Raspe (*1945), Prof. Dr. med. Dr. phil., Internist und Sozialmediziner an MH Hannover (1978–1989) und Institut für Sozialmedizin der Universität Lübeck (1989–2010).

Udo Schlaudraff,[14] Bettina Schöne-Seifert,[15] Eduard Seidler,[16] Richard Toellner,[17] Ulrich Tröhler,[18] Herbert Viefhues[19] und Hans-Konrat Wellmer.[20] Zum ersten Vorstand gewählt wurden als Präsident (Erster Vorsitzender) Prof. Dr. Hans-Bernhard Wuermeling (Erlangen), als Vizepräsident (Zweiter Vorsitzender) Prof. Dr. Eduard Seidler (Freiburg), als Schriftführer Dr. Helmut Piechowiak (Regensburg), als Schatzmeister Prof. Dr. Herbert Viefhues (Bochum) sowie Prof. Dr. Christoph Fuchs (Mainz), Pastor Udo Schlaudraff (Göttingen) und Prof. Dr. Hans-Konrat Wellmer (Bielefeld).

Wenn man sich die Biographien der Gründungsmitglieder etwas genauer ansieht, dann ist zum einen die Dominanz der Humanmedizin als Fachgebiet deutlich: von den 18 Personen hatten 16 eine ärztliche Ausbildung bzw. in der Medizin promoviert; zum anderen ist aber auch die Interdisziplinariät ein besonderes Charakteristikum, es gab zwar nur zwei Nichtmediziner, mehrere Personen waren aber doppelt qualifiziert mit philosophisch-historischen Studien und Ausbildungszeiten. Insgesamt ist der starke akademische Schwerpunkt zu sehen: zwölf Gründungsmitglieder waren 1986 bereits Professoren, weitere sollten es werden. In Bezug auf die Geschlechterverteilung fällt natürlich ins Auge, dass nur zwei Frauen Gründungsmitglieder waren, auf je acht männliche Gründer kam nur eine weibliche Person. Dies ist in Zeiten der Anpassung der Geschlechteranteile bei Leitungspositionen in Vorständen und Aufsichtsräten sicher keine zufriedenstellende „Quote", noch dazu da im ersten gewählten Vorstand keine der beiden Frauen eine Funktion erhielt. Wenn man frühere Initiativen, etwa die zum „Ethikbund" in der Weimarer Republik, 1927 entstanden aus einem „Ärzte- und Volksbund für Sexual- und Gesellschaftsethik" und dem „Gesinnungsbund", vergleichend heranzieht, dann war im dreizehnköpfigen Vorstand der 1920er und 30er Jahre ebenfalls keine einzige Frau.[21] In Bezug auf das Durchschnittsalter liegen für den Ethikbund keine ausreichenden Daten vor, aber das Bild der Sitzung in Halle an der Saale zeigt einen „Altherren-Club" mit Personen, die in der Regel ihre Sozialisation bereits sehr früh im Deutschen Kaiserreich erhalten hatten. Für die Gründungsmitglieder der „Akademie für Ethik in der Medizin" kann hier ein Durchschnittsalter von gut 50 Jahren errechnet werden bei einem Spektrum von 30 bis 66 Jahren. Neben diesen kurzen historischen und mikrosoziologischen Notizen sei an dieser Stelle noch etwas genauer auf den Gründungspräsidenten Wuermeling eingegangen.

14 Udo Schlaudraff (*1940), Pastor i. R. Studienleiter an der Evangelischen Akademie in Loccum. Medizinethik-Beauftragter der Landeskirche. Seelsorger am Universitätsklinikum Göttingen.

15 Bettina Schöne-Seifert (*1956), Prof. Dr. med. Lehrstuhl für Ethik in der Medizin an der Westfälischen Wilhelms-Universität in Münster. Mitglied des Deutschen Ethikrats (2001–2010).

16 Eduard Seidler (1929–2020), Prof. Dr. med. Medizinhistoriker. Leiter des Instituts für Geschichte der Medizin in Freiburg. 1988–1992 Präsident der Akademie für Ethik in der Medizin.

17 Richard Toellner (1930–2019), Prof. Dr. med. Medizinhistoriker. Leiter der Institute für Geschichte der Medizin an der FU Berlin (1971–1974) und der Universität Münster (1974–1995).

18 Ulrich Tröhler (*1943), geboren in Bern (Schweiz). Prof. Dr. med. Ph.D., FRCP (Edin.). Leiter der Institute für Geschichte der Medizin in Göttingen (1983–1994) und Freiburg (1994–2006).

19 Herbert Viefhues (1920–2004), Prof. Dr. med. Psychiater und Sozialmediziner an der Ruhr-Universität Bochum. Mitbegründer des Bochumer Zentrums für Medizinische Ethik (1986).

20 Hans-Konrat Wellmer (1928–2016), Prof. Dr. med. Präsident der Akademie für Ethik in der Medizin (1992–1998). Siehe etwa auch seinen Bericht zur Präsidentschaft in Wellmer (2006).

21 Vgl. Frewer (2000), S. 61 sowie zu weiteren historischen Kontexten u.a. Schlaudraff (1987), Kahlke/Reiter-Theil (1995) und Frewer/Neumann (2001).

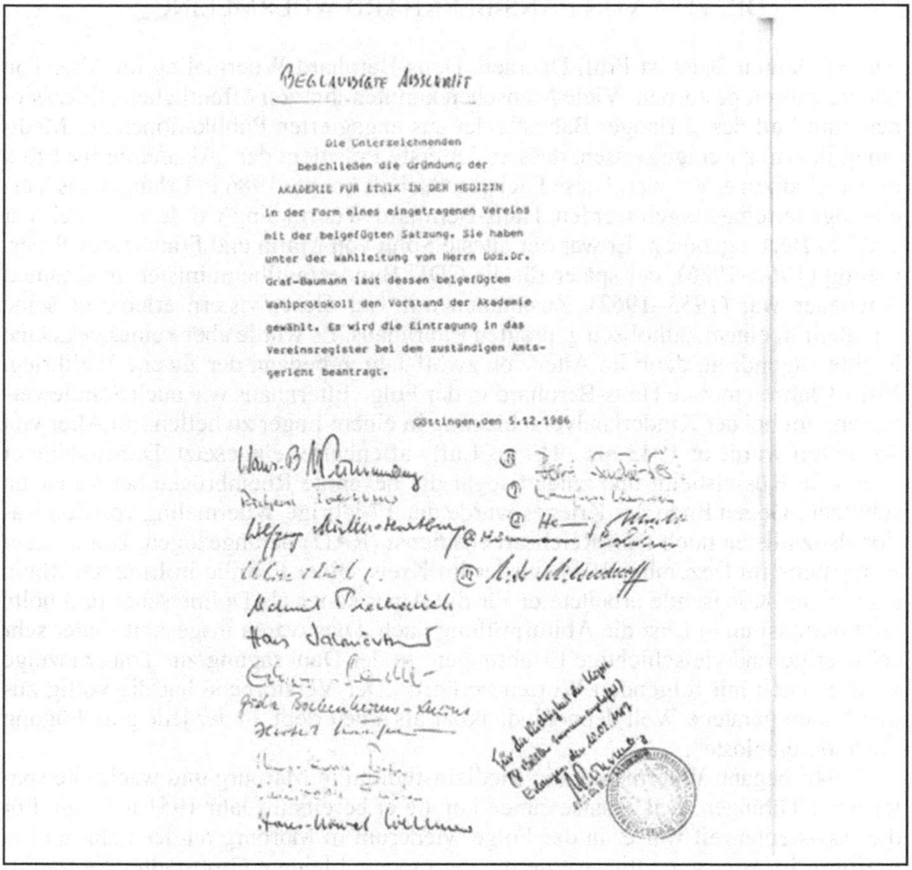

BEGLAUBIGTE ABSCHRIFT

Die Unterzeichnenden
beschließen die Gründung der
AKADEMIE FÜR ETHIK IN DER MEDIZIN
in der Form eines eingetragenen Vereins
mit der beigefügten Satzung. Sie haben
unter der Wahlleitung von Herrn Doz.Dr.
Graf-Baumann laut dessen beigefügtem
Wahlprotokoll den Vorstand der Akademie
gewählt. Es wird die Eintragung in das
Vereinsregister bei dem zuständigen Amtsgericht beantragt.

Göttingen,den 5.12.1986

Abb. 1: Historische Kopie der Abschrift des Protokolls zur Gründung[22] der „Akademie für Ethik in der Medizin" (AEM) als eingetragener Verein (1986).[23]

22 Schlaudraff (2006) gibt einen wichtigen Zeitzeugen-Bericht zur frühen Entwicklung der AEM. Neben dem teils etwas anekdotischen Charakter („Nun gründen wir mal") dieses Beitrags eines Beteiligten gibt es doch auch interessante und nicht weiter diskutierte Spannungen: Zum einen schreibt Schlaudraff, dass eine Förderung seitens der Pharmaindustrie bewusst nicht angestrebt wurde, zum anderen berichtet er kurz danach von der Förderung durch das Mitglied Wagner, das bei „DuPhar" genau in diesem Feld tätig war. Zu Interessenkonflikten siehe u.a. Frewer et al. (2016). Gleichermaßen paradox erscheint die Bezugnahme auf Medizinethiker in der DDR und deren schnelle AEM-Mitgliedschaft, ohne anzusprechen, wie mit DDR-Repräsentanten stalinistisch-leninistischer Prägung sowie vor allem aktiver Stasi-Tätigkeit umzugehen ist – vgl. u.a. Quitz (2013), (2015) und Frewer/Erices (2015). Hier hat der Beitrag leider Schwächen. Dies betrifft zudem eine gewisse konfessionelle Akzentsetzung auf die evangelischen Pioniere.

23 Für die Richtigkeit der Kopie als „Beglaubigte Abschrift" über die Gründung des Vereins „Akademie Ethik in der Medizin" zeichnete der „Erste Vorsitzende" als Präsident, Prof. Dr. Hans-Bernhard Wuermeling (Erlangen), verantwortlich. Er unterschrieb daher nochmals rechts unten mit Datum 10.02.1987. Hinzu kam der Stempel zur vereinsrechtlichen Bestätigung. Die Satzung als Verein wurde auf acht Seiten als Anlage beigefügt. Was Wuermeling in besonderer Hinsicht für das Amt des Präsidenten der Akademie qualifizierte, war das langjährige

DIE VITA VON HANS-BERNHARD WUERMELING[24]

Am 31. Januar 2019 ist Prof. Dr. med. Hans-Bernhard Wuermeling im Alter von fast 92 Jahren gestorben. Viele Menschen kannten ihn von öffentlichen Diskussionen zum Fall des „Erlanger Babys“ oder aus engagierten Publikationen zur Medizinethik – nur wenige wissen, dass er der erste Präsident der „Akademie für Ethik in der Medizin e. V.“ war. Diese Fachgesellschaft konnte 1986 in Erlangen ins Vereinsregister eingetragen werden. Hans-Bernhard Wuermeling wurde am 6. Februar 1927 in Berlin geboren. Er war der älteste Sohn von Maria und Franz-Josef Wuermeling (1900–1986), der später für die CDU Bundesfamilienminister im Kabinett Adenauer war (1953–1962). Zusammen mit vier Geschwistern erlebte er seine Kindheit in einem katholisch geprägten Elternhaus. Es wurde aber keineswegs eine leichte Jugendzeit, denn im Alter von zwölf Jahren begann der Zweite Weltkrieg. Mit 14 Jahren musste Hans-Bernhard in der Folge Elternhaus wie auch Schule verlassen, um bei der Kinderlandverschickung in einem Lager zu helfen. Im Alter von 16 Jahren wurde er 1943 bis 1944 als Luftwaffenhelfer eingesetzt. Dabei sollte er Werke in Rüsselsheim und zuletzt sogar die bekannte Rheinbrücke bei Remagen schützen. Gegen Ende des Krieges wurde der 17-jährige Wuermeling von den Nationalsozialisten noch zum Reichsarbeitsdienst (RAD) herangezogen, konnte aber wenigstens im Dezember 1944 wieder im Kreis seiner Familie in Linz am Rhein sein. Nach Kriegsende arbeitete er für die Amerikaner als Dolmetscher und holte am Gymnasium in Linz die Abiturprüfung nach. Dies waren insgesamt sicher sehr schwierige und vielschichtige Erfahrungen. In der Danksagung zur Traueranzeige wird es auch mit folgenden Worten berührt: „Der Verstorbene hat die völlig aus den Fugen geratene Welt dennoch dankbar als eine erlebt, in der jede gute Fügung die andere ablöste“.

1946 begann Wuermeling ein Medizinstudium in Marburg und wechselte später nach Tübingen. Das Staatsexamen konnte er bereits im Jahr 1951 ablegen. Für die Assistentenzeit war er in der Folge wiederum in Marburg an der Lahn und in Freiburg im Breisgau tätig – Wuermeling mochte kleinere Großstädte, die traditionsreichen Universitätshochburgen. Mit Datum vom 27. Februar 1953 konnte der 26-jährige Jungarzt mit der Studie „Das Schicksal der konservativ und chirurgisch behandelten Pylorospastiker“ an der Medizinischen Fakultät in Marburg seine Dissertation verteidigen.[25] Doktorvater war Prof. Rudolf Zenker (1903–1984), Leiter der Chirurgie an der Universität Marburg; dieser dynamische Operateur führte 1969 in München die erste deutsche Herztransplantation durch, wobei der Empfänger wohl infolge einer Vorschädigung des Organs nur etwas mehr als einen Tag überlebte. Mit dem Wechsel an die Universität in Freiburg wurde Wuermeling Assistent am Pathologischen Institut und in der Folge Arzt der dortigen Universitätsklinik.

Interesse an medizinethischen Fragen sowie die umfangreiche Vortragstätigkeit dazu – sowohl an der Universität Erlangen-Nürnberg (FAU) wie auch an diversen Orten in Deutschland. Ab 1979 bot er an der FAU seine Vortragsreihe „Ärztliche und Bioethik“ an Montagabenden an.

24 Der vorliegende Abschnitt erschien 2019 als Nachruf in der Zeitschrift „Ethik in der Medizin“ der Akademie, vgl. Frewer (2019a). Mit Dank an den Springer Verlag wie auch den Steiner Verlag wird hier dieser Teil wieder abgedruckt. Wegen der etwas anderen Zitierweise im vorliegenden Band finden sich die im Original in Klammern zitierten Belege und Quellen in der nachfolgenden Form in den Fußnoten. Details der Literatur wurden ebenfalls an das Format des vorliegenden Bandes angepasst.

25 Wuermeling (1953).

Der Pathologe Franz Büchner (1895–1991) wurde ihm während der Freiburger Zeit nach eigenen Aussagen zu einem besonderen Vorbild; dieser katholische Mediziner – wegen seiner aufrecht-kritischen Positionen in der NS-Zeit auch als „Heiliger Franz“ bezeichnet – prägte Wuermeling als Hochschullehrer. Hier waren Reflexionen zur Medizinethik, etwa Büchners Vortrag „Der Eid des Hippokrates“ gegen die NS-„Euthanasie“,[26] sicher ein besonderes Charakteristikum und anregend für den jungen Wuermeling. Dreißigjährig wechselte er als Assistent ans Freiburger Institut für Rechtsmedizin zur fachärztlichen Weiterbildung. Diese absolvierte er zuerst unter Prof. Günther Weyrich (1898–1998), später unter Leitung von Prof. Wolfgang Spann (1921–2013). 1966 erfolgte die Habilitation zum Thema „Alkoholresorption und Blutalkoholgehalt“; er wurde Oberarzt und konnte 1972 den Titel „außerplanmäßiger Professor“ erlangen. Schon als Spann 1969 nach München wechselte, vertrat Wuermeling den Lehrstuhl und wurde kommissarisch Institutsleiter in Freiburg. Nach vier Jahren folgte er 1973 einem Ruf an die Friedrich-Alexander-Universität Erlangen-Nürnberg (FAU) auf das Ordinariat für Rechtsmedizin. Wuermeling sollte in Nordbayern den Höhepunkt seiner wissenschaftlichen Laufbahn erreichen und das dortige Institut mehr als zwei Jahrzehnte leiten. An der Friderico-Alexandrina wurde er von 1982 bis 1986 sogar Prorektor (Vizepräsident) der Universität. Rechtsmedizinische Arbeitsschwerpunkte waren Alkoholphysiologie und Verkehrsmedizin; er war darüber hinaus aber auch in besonderer Weise für medizinethische Fragen engagiert. Der Autor des vorliegenden Beitrags hat als junger Philosophie- und Medizinstudent wiederholt seine Vortragszyklen „Ärztliche und Bioethik“ erlebt. Wuermeling war ein überzeugender Redner und wusste seine Vorträge auch immer wieder mit geeigneten literarischen Beispielen zu illustrieren. Die Initiative von Erlanger Medizinstudierenden zum „Studentenverband Ethik in der Medizin“ (SEM, gegründet 1990) unterstützte er gerne und wurde als Referent der „Erlanger Studientage“ auch mehrfach Mitautor der ersten Publikationen.[27] Diese Pionierphase der Medizinethik war immer wieder durch grundsätzliche Debatten um die Lebensgrenzen geprägt; für internationale Kontroversen sorgten etwa die umstrittenen Thesen von Peter Singer (*1946), dessen Präferenzutilitarismus Wuermeling klar kritisierte. Den Rechtsmediziner bewegten speziell Fetozid, Gentherapie, IvF und PID[28] sowie Patientenverfügung, Hirntod und Sterbehilfe.[29] Diese moralischen Fragen an den Grenzen menschlichen Lebens traten in besonderer Weise 1992 in Koinzidenz auf im Fall der hirntoten Schwangeren an der eigenen Klinik („Erlanger Baby“). Wuermeling wurde als Mitglied der Ethikkommission der Fakultät und Vorsitzender der Ethikkommission der Bayerischen Landesärztekammer (1988–1999) Sprecher eines fünfköpfigen Ad-hoc-Konsils (das Klinische Ethikkomitee am UK Erlangen existierte damals noch nicht) und erklärte immer wieder das ärztliche Vorgehen in der Öffentlichkeit bzw. auf Fachforen.[30] An diesen „Erlanger Fall“ schlossen sich Folgedebatten um das Lebensende an, bei denen Wuermelings Positionen weiter im Fokus öffentlicher Kontroversen stand: Wann ist der Mensch tot? Der Philosoph Hans Jonas (1903–1993) richtete als Freund in

26 Büchner (1945).
27 Wuermeling (1993) und (1994).
28 Wuermeling (2002).
29 Wuermeling (1988), (1997a/b) und (2009).
30 Bockenheimer-Lucius/Seidler (1993), Echinger (2014) und Frewer (2019b).

der Diskussion um den Hirntod einen öffentlichen „Brief an Hans-Bernhard Wuermeling“.[31] 1995 wurde er emeritiert, blieb gleichwohl auf mehreren Ebenen für seine Profession und gerade zur Medizinethik aktiv. Aus seiner vielfältigen Gremientätigkeit seien nur die Mitgliedschaft im Wissenschaftlichen Beirat der Bundesärztekammer und in der Enquete-Kommission „Grenzsituationen des Lebens“ im Thüringer Landtag erwähnt. Dies brachte ihm letztlich breite Wertschätzung und als Ehrung auch die „Paracelsus-Medaille“ ein, die höchste Auszeichnung der deutschen Ärzteschaft, verliehen auf dem 115. Ärztetag in Nürnberg.[32] Seine katholischen medizinethischen Positionen mochten dabei nicht immer allen gefallen, etwa in Bezug auf Lebensschutz oder Homosexualität, aber Wuermeling war – auch als Leiter der Programmkommission der Katholischen Ärztearbeit Deutschlands – seinen Prinzipien treu. Er pflegte zudem langjährige Fachkontakte und Freundschaften (u. a. durch Rundbriefe zum Jahresende).

Zuletzt gab es mit ihm Austausch wegen seiner Beiträge im Handbuch „Sterben und Tod“;[33] hier stand eine Aktualisierung zur Neuauflage an, aber der gefragte Mitautor ahnte wohl schon, dass ihm dies nicht mehr möglich sein würde. Der gleichermaßen bekannte wie populäre „Wuermeling-Pass“, der kinderreichen Familien vergünstigte Bahnfahrten ermöglichte, geht zwar auf seinen Vater zurück, mit sechs Kindern, einem Pflegekind, 25 Enkeln und bereits fünf Urenkeln ist Hans-Bernhard Wuermeling aber auch eine außergewöhnlich große Familie geschenkt worden. Nach dem Tod der ersten Ehefrau Hannemarie 1991 hat er vier Jahre später nochmals geheiratet: Gemeinsam mit der Philosophin Prof. Hanna-Barbara Gerl-Falkovitz (*1945) konnte er überdies noch Veröffentlichungen im Spannungsfeld von Theologie und Gesellschaft erarbeiten, was ihm ein wichtiges Anliegen war. Für die Traueranzeige hat die Familie ein Zitat aus dem 17. Jahrhundert gewählt: „Hilf, daß ich rede stets, womit ich kann bestehen; laß kein unnützlich Wort aus meinem Munde gehen; und wenn in meinem Amt ich reden soll und muß, so gib den Worten Kraft und Nachdruck ohn’ Verdruß“ (Johann Heermann, 1630).[34] Dies trifft sicherlich in besonderer Weise auf den Verstorbenen zu: Er wählte seine Worte mit Bedacht, hatte ein ruhiges und warmherziges Wesen, konnte eindrucksvolle Vorträge halten und Studierende wie auch die Ärzteschaft inspirieren.[35] Die Gründung der Akademie für Ethik in der Medizin mit weiteren 17 Persönlichkeiten war in dieser Hinsicht wohl der nachhaltigste Impuls in der frühen Phase der Institutionalisierung des Faches. Mit Hans-Bernhard Wuermeling verliert die Medizinethik einen ihrer Pioniere und die Akademie eine tatkräftige Persönlichkeit der Anfangsjahre. In der Traueranzeige wurde in seinem Namen anstatt von Blumen um eine Spende für „Pro Femina e. V.“ gebeten, eine Beratungsorganisation, die weder vom Staat noch von der Kirche unterstützt wird – auch hier ging es Wuermeling um Medizin und Moral. Die Medizinische Fakultät der FAU hat ihn in der Februar-Sitzung gewürdigt: Der Dekan erinnerte an Leben und Wirken des angese-

31 Jonas (1994). Im vorliegenden Band wird erstmals der initiale Brief Wuermelings publiziert.

32 Hibbeler (2012) und Präsident/Vorstand der BÄK (2012).

33 Wuermeling (2010) [in erweiterter und aktualisierter Form wurde das Handbuch 2020 wieder abgedruckt, die beiden Artikel von Wuermeling sind dort weiterhin wiedergegeben].

34 Johann – auch Johannes – Heermann (1585–1647) ist ein deutscher Kirchenliederdichter der Barockzeit.

35 Korzilius (2019).

henen Gelehrten, mit einer Schweigeminute gedachte der Fakultätsrat des Verstorbenen (14.02.2019). Ärzteschaft, Freunde und Mitglieder der Akademie für Ethik in der Medizin werden ihm ein ehrendes Andenken bewahren.

DANKSAGUNG

Prof. Dr. Dr. h.c. Hanna-Barbara Gerl-Falkovitz sei herzlicher Dank gesagt für die Zusendung von biographischen Unterlagen wie auch für Hinweise zu einzelnen Details des Lebenslaufs. Außerdem möchte ich Dr. Gisela Bockenheimer-Lucius, MAE (Medizinethikerin, langjährige Redakteurin der Zeitschrift Ethik in der Medizin in Freiburg und Frankfurt/M.) wie auch Prof. Dr. Hans G. Ulrich (Sozialethiker an der FAU Erlangen-Nürnberg, von Prorektor Wuermeling im Amt vereidigt, Mitgründer des Ethikkomitees) für ergänzende Notizen zur Vita danken.

LITERATUR

Akademie für Ethik in der Medizin e.V. (AEM) (Hrsg.) (2011): 25 Jahre Akademie für Ethik in der Medizin e.V., Göttingen.

Bockenheimer-Lucius, G./Seidler, E. (Hrsg.) (1993): Hirntod und Schwangerschaft. Dokumentation einer Diskussionsveranstaltung der Akademie für Ethik in der Medizin zum Erlanger Fall. Stuttgart.

Büchner, F. (1945): Der Eid des Hippokrates. Die Grundgesetze der ärztlichen Ethik. Das christliche Deutschland 1933 bis 1945. Vortrag der Katholischen Reihe. Freiburg i.Br.

Echinger, K. (2014): Schwangerschaft in Grenzbereichen von Medizin und Ethik. Die „Erlanger Fälle" 1992 und 2007. Diss. med. FAU Erlangen-Nürnberg, Erlangen.

Frewer, A. (2019a): Hans-Bernhard Wuermeling (1927–2019): Arzt – Rechtsmediziner – Gründungspräsident der „Akademie für Ethik in der Medizin". In: Ethik in der Medizin 31, 2 (2019), S. A8–A12.

Frewer, A. (Hrsg.) (2019b): Fallstudien zur Ethik in der Medizin. Beratungsbeispiele aus Ethikkomitees. FEM 1. Würzburg.

Frewer, A./Bergemann, L./Jäger, C. (Hrsg.) (2016): Interessen und Gewissen. Moralische Zielkonflikte in der Medizin. Jahrbuch Ethik in der Klinik (JEK), Band 9. Würzburg.

Frewer, A./Erices, R. (Hrsg.) (2015): Medizinethik in der DDR. Moralische und menschenrechtliche Fragen im Gesundheitswesen. Geschichte und Philosophie der Medizin, Band 13. Stuttgart.

Frewer, A./Neumann, J. N. (Hrsg.) (2001): Medizingeschichte und Medizinethik. Kontroversen und Begründungsansätze 1900–1950. Frankfurt/M., New York.

Frewer, A./Rödel, C. (Hrsg.) (1993): Person und Ethik. Historische und systematische Aspekte zwischen medizinischer Anthropologie und Ethik. Erlanger Studien zur Ethik in der Medizin, Band 1. Erlangen, Jena.

Frewer, A./Rödel, C. (Hrsg.) (1994): Prognose und Ethik. Theorie und klinische Praxis eines Schlüsselbegriffs der Ethik in der Medizin. Erlanger Studien zur Ethik in der Medizin, Band 2. Erlangen, Jena

Hibbeler, B. (2012): Paracelsus-Medaille 2012: Auszeichnung für Vorbilder und Querdenker. In: Deutsches Ärzteblatt 109, 21 (2012), S. A–1097/B–943/C–935.

Hoff, J./In der Schmitten, J. (Hrsg.) (1994): Wann ist der Mensch tot? Organverpflanzung und „Hirntod"-Kriterium. Reinbek bei Hamburg.

Jonas, H. (1994): Brief an Hans-Bernhard Wuermeling. In: Hoff/In der Schmitten (1994), S. 21–27.

Kahlke, W./Reiter-Theil, S. (Hrsg.) (1995): Ethik in der Medizin. Stuttgart.

Kolb, S. et al./IPPNW (Hrsg.) (2002): Medizin und Gewissen. Wenn Würde ein Wert würde. Eine Dokumentation über den internationalen IPPNW-Kongress. Erlangen, 24.–27.05.2001. Frankfurt/M.

Korzilius, H. (2019): Hans-Bernhard Wuermeling †: Rechtsmediziner und Medizinethiker. In: Deutsches Ärzteblatt 116, 11 (2019), S. A 537.
Präsident/Vorstand der Bundesärztekammer (2012): Laudatio zur Verleihung der Paracelsus-Medaille an Prof. Dr. med. Hans-Bernhard Wuermeling. 115. Deutscher Ärztetag in Nürnberg, 22.05.2012. https://www.bundesaerztekammer.de/ ueber-uns/auszeichnungen/traeger-der-paracelsus-medaille/2012/wuerme ling/ (21.03.2019).
Quitz, A. (2013): Staat – Macht – Moral. Die medizinische Ethik in der DDR. Diss. med., Erlangen.
Quitz, A. (2015): Staat – Macht – Moral. Die medizinische Ethik in der DDR. Berlin.
Schlaudraff, U. (Hrsg.) (1987): Ethik in der Medizin. Berlin u.a.
Schlaudraff, U. (2006): „Nun gründen wir mal". Zur Vor- und Frühgeschichte der Akademie für Ethik in der Medizin. In: Ethik in der Medizin 18 (2006), S. 294–302.
Wellmer, H.-K. (2006): Die Akademie für Ethik in der Medizin unter der Präsidentschaft von Hans-Konrat Wellmer (1992–1998). In: Ethik in der Medizin 18 (2006), S. 302–305.
Wittwer, H./Schäfer, D./Frewer, A. (Hrsg.) (2010): Handbuch Sterben und Tod. Geschichte – Theorie – Ethik. 1. Auflage. Stuttgart.
Wuermeling, H.-B. (1953): Das Schicksal der konservativ und chirurgisch behandelten Pylorospastiker. Diss. med., Med. Fak. Marburg (27. Februar 1953) [maschinenschriftlich 27 Blatt, 4 Seiten].
Wuermeling, H.-B. (Hrsg.) (1988): Leben als Labormaterial? Zur Problematik der Embryonenforschung. Im Anhang: Richtlinien und ethische Orientierungen. Düsseldorf.
Wuermeling, H.-B. (1993): Sind Anfang und Ende der Person biologisch definierbar – oder wie sonst? In: Frewer/Rödel (1993), S. 101–110.
Wuermeling, H.-B. (1994): Von der Prognose zur prädiktiven Medizin. In: Frewer/Rödel (1994), S. 73–77.
Wuermeling, H.-B. (1997a): Der Richtlinienentwurf der Bundesärztekammer zur ärztlichen Sterbebegleitung und den Grenzen zumutbarer Behandlung. In: Ethik in der Medizin 9, 2 (1997a), S. 91–99.
Wuermeling, H.-B. (1997b): Töten oder Sterbenlassen? Zur Frage der Patientenverfügung. Rothe, Passau.
Wuermeling, H.-B. (2002): PID – Vom Recht zur Pflicht? In: Kolb et al. (2002), S. 352–353.
Wuermeling, H.-B. (2009): Über Töten und Sterbenlassen. In: Zeitschrift für Lebensrecht (ZfL) 18, 4 (2009), S. 132–134.
Wuermeling, H.-B. (2010): Abtreibung – rechtsmedizinisch. In: Wittwer et al. (2010), S. 297–299.

(DE-)PROFESSIONALISIERUNG – ODER: WAS MACHEN ETHIK IN DER MEDIZIN UND MEDIZIN MIT DER ETHIK? IMPULSE FÜR EINE HISTORISIERUNG

Mathias Schütz

Die Institutionalisierung der Medizin- und Bioethik in der Bundesrepublik Deutschland nach 1945,[1] zu deren Protagonisten auch Hans-Bernhard Wuermeling (1927–2019) zählte, ist medizin- und wissenschaftshistoriographisch noch ein recht weißer Fleck. Zwar existieren einige Überblicke institutioneller und diskursiver Entwicklungen[2] sowie Kontextualisierungen von Zeitzeugen.[3] Doch stellt die Beantwortung der Frage, warum und wie sich Ethik als praktischer Bezugspunkt der bundesrepublikanischen Medizin etablieren und institutionalisieren konnte, weiterhin ein Desiderat dar, insbesondere im Vergleich mit der US-amerikanischen Bioethik, für deren Aufstieg seit den späten 1960er Jahren eine ganze Reihe an Erklärungsansätzen existieren. Wie der Historiker Robert Baker schreibt, besteht weitgehender Konsens über das „What, When, Who, and How" der sogenannten „Bioethics Revolution" in den USA, während das „Why" deutlich umstrittener ist und zwischen Interpretationen schwankt, die mal den technischen Fortschritt, mal die Wissenschaftskritik, mal die Bürgerrechtsbewegung, mal die Verknöcherung des ärztlichen Standesethos, mal die jeweiligen Einflüsse von Theologie, Philosophie oder Rechtsprechung stärker in den Vordergrund stellen, um die diskursiven und praktischen Prozesse einer Verantwortungsverlagerung in Medizin und Lebenswissenschaften zu erklären.[4] Für die Bundesrepublik und deren deutlich zu unterscheidende – nicht zuletzt weil deutlich verzögerte – Entwicklung müsste erst einmal kartiert werden, welche Akteurinnen und Akteure überhaupt an der Etablierung der Medizin- und Bioethik seit den 1970er Jahren beteiligt waren, welche politischen und professionellen Interessen hierauf Einfluss nahmen, welche wissenschaftlichen und weltanschaulichen Motive sich hierin reflektieren.

Was hinsichtlich der spezifischen Verhältnisse in der Bundesrepublik einheitlich konstatiert wird, ist lediglich ein irgendwie gearteter Einfluss der NS-Vergangenheit auf die Entwicklung medizinischer Ethik im Allgemeinen wie besonderer medizinethischer Problemfelder, insbesondere der Genetik und der Sterbehilfe.[5] Diese Nachwirkung schien sich in den eruptiven Debatten der 1990er Jahre über die Thesen Peter Singers (*1946) oder die Bioethikkonvention des Europarats (Verabschiedung 1997 und Inkrafttreten 1999) Bahn zu brechen.[6] Allerdings wurde sie

1 Die schon teils intensiver beforschte Medizinethik in der DDR wird hier aus Platzgründen außenvor gelassen. Es sei stellvertretend auf die Arbeiten von Bettin (2010) und (2019) sowie Frewer/Erices (2015) verwiesen.
2 Vgl. etwa Frewer (2008) und (2011), Gehring (2012), Roelcke (2018) sowie Roelcke/Maio (2004).
3 Doppelfeld/Hasford (2019) sowie Schlaudraff (2006).
4 Baker (2013), S. 274f.
5 Jasanoff (2005), S. 183, Jonsen (2000), S. 119 und Schöne-Seifert et al. (1995).
6 Kollek/Feuerstein (1999).

zeitgleich von einem der frühesten und wichtigsten Vorkämpfer der Medizinethik in der Bundesrepublik, Richard Toellner (1930–2019), vehement bestritten: Der Münsteraner Medizinhistoriker negierte die Rolle der historischen Erfahrung als Wegbereiter des ethischen Diskurses in der bundesrepublikanischen Medizin und sprach stattdessen von einem „unbußfertigen Schweigen“ der Ethik gegenüber den nationalsozialistischen Medizinverbrechen.[7] Dass eine essentielle Frage wie die spezifischen Auswirkungen der NS-Medizin auf die bundesrepublikanische Medizinethik so widersprüchlich beantwortet wird, unterstreicht die grundsätzliche Forschungslücke in Bezug auf die Geschichte der Medizin- und Bioethik hierzulande. Diese Lücke kann mit dem vorliegenden Beitrag nicht gefüllt, dafür aber ein Impuls gegeben werden, sich ihrer noch stärker anzunehmen, indem anhand einiger ihrer Aspekte die Vielfältigkeit und Widersprüchlichkeit beleuchtet wird, die es zu integrieren gälte. Dies bedeutet auch, dass hier zwangsläufig eine Vielzahl wichtiger – und zum Teil wichtigerer – Personen und Institutionen übergangen wird. Denn es kann und soll im Folgenden nicht um Vollständigkeit gehen, vielmehr um die Herausstellung exemplarischer Motive einer Verknüpfung von Ethik und Medizin, aus denen sich wiederum ein systematischer Zugriff auf das historische Material ergeben kann. Konkret werden drei bisher kaum beachtete und erst recht nicht aufeinander bezogene Einflüsse präsentiert: Die Medizinkritik Ivan Illichs der 1970er Jahre, die gesundheitspolitische Neuorientierung der 1980er Jahre und die ersten Versuche medizinethischer Hochschuldidaktik der 1990er Jahre. Dabei geht es zwar auch um die Benennung von Akteuren, vielmehr allerdings um eine epistemologische Frage der historischen Auseinandersetzung mit Ethik in der Medizin, nämlich wie sich Ethik und Medizin zueinander verhalten und einander verändern. Um es in den Worten eines klassisch gewordenen Textes auszudrücken: So wie einst der Philosoph Stephen Toulmin behauptete, die Medizin habe die Ethik „gerettet“,[8] da die fundamentalen moralischen Dilemmata und der oft unvermittelte Handlungsbedarf der Medizin einer angestaubten und realitätsscheuen Reflexionsform neues Leben einhauchten und ihr einen Praxisbezug aufdrängten, stellt sich im Gegenzug die Frage, was solch eine medizinische Reanimation mit der Ethik gemacht hat, ob nicht auch die Ethik einen Beitrag zur „Rettung“ der Medizin geleistet hat und ob das überhaupt ihr genuines Interesse ist oder sein sollte. Die hier präsentierten historischen Impulse geben einen Eindruck von der Uneinheitlichkeit und Widersprüchlichkeit der Motive, die den langen Marsch in die Institutionen, den die Medizinethik in der Bundesrepublik zurücklegen musste, begleitet haben. Gleichzeitig vermitteln die drei Beispiele einen Eindruck von dem gemeinsamen Hintergrund, vor dem sich die Institutionalisierung von Ethik in der Medizin abspielte: Der in dieser Zeit zunehmenden Legitimationsbedürftigkeit professionellen Handelns, dem der „Status wissenschaftlicher Empirie“ *a priori* abgesprochen wurde und die Medizin mit dem „Problem der Kontrolle über die eigene Wissensbasis“ und dem bedrohlichen Szenario einer „extraprofessionellen Autorität“ in Gestalt philosophischer Ethik konfrontierte[9] – insofern lässt sich die Institutionalisierungsgeschichte der Medizin- und Bioethik als ein Ringen um die (De-)Professionalisierung der Medizin interpretieren, das zumindest die hier präsentierten Beispiele miteinander in Beziehung treten lässt.

7 Toellner (1997).
8 Toulmin (1982).
9 Stichweh (1994b), S. 324f.

ETHOS DER DEPROFESSIONALISIERUNG?

Dass die Entstehung der Bioethik ein Amalgam politischer, soziokultureller und wissenschaftlicher Entwicklungen der 1960er und 1970er Jahre war, ist ein Allgemeinplatz. Welche Einflüsse sich dabei in welcher Gestalt manifestierten und verbanden, gilt es allerdings genauer zu untersuchen. Das Beispiel der Medizinkritik des kosmopolitischen Ex-Priesters und Aktivisten Ivan Illich (1926–2002) ist ein besonders prägnanter Impuls für solch ein Vorhaben, da es auf den ersten Blick recht wenig mit der Bio- und Medizinethik und ihrer Etablierung zu tun hatte, sich auf den zweiten Blick aber wichtige Überschneidungen offenbaren. So war Illichs 1974/75 veröffentlichte, berühmt-berüchtigte Charakterisierung moderner Medizin als eigentliche „Nemesis“ von Gesundheit und Selbstbestimmung selbst ein Amalgam, das zeitgenössische Tendenzen gleichsam in sich aufnahm und sie zuspitzte. Wie die Ökologie-, Friedens-, Antiatomkraft- und Gesundheitsbewegungen jener Zeit war auch Illichs Medizinkritik ein Produkt zunehmender Fortschritts- und Technologieskepsis bzw. -müdigkeit, passte sie nicht in das tradierte politisch-ideologische Koordinatensystem, radikalisierte sie schon existierende Kritiken moderner Vergesellschaftung – hier etwa der Psychosomatik und Reformpsychiatrie – und griff auf ein Konglomerat akademischer Stichwortgeber zurück (die sich solch eine Vereinnahmung mitunter recht deutlich verbaten[10]).[11] Während Illichs Rezeption im englischsprachigen Raum begrenzt blieb und sein Einfluss auf die amerikanische Bioethik als gering einzuschätzen ist,[12] wurden ihm in der Bundesrepublik mehrere Gastprofessuren und Fellowships angetragen und erreichte sein Buch zahlreiche Neuauflagen, so dass er Deutschland zu seiner zweiten Heimat auserkor und nach seinem Tode im Jahr 2002 in Bremen bestattet wurde.[13] Insofern lohnt es, die zufällig anmutenden Überschneidungen genauer zu betrachten und auf systematische Verbindungen zu überprüfen.

Der Kern von Illichs Analyse der „Medical Nemesis“ war die Forderung nach einer Deprofessionalisierung der Medizin. In der ersten konzisen Zusammenfassung seiner Thesen, die Illich im Mai 1974 in Edinburgh vortrug und noch im selben Monat öffentlichkeitswirksam in *The Lancet*, einem der ältesten und renommiertesten medizinischen Journale publizierte, stieg er mit dem Paukenschlag ein, dass „medical professional practice has become a major threat to health“[14] – und genauso begann sein ein Jahr später auf Englisch wie Deutsch erschienenes Buch.[15] Zentral für Illichs Behauptung einer „Iatrogenese“, einer krankmachenden Rolle der modernen, technisierten Medizin und ihrer professionellen, technokratischen Vertreter, war die Überzeugung, dass „medical practice expropriates the potential of people to deal with their human condition in an autonomous way […].[16] Die Autonomie des Patienten bestand für Illich in erster Linie darin, sich erst gar nicht zu

10 Canguilhem (2013b), S. 59f.
11 Condrau/Timmermann (2012), Geisthövel/Hitzer (2019b), S. 328–331 und Süß (2020).
12 Gleichwohl zählte Illich 1971 zu den Diskutanten auf dem Eröffnungssymposiums des Kennedy Institute of Ethics. Vgl. Fox/Swazey (2008), S. 78.
13 Barnet (2003), O'Mahony (2016) und Süß (2020).
14 Illich (1974), S. 918.
15 „Die Zunft der Ärzte ist zu einer Hauptgefahr für die Gesundheit geworden.“ Illich (1975), S. 9.
16 Illich (1974), S. 918.

einem Patienten machen zu lassen, also mit Schmerz, Leiden und Tod in einer uneingeschränkt selbstbestimmten Art und Weise umzugehen, in einer universellen, „culturally determined competence in suffering“[17] die durch Technisierung und Professionalisierung des Heilens zerstört und zur eigentlichen Gefahr für die körperliche und geistige Selbstbestimmung und Gesundheit werde:

> „The deprofessionalisation of medicine […] means that no professional shall have the power to lavish on any one of his patients a package of curative resources larger than that which any other could claim on his own. Man's consciously lived fragility, individuality, and relatedness make the experience of pain, of sickness, and of death an integral part of his life. The ability to cope with this trio in autonomy is fundamental to his health. To the degree to which he becomes dependent on the management of his intimacy he renounces his autonomy and his health *must* decline.“[18]

Die Überschneidungen von Illichs Medizinkritik mit der aufkommenden Bioethik sind sowohl thematischer als auch konzeptioneller Art: Was die bioethische Auseinandersetzung mit medizinischen Themen von Beginn an motivierte, wie Fragen von Selbstbestimmung, Lebensqualität, Lebensende und (Nicht-)Behandlungsentscheidung, genauso ihre zunehmende Fixierung auf die individuelle Entscheidungsautonomie als ethischem Wegweiser, finden sich auch als zentrale Motive in Illichs Werk wieder. Während er sich allerdings im *Lancet*-Artikel nicht auf ethische Überlegungen berief, beinhaltet sein Buch ein Unterkapitel, das wie ein bioethisches Programm klingt: „Vom tradierten Mythos zum respektierten Verfahren.“[19] Unter Verweis auf einige der wichtigsten Vordenker der frühen Bioethik wie Hans Jonas und Paul Ramsey forderte Illich „eine allgemeine Einigung auf Verfahren, durch welche die Autonomie des postindustriellen Menschen in Gerechtigkeit gewährleistet werden kann […].“[20] Wie für Illich die heilkundige Tradition einer Unterstützung zur Selbstheilung durch fachärztlich-technokratische Expertise ersetzt worden war, so hatte sich an die Stelle der mythologischen Begrenzung menschlichen Handelns der Mythos der Grenzenlosigkeit menschlichen Fortschritts gesetzt[21] – ein Zurück konnte es weder im Medizinischen noch im Ethischen geben, stattdessen wäre die „Wiedergewinnung der persönlichen Autonomie […] die Folge von politischer Aktion, die auf ein ethisches Erwachen hinwirkt.“[22] Ethische Wachsamkeit über medizinische Praktiken als Prämisse persönlicher Autonomie – das klingt schwer nach Bioethik, nicht weniger als die Abgrenzung ethischer Verfahren von ethischen Zielen, die Illich ergänzend proklamierte:

> „Die Wiedergewinnung des autonomen Handelns wird nicht davon abhängen, ob die Menschen sich auf neue, spezifisches Ziele einigen, sondern ob sie sich legaler und politischer Verfahren bedienen werden, die es den Individuen und Gruppen erlauben, Konflikte zu lösen, die sich aus ihrem Streben nach verschiedenen Zielen ergeben.“[23]

Solche Überschneidungen können allerdings nicht darüber hinwegtäuschen, wie Illich die Medizin- und Bioethik tatsächlich wahrnahm: Nämlich als Verschärfung

17 Ebd., S. 919.
18 Ebd., S. 920f.
19 Illich (1975), S. 172.
20 Ebd., S. 172f. Zur Bedeutung des Theologen Paul Ramsey (1913–1988) und des Philosophen Hans Jonas (1903–1993) für die Anfänge der Bioethik vgl. Jonsen (1998), S. 47–51, S. 77f.
21 Illich (1974), S. 919, Illich (1975), S. 172f., Illich (1979b), S. 16 und Illich (1992), S. 230.
22 Illich (1975), S. 175.
23 Ebd., S. 176.

des medizinisch-professionellen Übergriffs auf das Individuum qua ethischer Verschleierung: So wie „der neue Biokrat […] sich in der Maske des guten alten Arztes tarnt“,[24] warf Illich in den späten 1980er Jahren insbesondere den Kirchen vor, sie hätten

> „acquired a new social standing by framing these medical activities within the semblance of an ethical discourse. Bio-ethics provides a new and prestigious job market which gives preference to unemployed clerics with university degrees.“[25]

Seit den 1970er Jahren hatte sich der bioethische Diskurs zweifelsohne etabliert und insofern für Illich verdächtig gemacht: Nicht länger erkannte er in Akteuren wie Jonas und Ramsey zumindest das Potenzial und den Willen, das Professionalisierungsparadigma einzuhegen, stattdessen griff er stellvertretend „one of the most reputable bio-ethicists“[26] dafür an, die biomedizinische Deutungshoheit über Gesundheit, Krankheit, Entscheidungsfähigkeit und nicht zuletzt Menschsein ethisch zu legitimieren. So konnte es für Illich keinen Zweifel geben: „Medical ethics is an oxymoron […].“[27] Statt eines ethischen Erwachens stellte er eine regelrechte Medikalisierung der Ethik fest, die den Ethiker zu bloß einem weiteren spezialisierten „Fachmann für anwandte Medizinwissenschaft“[28] machen musste. Gerade dass die Bioethik die Autonomie, die in Illichs Werk omnipräsent und als Gegenkonzept zum entmündigenden Expertenwissen zu verstehen ist, so sehr in den Vordergrund stellte, konnte ihm nicht anders als eine Art feindliche Umarmung erscheinen, ähnlich wie er die Selbsthilfebewegung nicht als Versuch von Emanzipation und des Wiedererringens von Autonomie, sondern gerade als radikalsten Ausdruck der Kapitulation „der selbst zu Experten gewordenen Klienten“ interpretierte.[29]

Illichs Kritik der Medizin und ihres professionellen Ethos fiel auf einen fruchtbaren Boden, den unter anderem die aufkommende Medizinsoziologie bereitet hatte. Eliot Freidsons 1970 erschienenes Werk *Profession of Medicine* charakterisierte das medizinische Fachwissen „als eine Maske für Privileg und Macht […], verdunkelt und mystifiziert durch die Aura der modernen Wissenschaft und des Berufsethos“ und kam zu dem Schluss, die ärztliche Behandlung sei „eine Frage der öffentlichen und nicht nur der professionellen Politik“, darüber hinaus „eine moralische und keine fachliche Frage“ sowie „eher eine soziale als eine medizinische Frage […].“[30] Dass hingegen aus einer kritischen Analyse nicht ein totaler Bruch folgen musste, unterstrich zur selben Zeit wie Illich der Soziologe Wolfgang Schluchter: Aus den handfesten, selbstverschuldeten „Legitimationsproblemen der Medizin“ folgerte er nicht die Emanzipation von der Medizin, sondern „die Erweiterung der ärztlichen Ethik zu einer Art Ethik der Gesundheitsfürsorge“ sowie „die Reintegration der pastoralen Komponente in den therapeutischen Prozeß […].“[31] Es verwundert daher nicht, dass Illichs medizinkritischer Fundamentalismus selbst

24 Illich (1979b), S. 14.
25 Illich (1992), S. 223.
26 Ebd., S. 230f. Bei dem hier nicht näher identifizierten Bioethiker handelt es sich um Tristram Engelhardt (1941–2018); Illich zitiert ohne Benennung der Quelle aus Engelhardt (1986), S. 107.
27 Illich (1992), S. 233. Vgl. auch Duden (2012), S. 174f.
28 Illich (1979b), S. 17.
29 Ebd., S. 32.
30 Freidson (1979), S. 279, S. 286.
31 Schluchter (1974), S. 393.

unter Rezipienten kritisiert wurde, die seine Ausgangsüberlegungen und Motive eigentlich teilten: So war in einem deutschen Sammelband mit Beiträgen über *Medical Nemesis* zu lesen, Illich reihe sich mit seinem „Mythos von der Entmündigung des Menschen und der Enteignung der Gesundheit“ ein in die „Weltanschauungen mit heilsähnlichem Totalitätsanspruch“.[32] Stattdessen, so die deutsche Antwort, müsse eine „Stärkung der Selbstverantwortung im Gesundheitsbetrieb“ und eine „Partnerschaft zwischen Arzt und Patient“ befördert werden, eine gegenseitige Anerkennung im Sinne einer „entgegenkommende[n] Haltung“ des Arztes sowie der Bereitschaft des Patienten, „alles für die Gesundheit Notwendige zu tun“ – nicht fehlen durfte hier, Ende der 1970er Jahre, der Verweis auf die „Kostenexplosion im Gesundheitswesen“ aufgrund eines „Zuviel an medizinischer Versorgung“, die als ökonomisches Motiv hinter dem Ruf nach Eigenverantwortung stand und insofern genauso ungeplant zur Etablierung von Ethik in der Medizin beitragen sollte, wie dies Ivan Illich mit seiner Medizinkritik und seiner Beschwörung des autonomen Individuums tat.[33]

ETHOS DER PROFESSIONALISIERUNG?

Dass Illichs radikale Infragestellung tradierter Konzepte und Strukturen Mitte der 1970er Jahre auf fruchtbaren Boden fiel, hatte nicht allein damit zu tun, dass dieser Boden von bereits existierenden Kritiken medizinischen Wissens und Handelns bereitet worden war, sondern zudem mit einer umfassenden krisenhaften Entwicklung des sozialen Gefüges die auch die Bundesrepublik betraf. Diese Entwicklung war auf ein konkretes krisenhaftes Ereignis zurückzuführen, nämlich die infolge des Yom Kippur-Kriegs ausgebrochene Ölpreiskrise von 1973, die die Grundfesten der bundesrepublikanischen Nachkriegsnormalität – Vollbeschäftigung, Normalerwerbsbiographie, Industrieproduktion, Wohlfahrtsstaatlichkeit – in ihren Grundfesten erschütterte. Die nun beginnende Epoche „nach dem Boom“ reflektierte sich gleichermaßen im ökonomischem wie im Wertewandel, in der Transformation von „Gesellschaftsmodell und Menschenbild“:[34] Das Ende überlieferter Selbstverständlichkeiten stand „im engen Zusammenhang mit nicht erfüllten Stabilitätserwartungen keynesianischer Sozialstaatlichkeit“, genauso wie mit dem „Wandel der Lebensmodelle und daraus resultierende Veränderungen der Sozialstruktur“[35] – die ökonomische, gesellschaftliche und intellektuelle Dynamik dieser Zeit wirkte sich umfassend auf Selbstverständnis und Kohäsion insbesondere westlicher Gesellschaften aus.[36] Zentral für das hier behandelte Thema ist die eher banal anmutende Auswirkung der Ölpreiskrise auf das bundesdeutsche Gesundheitssystem: Dass plötzlich die parallele, gleichermaßen maximalistische Verfolgung wohlfahrtsstaatlicher Versorgungsvorstellungen und ärztlicher Standesinteressen angesichts von Inflation, Wachstumseinbruch und Arbeitslosigkeit zu einer zeitgenössisch als

32 Flöhl (1979b), S. 1f.
33 Ebd., S. 4.
34 Doering-Manteuffel/Raphael (2012), S. 10.
35 Süß (2011), S. 221f.
36 Vgl. Rodgers (2011) und Sarasin (2021).

„Kostenexplosion" diskutierten Entwicklung und entsprechenden Gegenmaßnahmen zur „Kostendämpfung" im Gesundheitswesen führte.[37]

Konkrete Folgen dieser Diskussion manifestierten sich 1977 in Gestalt des Krankenversicherungs-Kostendämpfungsgesetzes sowie der durch das Gesetz ins Leben gerufenen „Konzertierten Aktion im Gesundheitswesen". Während das Kostendämpfungsgesetz Maßnahmen zur finanziellen Konsolidierung der Gesetzlichen Krankenversicherung mit sich brachte – in erster Linie Leistungskürzungen und Selbstbeteiligungen – sollte die Konzertierte Aktion die zentralen Akteure zusammenbringen um gemeinsame, obgleich freiwillige Maßnahmen zur Strukturverbesserung und Effizienzsteigerung des Gesundheitswesens voranzubringen.[38] Hierzu zählten u.a. die Ärzte- und Zahnärzteverbände, Kassen- und Krankenhausvertreter, Gewerkschaften und Arbeitgeber, die Länder und verschiedene Bundesministerien. Es überrascht nicht, dass die Konzertiere Aktion besonders dem Präventionsgedanken viel Aufmerksamkeit und Energie widmete.[39] Doch brachte der Versuch einer korporatistischen Kostendämpfung durch die involvierten Akteure auch neue Probleme zutage, welche dem Rationalisierungs- und Effizienzgedanken zum Teil überhaupt erst geschuldet waren. Diese traten Ende der 1970er Jahre unter dem Schlagwort „Humanität" auf die Tagesordnung der Konzertierten Aktion. Auf deren vierter Sitzung vom 22. März 1979 warnte der Vertreter des Deutschen Gewerkschaftsbunds vor einer „zu einseitig auf Rationalisierung und strukturelle Verbesserung mit kostendämpfendem Effekt abgestellt[en]" Politik: „Die Diskussion über Humanität im Krankenhaus sei auch vor diesem Hintergrund zu sehen."[40] Damit wurde offensichtlich ein wunder Punkt getroffen. Wenn auch nicht alle Beteiligten die gewerkschaftliche Kausalität von Kostendämpfung und Humanitätsdefizit in der Krankenversorgung teilten, herrschte Konsens über weiteren Diskussionsbedarf und wurde eine vertiefte Behandlung für den Herbst 1980 anvisiert.[41] Daraus wurde vorerst nichts: Noch bevor die Ausschüsse der Konzertierten Aktion ihre Arbeit beginnen konnten, empfahl die Konferenz der für das Gesundheitswesen zuständigen Minister und Senatoren der Länder der Konzertierten Aktion, das Thema „Humanität im Krankenhaus" zu ignorieren und sich stattdessen handlicheren Themen wie Vorsorge und Prävention zu widmen.[42]

Grund für diese Intervention war nicht die Relativierung des Themas durch die Gesundheitsministerkonferenz; ganz im Gegenteil wies die Konferenz in ihrer Sitzung vom Mai 1979 „nachdrücklich darauf hin, daß es sich hierbei um eine ureigenste Angelegenheit der Länder handele"[43] und richtete eine eigene Ad hoc-Arbeitsgruppe zur Eruierung des Themas „Mehr Humanität im Krankenhaus" ein. Dass die mit der Konzertierten Aktion geteilte Priorisierung nicht auf das dort formulierte – also vorwiegend ökonomische – Verständnis des Humanitätsdefizits zu-

37 Lindner (2007), S. 312 sowie Süß (1998), S. 92f.
38 Vincenti (2008), S. 530–535.
39 Forsbach (2010).
40 BArch, B 136/11300, Ergebnisprotokoll der vierten Sitzung der Konzertierten Aktion im Gesundheitswesen am 22.03.1979 in Bonn, 08.05.1979, S. 9.
41 Ebd., S. 11.
42 Ebd., Arbeitspapier für die Sitzung des Vorbereitenden Ausschusses der Konzertierten Aktion im Gesundheitswesen am 13. Juni 1979, 05.06.1979, S. 3.
43 BArch, B 269/97, Ergebnisniederschrift über die 43. GMK am 10./11.05.1979 in Düsseldorf, S. 8.

rückging, zeigte sich in der Folgesitzung: So vertrat die Gesundheitsministerkonferenz die Ansicht, es falle auch in den thematischen Rahmen der Ad hoc-Gruppe, „den Problembereich ‚Sterbehilfe' […] auf[zu]greifen."[44] Diesen Auffassungsunterschied, was mit dem Begriff „Humanität" überhaupt gemeint sei, brachte eine eigens vom Bundesministerium für Arbeit und Soziales – dem Schirmherr der Konzertierten Aktion – in Auftrag gegebene Studie des Instituts für angewandte Sozialwissenschaft zum Thema „Humanität im Krankenhaus" auf den Punkt: Die öffentliche Diskussion sei fokussiert auf „Einzelaspekte innerhalb des Krankenhausalltags; aber die Problematik ist bei genauerem Hinsehen erheblich weitverzweigter und tiefer verwurzelt, als daß sie auf das Krankenhaus isoliert bezogen werden kann." Zweifellos sei eine Veränderung der ökonomischen und gesellschaftlichen Verhältnisse der Krankenversorgung im Gange:

> „Aus diesen […] Entwicklungen, die fast alle ihren Ursprung *außerhalb* des Krankenhauses haben, sich aber dann dort gebündelt wiedertreffen, wird ein Konflikt zwischen unterschiedlichen Erwartungen und Möglichkeiten fast zwangsläufig."[45]

Die Bedeutung des Themas, genauso wie die Schwierigkeiten seiner einheitlichen Definition, spiegeln sich in der Tatsache wider, dass die Konzertierte Aktion zwar der Gesundheitsministerkonferenz den Vorrang bei seiner Behandlung zugestand, es aber keineswegs fallen ließ. Stattdessen kam es 1980 zu gleich zwei Entschließungen, obgleich sich diese nicht wesentlich voneinander unterschieden. Bereits in ihrer Märzsitzung verabschiedete die Gesundheitsministerkonferenz ihre Entschließung über „Mehr Humanität im Gesundheitswesen", in der sie die durch Rationalisierung und Technisierung der Krankenversorgung entstandenen Probleme anerkannte, gleichzeitig aber unterstrich, dass das Gesundheitswesen „nicht stellvertretend für negative Folgen veränderter zwischenmenschlicher Beziehungen verantwortlich gemacht" oder „einem insgesamt vorhandenen humanitären Defizit wirksam abhelfen" könne, und dass „mehr Menschen und Mittel im Gesundheitsbereich nicht zwangsläufig und in jedem Fall mehr Zuwendung zum Patienten bewirken."[46] Stattdessen müsse den veränderten, gesellschaftlichen wie technischen Umständen von Kranksein und Krankenversorgung bei „den Bemühungen um eine Verbesserung der Ausbildung, Fort- und Weiterbildung" Rechnung getragen werden, um das humanitäre Defizit im Behandlungs- und Versorgungsalltag wieder wettzumachen, gleichsam ohne überkommene „Vorstellungen und Anforderungen an das berufliche Ethos der im Gesundheitswesen Tätigen" zu proklamieren: „Das Gesundheitswesen kann aus den Veränderungen, die allgemein im Arbeits- und Berufsleben stattgefunden haben, nicht ausgeklammert werden."[47] Entsprechend lautete eine der Forderungen an Bund und Länder, „humanitäre Fähigkeiten stärker als bisher in den Ausbildungsinhalten zu berücksichtigen."[48]

Die Entschließung floss in die weiteren Diskussionen der Konzertieren Aktion und deren gemeinsame Aussage „Grundsätze einer humanen Krankenversorgung" ein: Auf eine grundsätzliche Anerkennung der Problematik folgten die Relativierung ihrer Spezifik für das Gesundheitswesen, ihre Herleitung aus strukturellen,

44 Ebd., Ergebnisniederschrift über die 44. GMK am 15.11.1979 in Berlin, S. 3.
45 Bundesministerium für Arbeit und Sozialordnung (1980), S.19, S. 25.
46 BArch, B 269/98, Ergebnisniederschrift über die 45. GMK am 19./20.03.1980 in Bad Salzuflen, Anlage 2: Entschließung zum Problem „Mehr Humanität im Gesundheitswesen", S. 22f.
47 Ebd., S. 23f.
48 Ebd., S. 25.

ökonomischen oder technischen Faktoren sowie eine regelrechte Zuständigkeitsabwehr: „Vorrangig ist dies eine Aufgabe der im Gesundheitswesen Tätigen."[49] Während sie auch andere Aspekte wie Medizintechnik und Organisationsstrukturen thematisierte, schob die Konzertierte Aktion die konkrete Verantwortung für die Humanitätsproblematik noch deutlicher als die Gesundheitsministerkonferenz dem Personal zu, das einerseits „eine verstärkte Vorbereitung […] auf die menschlichen Anforderungen" absolvieren sollte, andererseits aber nicht auf Entlastung hoffen durfte, da „ein Mehr an Humanität nicht gleichbedeutend ist mit einem grösseren [sic] Einsatz an finanziellen Mitteln."[50] So griff die Konzertierte Aktion auch bei ihrer Auseinandersetzung mit dem Thema Humanität im Gesundheitswesen auf die eingeübte Kostendämpfungslogik zurück, vorhandene Mittel einfach effizienter einzusetzen.[51] Daran hatte die Gesundheitsministerkonferenz nichts auszusetzen, hob allerdings hervor, dass sie „das Thema nicht als erledigt betrachtet."[52] Und tatsächlich sollte es nicht allzu lange dauern, bis es wieder auf der Tagesordnung stand. Als Mitte der 1980er Jahre bioethische Fragen an öffentlicher Aufmerksamkeit gewannen, wandte sich auch die Gesundheitsministerkonferenz wieder dem Thema zu: Die Einrichtung der Arbeitsgruppe „In-vitro-Fertilisation, Genomanalyse und Gentherapie" der Bundesregierung und der Enquete-Kommission „Chancen und Risiken der Gentechnologie" des Bundestags wurde zum Anlass genommen, sich insbesondere an die Ärzte zu richten, deren „ethische Verantwortung" angesichts der neuen technologischen Herausforderungen zu unterstreichen und sie zur Erarbeitung von „Grundsätze[n] für einen schadlosen, ethisch geprägten Umgang mit der Bio- und Gentechnologie" aufzufordern.[53]

Weiter verfolgt wurde das im Rahmen der Gesundheitsministerkonferenz wiederholt formulierte Ziel einer Stärkung der humanitären bzw. ethischen Qualifikation der Ärztinnen und Ärzte nun von Seiten des Bundes: So war in der novellierten Approbationsordnung für Ärzte vom Juli 1987 zu lesen, dass der Arzt im Praktikum – also nach absolviertem Staatsexamen – verpflichtet sei, Ausbildungsveranstaltungen zu besuchen, die unter anderem „der Behandlung von Fragen der Ethik in der Medizin dienen", was weiter als „Fragen der ärztlichen Berufsethik und des Arzt-Patient-Verhältnisses" spezifiziert wurde.[54] Die Gesundheitsministerkonferenz hatte das Ziel einer ersten, rudimentären Integration von Ethik in das humanmedizinische Curriculum schon hinter sich gelassen und sah darin lediglich einen Ausgangspunkt, um „darüber hinaus eine Sensibilität für ethische Probleme in der Medizin zu schaffen",[55] die – wie sie in den vorangegangenen Jahren mehrfach auseinandergesetzt hatte – von der Krankenversorgung bis zur Biotechnologie reichten. Das besonders involvierte rheinland-pfälzische Ministerium wollte das politische

49 BArch, B 136/11301, Ergebnisprotokoll der 7. Sitzung der Konzertierten Aktion im Gesundheitswesen am 24.11.1980 in Bonn, 09.01.1981, Anlage 5: Gemeinsame Aussage der Konzertierten Aktion im Gesundheitswesen am 24.11.1980: Grundsätze zu Fragen einer humanen Krankenversorgung, S. 2.

50 Ebd., S. 4, S. 7.

51 Wiesenthal (1981), S. 111f.

52 BArch, B 269/98, Ergebnisniederschrift über die 46. GMK am 05.12.1980 in Münster, S. 14.

53 BArch, B 269/101, Ergebnisniederschrift über die 52. GMK am 29./30.11.1984 in Berlin, S. 35 und 37f.

54 ÄApprO (1987), S. 1604.

55 BArch, B 269/101, Tagesordnung für die 55. Sitzung der Gesundheitsministerkonferenz am 20./21.11.1986 in Berlin, S. 51.

Kapital der Konferenz in die Waagschale werfen, um Druck auf den Medizinischen Fakultätentag, Hochschulen und Ärztekammern auszuüben. Entsprechend forderte die Konferenz in ihrer Sitzung vom November 1986 auf Vorschlag von Rheinland-Pfalz – und in expliziter Anlehnung an ihre sechseinhalb Jahre zuvor verabschiedete Entschließung „Mehr Humanität im Gesundheitswesen" – „daß Fragen der Ethik in der Medizin stärker Eingang und Berücksichtigung im gesamten Unterrichtsangebot sowie in der Fort- und Weiterbildung finden. Eine besondere Betonung sollte dabei auf die hier der Ärzteschaft zukommende Vorbildfunktion gelegt werden."[56] Die Politik bekannte nunmehr offen ihr Interesse an einer stärkeren Verankerung von Ethik in der medizinischen Ausbildung. Sie tat dies nicht zuletzt um die Verantwortung für den Umgang mit Problemen, die sie selbst zu lösen nicht imstande war, an die unmittelbar Involvierten abzutreten.

PROFESSIONALISIERTES ETHOS?

Die Protokolle der Gesundheitsministerkonferenz geben nicht preis, warum es gerade Rheinland-Pfalz war, das sich für eine dezidierte und offensive Positionierung zugunsten der Integration von Ethik in der medizinischen Ausbildung einsetzte. Doch steht zumindest fest, dass ein führender Mitarbeiter des Ministeriums, nämlich der Leiter der Abteilung Gesundheitswesen, Christoph Fuchs, sich auch an anderer Stelle für dieses Vorhaben stark machte. Ein Jahr zuvor, im Dezember 1985, hatte Fuchs auf einer Tagung der 1977 gegründeten Arbeitsgemeinschaft für medizinische Ethik der Evangelischen Akademien in Deutschland einen Vortrag gehalten, in dem er die „Erziehung zur Ethikfähigkeit" als neues Ziel des Medizinstudiums proklamierte und konkrete Vorschläge machte, wie dies zu erreichen sei. Er deutete nicht nur die bevorstehenden politischen Initiativen im Rahmen der Gesundheitsministerkonferenz und die Novellierung der Approbationsordnung an, sondern forderte, wie dies dann auch im Rahmen der Gesundheitsministerkonferenz wiederholt wurde, die Medizinischen Fakultäten und interessierten Lehrenden zur Eigeninitiative auf. Was von seiner Programmatik einer Erziehung zur Ethikfähigkeit in der Medizin allerdings besonders nachhallt, ist der etwas pathetisch anmutende Satz: „Medizinethik muss nicht nur erlebt, sondern auch erlitten werden."[57] Gemeint war hiermit eine Didaktik der Medizinethik, die weniger auf ethische Theorie als auf die angeleitete Reflexion moralischer Konflikte im Klinikalltag setzte, deren Motivation und Vermittlungsansatz also aus dem Erleben und Erleiden der Studierenden und Ärzte im Rahmen ihrer Praxis entsprang und insofern auch nicht „die Domäne eines einzelnen Faches"[58] namens Medizinethik sein konnte. Dass es sich bei diesem Ansatz nicht allein um ein didaktisches Konzept, sondern auch um ein strategisches Mittel handelte, um Ethik in der Medizin zu installieren, war bei Fuchs nicht nachzulesen, ergibt sich aber aus dem zeitgenössischen Zustand medizinethischer Lehre an den Fakultäten der Bundesrepublik.

Bereits 1977 hatte der Freiburger Medizinhistoriker Eduard Seidler (1929–2020) – später eines der Gründungsmitglieder und nach Wuermeling von 1988 bis

56 BArch, B 269/103, Auszug aus der Ergebnisniederschrift über die 55. Gesundheitsministerkonferenz am 20./21.11.1986 in Berlin, S. 42.
57 Fuchs (1987), S. 30.
58 Ebd., S. 32.

1992 Präsident der Akademie für Ethik in der Medizin – eine Umfrage über die Thematisierung ethischer Konflikte und Konzepte in der Lehre durchgeführt, deren ernüchterndes Ergebnis lautete, es sei „more or less incidentally that the student will get acquainted with the problems, and not every faculty will give him even this opportunity."[59] Als knapp zehn Jahre später Seidlers Doktorandin Elisabeth Heister erneut eine Umfrage durchführte, hatte sich das Lehrangebot in Breite wie Tiefe ausdifferenziert, während die bei Seidler wie auch bei Fuchs zu findende Überzeugung unverändert geblieben war, dass dieses Angebot nicht unter die Kompetenz eines institutionell verankerten Spezialfachs fallen sollte.[60] Seidler selbst unterstützte diese Auffassung von Ethik als integralem Bestandteil medizinischen Handelns statt akademischen Spezialwissens. Konsequenz dieser Differenzierung war nicht zuletzt die Abwehr des Begriffs Bioethik, „der vorzugeben scheint, ein Problemfeld zu spezialisieren und zu systematisieren, welches grundsätzlich die Aufgabe der gesamten Heilkunde zu sein hat."[61] Seidler stand mit dieser Auffassung nicht allein – ganze 6% der Teilnehmenden an Heisters Umfrage gaben an, den Begriff Bioethik zu verwenden[62] –, sie wurde vielmehr nahezu wörtlich ins programmatische Editorial der ersten Ausgabe des seit 1989 erscheinenden Journals *Ethik in der Medizin* übernommen, das gleichwohl von Seidler mitverfasst worden war:

> „Ethik in der Medizin ist keine engumschriebene, von anderen medizinischen Fächern abgesetzte Disziplin, sie ist vielmehr Herausforderung und Aufgabe für alle im Bereich der Heilkunde denkenden und handelnden Verantwortungsträger."[63]

Einige Seiten später in demselben Heft folgte eine Stellungnahme der Akademie für Ethik in der Medizin zur medizinethischen Lehre: Die politischen Impulse der novellierten Approbationsordnung und des Appells der Gesundheitsministerkonferenz aufgreifend, forderte die Akademie eine Institutionalisierung medizinethischer Bestandteile in humanmedizinischer Lehre und ärztlicher Prüfung. Sie stellte ein dreiteiliges Unterrichtskonzept für die verschiedenen Phasen des Medizinstudiums vor, um Ethik – vorerst auf freiwilliger Basis – zu einem kontinuierlichen Gegenstand der ärztlichen Ausbildung zu machen. Gleichzeitig wies sie in deutlichen Worten darauf hin, dass es hier nicht darum gehe, den Fakultäten ein neues Fach oder gar ein nichtmedizinisches Wissensregime aufzudrücken: Ethikunterricht sei „grundsätzlich eine interdisziplinäre Aufgabe der Medizin und der Geisteswissenschaften. Die Etablierung einer eigenständigen Fachdisziplin ‚Medizinische Ethik' wird zur Zeit noch uneinheitlich diskutiert."[64] Damit brachte die Akademie nicht nur eine grundsätzliche Unentschiedenheit auf den Punkt, was Ethik in der Medizin eigentlich sei und welche Gestalt sie annehmen sollte, sondern auch eine gewisse Ratlosigkeit, wer denn die Vermittlung von Ethik in der – oder eher: in die – Medizin vornehmen könne. Einerseits galt es, die ärztliche Deutungshoheit über ethische Fragen zu überwinden, gleichzeitig durfte nicht der Eindruck einer ethischen Deutungshoheit über medizinische Fragen entstehen. Die medizinethische Kompetenz-

59 Seidler (1979), S. 78.
60 Heister (1990), S. 115.
61 Seidler (1986), S. 258.
62 Heister (1990), S. 107.
63 Anschütz et al. (1989), S. 1.
64 Akademie für Ethik in der Medizin (1989), S. 60.

verwirrung jener Zeit reflektiert sich nicht zuletzt in den widersprüchlichen Erfahrungsberichten deutscher Teilnehmer der bioethischen Fortbildungskurse des Kennedy Institute of Ethics an der Georgetown University in den späten 1980er Jahren – Hans-Bernhard Wuermeling zählte sowohl zu den ersten, als auch zu den letzten der zahlreichen Kursbesucher, die zwischen 1987 und 1995 aus der Bundesrepublik nach Georgetown pilgerten[65] –, die nämlich gleichermaßen ein medizinisches Übergewicht und den Pragmatismus wie ein geisteswissenschaftliches Übergewicht und die Praxisferne der amerikanischen Bioethik festzustellen meinten.[66]

Wenn auch nicht in expliziter Anlehnung an die Fortbildungskurse des Kennedy Institute versuchte eine Projektgruppe der Akademie für Ethik in der Medizin das Problem auf ähnliche Weise anzugehen wie die Vorreiter aus Georgetown: Um Ethik in die Medizin hineinzutragen, mussten erst einmal die Träger zur Ethik gebracht werden. Weil selbst „erfahrene Kliniker [...] einen *Fortbildungsbedarf für Lehrende*, die Medizinethik unterrichten oder ethische Fragen in ihren Unterrichtsveranstaltungen stärker berücksichtigen wollen",[67] konstatierten, bot die Projektgruppe ab 1992 „Teacher's Trainings Courses" an, um Lehrende in den Heilberufen auf die Besonderheiten der Vermittlung von Ethik in der Medizin vorzubereiten. Genauso wie diese Projekte förderte der Stifterverband für die deutsche Wissenschaft ein paralleles Lehrprojekt – ebenfalls an der Universität Erlangen-Nürnberg –, das sich direkt an Medizinstudierende richtete.[68] Wie die Projektleiterin Claudia Wiesemann zugestand, wurde dabei auch eine gewisse Vorentscheidung hinsichtlich der Deutungshoheit über Ethik in der Medizin getroffen: Wiesemann betonte, dass es weniger um Moralphilosophie als um ärztliche Handlungskompetenz gehe, weswegen sie eine Unterscheidung zwischen epistemischer und performativer Expertise vornahm:

> „Die Handelnden in der Medizin sollten performative Experten sein. Sie sollten in der Lage sein, die ethischen Aspekte ihres Tuns wahrzunehmen und ihr Handeln auch unter moralischen Gesichtspunkten begründen und verantworten zu können."[69]

Diese didaktische Ausschließlichkeit der Medizinethik lässt sich erneut auch als strategische Positionierung zur Etablierung „dieses traditionell noch mit Vorbehalten betrachtete[n] Fach[s]" verstehen, durch die es nämlich „als wirkliche Hilfe in ärztlichen Entscheidungssituationen akzeptiert"[70] werde. Noch deutlicher brachte Wiesemann diese Motivation in einem weiteren Projektbericht auf den Punkt, in dem sie die „gut begründet[e]" Abneigung des Arztes gegen ethische Abwägungen und seine Furcht anerkannte, „bei seiner Arbeit Entscheidungen nicht mehr selbstverantwortlich treffen zu können", die sie mit ihrem performativen Ansatz zu ent-

65 Der Bochumer Philosophieprofessor und Fellow am Kennedy Institute, Hans-Martin Sass, organisierte nicht nur die deutsche Teilnahme an den regulären Intensive Bioethics Courses, sondern daran anschließende Vertiefungskurse, die 1987 mit dem Extended German Bioethics Course begannen und 1995 mit dem Advanced European Bioethics Course endeten.
66 Kottow (1987) und Allert (1989). Zu den deutschen Besuchern der Bioethikkurse vgl. Gehring (2017).
67 Reiter-Theil et al. (1993), S. L.
68 Stifterverband für die Deutsche Wissenschaft (1992), S. 32
69 Wiesemann (1993), S. XLVI.
70 Ebd.

kräften suchte: „Entgegen der Befürchtungen vieler Kliniker kann durch Ethikunterricht die Kompetenz des einzelnen Arztes gestärkt werden.“[71] Die Etablierung von Ethik in der Medizin hatte als Ethik für die Medizin aufzutreten. Auch wenn Mitstreiterinnen dieser Etablierung wie etwa Stella Reiter-Theil die performative moralische durch eine argumentative ethische Kompetenz erweiterten,[72] änderte dies wenig an dem eingeschlagenen Pfad der Institutionalisierung von Ethik aus der Praxis, in der Praxis und für die Praxis. Solch eine Positionierung und Darstellung der Medizinethik war allerdings nicht allein aus der Not geboren, die Anerkennung jener erkämpfen zu müssen, deren Selbstverständnis es doch gerade zu verändern galt, nämlich der Ärzteschaft. Denn die Abgrenzung der Medizinethik von der philosophischen Ethik, ihre maßgebliche Herleitung aus dem und Bezugnahme auf den ärztlichen Alltag setzte sich fort, als mit der nächsten Novelle der Ärztlichen Approbationsordnung 2002 der Querschnittsbereich „Geschichte, Theorie und Ethik der Medizin“ (Q2) geschaffen wurde und die bis dahin nur vereinzelt begonnene Institutionalisierung der Medizinethik an den Medizinischen Fakultäten an Fahrt aufnahm.

Die didaktisch-strategische Umgrenzung von Ethik in der Medizin schlug sich insbesondere in der von Wiesemann mitgestalteten Formulierung medizinethischer Lehrziele nieder, die auf der Überzeugung fußten: „Ein ethisches Konzept, das nicht auch am Krankenbett zur Anwendung kommt, trägt nicht zur verbesserten Qualität in der Patientenversorgung bei.“[73] Und auch die Studierenden, die sich nun pflichtgemäß mit Medizinethik auseinandersetzen und hierfür eigens verfasste Lehrbücher heranziehen sollten, erfuhren zuallererst was von ihnen erwartet wurde und was nicht: „Ärztinnen und Ärzte müssen keine Moralphilosophen sein, aber sie sollten wissen, wie sie in der Praxis mit einem Konflikt angemessen umgehen.“[74] Ethik war ein selbstverständlicher – und dadurch seinen selbstverständlichen Platz im Kanon medizinischer Fächer beanspruchender – Aspekt ärztlichen Handelns und somit interessierte an der Ethik auch nur, was konkret mit diesem Handeln verknüpft oder zu verknüpfen war. Gleichzeitig blieb doch ein gewisses Unwohlsein bestehen, ob eine derart kondensierte Ethik in der Medizin überhaupt so etwas wie eine kognitive Dissonanz hervorbringen könne. An die Seite der prinzipiellen Akzeptanz, dass „[f]achliche Kompetenz und ethische Kompetenz […] eine notwendige Einheit im professionellen Selbstverständnis heutiger und zukünftiger Ärztinnen und Ärzte“ bildeten, trat die Betonung, dass „ethische Kompetenz“ eben nicht deckungsgleich sei mit „professionsinterne[n] Kompetenzen“;[75] ebenfalls angemerkt wurde, dass die humanmedizinische Ausbildung gerade Ärztinnen und Ärzte hervorbringe, „deren moralische Fähigkeiten z.T. zu wünschen übrig lassen“,[76] genauso wie für das didaktische Vorgehen in der Medizinethik grundsätzlich bezweifelt wurde, „ob es einen raschen Weg zur Praxis geben kann.“[77] Solche scheinbaren Nuancen verweisen auf einen grundsätzlichen Konflikt über das Verständnis von Ethik in der Medizin, einerseits als Instrument der Deprofessionalisierung, also der

71 Wiesemann (1994), S. 94 und 98.
72 Reiter-Theil (1995), S. 14.
73 Biller-Andorno et al. (2003), S. 118.
74 Wiesemann et al. (2005), S. 3.
75 Neitzke (2006), S. 376f.
76 Buyx et al. (2008), S. 661.
77 Boppert (2013), S. 293.

Bekämpfung und Beschränkung struktureller Fehler im medizinischen Umgang mit Krankheit, Leid und Tod, andererseits als Professionalisierungsinstrument zur kontinuierlichen Überprüfung und Optimierung heilberuflichen Handelns.

SCHLUSSÜBERLEGUNGEN UND FAZIT

Als im Jahr 2002 mehrere internationale internistische Verbände die Charta „Medical Professionalism in the New Millennium" veröffentlichten, stützten sie sich mit einer Selbstverständlichkeit auf bioethische Prinzipien, dass es ihnen nicht einmal mehr notwendig erschien sie als solche auszuweisen.[78] Diese Appropriation kann als Erfolg unermüdlicher bioethischer Überzeugungsarbeit gelesen werden, gleichzeitig stellt sie jedoch die distinkte Bedeutung und somit den Status von Ethik in der Medizin infrage, was sich nicht zuletzt daran ablesen lässt, dass der „Medical Professionalism" nicht nur auf die Benennung seiner Quellen verzichtete, sondern gleichermaßen auf die Verwendung des Begriffs Ethik. Diese Entwicklung lässt sich mit den drei hier dargelegten Einflüssen auf die Institutionalisierung von Ethik in der bundesrepublikanischen Medizin verknüpfen: Erstens mit der Prognose Ivan Illichs, dass ethische Prinzipien wie die Autonomie des Patienten in dem Maße kompromittiert würden, wie sie sich auf ein Abwägungsverhältnis mit der professionellen Logik der Medizin einließen, also zur medizinischen Subdisziplin Bioethik wurden. Zweitens mit dem Argument der Konzertierten Aktion im Gesundheitswesen und der Gesundheitsministerkonferenz, dass es sich bei der Humanität im Krankenhaus nicht um ein strukturelles Defizit, sondern um einen durch Aus-, Fort- und Weiterbildung zu behebenden Mangel an Professionalität der heilberuflich Tätigen handelte. Drittens mit der gleichermaßen strategischen wie didaktischen Logik der frühen bundesrepublikanischen Medizinethik, nicht so sehr einen Selbstbehauptungsanspruch zu verfolgen, als die Kompatibilität mit ihrem und praktische Relevanz für ihren Gegenstand herauszustellen, also Ethik als bloß weiteren Baustein professioneller Kompetenz zu verkaufen. Dieses Spannungsverhältnis der (De-)Professionalisierung lässt sich als Motor der Etablierung und Institutionalisierung von Ethik in der bundesrepublikanischen Medizin begreifen und anhand weiterer Personen, Institutionen und Diskurse weiter vertiefen. Denn wie der bereits eingangs zitierte Rudolf Stichweh vor fast 35 Jahren zum Verhältnis von Disziplinen und Professionen ausführte, lässt die unweigerliche „Mitbenutzung disziplinär erzeugten Wissens durch die Professionen" – wie etwa von ethischem Wissen in der medizinischen Praxis – letztere in Abhängigkeit von einer „extraprofessionellen Autorität" geraten, „deren Stellungnahmen eventuell innerprofessionell nur noch übernommen werden können."[79] Bezogen auf die Geschichte von Ethik in der Medizin und das Spannungsverhältnis der (De-)Professionalisierung lässt sich dies so interpretieren, dass divergierende, ja konträre Verständnisse von Ethik in der Medizin, ihrem Status und ihrer Funktion aufeinanderprallten und einander angeglichen werden mussten: Einerseits ein Verständnis von Ethik als der Medizin äußerlichem Wissen, das aus einer theoretischen und unbeteiligten Position heraus

78 ABIM et al. (2002).
79 Stichweh (1994b), S. 325.

die Medizin einem philosophischen Bewertungs- und Disziplinierungsregime unterwirft. Andererseits das Verständnis von Ethik als der Medizin inhärenter, von ihr nicht zu trennender Kompetenz, die aus der praktischen Erfahrung heraus eine Orientierung professionellen heilberuflichen Handelns entstehen lässt. Schon die hier gegebenen Beispiele lassen erkennen, dass sich das disziplinierend-professionalisierende Spannungsverhältnis recht eindeutig zu einer Seite hin aufgelöst hat; um es erneut mit Rückgriff auf das ebenfalls eingangs erwähnte Bonmot Stephen Toulmins zu formulieren: Die Medizin rettete die Ethik nicht einfach, sie absorbierte sie. Damit soll kein normatives Urteil gefällt, sondern ein Impuls gegeben werden für eine intensivierte Auseinandersetzung mit der Historizität von Ethik in der Medizin und der Frage, wie sich die Angleichung von Ethik und Medizin konkret vollzogen und welche Auswirkungen sie auf Ethik und Medizin gleichermaßen gehabt hat.

UNGEDRUCKTE QUELLEN

BArch, B 136 (Bundesarchiv Koblenz, Bestand Bundeskanzleramt)

BArch, B 269 (Bundesarchiv Koblenz, Bestand Konferenz der für das Gesundheitswesen zuständigen Minister und Senatoren der Länder)

LITERATUR

ÄApprO (1987): Approbationsordnung für Ärzte vom 14. Juli 1987. In: Bundesgesetzblatt I, 36 (1987), S. 1593–1623.

ABIM Foundation, ACP–ASIM Foundation, European Federation of Internal Medicine (2002): Medical Professionalism in the New Millennium: A Physician Charter. In: Annals of Internal Medicine 136 (2002), S. 243–263.

Akademie für Ethik in der Medizin (1989): Empfehlungen für die Weiterentwicklung des Unterrichtsangebotes zu Fragen der Ethik in der Medizin. In: Ethik in der Medizin 1 (1989), S. 59–62.

Allert, G. (1989): Medizinische Ethik lernen und lehren. Ein Bericht über Aus- und Weiterbildungsprogramme in medizinischer Ethik – bioethics – in den USA. In: Ärzteblatt Baden-Württemberg 44, Sonderbeilage 1.

Anschütz, F./Ritschl, D./Seidler, E. (1989): Editorial. In: Ethik in der Medizin 1 (1989), S. 1–2.

Baker, R. (2013): Before Bioethics. A History of American Medical Ethics from the Colonial Period to the Bioethics Revolution. Oxford.

Barnett, R. J. (2003): Ivan Illich and the Nemesis of Medicine. The man and his message. In memoriam. In: Medicine, Health Care and Philosophy 6 (2003), S. 273–286.

Bettin, H. (2010): Eine AG Ethik der DDR als erste zentrale deutsche Ethikkommission. Zum Umgang mit ethischen Fragen bei der Forschung am Menschen in der DDR. In: Zeitschrift für medizinische Ethik 56 (2010), S. 235–250.

Bettin, H. (2019): Bedeutsam, eigenständig, relevant? Eine vergleichende Analyse der Debatten zur Sterbehilfe in der DDR. In: Medizinhistorisches Journal 54 (2019), S. 31–69.

Biller-Andorno, N./Neitzke, G./Frewer, A./Wiesemann, C. (2003): Lehrziele „Medizinethik im Medizinstudium". In: Ethik in der Medizin 15 (2003), S. 117–121.

Bundesministerium für Arbeit und Sozialordnung (Hrsg.) (1980): Zur Humanität im Krankenhaus. Endbericht, vorgelegt vom Institut für angewandte Sozialwissenschaft. Bonn-Bad Godesberg.

Bobbert, M. (2013): 20 Jahre Ethikunterricht im Medizinstudium: Eine erneute Lehrziel- und Curriculumsdiskussion ist erforderlich. In: Ethik in der Medizin 25 (2013), S. 287–300.

Buyx, A. M./Maxwell, B./Supper, H./Schöne-Seifert, B. (2008): Medizinethik als Unterrichtsfach. Lernziele und Evaluation. In: Wiener klinische Wochenschrift 120 (2008), S. 655–664.
Canguilhem, G. (2013a): Schriften zur Medizin. Zürich.
Canguilhem, G. (2013b): Gesundheit: Alltagsbegriff und philosophische Frage [1988]. In: Canguilhem (2013a), S. 43–61.
Condrau, F./Timmermann, C. (2012): Ivan Illichs Medical Nemesis und die Medizingeschichte. Nach Feierabend. In: Zürcher Jahrbuch für Wissensgeschichte 8 (2012), S. 179–188
Doering-Manteuffel, A./Raphael, L. (2012): Nach dem Boom. Perspektiven auf die Zeitgeschichte seit 1970. 3., ergänzte Auflage. Göttingen.
Doppelfeld, E./Hasford, J. (2019): Medizinische Ethikkommissionen in der Bundesrepublik Deutschland: Entstehung und Einbindung in die medizinische Forschung. In: Bundesgesundheitsblatt 62 (2019), S. 682–689.
Duden, B. (2012): Zur Aktualität des Denkens von Ivan Illich und seiner „Kritik der Medikalisierung des Lebens“. Nach Feierabend. Zürcher Jahrbuch zur Wissensgeschichte 8 (2012), S. 169–178.
Eissa, T.-L./Lorenz Sorgner, S. (Hrsg.) (2011): Geschichte der Bioethik. Eine Einführung. Paderborn.
Engelhardt, H. T. (1986): The Foundations of Bioethics. New York.
Flöhl, R. (Hrsg.) (1979a): Maßlose Medizin? Antworten auf Ivan Illich. Berlin.
Flöhl, R. (1979b): Einleitung. In: Flöhl (1979a), S. 1–5.
Forsbach, R. (2010): Politische Implementierung der Prävention: Die Diskussion um die Zehn Grundsätze der Konzertierten Aktion im Gesundheitswesen. In: Das Gesundheitswesen 72 (2010), S. e22–e27.
Fox, R. C./Swazey, J. P. (2008): Observing Bioethics. A Sociological History. Oxford.
Freidson, E. (1979): Der Ärztestand. Berufs- und wissenschaftssoziologische Durchleuchtung einer Profession. Stuttgart.
Frewer, A. (2008): Ethikkomitees zur Beratung in der Medizin. Entwicklung und Probleme der Institutionalisierung. In: Frewer et al. (2008), S. 47–74.
Frewer, A. (2011): Zur Geschichte der Bioethik im 20. Jahrhundert. Entwicklungen – Fragestellungen – Institutionen. In: Eissa/Sorgner (2011), S. 415–437.
Frewer, A./Erices, R. (Hrsg.) (2015): Medizinethik in der DDR. Moralische und menschenrechtliche Fragen im Gesundheitswesen. Stuttgart.
Frewer, A./Fahr, U./Rascher, W. (Hrsg.) (2008): Klinische Ethikkomitees. Chancen, Risiken und Nebenwirkungen. Würzburg.
Fuchs, C. (1987): Erziehung zur Ethikfähigkeit. Verantwortung für die medizinische Ausbildung. In: Schlaudraff (1987), S. 27–33.
Gehring, P. (2012): Fragliche Expertise. Zur Etablierung der Bioethik in Deutschland. In: Hagner (2012), S. 112–139.
Gehring, P. (2017): Operation Ethik. Import eines Denkstils. In: Zeitschrift für Ideengeschichte 11, 4 (2017), S. 44–51.
Geisthövel, A./Hitzer, B. (Hrsg.) (2019a): Auf der Suche nach einer anderen Medizin. Psychosomatik im 20. Jahrhundert. Berlin.
Geisthövel, A./Hitzer, B. (2019b): Die Grenzen des Erfolgs. Endgültige Etablierung und das Verschwinden der großen Antwort (1970–2000). In: Geisthövel/Hitzer (2019a), S. 325–348.
Geyer, M. (Hrsg.) (2008): Geschichte der Sozialpolitik in Deutschland seit 1945, Band 6: Bundesrepublik Deutschland 1974–1982. Neue Herausforderungen, wachsende Unsicherheiten. Baden-Baden.
Hagner, M. (Hrsg.) (2012): Wissenschaft und Demokratie. Berlin.
Heister, E. (1990): Ethik in der ärztlichen Ausbildung an den Hochschulen der Bundesrepublik Deutschland 1977–1987. Diss. med., Univ. Freiburg.
Hockerts, H.-J. (Hrsg.) (1998): Drei Wege deutscher Sozialstaatlichkeit. NS-Diktatur, Bundesrepublik und DDR im Vergleich. München.
Illich, I. (1974): Medical Nemesis. The Lancet 303, 7863 (1974), S. 918–921.
Illich, I. (1975): Die Enteignung der Gesundheit. „Medical Nemesis“. Reinbek bei Hamburg.
Illich, I. (1979a): Entmündigung durch Experten. Zur Kritik der Dienstleistungsberufe. Reinbek bei Hamburg,
Illich, I. (1979b): Entmündigende Expertenherrschaft. In: Illich (1979a), S. 7–35.
Illich, I. (1992): In the Mirror of the Past. Lectures and Addresses 1978–1990. New York.

Jasanoff, S. (2005): Designs on Nature. Science and Democracy in Europe and the United States. Princeton.
Jonsen, A. R. (1998): The Birth of Bioethics. New York.
Jonsen, A. R. (2000): A Short History of Medical Ethics. New York.
Kahlke, W./Reiter-Theil, S. (Hrsg.) (1995): Ethik in der Medizin. Stuttgart.
Kennedy Institute of Ethics (1987): Newsletter 1/11. Washington.
Kollek, R./Feuerstein, G. (1999): Bioethics and Antibioethics in Germany: A Sociological Approach. In: International Journal of Bioethics 10, 3 (1999), S. 11–20.
Kottow, M. (2017): Medizinethik in den USA: Ganz pragmatisch. In: Deutsches Ärzteblatt 84, 47 (2017), S. A–3214.
Lindner, U. (2007): Die Krise des Wohlfahrtsstaats im Gesundheitssektor. Bundesrepublik Deutschland, Großbritannien und Schweden im Vergleich. In: Archiv für Sozialgeschichte 47 (2007), S. 297–324.
Neitzke, G. (2006): Ethik im Medizinstudium – Entwicklungen und Herausforderungen. In: Ethik in der Medizin 18 (2006), S. 374–378.
O'Mahony, S. (2016): Medical Nemesis 40 years on: the enduring legacy of Ivan Illich. In: Journal of the Royal College of Physicians of Edinburgh 46 (2016), S. 134–139.
Reich, W. T. (Ed.) (1995): Encyclopedia of Bioethics. 2. Auflage. New York.
Reiter-Theil, S. (1995): Moral lernen – Ethik lehren. Moralpsychologische Voraussetzungen der Reflexion ethischer Fragen. In: Kahlke/Reiter-Theil (1995), S. 10–16.
Reiter-Theil, S./Kahlke, W./Dressel, R. (1993): Teachers' Training Course. Ein Projekt der Akademie für Ethik in der Medizin. Diskussionsforum Medizinische Ethik 9–10 (1993), S. XLIX–LI [Beilage zu Wiener medizinische Wochenschrift 144/3 (1994)].
Rodgers, D. T. (2011): Age of Fracture. Cambridge.
Roelcke, V. (2018): Medical ethics in Post-War Germany: reconsidering some basic assumptions. In: Wiener klinische Wochenschrift 130 (2018), S. 180–183.
Roelcke, V./Maio, G. (Eds.) (2004): Twentieth Century Ethics of Human Subjects Research. Historical Perspectives on Values, Practices and Regulations. Stuttgart.
Ruprecht-Karls-Universität Heidelberg (Hrsg.) (1997): Moderne Medizin – Wunsch und Wirklichkeit. Heidelberg.
Sarasin, P. (2021): 1977. Eine kurze Geschichte der Gegenwart. Berlin.
Schlaudraff, U. (Hrsg.) (1987): Ethik in der Medizin. Tagung der Evangelischen Akademie Loccum vom 13. bis 15. Dezember 1985. Berlin.
Schlaudraff, U. (2006): „Nun gründen wir mal". Zur Vor- und Frühgeschichte der Akademie für Ethik in der Medizin. In: Ethik in der Medizin 18 (2006), S. 294–302.
Schluchter, W. (1974): Legitimationsprobleme der Medizin. In: Zeitschrift für Soziologie 3 (1974), S. 375–396.
Schöne-Seifert, B./Sass, H.-M./Bishop, L. J./Bondolfi, A. (1995): Medical Ethics, History of: Europe, Contemporary Period, German-Speaking Countries and Switzerland. In: Reich (1995), S. 1579–1589.
Seidler, E. (1979): The teaching of medical ethics in the Federal Republic of Germany. In: Journal of Medical Ethics 5 (1979), S. 76–79.
Seidler, E. (1986): Bioethik oder Ethik der Heilberufe? In: Medizin Mensch Gesellschaft 11 (1986), S. 258–263.
Stichweh, R. (1994a): Wissenschaft, Universität, Professionen. Soziologische Analysen. Frankfurt/M.
Stichweh, R. (1994b): Professionen und Disziplinen: Formen der Differenzierung zweier Systeme beruflichen Handelns in modernen Gesellschaften. In: Stichweh (1994a), S. 278–336.
Stifterverband für die Deutsche Wissenschaft (1992): Förderungsprogramm Ethik in der Medizin 1986–1992. Essen.
Süß, W. (1998): Gesundheitspolitik. In: Hockerts (1998), S. 55–100.
Süß, W. (2011): Umbau am „Modell Deutschland". Sozialer Wandel, ökonomische Krise und wohlfahrtstaatliche Reformpolitik in der Bundesrepublik „nach dem Boom". In: Journal of Modern European History 9 (2011), S. 215–238.
Süß, W. (2020): Enteignete Gesundheit? Ivan Illich und die Pathologien der Industriemoderne. In: Zeithistorische Forschungen 17 (2020), S. 378–385.

Toellner, R. (1997): Das unbußfertige Schweigen. Historische Erfahrung und ethischer Diskurs – Medizinethik in Deutschland nach 1945. In: Ruprecht-Karls-Universität Heidelberg (1997), S. 145–161.

Toulmin, S. (1982): How Medicine saved the Life of Ethics. In: Perspectives in Biology and Medicine 25 (1982), S. 736–750.

Vincenti, A. (2008): Gesundheitswesen und Sicherung bei Krankheit. In: Geyer (2008), S. 515–556.

Wiesemann, C. (1993): Ethikunterricht für Medizinstudenten: Theorie oder Praxis? Diskussionsforum Medizinische Ethik 9-10, S. XLV–XLVIII [Beilage zu Wiener Medizinische Wochenschrift 144/3 (1994)].

Wiesemann, C. (1994): Das Erlanger Modell. Urteilskraft und Handlungskompetenz als Lernziele des Ethikunterrichts. In: Ethik in der Medizin 6 (1994), S. 93–98.

Wiesemann, C./Biller-Andorno, N. Unter Mitarbeit von A. Frewer (2005): Medizinethik. Für die neue AO. Stuttgart.

Wiesenthal, H. (1981): Die Konzertierte Aktion im Gesundheitswesen. Ein Beispiel für Theorie und Politik des modernen Korporatismus. Frankfurt/M.

TRANSATLANTISCHER DIALOG ZUR MEDIZINETHIK HANS JONAS, HANS-BERNHARD WUERMELING UND IHRE FAMILIEN IN KORRESPONDENZ

Andreas Frewer

EINFÜHRUNG

Vor 50 Jahren begann der deutsch-jüdische Philosoph Hans Jonas (1903–1993) die Arbeit an seinem Hauptwerk „Das Prinzip Verantwortung".[1] Es sollte ihn über seine Emeritierung (1976) hinaus sieben Jahre beschäftigen und 1979 erscheinen. Das Buch brachte einen internationalen ethischen Diskurs in Gang, der eine kritische Verantwortungsethik fundierte und sich auch in besonderer Weise auf die Medizinethik auswirkte.[2] Eine der frühen Rezeptionslinien in die Humanmedizin ging an die Friedrich-Alexander-Universität Erlangen-Nürnberg (FAU) zum Rechtsmediziner und Gründungspräsidenten der „Akademie für Ethik in der Medizin" Hans-Bernhard Wuermeling. Er las das zentrale Werk von Jonas, korrespondierte mit dem Autor und traf ihn in Deutschland zum Austausch. 1983 folgte Jonas einer Einladung von Wuermeling und hielt einen Vortrag an der Friderico-Alexandrina. Als Hans Jonas 1987 den Friedenspreis des Deutschen Buchhandels erhielt und einer noch breiteren Öffentlichkeit in Deutschland bekannt wurde, waren Hans-Bernhard Wuermeling und seine Frau als Ehrengäste nach Frankfurt (Main) eingeladen.[3] Mittlerweile hatte sich zwischen beiden Familien eine herzliche Freundschaft sowie ein reger Austausch entwickelt, der gerade für die damaligen Möglichkeiten – lange Brieflaufzeiten und Reisedauer, kein Internet etc. – bemerkenswert ist. Die vor einem halben Jahrhundert begonnene Studie und ihr Autor wurden zwei Dekaden später nochmals besonders geehrt: Vor 30 Jahren erhielt Hans Jonas an der Freien Universität Berlin (FUB) einen Ehrendoktor der Philosophischen Fakultät (1992).[4]

1 Mit vollem Titel: „Das Prinzip Verantwortung. Versuch einer Ethik für die technologische Zivilisation" (1979 bei Suhrkamp in Frankfurt/M.), vgl. Jonas (1979). Auch Bongardt et al. (2021) geben als Arbeitsbeginn 1972 an.

2 1985 erschien von Jonas die Anthologie „Technik, Medizin und Ethik. Zur Praxis des Prinzips Verantwortung" (Insel Verlag, Frankfurt/M.), vgl. Jonas (1985) und (1987a). Zu Auswirkungen für einzelne Felder vgl. etwa Böhler (1998), Schwerdt (1998) und Poliwoda (2005) u.v.m.

3 Dies wurde sicher erleichtert durch Jonas' „Eric-Voegelin-Gastprofessur" in München im Wintersemester 1982/83 mit Residenz am Geschwister Scholl-Institut der bayerischen Landeshauptstadt. Bereits 1959/60 hatte es in München einen Gastaufenthalt gegeben.

4 Vgl. die Dokumentation der Ehrenpromotion bei Böhler/Neuberth (1992). Siehe auch Frewer (1998). Weitere Ehrendoktorate hatte Jonas vom Jewish Institute of Religion am Hebrew Union College (1962), von der New School for Social Research (New York) und Universität Marburg erhalten (1976), Universität Bamberg (1990) und Universität Konstanz (1991). Die Bamberger Verleihung (10.07.1990) fand im Rahmen der von Walther C. Zimmerli (*1945) initiierten „Hegel-Wochen" statt, die auch der Autor des vorliegenden Beitrags besucht hat.

Der Autor des vorliegenden Beitrags konnte den gleichermaßen klugen Denker wie sympathisch-bescheidenen Menschen bei der Überreichung des „Dr. h.c." nochmals persönlich erleben.[5] In Berlin gab es im Rahmen des in der Folge neu gegründeten „Hans-Jonas-Zentrums" an der FU eine Arbeitsgruppe „Ethik und Medizin im Dialog" (EMD), in Erlangen wurde nach dem Tod von Jonas im Jahr 1993 die „Hans-Jonas-Gedenkvorlesung" initiiert, die von Dietrich Böhler auch im Beisein von Lore Jonas und Hans-Bernhard Wuermeling gehalten wurde.[6]

Im Folgenden soll die Verbindung von Jonas zu Wuermeling und seiner Familie anhand der Korrespondenzen und ihrer Kontexte dargestellt werden. Im Rahmen der Konferenz „Die Zukunft der Menschlichkeit im Gesundheitswesen" der Akademie für Ethik in der Medizin (AEM) und der Professur für Ethik in der Medizin (FAU) stand am 23. September 2021 auch das Forum „Herkunft und Zukunft der Medizinethik – 35 Jahre Akademie für Ethik in der Medizin". Dort wurden erstmals die Wuermeling-Bibliothek zur Medizinethik und die Kontakte zur Familie Jonas mit Zeitzeugen-Gesprächen[7] einer weiteren Öffentlichkeit vorgestellt. Die besondere Fokussierung auf die Verantwortung für eine menschliche Zukunft ist die Schnittmenge beider Forschungslinien.

Im vorliegenden Beitrag wird zunächst die Person von Hans Jonas und sein Werk unter besonderer Berücksichtigung der Medizinethik betrachtet, dann die Korrespondenz vorgestellt mit ausgewählten Briefen über den Ozean zwischen Amerika und Europa. Letztlich sollen Verbindungen und jeweilige Einflüsse für das Verständnis von Medizin und Ethik für die beiden Personen – auch in ihrem akademischen und familiären Kontext – punktuell charakterisiert werden. Abschließend werden die Brücken zwischen Jonas und Wuermeling übergreifend reflektiert. Im Anhang ist noch eine Rezension Wuermelings zum posthumen Werk „Erinnerungen" von Jonas (2003), die in der Rückschau reizvolle Perspektiven bietet und den wenigsten bekannt sein dürfte. Zudem sei auf die dem Philosophen Hans Jonas gewidmete Vorlesung von Hans-Bernhard Wuermeling vom 18.06.1985 (kommentierte Transkription eines bisher unveröffentlichten Vortrags) im vorliegenden Band im Rahmen des Beitrags „Ärztliche und Bioethik" hingewiesen.[8]

5 Jonas bedankte sich für die Ehrungen der Laudationes schmunzelnd u.a. mit den Sätzen, dass selbst wenn er die für derartige Anlässe üblichen Übertreibungen abziehe, noch so viel Lob bleibe, dass er sich über die Würdigung sehr freue. Böhler (1994) und Böhler/Brune (2004).

6 Vgl. Böhler (1998) und Frewer (1998) sowie Böhler et al. (2010ff). An der Universität Konstanz wurde 1998 ein Nachlassarchiv zu Jonas eröffnet (NLA HJK). Das Berliner Hans-Jonas-Zentrum ist mittlerweile an die Universität Siegen umgezogen. Vgl. Bongardt et al. (2021).

7 Als Beitragende waren neben den beiden Vorsitzenden der Sektion, Prof. Dr. Georg Marckmann (München) als Präsident der Akademie für Ethik in der Medizin (AEM) und Prof. Dr. Andreas Frewer, M.A. (Erlangen-Nürnberg) als Tagungspräsident und Organisator, Dr. Gisela Bockenheimer-Lucius, M.A. (Frankfurt/M.) als Expertin zur Medizinethik und langjährige Redakteurin der AEM-Fachzeitschrift „Ethik in der Medizin", Prof. Dr. Dr. h.c. Hanna-Barbara Gerl-Falkovitz (Dresden/Erlangen), als Wissenschaftlerin und Witwe Hans-Bernhard Wuermelings sowie der Arzt Dr. Martin Wuermeling (Freiburg) als eines der Kinder des Gründungspräsidenten beteiligt. Eine Besonderheit des Forums waren aber darüber hinaus die zahlreichen beteiligten und engagierten Verwandten aus der Großfamilie Wuermeling – siehe auch die Beiträge im vorliegenden Band – sowie die hohe Zahl der interessierten Zuhörenden bzw. Mitdiskutierenden (ca. 120 Teilnehmende im gesamten Zeitraum), die in einen sehr lebhaften fachlichen wie auch persönlichen Austausch traten.

8 Das Dokument stammt ebenfalls aus dem Nachlass; ob es seinerzeit veröffentlicht werden konnte, ist nicht sicher.

DIE VITA VON JONAS UND DIE VERANTWORTUNGSETHIK

Hans Jonas ist einer der bedeutendsten philosophischen Denker des 20. Jahrhunderts. Er wurde als der mittlere von drei Brüdern 1903 in Mönchengladbach geboren.[9] Jonas besuchte das Humanistische Gymnasium und konnte nach dem Ersten Weltkrieg die Allgemeine Hochschulreife erlangen (1921). Direkt im Anschluss begann er ein geisteswissenschaftliches Studium mit den Fächern Philosophie und Kunstgeschichte an der Universität Freiburg.[10] Im Wintersemester 1921/22 wechselte Jonas an die Friedrich-Wilhelms-Universität in Berlin. Er belegte nicht nur dort das Fach Philosophie, sondern studierte auch Judaistik an der Hochschule für die Wissenschaft des Judentums.[11] Bereits in seiner Jugend hatte sich Hans Jonas – wohl gegen die Wünsche seines Vaters – zunehmend für zionistische Ideen interessiert; in Berlin wurde er dann auch Mitglied einer jüdischen Studentenverbindung.[12] 1923 begann Jonas eine landwirtschaftliche Ausbildung, die für die Vorbereitung einer Auswanderung nach Palästina dienen sollte; ab dem Wintersemester setzte er aber wieder sein Studium fort und kehrte nach Freiburg im Breisgau zurück. Im nächsten Semester schloss er sich Martin Heidegger (1889–1976) an, der nach Marburg ging. Dort hörte Jonas neben der Philosophie auch Theologie, speziell Rudolf Bultmann (1884–1976).[13] Fachlich setzte Jonas in dieser Zeit einen Schwerpunkt zur Erforschung der Gnosis, der er letztlich zwei große Studien widmete. In Marburg entwickelte sich die enge Freundschaft zu Hannah Arendt (1906–1975). Während der Weimarer Republik arbeitete Jonas bei Heidegger an seiner Dissertation. Mit der Studie „Der Begriff der Gnosis“ konnte die Promotion abgeschlossen werden.[14] Darauf folgte noch eine zweite Schrift zu Augustinus und dem paulinischen Freiheitsproblem als philosophischer Beitrag zur Entwicklung der christlich-abendländischen Freiheitsidee.[15]

Nach Machtübernahme der Nationalsozialisten emigrierte Jonas 1933 zunächst nach England (London), 1935 dann weiter nach Palästina (Jerusalem). Zu Beginn des Zweiten Weltkriegs schloss er sich der englischen Armee an. Deutschland wollte er nur wieder betreten als Soldat siegreicher Streitkräfte. Der Philosoph wurde zum Flakhelfer ausgebildet und war etwa in Haifa gegen Luftangriffe aktiv. Mitten im Krieg heiratete Hans Jonas seine Partnerin Lore Weiner (1915–2012), die er seit 1937 kannte. 1944 wurde er mit der „Jewish Brigade Group“ in Alexandria ausgebildet und in der Folge auf italienischem Boden eingesetzt. Über Etappen

9 Die Brüder waren der sehr jung während des Ersten Weltkriegs gestorbene Ludwig (1901–1916) und der Hans Jonas um ein Jahr überlebende Georg (1906–1994). Zum Elternhaus: Der Vater Gustav Jonas hatte eine Textilfabrik; seine Frau Rosa war die Tochter des Oberrabbiners Jakob Horowitz (1837–1907). Gustav Jonas starb im Jahr 1938, Rosa Jonas wurde 1942 in Auschwitz ermordet. Zu weiteren Hintergründen siehe insbesondere Jonas (2003).

10 Wichtige akademische Begegnungen gab es etwa auch mit Edmund Husserl (1859–1938), Jonas Cohn (1869–1947) und Karl Löwith (1897–1973).

11 Unter anderem bei Julius Guttmann (1880–1950), Harry Torczyner/Naftali Herz Tur-Sinai (1886–1973) und Eduard Baneth (1855–1930. Hier begegnete er Leo Strauss (1899–1973) und Günther Anders (geb. Stern) (1902–1992), dem späteren ersten Mann von Hannah Arendt.

12 Die akademische Vereinigung nannte sich „Makkabäa Berlin“ mit Bezug zu den Makkabäern, den Anführern eines jüdischen Aufstandes gegen das Seleukidenreich (2. Jahrhundert v. Chr.).

13 Zur weiteren Freundschaft und Korrespondenz mit Bultmann vgl. Großmann (2020).

14 Jonas (1930). Diese philosophische Dissertation mit Rigorosum 1928 bei Heidegger in Marburg (52 S.) wurde später als „Teil 2,1“ in das Werk „Gnosis und spätantiker Geist“ integriert.

15 Siehe Jonas (1934) und (1954) sowie die Erinnerungen bei Jonas (2003) und Müller (2003).

in Belgien und Holland trug Jonas zur Befreiung von Deutschland bei. Im Sommer 1945 wurde er mit seiner Brigade im niederländischen Venlo stationiert und konnte auf diese Weise auch in seine nahe Geburtsstadt nach Mönchengladbach zurückkehren. Dort erhielt er Kenntnis von der Ermordung seiner Mutter im KZ Auschwitz (1942). Dies war sicher ein dramatisches persönliches Erlebnis, auch für einen Enddreißiger mit seiner Lebenserfahrung. Offenbar hatten die restriktiven Regelungen zur Immigration verhindert, dass andere Familienmitglieder Jonas nach Palästina folgen konnten.

Nach Kriegsende kehrte Hans Jonas in die neue Heimat zurück und begann eine Lehrtätigkeit an der School of Higher Studies (British Council). Nach einer weiteren Phase in der israelischen Armee (1948–1949) mit einem militärischen Einsatz im arabisch-israelischen Krieg (1948) ging er jedoch an die McGill University (Montreal)[16] und die Carleton University (Ottawa) nach Kanada (1949) und schließlich als Professor an die „New School for Social Research" nach New York (1955).[17] Vor dem Wechsel in die USA lehnte Jonas 1952 einen Ruf an die Hebrew University in Jerusalem ab; er – bzw. seine junge Familie[18] – wollte offenbar nicht zurück in den Brennpunkt des neuen Staates Israel. Die historisch-politischen Umstände der frühen Nachkriegszeit waren kontinuierlicher geisteswissenschaftlicher Arbeit sicher nicht zuträglich, wobei der Spagat des Philosophen im Militärdienst ohnehin ein bemerkenswerter Sachverhalt ist.[19]

Inhaltlich arbeitete Jonas zunächst stärker an philosophiehistorischen Schwerpunkten, nach naturphilosophischen Studien wandte er sich schließlich immer mehr ethischen Fragestellungen zu. Das Verhältnis des Menschen zu Natur und Kosmos sowie der Umgang mit Chancen und Risiken der Technik standen sukzessive im Mittelpunkt. Sein Hauptwerk „Das Prinzip Verantwortung" konstituierte eine Moralphilosophie im technologischen Zeitalter. Im Kern forderte Jonas sehr früh einen kategorischen ökologischen Imperativ: „Handle so, daß die Wirkungen deiner Handlung verträglich sind mit der Permanenz echten menschlichen Lebens auf Erden."[20] Dies ist die Quintessenz seiner zukunftsorientierten Ethik. Das verantwortungsethische Konzept wandte Hans Jonas in der Folge auf verschiedene Forschungsfelder an; er reflektierte neben Fragen von Technik und Ökologie insbesondere die Medizin als Handlungsfeld und Gegenstand menschlicher Verantwortung. Sechs Jahre nach dem Prinzip Verantwortung erschienen mit dem Band „Technik, Medizin und Ethik. Zur Praxis des Prinzips Verantwortung" Aufsätze zu Anwendungen auf das Feld der Biomedizin. Jonas suchte und fand in dieser Phase Bezugspunkte zu den Lebenswissenschaften und speziell der Humanmedizin. Zu jener Zeit lernte er auch Hans-Bernhard Wuermeling kennen und tauschte sich mit ihm wie

16 Für den Aufenthalt im kanadischen Montreal erhielt Jonas ein Stipendium der Lady-Davis-Foundation (1949/50). Vgl. Jonas (2003) sowie Seidel/Seidel (1997), Wetz (1994) bzw. (2005).

17 Gastprofessuren hatte er später in Princeton, New York, Chicago und München inne.

18 1948 war die Tochter Ayalah geboren worden, 1950 der Sohn John (Jonathan) und 1955 die zweite Tochter Gabrielle.

19 Siehe auch Hintzen (2012) mit der Doppelbiographie zu Paul Raphaelson und Hans Jonas: „Ein jüdischer Kapo und ein bewaffneter Philosoph im Holocaust".

20 Damit korrespondieren die folgenden Kernaussagen: „Der schlechten Prognose den Vorrang zu geben gegenüber der guten, ist verantwortungsbewusstes Handeln im Hinblick auf zukünftige Generationen" und „In ihrem Wetterleuchten aus der Zukunft, im Vorschein ihres planetarischen – globalen – Umfangs und ihres humanen Tiefgangs, werden zuallererst die ethischen Prinzipien entdeckbar, aus denen sich die neuen Pflichten neuer Macht herleiten lassen."

auch der Familie über Fragen der Medizinethik aus. Sein Opus magnum wurde international rezipiert und in immer mehr Sprachen übersetzt. Nach dem 80. Geburtstag von Jonas kamen in dichter Folge diverse Würdigungen und Auszeichnungen für seine Lebensleistung: Dr.-Leopold-Lucas-Preis (1984), Friedenspreis des Deutschen Buchhandels (1987) und die zahlreichen, oben genannten Ehrendoktorate.[21] Im Spätwerk kam Jonas auf religionsphilosophische Fragestellungen zurück und thematisierte speziell auch die Theodizee-Frage nach dem Holocaust.[22] Die Idee einer Allmacht Gottes müsse aufgegeben werden, um nach dem millionenfachen Mord an den Juden noch von Gott sprechen zu können. Die Verantwortung für das Böse in der Welt trage allein der Mensch.

Hans Jonas starb 1993 in der Nähe von New York (New Rochelle). Zum 10. Todestag erschien 2003 die Biographie „Erinnerungen".[23] Im gleichen Jahr wurde zum 100. Geburtstag sogar eine Sonderbriefmarke der Deutschen Post herausgegeben, die den Imperativ seiner Verantwortungsethik zitiert. Hans-Bernhard Wuermeling rezipierte die Schriften von Hans Jonas und hatte – mindestens[24] – die folgenden Bände in seiner privaten Bibliothek versammelt:

- Zwischen Nichts und Ewigkeit. Zur Lehre vom Menschen. Vandenhoeck & Ruprecht. Göttingen (1963)
- Organismus und Freiheit. Ansätze zu einer philosophischen Biologie. Vandenhoeck & Ruprecht. Göttingen (1973)
- Das Prinzip Verantwortung. Versuch einer Ethik für die technologische Zivilisation. Insel. Frankfurt/M. (1979)
- Macht oder Ohnmacht der Subjektivität? Insel. Frankfurt/M. (1981)
- Technik, Medizin und Ethik. Zur Praxis des Prinzips Verantwortung. Suhrkamp. Frankfurt/M. (1985) (hier: 2. Auflage 1987)
- Materie, Geist und Schöpfung. Kosmologischer Befund und kosmogonische Vermutung. Suhrkamp. Frankfurt/M. (1988)
- Philosophische Untersuchungen und metaphysische Vermutungen. Insel. Frankfurt/M. (1992)
- Philosophie. Rückschau und Vorschau am Ende des Jahrhunderts. Suhrkamp. Frankfurt/M. (1993)
- Dem bösen Ende näher. Gespräche über das Verhältnis des Menschen zur Natur. Suhrkamp. Frankfurt/M. (1993)
- Das Prinzip Leben. Insel. Frankfurt/M. (1994)

Tab. 1: Werke von Hans Jonas in der „Wuermeling-Bibliothek zur Medizinethik"[25]

21 Vgl. Jonas (2003).

22 Vgl. Jonas (1984a). Siehe ferner auch Jonas (1966) und (1973).

23 Darüber hinaus erhielt Jonas etwa noch die Ehrenmitgliedschaft in der American Academy of Arts and Sciences (Cambridge/Mass.), das Große Bundesverdienstkreuz der Bundesrepublik Deutschland und die Ehrenbürgerschaft in der Heimatstadt Mönchengladbach (1988).

24 Die hier aufgeführten Bände wurden mit dem Nachlass an die Professsur für Ethik in der Medizin im Jahr 2019 übergeben. Ergänzt werden kann noch das Werk Jonas/Mieth (1983). Es ist möglich, dass Wuermeling weitere Bücher oder Beiträge von Jonas besaß, diese aber im Institut aufbewahrt bzw. an Freunde oder in die große Familie weitergegeben hatte.

25 In der – aktuell noch vorläufigen – Ordnung und Nummerierung der „Wuermeling-Bibliothek zur Medizinethik" (WBM) tragen diese die Nummern 1008–1020. Einige der Werke weisen Anstreichungen und Markierungen auf.

Im Rahmen der Wuermeling-Bestände sind aber nicht nur Bücher *von* Hans Jonas vertreten, sondern natürlich auch Schriften *über* Jonas[26] sowie Sonderdrucke seiner Aufsätze – siehe etwa die nachfolgende Abbildung.[27]

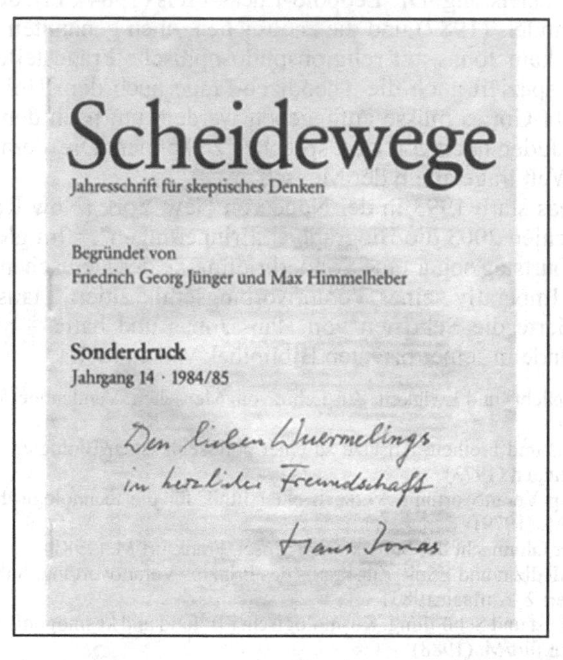

Abb. 1: Sonderdruck des Aufsatzes „Das Recht zu sterben" (1985) von Hans Jonas mit Widmung an Familie Wuermeling. In: Scheidewege 14 (1984/85), S. 7–27.

Dies sind zunächst nur punktuelle Belege für den Dialog des Philosophen und Verantwortungsethikers Jonas mit dem Rechtsmediziner und Medizinethiker Wuermeling.[28] Im folgenden Kapitel soll daher die Genese der Kontakte anhand der Korrespondenz zwischen den beiden Persönlichkeiten und ihren Familien beschrieben sowie in Bezug auf die historischen Hintergründe genauer beleuchtet werden.

26 Vgl. etwa Böhler (2005).
27 Einen weiteren Beitrag aus dem Organ „Scheidewege" – „Evolution und Freiheit", vgl. Jonas (1984) – schickte Jonas mit Widmung („Zur Erinnerung an [den] 10.5.1983") an Wuermeling.
28 Zur Vita siehe u.a. Frewer (2019) sowie die biographischen Beiträge im vorliegenden Band. Wuermeling (1927–2019) wurde in Berlin in einem katholischen Elternhaus geboren. Der Vater Franz-Josef Wuermeling (1900–1986) war Familienminister im Kabinett Konrad Adenauers (1876–1967). Als Jugendlicher Luftwaffenhelfer im Zweiten Weltkrieg (1943–1944). Ab 1946 Medizinstudium in Marburg und Tübingen. 1953 Promotion, 1966 Habilitation, 1972 apl. Prof. in Freiburg, 1973 Ruf auf das Ordinariat für Rechtsmedizin an die Universität Erlangen-Nürnberg. 1982–1986 Prorektor (Vizepräsident) an der FAU, 1986–1988 Gründungspräsident der Akademie für Ethik in der Medizin (AEM).

„VON HANS ZU HANS"(-BERNHARD) DIE ENTWICKLUNG DER VERBINDUNG JONAS-WUERMELING

Der erste Kontakt von Hans-Bernhard Wuermeling mit den Konzepten von Hans Jonas begann im Jahr des Erscheinens von „Das Prinzip Verantwortung" (1979). Am 26. April 1979 schrieb Wuermeling in seinen früheren Wirkungsort nach Freiburg an den Professor für Biochemie Hansjürgen Staudinger (1914–1990), Sohn von Herman Staudinger (1881–1965), der 1953 den Nobelpreis für Chemie erhalten hatte.[29]

> „Sehr geehrter Herr Staudinger,
> Ihren Vortrag über die Verantwortung des Wissenschaftlers, den Sie hier in Erlangen anläßlich der Einweihung des Instituts für Biochemie gehalten haben, habe ich mit großem Interesse und Nutzen gehört. Ich bin Ihnen besonders für den Hinweis auf Hans Jonas dankbar, dessen Schriften außerordentlich hilfreich sind. Allerdings gelang es mir bisher nicht, das von Ihnen zitierte Urbild des Verhältnisses Eltern-Kind, das Sie zur Begründung von Verantwortung herangezogen hatten, zu finden. Wenn Sie mir einen entsprechenden Literaturhinweis geben könnten, wäre ich Ihnen außerordentlich dankbar. Außerdem hätten wir gerne in einem kleineren Kreise von Kollegen über Ihren Vortrag diskutiert. Dazu wäre es uns hilfreich, wenn wir auf einen Durchschlag oder eine Kopie Ihres Manuskriptes zurückgreifen könnten. Darf ich Sie – lediglich zu diesem Zweck – um den Text Ihres Vortrages bitten?
> Mit freundlichen Grüßen bin ich Ihr sehr ergebener
> Prof. Dr. med. H.-B.Wuermeling"[30]

Eine Antwort Staudingers ist nicht erhalten, aber im Nachlass Wuermelings findet sich ein 30-seitiger Vortragstext von Staudinger mit dem Titel „Verantwortung und Fortschritt in der Wissenschaft" (DIN A5), der inhaltlich auf das Beschriebene passt. Bereits das vorliegende Schreiben macht das besondere Interesse Wuermelings an Moralbegründung und Verantwortungsethik deutlich. Ganz offensichtlich waren die im besagten Vortrag genannten Aspekte aus der Ethik von Hans Jonas auf Resonanz gestoßen. Über den „kleineren Kreise von Kollegen" in Erlangen bzw. an der Universität ist bis dato nichts Spezifisches bekannt, aber etwa im Kontext der zeitgenössischen Entwicklungen zur Ethik – an der FAU wurde in dieser Phase eine erste Ethikkommission zu Fragen der Forschung etabliert, die wissenschaftlichen Arbeiten, u.a. zur künstlichen Befruchtung, waren bereits im vollen Gange[31] – lassen dies plausibel erscheinen.

29 Staudinger studierte Chemie, promovierte in Freiburg zum Dr. rer. nat. (1940) und habilitierte sich (1946). Ab 1941 leitete er am dortigen Institut für Luftfahrtmedizinische Pathologie des Reichsluftfahrtministeriums die Chemische Abteilung unter dem Pathologen Franz Büchner (1895–1991). Schwerpunkt: Kälteforschung. Staudinger nahm an der Nürnberger Tagung über Seenot und Wintertod am 26./27.10.1942 teil, bei der auch über Unterkühlungsversuche im KZ Dachau referiert wurde. Nach Tätigkeiten in der Wirtschaft wurde Staudinger 1959 Ordinarius für Physiologische Chemie an der Universität Gießen und forschte u.a. zur Klinischen Chemie. Siehe Eckart (2013); mehrere NS-Mitgliedschaften Staudingers werden dort leider nicht erwähnt, vgl. Klee (2007). Dies heißt selbstverständlich nicht, dass Wuermeling davon irgendeine Kenntnis hatte oder dass der 65-jährige Referent nicht einen guten Vortrag gehalten hat. Zum Interesse an der Wissenschaftsethik siehe zudem Marquard/Staudinger (1987) – dort gab es auch einen Beitrag von Wuermeling (1987) – und Marquard et al. (1989) sowie posthum Staudinger (1992) und (2013). Der Text ist nicht Teil der Anthologie von Staudinger (1992).

30 Brief von Hans-Bernhard Wuermeling an Hansjürgen Staudinger vom 26.04.1979 (NL HBW).

31 1982 erfolgte die deutschlandweit erste IvF-Therapie an der Erlanger Universitätsklinik. Wuermeling war Gründungsmitglied der ab Ende der 1970er Jahre geplanten und 1980 etablierten Ethikkommission zur Forschung. Für die Biochemie war die neue Gentechnik relevant.

Der erste briefliche Austausch zwischen Hans-Bernhard Wuermeling und Hans Jonas datiert vom 10. November 1981: Wuermeling schrieb an „Herrn Professor Hans Jonas“, der seinerzeit offensichtlich bei Prof. Dr. Popitz[32] („Sonnhalde 117“) in Freiburg/Breisgau zu Gast war. Deutlich wird, dass es in der Zwischenzeit einen direkten persönlichen Kontakt zwischen Philosoph und Rechtsmediziner gegeben hatte, der offensichtlich positiv verlaufen war. Es hatten sich die beiderseitigen Interessen an der Medizinethik herausgestellt, ein weiterer Austausch war anvisiert worden:

> „Sehr verehrter und lieber Herr Jonas,
> wie versprochen schicke ich Ihnen das Manuskript meines Vortrages über das Verfügen über Keimzellen zur technischen Reproduktion und Art. 1 Abs. 1 Grundgesetz. Ich habe den Vortrag im September dieses Jahres bei der Tagung der Deutschen Gesellschaft für Rechtsmedizin in Kiel gehalten. Art. 1 Abs. 1 des Grundgesetzes der Bundesrepublik Deutschland lautet: Die Würde des Menschen ist unantastbar. Sie zu achten und zu schätzen ist Verpflichtung aller staatlichen Gewalt. Mit dem Wort ‚darum‘ wird die im Grundgesetz dann folgende Aufzählung der Grundrechte mit dem Art. 1 Abs. 1 verbunden. Menschenwürde ist danach die letzte Generalklausel auf die ALLES bezogen wird. Ich habe mich gestern sehr gefreut, Sie auch persönlich kennenzulernen. Ich wünsche Ihnen für Ihren weiteren Aufenthalt hier in Europa alles Gute und freue mich auf ein Wiedersehen in Davos und dann später auch in Erlangen. Mit freundlichen Grüßen bin ich Ihr sehr ergebener“ [Unterschrift][33]

Mit dem Datum des Schreibens und der Passage „Ich habe mich *gestern* sehr gefreut, Sie auch persönlich kennenzulernen“ wird deutlich, dass Wuermeling und Jonas den ersten direkten Kontakt offensichtlich am 9. November 1981 hatten. Für die deutsche Geschichte ist dies ein besonderes Datum mit dem Jahrestag der „Reichskristallnacht“ und den Pogromen gegen die jüdische Bevölkerung in Deutschland (1938); Jonas wird sich bei seinen Deutschland-Besuchen der historischen Umstände sicher bewusst gewesen sein. Bemerkenswert ist auch der Gastgeber von Hans Jonas, an den Wuermeling, der immer wieder in seiner alten Wirkungsstätte Freiburg weilte, den Brief zur Weitergabe richtete: Heinrich Popitz war nicht nur ein maßgeblicher Soziologe der jungen Bundesrepublik, sondern hatte eine illustre Familiengeschichte. Sein Vater ist der preußische Finanzminister und spätere Widerstandskämpfer Johannes Popitz (1884–1945). Dieser war einer der führenden Köpfe der Weimarer Republik (u.a. Einführung der Umsatzsteuer) und Opponent Hitlers im „Dritten Reich“. Kurz vor Ende des Zweiten Weltkriegs wurde Popitz senior am 2. Februar 1945 in Berlin-Plötzensee hingerichtet, Heinrich Popitz war erst 19 Jahre alt.[34] Der Kontakt zu Hans Jonas hatte sich sehr wahrscheinlich spätestens 1970/71 entwickelt, als der deutsche Soziologe für ein Jahr als Gastforscher an der New School for Social Research in den USA weilte, an der Jonas bis 1976 lehrte. Popitz unterrichtete am dortigen „Theodor-Heuss-Lehrstuhl“ in New York.[35]

32 Heinrich Popitz (1925–2002), Soziologe an der Universität Freiburg. Forschungsschwerpunkte zu sozialen Normen und Rollen sowie anthropologischen Fragen etwa von Macht und Gewalt.

33 Brief von Hans-Bernhard Wuermeling an Hans Jonas vom 10.11.1981 (NL HBW).

34 Die Mutter von Heinrich Popitz war bereits in seiner frühen Kindheit gestorben. Popitz studierte in Heidelberg, Göttingen und Oxford Philosophie, Geschichte und Ökonomie. 1949 promovierte er bei dem Psychiater und Philosophen Karl Jaspers (1883–1969), 1957 habilitierte er sich bei dem Politologen Arnold Bergstraesser (1896–1964). 1959 Professur für Soziologie in Basel, ab 1964 an der Universität Freiburg.

35 Theodor Heuss (1884–1963), Publizist, Politologe und Politiker. Erster Bundespräsident der Bundesrepublik Deutschland (1949–1959). Im Parlamentarischen Rat gestaltete Heuss das deutsche Grundgesetz mit.

Die deutsche Kultur war auch jenseits des Ozeans mit ihren Traditionen präsent, Emigranten und Intellektuelle bauten verschiedene neue transatlantische Brücken. Wie entwickelte sich der Dialog von Jonas und Wuermeling im Detail? In der Korrespondenz gibt es kleinere Lücken, nicht alle Briefe sind erhalten oder bis dato verfügbar. Aus den hier vorgestellten jeweiligen Antworten lassen sich aber die Linien des Austauschs sehr gut rekonstruieren. Begünstigt wurde das Kontakthalten durch die wiederholte Präsenz von Hans Jonas und seiner Frau Lore in Europa. Am 29. November 1982 schrieb Hans-Bernhard Wuermeling erneut an eine deutsche Adresse,[36] über die Jonas postalisch erreichbar war – dieses Mal in München und damit schon dem nordbayerischen Erlangen nochmals deutlich näher. Im Rahmen der „Eric-Voegelin-Gastprofessur“[37] war Jonas 1982/83 in der bayerischen Landeshauptstadt. Somit war der Weg nach Franken nicht mehr weit – ein Vortrag von Jonas wurde vorbereitet:

> „Sehr geehrter, lieber Herr Prof. Jonas,
> zunächst darf ich Ihnen recht herzlich dafür danken, daß Sie meiner Einladung, nach Nürnberg und Erlangen zu kommen, so unbesehen und freundlich zugestimmt haben, und ich beeile mich, Sie, wie vereinbart, schriftlich zu wiederholen. Ich würde mich also freuen, und meine Frau teilt diese Freude, Sie entweder am Sonntag, den 9. Januar oder am Sonntag, den 30. Januar zusammen mit Ihrer Frau Gemahlin am Hauptbahnhof in Nürnberg empfangen zu können. Wir hätten dann Gelegenheit, Ihnen Nürnberg und das Germanische Nationalmuseum zu zeigen und würden uns dann am späten Nachmittag nach Erlangen begeben. Dort wäre für Sie ein Hotelzimmer vorgesehen. Am Abend könnten wir uns in einem kleineren Kreise von interessierten Kollegen bei uns zu Hause treffen. Am folgenden Montag hätten wir Gelegenheit, Ihnen Bamberg und Vierzehnheiligen vorzuführen. Vielleicht möchten Sie auch den einen oder anderen Besuch mit dieser Reise verbinden.
>
> Für den Abend würde ich Sie bitten, von 20.00 ST[38] bis 21.00 Uhr in meiner Vorlesung über Ärztliche und Bioethik eine Doppelstunde zu übernehmen, die unter dem Thema ‚Ärztliche Kunst und menschliche Verantwortung‘ stehen könnte, gleichsam also eine Vorprobe für Davos.“[39]

Um Jonas die Erlanger Kontexte noch etwas zu erläutern, ergänzte Wuermeling die folgenden Passagen, obwohl es nicht ganz klar ist, ob die genannte Gruppe der Kollegenkreis in dem bereits oben zitierten Schreiben an Staudinger ist; weitere Namen werden hier nicht erwähnt.

> „Zur Vorlesung kämen außer den regelmäßigen Hörern eine Reihe von Ihren Ihnen noch unbekannten Freunden hier in Erlangen, die Sie aus der Literatur kennen. Ob der Kreis sehr groß sein wird, läßt sich im Vorhinein nie richtig sagen.
>
> Ich würde für die Fahrt für Sie und Ihre Frau Gemahlin sowie für Ihre Unterkunft hier aufkommen; Sie wären also unsere Gäste. Ich sagte Ihnen schon, daß mir für ein Honorar keine Mittel zur Verfügung stehen. Sollte ich noch einen Mäzen finden, so würde uns das alle sehr freuen.

36 Jonas wohnte in der Schackstraße 6, 8000 München 22.

37 Erich Hermann Wilhelm Vögelin (1901–1985), deutsch-amerikanischer Politologe und Philosoph. Hauptwerke „The New Science of Politics“/„Die Neue Wissenschaft der Politik“ (1959) sowie „Order and History“ in fünf Bänden (1956–1987), dessen deutsche Version „Ordnung und Geschichte“ in zehn Bänden posthum bis 2007 zusammengestellt wurde.

38 20:00 Uhr „s.t.“, also „Punkt 8 Uhr“ (abends). Dies war der übliche Beginn der Vortragsreihe „Ärztliche und Bioethik“ von Wuermeling, die seit dem Jahr 1979 an der FAU stattfand.

39 Brief von Hans-Bernhard Wuermeling an Hans Jonas vom 29.11.1982 (NL HBW) (Teil 1). Mit der „Vorprobe für Davos“ meinte Wuermeling den späteren Vortrag von Jonas mit dem gleichen Titel im Rahmen der „kongreßbegleitenden Arbeit des Katholischen Akademikerverbandes und der Evangelischen Akademikerschaft“ am 13.03.1983 in Davos (Schweiz).

Sie wollten unsere Einladung noch mit Ihrem Kalender vergleichen und mir den Ihnen genehmeren Zeitpunkt mitteilen. Nur notfalls käme auch der 23./24. Januar 1983 in Frage. Für die Herreise würde ich den Intercity empfehlen, der um 10.14 in München abfährt und um 12.11 in Nürnberg ankommt.

Die Rückreise am Dienstag kann von Nürnberg aus stündlich erfolgen.

Mit ganz herzlichem Dank für Ihr so freundlich und ohne Vorbehalt geäußertes Interesse und allen guten Wünschen bin ich

Ihr sehr ergebener Prof. Dr. med. H.-B. Wuermeling"[40]

Wuermeling engagierte sich bei der Organisation und den planerischen Details, wobei man an dieser Stelle anmerken muss, dass Jonas ja bereits mit einem Alter von fast 80 Jahren nicht mehr der jüngste war. Seine Frau Lore war zwölf Jahre jünger und übernahm ebenfalls organisatorische Aufgaben. Dies wird auch aus dem nächsten Brief von Wuermeling für die geplante Reise der Familie Jonas mit Datum 22. Dezember 1982 deutlich:

„Sehr geehrter, lieber Herr Professor Jonas,

Ihre Frau war so freundlich, mir zu schreiben, daß Sie meiner Einladung am 30./31.01.1983 folgen wollen. Ich freue mich sehr darüber. Inzwischen habe ich über den Kreis meiner Hörer hinaus Einladungen an einen größeren Kreis verschickt. Ich füge Ihnen einige Einladungskarten bei, damit Sie evtl. Bekannte in der hiesigen Gegend einladen können. Da ich am 29.01.83 an einer Veranstaltung nicht teilzunehmen habe[,] werde ich mit dem Wagen kommen und kann Sie so vor der Haustür abholen. Wir brauchen dann keinen Zug. Für die kommenden Feiertage sende ich Ihnen auch im Namen meiner Frau und auch an Ihre Frau alle guten Wünsche. Da Sie Gast im Geschwister-Scholl-Institut sind, wird Sie vielleicht der beigelegte Gedenkvortrag aus dem Jahre 1945 interessieren, von dem ich Ihnen eine Kopie angefertigt habe. Ich fand ihn vor einiger Zeit im Bücherschrank einer jüdischen Freundin in England. Außerdem sei Ihnen auch ein kleines Weihnachtsgeschenk beigelegt, das seinen Sinn erst durch meinen beigefügten Text erhält, der, so meine ich jedenfalls, wenigstens einen ganz losen Zusammenhang mit dem hat, was Sie geschrieben haben. Mit herzlichem Dank für Ihre Zusage und allen guten Wünschen für 1983 bin ich Ihr Prof. Dr. H.-B. Wuermeling"[41]

Die Vortragseinladung ging wie geplant über die Bühne. Die direkte Abholung wird die Reise sicher noch etwas erleichtert und auch den fachlichen Austausch sowie die Möglichkeit zum persönlichen Kennenlernen nochmals deutlich verbessert haben. Die Vorlesung von Hans Jonas war der allererste Gastvortrag in der seit dem Wintersemester 1979/80 laufenden Reihe „Ärztliche und Bioethik". Auch in den späteren Jahren hielt Wuermeling die Vorträge im Institut für Rechtsmedizin in aller Regel selbst, nur bei ganz wenigen späteren Terminen wurde nochmals ein anderer Experte an das Rednerpult eingeladen. Diese Montagsvorträge hatten auch durch den noch gänzlich anderen curricularen Kontext der ärztlichen Ausbildung besondere Bedeutung für die Entwicklung der Medizinethik insgesamt. Es gab seinerzeit keine vorgeschriebenen Lehrveranstaltungen oder offizielle Angebote zur Ethik für Medizinstudierende. Insofern war dieser Montagabendtermin ein Pionierforum an der Universität Erlangen-Nürnberg wie auch im bundesweiten Vergleich eine sehr frühe Initiative. Wuermeling war sich dieser Bedeutung zu einem gewissen Teil wohl auch durchaus bewusst. Er machte mithilfe seines Kassetten-Recorders – einer erst seit relativ kurzer Zeit zur Verfügung stehenden Technik – Mitschnitte der Vorträge; dies bereits seit Beginn der Montagsreihe 1979 und auch zum Gastbeitrag von Hans Jonas. Es existieren zwei bespielte Kassetten im Nachlass Wuermeling

40 Brief von Hans-Bernhard Wuermeling an Hans Jonas vom 29.11.1982 (Teil 2) (NL HBW).

41 Brief von Hans-Bernhard Wuermeling an Hans Jonas vom 22.12.1982 (NL HBW).

mit der maschinenschriftlichen Betitelung „Ärztliche Kunst und menschliche Verantwortung. Hans Jonas. 31.1.1983“ (das Original und eine Kopie). Es ist sehr wahrscheinlich der erste – bisher bekannte – öffentliche Vortrag von Jonas zur Ethik in der Medizin auf deutschem Boden. Da durch die Professur in New York Vortragsreisen ohnehin nicht ganz einfach waren und zum damaligen Zeitpunkt noch keine Institutionalisierung der Medizinethik in Deutschland gegeben war, ist sein Gastvortrag womöglich sogar der einzige speziell zur Medizinethik an einer deutschen Universität.[42] Dies natürlich auch mit Blick auf die Tatsache, dass der Philosoph in der Folge international immer bekannter und gefragter wurde – sowie nur noch zehn Jahre zu leben hatte. Der Vortrag deckt sich in weiten Teilen mit dem Kapitel „Ärztliche Kunst und menschliche Verantwortung“ im Band „Technik, Medizin und Ethik. Zur Praxis des Prinzips Verantwortung“. Offenbar hat Jonas das Vortragsmanuskript mit kleineren Überarbeitungen für das Buch verwendet: der Erlanger Beitrag bildete dieses wichtige Kapitel zur Anwendung des Prinzips Verantwortung.[43]

An dieser Stelle sei ein kleiner Ausschnitt aus dem Gastvortrag von Hans Jonas wiedergegeben, wobei auf den Kassetten sein klarer Rededuktus und eine gleichermaßen lebendige wie auch engagierte Vortragsweise besonders deutlich werden. Jonas begann mit einigen grundsätzlichen philosophischen Reflektionen zur Medizin und ihrer epistemologischen Einordnung:

> „Die Medizin ist eine Wissenschaft; der ärztliche Beruf ist die Ausübung einer hierauf gegründeten Kunst.[44] Jede Kunst hat einen Zweck, sie will etwas zustande bringen; die Wissenschaft will etwas herausfinden, ganz allgemein die Wahrheit über etwas: das ist ihr immanenter Zweck, bei dem es bleiben könnte. Der Zweck einer Kunstfertigkeit dagegen, einer téchne, liegt außer ihr, in der Welt der Objekte, die sie verändert und um neue, eben künstliche, vermehrt. Auch diese wieder sind meist nicht ihr eigener Zweck, sondern weiteren Zwecken dienstbar. Die Baukunst hat ihren direkten Zweck im Bauwerk, die Webkunst im Gewebe; das Bauwerk seinerseits dient der Behausung, das Gewebe der Bekleidung und so fort. Hier nimmt die ärztliche Kunst sichtlich eine Sonderstellung ein, die der Name ‚Heilkunst‘ sofort anzeigt, denn Heilung ist ja nicht die Herstellung einer Sache, sondern die Wiederherstellung eines Zustandes, und der Zustand selbst, obwohl Kunst für ihn aufgewandt wird, ist kein künstlicher, sondern eben der natürliche oder ihm so nah wie möglich. In der Tat ist das ganze Verhältnis der ärztlichen Kunst zu ihrem Gegenstand einzigartig unter den Künsten. Arbeiten wir die Unterschiede etwas heraus.
>
> Zuerst ist zu bemerken, daß für den Arzt die Materie, an der er seine Kunst ausübt, die er bearbeitet, selber der ultimative Zweck ist: der lebendige menschliche Organismus als Zweck seiner selbst. Der Patient, ebendieser Organismus, ist das A und O in der Zielstruktur der Behandlung. Fast überall sonst, wo Kunst ihr Werk tut, herrscht die Fremdheit zwischen dem indifferenten Stoff und dem Zweck, für den er bearbeitet wird, und gewöhnlich auch eine mehr oder weniger weitläufige Mittelbarkeit zwischen dem direkten Werkerzeugnis und dem Endzweck, dem es dient. Dem Rohstoff erst und dann allen aus ihm hergestellten Gliedern der Mittel-Zweck-Kette wird der Zweck von außen auferlegt. Homo faber geht mit ihnen um nach seinem Gutdünken unter Beachtung der Naturgesetze. Der Hersteller der Dinge war auch der Erzeuger der Zwecke. Sein Material seinerseits ist zweckfrei.

42 Siehe unten zu einem weiteren Beitrag, der evtl. sogar durch Wuermeling vermittelt wurde. Es ging dabei um Organtransplantation im Kontext von Beratungen der Bundesärztekammer. Siehe auch den Brief von Hans-Bernhard Wuermeling an Hans Jonas in NLA HJK, HJ 6-7-30.

43 Des Weiteren gibt es bereits im Dezember des gleichen Jahres einen Abdruck in „Renovatio. Zeitschrift für das interdisziplinäre Gespräch“. Vgl. Jonas (1983).

44 Siehe auch Jonas (1987a), S. 146. In der Erlanger Vortragsfassung fehlte dieser erste Satz.

Dem Arzt hingegen ist der Zweck durch den Selbstzweck seines Objektes vorgegeben;[45] der ‚Rohstoff' ist hier schon das Letzte und Ganze, nämlich der Patient, und der Arzt muß sich mit dessen Eigenziel identifizieren. Dieses ist jeweils die ‚Gesundheit', und die ist von der Natur definiert. Da gibt es für ihn nichts zu erfinden, außer in den Methoden der Erreichung dieses Zieles. Zum Ziel aber wird die Gesundheit erst durch die Krankheit. Die Gesundheit selbst ist unauffällig, nicht weiter bemerkt, wenn man sie hat (‚sich ihrer erfreut', was aber unbewußt geschieht); erst ihre Störung fällt auf und erzwingt ihre Beachtung, zuerst durch das Subjekt selbst, das sie an sich erfährt, als Leiden, Einbuße, Behinderung, und dann vor den Arzt zur Abhilfe bringt. Es ist denn auch die Krankheit und nicht die Gesundheit, die ursprünglich die Erforschung des menschlichen Körpers in Gang gebracht hat und sie auch weiter anspornt, eben als Erforschung der Krankheitsursachen zum Zwecke ihrer Behebung oder auch ihrer Vorbeugung. Dazu gehört naturgemäß als Voraussetzung das Wissen vom gesunden Körper und den Bedingungen der Gesundheit. Auf die medizinische Wissenschaft, als allgemeine Wissenschaft des gesunden wie des kranken Leibes, trifft daher nicht zu – der Name sagt es schon –, was sonst von der Wissenschaft gilt, daß sie ihr Ziel in der Erkenntnis habe: von Anfang an will sie mit dieser Erkenntnis dem Arzt zu seinem heilenden Können verhelfen. Sie ist also weder zweckfrei noch wertfrei. Und wiederum ist es das Auszeichnende der medizinischen Kunst unter den alten Künsten der Menschheit, daß sie von altersher – seit Hippokrates – in innigstem Zusammenhang mit einer forschenden Wissenschaft als ihrer Grundlage steht. Dennoch ist die praktische Kunst hier nicht einfach die Anwendung dieser theoretischen Grundlage, d. h. eindeutige Anwendung eindeutigen Wissens am eindeutigen Material zu eindeutigem Zweck, so wie etwa der Maschinenbauer die Wissenschaft von der Mechanik gleichsam mechanisch auf seine gesetzte Aufgabe anwenden kann. Denn der Arzt hat es ja mit dem jeweils gegebenen Einzelfall zu tun, dem Individuellen in seiner ganzen Einzigkeit und Komplexität, die keine analytische Bestandsaufnahme erschöpfen kann; und da ist schon beim ersten Schritt, schon bei der Diagnose als der Subsumierung des Besonderen unter das Allgemeine, eine ganz andere Art von Wissen nötig als das theoretische. Kant nannte diese Erkenntnisart die ‚Urteilskraft', die nicht schon mit dem Allgemeinwissen erlernt wird, sondern diese mit der Anschauung des Einmaligen und der es enthaltenden Ganzheit verbindet und so erst die Anwendung des Abstrakten auf das Konkrete ermöglicht. Dieses Urteilen, das zu Entscheidungen führt, übt sich durch Erfahrung, wird aber immer zuletzt die Gabe persönlicher Intuition ins Spiel bringen, die ein ursprünglicher und individuell unterschiedlicher Besitz ist. Es ist diese nicht weiter definierbare Zutat, die die erlernbare Kunstfertigkeit des Arztes zur eigentlichen ‚Kunst' macht und über bloße Technik hinaushebt. Schon im rein Kognitiven steht hier Individuum dem Individuum gegenüber. Später werden wir sehen, daß über den Singular des Patienten hinaus doch auch der Plural der Allgemeinheit, das öffentliche Wohl, in eigentümlicher Weise in dieses zunächst geschlossene Verhältnis hineinspielt und für seine Ansprüche öffnet.[46]

Ein wesentliches Merkmal der ärztlichen Kunst ist also, daß in ihr der Arzt es jedesmal mit seinesgleichen zu tun hat, und dies typisch im Singular. Der Patient erwartet und muß vertrauen können, daß die Behandlung ihn allein im Auge hat. Spezifischer aber, wenn wir von der Psychiatrie absehen, gilt die ärztliche Kunst dem Körper des anderen, mit dem der Mensch zum Reich der tierischen Organismen gehört, ein Naturding unter Naturdingen ist und insofern unter die Naturwissenschaft kommt. Aber es ist der Körper einer Person, und darin gipfelt der vorher betonte Selbstzweck-Charakter des Objektes ärztlicher Kunst. Um der Person ihr Leben zu ermöglichen, soll dem Körper geholfen werden. Der Körper ist das Objektive, aber es geht um das Subjekt. Der Körper jedoch, anders als die unteilbare Person, besteht aus nebeneinanderliegenden Teilen,[47] die – jeweils mehr oder weniger – vom Ganzen isolierbar sind, einzeln erkranken und einzeln behandelt werden können."[48]

45 Hier hatte Jonas in der Erlanger Fassung nach dem Semikolon noch „sein Material, …" ergänzt.
46 Siehe auch Jonas (1987), S. 146–149. Der letzte Satz ab „Später …" war nicht Teil des Erlanger Vortrags oder möglicherweise durch ein zu frühes Ausschalten nicht aufgezeichnet.
47 Hier hatte Jonas beim Erlanger Vortrag noch eine Ergänzung der Parenthese mit „partes extra partes" eingefügt. Insgesamt wird aber die weitgehende Übereinstimmung des Manuskriptes in der Reihe von Wuermeling mit der später im Buch von Jonas abgedruckten Version deutlich.
48 Vgl. Jonas (1987), S. 149.

Berichte zur Aufnahme der Vorlesung von Jonas in Erlangen haben sich nicht erhalten, aber der transatlantische Kontakt nach Nordbayern war vertieft worden. Die Korrespondenz wurde mehrfach in Form sogenannter „Aerogramme"[49] als Luftpost-Briefe geführt, wie die nachfolgende Abbildung exemplarisch zeigt:

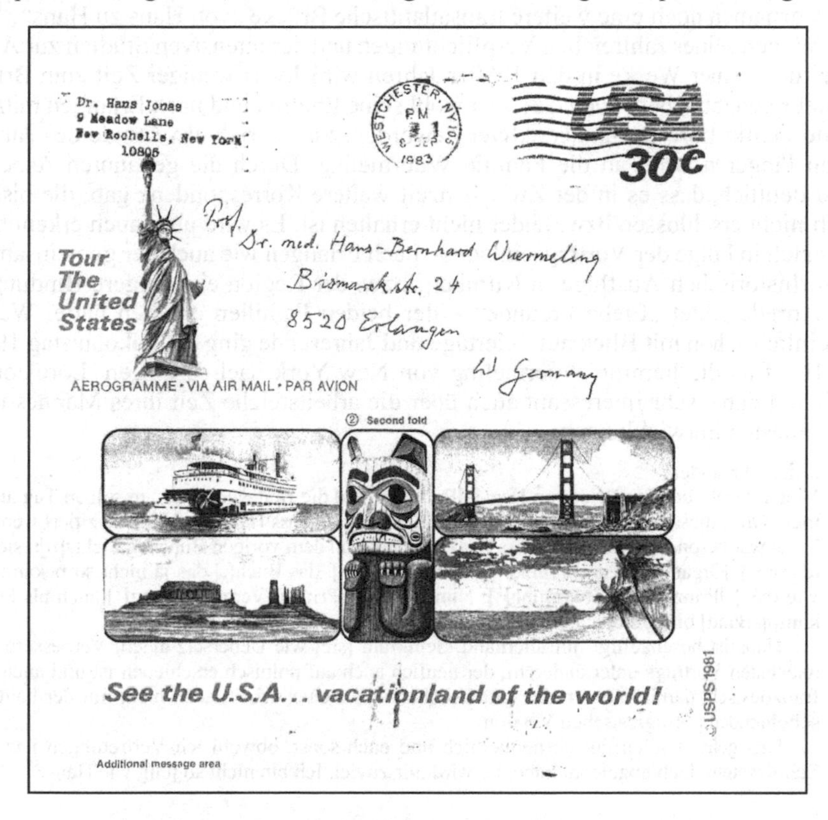

Abb. 2: Luftpostbrief von Hans Jonas an Hans-Bernhard Wuermeling vom 5. September 1983 (NL HBW).

Der Erlanger Vortrag war wohl in der Tat auch ein gelungener Test für den folgenden Auftritt in Davos, er sollte publiziert werden. Am 5. September 1983 schrieb Jonas einen kurzen, aber sehr persönlichen Brief an Hans-Bernhard Wuermeling:

> „Lieber Herr Wuermeling,
> Könnten Sie mir mitteilen, was entschieden worden ist (soweit Ihnen bekannt) über die Veröffentlichung meines Davoser Vortrags „Ärztliche Kunst und menschliche Verantwortung" entweder durch die Bundesärztekammer oder den katholischen oder evangelischen Akademikerverband (und/oder)? Ich habe seit Davos nichts darüber gehört.
> Vielen Dank im Voraus,
> Mit herzlichen Grüßen von Hans zu Hans
> [Unterschrift Hans Jonas]"[50]

49 Der hier abgebildete Umschlag (im Original farbig) diente gleichzeitig als Briefpapier, um Gewicht zu sparen. Mit 30 US-Cent war diese Variante recht günstig und als Luftpost schnell.

50 Brief von Hans Jonas an Hans-Bernhard Wuermeling vom 05.09.1984 (NL HBW).

Der Philosoph war an der Dokumentation seiner Vorträge in Europa interessiert, außerdem muss der Aufenthalt in der Universitätsstadt Erlangen offenbar positiv gewesen sein, denn erstmals bahnt sich hier das „Du“ in der Korrespondenz an: Jonas endet nicht nur mit „herzlichen Grüßen“, sondern baut durch die Gleichheit der Vornamen noch eine weitere transatlantische Brücke „von Hans zu Hans“.[51]

Wegen seiner zahlreichen Verpflichtungen und der intensiven Studien zur Ausarbeitung seiner Werke in den 1980er Jahren wird Jonas weniger Zeit zum Briefverkehr gehabt haben, auch daher ist wohl seine Ehefrau und nach Erlangen mitreisende Gattin Lore nochmals aktiver geworden. Sie schrieb etwa Ende des Jahres einen längeren Brief an die Familie Wuermeling. Durch die genannten Aspekte wird deutlich, dass es in der Zwischenzeit weitere Korrespondenz gab, die bisher noch nicht erschlossen bzw. leider nicht erhalten ist. Es wird aber auch erkennbar, dass sich in Folge der Vortragseinladung nach Erlangen wie auch der gemeinsamen kulturhistorischen Ausflüge in Nürnberg bzw. der Region eine engere Bindung – die Anrede lautet „Liebe Freunde“ – der beiden Familien ergeben hatte. Wahrscheinlich schon mit Blick auf Feiertage und Jahresende ging am Nikolaustag 1984 ein Brief an die Familie Wuermeling von New York nach Erlangen. Lore Jonas berichtet dabei sehr interessant auch über die arbeitsreiche Zeit ihres Mannes und die neuesten Entwicklungen:

> „Liebe Freunde.
> Vielen Dank fuer den Brief von Hans[-]Bernhard und die Beilagen[,] die am selben Tag ankamen. Ohne diese Information wuerden wir nicht wissen, dass Hansens Worte so zitiert werden. Hans war besonders zufrieden, dass das eine Zitat von dem vorigen Bundesgerichts[p]residenten aus [‚]Organismus und Freiheit[‘] stammten [sic], das Buch[,] das ja nicht so bekannt ist wie das [‚]Prinzip Verantwortung[‘]. Nun ist das [‚]Prinzip Verantwortung[‘] auch als Suhrkamp[-Band] billiger erschienen, wollen sehen[,] wie das geht.[52]
>
> Hans ist beschaeftigt mit allerhand kleinkram [sic] wie Uebersetzungen, Verbessern des naechsten Vortrags unter anderem, der neulich auch auf polnisch erschienen ist und auch auf franzoesisch, damit hatte er aber gluecklicherweise keine Arbeit, auch nicht mit der bald erscheinenden portugiesischen Version.
>
> Uns geht es allen gut gesundheitlich und auch sonst, obwohl ich Vertretungen jetzt im Schulsystem doch abgelehnt habe. Es wird mir zuviel. Ich bin nicht so jung wie Hans.[53]

51 Eine Fehlinterpretation des „von Hans zu Hans“ als das allgemein in Briefwechseln häufige „von *Haus* zu *Haus*“ ist trotz der insgesamt bereits ein wenig wackeligen Handschrift des mittlerweile über 80-jährigen Philosophen eher unwahrscheinlich.

52 An dieser Stelle sei als editorische Erklärung angefügt, dass es bei der Wiedergabe der Autographen in der Folge stillschweigende Berichtigungen klarer „Fehler“ in Bezug auf die Interpunktion gibt, gerade auch zur besseren Lesbarkeit der Briefe und unter Weglassung der ansonsten zu zahlreichen Einträge in eckigen Klammern. Die Passagen aus der Familie Jonas haben zum einen natürlich auch mit den auf der amerikanischen Schreibmaschine nicht vorhandenen Umlauten zu tun – da wird sehr schnell aus dem „Präsidenten“ ein „[P]resident“ –, zum anderen ist das immer längere Leben fern der deutschen Heimat bzw. der Muttersprache sicher auch Grund gewesen, dass Hans und Lore bei einigen Passagen Anglizismen in ihren Briefen verwenden oder im Deutschen nicht übliche Wortverbindungen herstellen etc. Da es im vorliegenden Beitrag explizit *nicht* um eine quellenkritische Edition des Briefwechsels geht, ist das redaktionelle Vorgehen im Sinne von Verständlichkeit und Lesefreundlichkeit hoffentlich nachvollziehbar.

53 Hier wird auf die besondere Leistungsfähigkeit von Hans Jonas angespielt, denn eigentlich war Lore Jonas ja zwölf Jahre jünger als ihr Mann, der aber offensichtlich eine besonders gute Konstitution hatte. Zu ergänzen ist, dass Lore Jonas ihn letztendlich sogar um fast zwei Jahrzehnte überlebte und 2012 – im 97. Lebensjahr stehend – in einem ebenfalls stolzen Alter starb.

Naechste Woche fahre ich nach Washington den Geburtstag unseres aeltesten Enkel feiern und gleichzeitig Chanuka begehen, das zwei Tage spaeter faellt. Zu den Weihnachtsferien fahren die vier Washington Jonas zu der Familie der Frau meines Sohnes nach South Carolina, sodass wir [es] diesmal zu den Feiertagen sehr kuemmerlich haben werden[,] da die aelteste Tochter ja immer noch in Israel ist. Sie kaempft sehr[,] sich eine Existenz zu gruenden[,] und ob es gelingen wird[,] ist noch nicht klar. Jedenfalls will sie ihrem Experiment noch ein paar Monate geben. Es gefaellt ihr dort, bis auf ihre Berufsaussichten. Die juengste ist hier in New York an die Columbia University, wo sie so beschaeftigt ist mit ihren Kursen, dass wir sie kaum zu sehen kriegen. Wir hoffen auf ein paar Tage mit ihr um die Weihnachtsferien.

Hans hat soweit eine Einladung nach Deutschland fuer den August angenommen und eine weitere im Oktober, wo sie auch meine Reise zahlen. Aber das ist noch weit bis dahin. Wir sahen eine wunderbare VanGogh Austellung. Der Kuenstler in Arles, nur Bilder von den 14 Monaten, die er dort zubrachte. Grossartig, und es gibt keine Karten mehr dazu, ganz New York war dort. Und zwei herrliche Auffuehrungen der Royal Shakespeare Company, Much Ado about Nothing and Cyrano de Bergerac, beide hat auch Hans genossen. Wir hatten eine reizende Zeit mit Aya in Salzburg und dann noch in der Naehe von Meran, zwei Tage Verona auch, wo wir fast den unbekannten Sohn angerufen haetten, aber es doch nicht taten, und ein wunderbarer leuchtender Tag in Venedig. Wir danken fuer die Ansichtskarten, die zeigten, dass Ihr unserer gedenkt, was wir auch tun.
Herzlich Lore
Alles Liebe und Gute Euch für die Feiertage“[54]

Spätestens ab dem Sommer 1985 und einem weiteren persönlichen Treffen duzten sich Hans Jonas und Hans-Bernhard Wuermeling, wie einer kurzen Briefnotiz mit Rückgabe eines Aufsatzes zu entnehmen ist (handschriftlich war dort vermerkt: „zu Tischner“).[55]

„Lieber Hans-Bernhard,
mit Dank zurück. Sehr interessant, sehr originell, aber nicht meine Art zu philosophieren. Es war, wie immer, schön mit Euch!
Herzlichst
Hans“[56]

Eine weitere Intensivierung erhielt die Freundschaft zu dem immerhin 24 Jahre älteren Philosophen dann im Kontext der Würdigung von Hans Jonas durch den Friedenspreis des Deutschen Buchhandels 1987.

54 Brief von Lore und Hans Jonas an Familie Wuermeling, 06.12.1984 (NL HBW). Interessanterweise war dieser Brief auf dem offiziellen Briefpapier der Fakultät von Jonas geschrieben: „The Graduate Faculty. New School for Social Research. 65 Fifth Avenue – New York. N.Y. 10003“ (zentrierter Briefkopf, alles jeweils in Großbuchstaben, „teure Adresse“ Fifth Avenue).
55 Sehr wahrscheinlich ist hier Józef Tischner (1931–2000) gemeint, ein polnischer Philosoph und katholischer Priester. Der offenbar beigefügte Aufsatz ist nicht erhalten.
56 Brief von Hans Jonas an Hans-Bernhard Wuermeling vom 06.08.1985 (NL HBW).

URKUNDE

Den Friedenspreis des Deutschen Buchhandels
verleiht der Börsenverein im Jahre 1987

Hans Jonas

dem Philosophen, der mit dem denkenden
zugleich den handelnden Menschen
und seinen immer schwerer zu überschauenden
Entscheidungsspielraum in den Blick rückt.

Hans Jonas stellt sich den politischen Fragen
nach den Pflichten des Wissens und der Macht
und arbeitet auf eine Philosophie hin,
die im Nachdenken über das Leben und Überleben
von Mensch und Natur ihre dringlichste Aufgabe sieht.
In Sorge um das Menschenbild, um die Natur
und um die Welt als Ganzes
spürt er einer neuen Dimension
des Begriffs Verantwortung nach.

BÖRSENVEREIN DES DEUTSCHEN BUCHHANDELS

Der Vorsteher
Günther Christiansen

Frankfurt am Main
im Schauspiel der Städtischen Bühnen
am 11. Oktober 1987

Abb. 3: Urkunde des Friedenspreises des Deutschen Buchhandels[57]
an Hans Jonas in Frankfurt am Main (11.10.1987).[58]

57 Wuermeling würdigte die Verleihung an Hans Jonas durch einen Beitrag auf Radio Vatikan. Mit Datum 1. Oktober 1987 existiert ein etwa fünfminütiger Mitschnitt von Wuermeling mit dem Titel „Hans Jonas. Ein Philosoph, der sich stellt". Dort wurde die Hinwendung von Jonas zu Fragen praktischer Philosophie und angewandter (Medizin-)Ethik positiv hervorgehoben. Wuermeling erwähnt dabei auch, dass Jonas in der Medizin viele Freunde gefunden habe und wichtige kritische Beiträge in den medizinethischen Diskurs eingebracht habe. Speziell genannt wird etwa sein Text „Against the stream" mit Blick auf die Hirntod-Debatten in der Welt.

58 Dies war der offizielle Text der Urkunde. Vgl. Börsenverein des Deutschen Buchhandels (1987), S. 5.

Aus der öffentlichen Erklärung seien nur die folgenden Passagen zitiert:

> „Frieden gründet auf Verantwortung. Über das ‚Prinzip Verantwortung' hat in jüngster Zeit niemand so intensiv nachgedacht wie der deutsch-amerikanische Philosoph Hans Jonas. Angesichts äußerster Gefährdungen der Menschheit unternimmt er das Wagnis äußerster Besinnung: Sein Ziel ist eine Ethik, der es nicht nur um das physische Überleben, sondern um die Unversehrtheit des Menschen geht."[59]

Der Preis wurde am Sonntag, den 11. Oktober 1987, im „Schauspiel der Städtischen Bühnen[60] zu Frankfurt am Main" überreicht. Laudator für Jonas war der Philosoph Robert Spaemann (1927–2018); der katholische Moraltheoretiker lehrte an der Ludwig-Maximilians-Universität und war im gleichen Jahr geboren wie Hans-Bernhard Wuermeling. Spaemann konstatierte dabei einleitend eine wichtige Grundtatsache: „Wir ehren einen Philosophen, indem wir seine Gedanken nach- und weiterdenken. Dies ist es, was wir in den nächsten Minuten tun wollen, um Hans Jonas zu ehren."[61] Spaemann hob zudem hervor, dass Jonas „in seinem großen Buch ‚Das Prinzip Verantwortung' aufmerksam macht" auf die besondere Krise der Normalität des Lebens:

> „Traditionelle Sittlichkeit ist Sittlichkeit der Normalität. Ihr Prinzip ist vielleicht am besten von Goethe formuliert worden in dem Verschen: ‚Tu das Rechte nur in deinen Sachen, das andre wird sich von selber machen'. Eben dies stimmt nicht mehr. Die Reichweite menschlicher Macht ist so groß geworden, daß das andre sich nicht mehr von selber macht. Natur ist nicht mehr die umfassende Macht, innerhalb derer wir uns bewegen, ohne sie im ganzen [sic] in Mitleidenschaft ziehen zu können."[62]

Jonas antwortete in seiner Rede „Technik, Freiheit und Pflicht" mit (zivilisatons-) kritischen, aber nicht hoffnungslosen Passagen zur Verantwortung für die Zukunft:

> „Über eines müssen wir uns zum Schluss im klaren [sic] sein: Eine Patentlösung für unser Problem, ein Allheilmittel für unsere Krankheit gibt es nicht. Dafür ist das technologische Syndrom viel zu komplex, und von einem Aussteigen daraus kann nicht die Rede sein. [...] Das bedeutet, daß wir wohl in alle Zukunft im Schatten drohender Kalamität leben müssen. Sich des Schattens bewusst sein aber, wie wir es jetzt eben werden, wird zum paradoxen Lichtblick der Hoffnung. So kommt am Ende doch das Prinzip Verantwortung mit dem Prinzip Hoffnung zusammen [...]."[63]

Familie Jonas lud im Kontext der Preisverleihung auch Freunde zu einem Treffen im kleinen Kreis ein. Im Nachlass Wuermeling hat sich diese stilvoll-gedruckte offizielle „Invitation" erhalten.

59 Stellvertretend für den „Stiftungsrat für den Friedenspreis" unterzeichnete Günther Christiansen (1927–2003) als Vorsteher des Börsenvereins des Deutschen Buchhandels und Vorsitzender des Stiftungsrates (NL HBW). Die weiteren Mitglieder des Stiftungsrates waren dort ebenfalls angegeben: Prof. Dr. Eugen Biser, Dr. Marion Gräfin Dönhoff, Thomas Grundmann, Melusine Huss, Gerhard Kurtze, Prof. Dr. Hans Maier, Klaus Piper, Prof. Dr. Werner Ross, Klaus Vorpahl, Dr. Heinz Zahrnt (in alphabetischer Reihenfolge).

60 Der sonst übliche und historisch ganz besondere Ort – die Frankfurter Paulskirche – war seinerzeit wegen Renovierungsmaßnahmen nicht verfügbar. Das Bedauern über diese Tatsache klingt auch in den Reden an, so etwa in den Ausführungen von Christiansen mit direkter Wendung an den Frankfurter Oberbürgermeister.

61 Spaemann (1987), S. 19.

62 Ebd., S. 22.

63 Jonas (1987b), S. 46.

an
Hans-Bernhard & Hanne-Marie

von
Hans & Lore

Hope you can come!

For Freundestreffen im kleinen Kreis

Date Sonntag 11. Oktober 1987

Time 17 – 19 Uhr

Place Hotel Frankfurter Hof

Wo? Auskunft bei der Rezeption

Abb. 4: Vorder- und Innenseite der Einladungskarte von Hans und Lore Jonas an Freunde nach Frankfurt am Main (NL HBW).[64]

64 Das „Freundestreffen“ fand im Hotel „Frankfurter Hof“ statt. Die farbige Karte war aufklappbar.

In der Folge des besonderen Frankfurter Festereignisses vertiefte sich die Freundschaft der Familien – und auch die Korrespondenz dehnte sich sogar auf die weiteren Familienmitglieder aus; so schrieben Hans und Lore Jonas am 25. Januar 1989 an die Wuermeling-Tochter Marion, die zusammen mit ihrem Ehemann – Prof. Dr. Heiner Seegenschmiedt (Arzt für Strahlentherapie) – bei Erlangen wohnte.

„Liebe Marion, Lieber Heinrich [Heiner],
Wir danken für den schönen Weihnachtsbrief, der uns ja so gut aufs Laufende brachte. Und noch dazu auf Englis[c]h.

Wir freuen uns am Gedeihen der Kinder und professionellen Fortschritt von Heiner und der liebenden Mütterlichkeit von Marion.

Uns geht es auch gut. Wir sind zufrieden von einer langen Reise nach Deutschland und Israel im Dezember zurückgekehrt, wo Hans auch noch Vorträge hielt.

Ein kleines Buch von ihm – ‚Materie, Geist und Schöpfung' – ist im Oktober erschienen. Ein word-prozessor,[65] ein Geschenk von unserem Sohn, hält uns mit der Moderne verbunden. Allerdings bewältigen wir beide das Gerät noch nicht und bekommen jeweils Unterricht, wenn unsere Kinder oder Kinder von Freunden dazu bereit sind.

Wenn alles gut geht, werden wir im Sommer wieder in München sein, aber es ist vermessen solange Pläne zu machen.

Schön, die Bilder der Kinder. Danke dafür. Alles Gute im Neuen Jahr.
Herzlich
Lore + Hans"[66]

Diese Besonderheit der Korrespondenzen zwischen den gesamten Familien sollte in der Folge wiederholt auftreten, etwa im Brief vom 11. Mai 1989:

„Liebe Wuermelings,
zuerst will ich mal Bernhard + Hanne-Marie danken für die warmen + herzlichen Worte, die Ihr für meinen Bericht ‚über meinen Vater'[67] gefunden habt. Es hat mich gefreut und mir wohlgetan. Ich darf hinzufügen, dass ich von vielen, die ihn (den Bericht) gelesen haben, eine wirklich positive Reaktion hatte.

Uns geht es gut, wir kommen um den 20. Juni herum nach München. Zuerst in die freie Wohnung c/o Meldahl, 27 Ainmillerstr., München 04 Tel 89 33 49 10. Ab 29[.] Juni ins Bierderstein[68] bis ungefähr zum 8. Juli. Ich hoffe, dass man sich in dieser Zeit sieht.

Hans hat[te] letzte Woche eine zweite Kataraktoperation,[69] aber der Erfolg ist gut, nicht wie bei der ersten[,] die nicht sehr erfolgreich war. So ist er vergnügt.
Alles Weitere hoffentlich mündlich
Lore + Hans
Post erreicht uns hier bis 12. Juni."[70]

65 Dies ist eine bemerkenswerte Notiz zur Arbeitsweise des Philosophen in einer Zeit, in der die stürmische Entwicklung hin zum „Personal Computer" noch in den Kinderschuhen steckte.

66 Brief von Hans und Lore Jonas an Marion und Heiner Seegenschmiedt vom 11.05.1989 (NL HBW). Der letzte Satz ist auf der Rückseite des handschriftlichen Briefes angefügt.

67 Hier ist ein sehr persönlicher Text von Lore Jonas über ihren Vater gemeint (zum 25. Todestag). Er trägt den Titel: „Mein Vater Siegfried Weiner (1886–1963). Erinnerungen an einen jüdischen Rechtsanwalt aus Regensburg". Das Manuskript befindet sich im Nachlass von Wuermeling. Vgl. auch Lore Jonas (1988).

68 Dies ist das „Hotel Biederstein" in der „Keferstrasse 18, 8000 München 40" (nahe dem Englischen Garten).

69 „Katarakt" bezeichnet die Augenerkrankung „Grauer Star" mit einer Trübung der Augenlinse. Eine Kataraktoperation wird auch Linsenersatzoperation genannt; es erfolgt eine Entfernung der natürlichen Linse des Auges mit Ersatz durch eine Intraokularlinse.

70 Brief von Hans und Lore Jonas an Familie Wuermeling vom 11.05.1989 (NL HBW). Der letzte Satz ist auf der Rückseite des handschriftlichen Briefes angefügt.

Die Verbindungen der Familien wurden in der Folge immer stärker, sodass es sogar zu einem gemeinsamen Ferienaufenthalt in Italien und auf der Insel Stromboli kam. Sie waren in Ginostra,[71] lange Jahre das „Tusculum" der Familie Wuermeling. Dort muss es eine sehr harmonische Zeit gegeben haben, auf die später mehrfach Bezug genommen wird. An dieser Stelle können und sollen auch nicht alle Korrespondenzen beider Familien wiedergegeben werden, zudem muss man anmerken, dass es – dies ist Notizen in den Briefen zu entnehmen – auch Telefonate über den Atlantik hinweg gab, die natürlich nicht dokumentiert sind. In der vorhandenen Korrespondenz zeigt sich nicht nur eine hohe Schriftkultur, sondern auch ein genügend dichtes Netz zur Rekonstruktion der einzelnen Ereignisse, die aber in der Folge leider durch eine sehr traurige Nachricht geprägt wurden. Hannemarie Wuermeling starb am 31. Juli 1991 bei einem Autounfall. Hans-Bernhard Wuermeling schrieb am 2. August 1991 aus einer Klinik in Pfaffenhofen an Familie Jonas:

„Liebe Lore, lieber Hans,
in der Regel melden wir nach einem Besuch unsere glückliche Heimkehr und danken, doch ist nichts Glückliches zu berichten, sodaß nur der Dank bleibt für den so vertrauten Abend mit Euch und die Gespräche.

Daß das Gebären und das Sterben einander ähnlich seien in der Hingabe, sagte Hannemarie uns, als wir uns ‚media vita' von Euch verabschiedeten. Doch hatte ihre hora mortis damit schon begonnen.

Der Regen schüttete Unmengen Wasser auf die Autobahn. Trotz Vorsicht bei erkannter Gefahr kam es zum Aquaplaning. Hannemarie schlief neben mir und bemerkte nichts. Der erste Anstoß an die Leitplanke zerbrach sie. Der Schlaf hatte sie vor Schrecken geschützt, die Schnelligkeit des Todes, weniger als ein Augenblick, vor den Schmerzen. Das Inferno der dann in uns hineinbrechenden Fahrzeuge blieb ihr erspart.

Sie hatte immer erbetet, daß ihr der Tod einmal gnädig komme, gnädiger ging es nicht, was seine Art betraf – sein Zeitpunkt ist nicht zu fassen.

Daß es bei der Heimfahrt von Euch geschah, soll Euch, bitte, nicht erschrecken! Sie hat Euch beide so in ihr Herz geschlossen, daß das Ende schöner für sie nicht sein konnte, wenn denn überhaupt.

Aus den Trümmern des Wagens konnte ich das Manuskript der Königinrede über the burden and blessing of mortality retten. Heute mußte ich – nur wegen ein paar mehr lästigen als gefährlichen Rippenbrüchen – hier im Krankenhaus bleiben und habe ganz in Ruhe und noch im inneren Zwiegespräch mit Euch und mit Hannemarie gelesen.

Mit dem Verstand ist es zu nehmen, how your rest your case for mortality as a blessing. And, indeed, the private good, does conver with public good. Aber wir leben ja nicht mit dem Verstand allein, Du schreibst es ja selbst an wichtiger Stelle, Hans, in diesem Vortrag. Es bleibt ein dicker Rest, der nicht aufgeht. Trösten wir einander mit dem Mitfühlen – und dem Dank für diese rätselhafte „Veranstaltung" Welt und Mensch, die nur mit dem Angerufensein Sinn hergibt. […]

Ich bemühe mich auch noch um den Text der Gründer der Münchener Medizinischen Fakultät, den sie auf einen symbolischen Grabstein eingemeißelt hatten, unter dem „der Tod" von ihnen besiegt und begraben sein sollte, zwischen Anatomie (für Diagnose) und botanischem Garten (Therapie) (in Ingolstadt). Es war – und ist – vermessen.
Ich danke Euch für Eure Freundschaft und bin in alter und neuer Verbundenheit
Euer Hans-Bernhard Wuermeling[72]

71 Der Ort Ginostra ist im Westen der Insel Stromboli, die nördlich von Sizilien liegt.

72 Brief von Hans-Bernhard Wuermeling an Hans und Lore Jonas vom 02.08.1991 (NL HBW). Es war nach der Unterschrift noch ein Nachtrag angefügt: „– Papier [es war offenbar ad hoc nur Briefpapier mit einem medizinischen Briefkopf verfügbar] entschuldigt bitte mit den Umständen! Mir war es wichtig, Euch zuallererst zu schreiben."

Am 14. August 1991 schrieb Hans Jonas an Hans-Bernhard Wuermeling, drei Tage nach dem Datum des Trauerbriefs zum plötzlichen Tod von Hannemarie Wuermeling, also so schnell wie möglich und noch auf dem Briefpapier des Hotels in der bayerischen Landeshauptstadt.

„Lieber Hans-Bernhard!
Deinen Brief vom 11.8. fanden wir nach zweitägiger Abwesenheit gestern Abend spät vor. Noch sind wir erschüttert und wie betäubt von dem Schrecklichen, das sich ereignet hat, und das von Leben geradezu leuchtende Bild Hannemaries aus Ginostra machte das Unwiderrufliche nur noch unfaßbarer.

Du Schwerstgetroffener vor allem hast unser tiefstes Mitgefühl. Dem in der Verzweiflung Hoffenden wünschen wir, daß diese Hoffnung, aber auch die Liebe und das Lebens-Ja Deiner und Hannemaries Kinder & Kindeskinder, ihm Kraft zu einem Weiterleben gibt, das nicht nur rückgewandt der Trauer geweiht ist. Am meisten wirst Du sie ehren, indem Du Eure gemeinsame, so sichtbar von Euch und um Euch ausstrahlende Liebe zum Sein als ihr Vermächtnis weiter wahrst.

Soviel beim Fertigmachen für die morgige Heimreise. Wir bitten Dich, das Original Deines Briefes zu behalten – Deine Kinder haben ein Recht darauf – und uns eine Kopie nach New Rochelle zu schicken.
In inniger Verbundenheit
Dein Hans

Lieber Hans-Bernhard,
sei unserer Freundschaft, Zuneigung und Verbundenheit versichert.
Lore
Wir haben Hanne-Marie so lieb gehabt“[73]

Seine Trauerbekundung unterstrich Hans Jonas nochmals am 26. September 1991:

„Lieber Hans Bernhard,
nun sind es bald zwei Monate seit der Schreckensnachricht, von der wir erst vier Tage später erfuhren. Immer wieder zuckt mir der Schmerz durch die Seele, daß die liebe, schöne Hannemarie nicht mehr unter uns weilt. Ihr Bild leuchtet unvergeßlich. Doch zugleich mit ihr erscheinst Du in dem unendlichen Leid, das Du zu tragen hast. Da erfüllt uns Mitgefühl und der innige Wunsch, daß der Dank für die unvergleichliche Schönheit Eurer Glücksjahre Dir den nun einsamen weiteren Weg erleichtere.

In herzlichstem Gedenken
Dein Hans
p.s. Gerne hätten wir doch eine Kopie des Briefes, den Du uns damals aus dem Hospital in Pfaffenhofen (?) geschrieben hast und wir Dir für Deine Kinder zurücksandten.“[74]

Die mittlerweile sehr enge Beziehung zwischen den beiden Familien drückt sich auch in den weiteren Briefen aus. Am 23. November 1991 schrieb Lore Jonas der Wuermeling-Tochter Marion, zu der sich ein besonders guter Kontakt entwickelt hatte.[75] Hier lassen sich einige weitere historische Zusammenhänge rekonstruieren und die Zeit im italienischen Domizil Ginostra nachvollziehen, das später nochmals eine Bedeutung für die Medizinethik erhalten sollte. Außerdem kommt dort neben dem sehr herzlichen Austausch sogar über die Generationen hinweg auch eine besonders bewegende Passage vor, in der Lore Jonas den Umgang mit Deutschland und der NS-Vergangenheit in der Nachkriegszeit anspricht.

73 Brief von Hans und Lore Jonas an Hans-Bernhard Wuermeling vom 14.08.1991 (NL HBW).
74 Brief von Hans Jonas an Hans-Bernhard Wuermeling vom 26.09.1991 (NL HBW).
75 Marion Wuermeling hatte im Rahmen eines einjährigen USA-Aufenthaltes (Philadelphia) auch Hans und Lore Jonas besucht. Ich danke der Familie Wuermeling für diese Hinweise.

„Liebe Marion,
Als dein lieber Brief kam fiel es mir aufs Herz, dass ich Dir schon hätte schreiben sollen und wollen. Aber was kann man sagen zu der Kluft, die der Tod Deiner Mutter gerissen. Dieses Loch. All die Liebe, die sie nun nicht mehr (her) geben kann. All die Arbeit, die sie nun nicht mehr leisten kann. Die Fürsorge für Deinen Vater, die Fürsorge für die Kinder und die Enkel, die niemand ersetzen kann. Die Freundschaft, die man nun nur noch in der Erinnerung fühlen kann. Sie war ein so wunderbarer Mensch und sie ist so ganz in den ihren aufgegangen, dass nun jeder von Euch ein kleines Stück von ihr mit Euch herumträgt. Besonders Du, Marion, die Du ihr in Deiner mütterlichen Seite und Aussehen so sehr ähnelst. Ich kenne Deine Geschwister nicht so gut, aber ich bin sicher, dass da ja auch jeder von Euch ein Stück von ihr in sich trägt. Ich weiß noch, als sie mir erzählte, damals in Ginostra, dass ein Lehrer ihr einmal vorschlug ihre schöne Stimme ausbilden zu lassen. Aber sie sagte: ‚Nein, ich will für meine Familie singen' und das hat sie ja auch getan. Wie schön als Ihr alle um den Tisch sasst und sanget. Unvergesslich!

Aber nicht nur Ihre Angehörigen haben den Verlust, auch wir haben eine Freundin verloren, eine der wenigen, die man über dem Abgrund der Geschichte wieder die Hand reichen konnte und das menschliche Vertrauen zu unseren Deutschen erneuern. Du bist von einer so neuen Generation, aber so viele gibt es nicht für uns, in der alten, wo das Menschliche so klar und innig herausschien, dass es für uns keine Bedenken und Zweifel gab. Das hat auch für uns heilend gewirkt.

Hanna Arendt schreibt in ihrem Buch ‚Men in Dark Times',[76] dass in gewissen Zeiten Licht nicht kommt von Theorien und Ideen, sondern von Männern und Frauen, dem Leben von Männern + Frauen, die in ihrem Leben und in ihrer Arbeit Licht anzünden und über die Spanne Ihres Lebens leuchten und uns auch Trost und Hoffnung sind. Sie war eine von denen, die dieses Licht ihres Lebens und Wirkens auf andere schien, ein Beispiel, ein Trost und eine Hoffnung.

Zu einer Frage: Das College, in das Hanne Marie ging, hieß Manhattanville College in Purchase New York und ist ein hochgeachtetes katholisches Institut, damals nur für Mädchen. Ich glaube, jetzt ist es coeducational. Die Kennedy-Töchter wurden da auch erzogen. Als sie es besuchte, war es noch in Upper Manhattan, [es] ist jetzt auf einen grossen Campus in Purchase umgezogen. Es ist 20 Minuten von hier. Michael hat es sich angesehen, als er hier war. Grüsse deinen Vater, gut, dass er so tätig ist und auch den kleinen Andreas bei sich hatte in Ginostra.

Uns geht es gut. Hans arbeitet. Er stellt gesammelte Aufsätze zu einem Buch zusammen, das ‚Nachlese' heissen soll. Ich arbeite in meiner food-party for the unemployed. Im Januar fahren wir nach Israel, wo in Jerusalem eine viertägige Konferenz über Hans' Werk stattfinden soll. Wir freuen uns darauf.

Wir denken an Euch, ich denke an Dich besonders, die so aussieht wie die Mutter und soviel von ihrer Mutter geerbt hat.

Grüss die Deinen, den Heiner, die Kinder
In Freundschaft,
Lore"[77]

Am 23. Juli 1992 schrieben Hans und Lore Jonas nochmals in Erinnerung des plötzlichen Todes seiner Frau an Wuermeling:

„Lieber Hans-Bernhard,
nun jährt sich bald die schreckliche Nacht von Hanne-Maries jähem Tode. Wir denken an sie, wir denken an Dich. Wir waren, außer Dir, die letzten, die sie am Leben gesehen und erlebt haben – und in was für einem intensiven, innigen, liebenden Gespräch! Es war die ganze, reiche, teilnehmende Hanne-Marie. Noch klingen mir ihre Abschiedssätze im Ohr. Ahnungslos wie sie in ihr Ende fuhr, war sie doch in einem geheimen Sinne dafür bereit – in dem nämlich, daß

76 Hanna (ursprünglich Johanna) Arendt (1906–1975). „Men in Dark Times" erschien 1968. Zur Verbindung von Jonas und Arendt siehe insbesondere Harms (2003) und Jonas (2003). Die „einzigartige Freundschaft" von Arendt zu Karl Jaspers beschreibt neu Gleichauf (2021).
77 Brief von Lore Jonas an Marion Seegenschmiedt [Wuermeling] vom 23.11.1991 (NL HBW).

ihr hingebungsvolles Dasein sich gewissermaßen jeden Augenblick im Zustand der Vollendung befand.

Aber das hätte sich eben noch lange, lange mit immer neuem Inhalt füllen können und wurde grausam vor der Zeit abgeschnitten. Du bist der Schwerstgetroffene durch ihren Weggang. Oft sprachen wir von Dir und fragen uns, wie Du es trägst. Du hast die Hilfe des Glaubens, das den Schmerz wohl lindern, aber doch nicht mindern kann.

Ihm wollen wir uns am Jahrestag verbinden, unseren damit vereinen. Die Umstände haben cs so gefügt, daß wir mit Hanne-Maries Tod auf ganz besondere Weise verbunden sind, die mich manchmal erschauern macht. Wir gedenken ihrer in trauernder Liebe, Deiner in herzlichem Mitgefühl. Laß auch Deine Kinder wissen, daß an diesem Tage unser Herz mit ihnen allen schlägt.
Stets,
Dein Hans
und Deine Lore"[78]

Am 24. Juli 1992 – eine Woche vor dem ersten Jahrestag des Todes von Hannemarie Wuermeling – griff Lore Jonas erneut zum Briefpapier und schrieb Marion ein weiteres sehr persönliches Zeichen der Freundschaft, Anteilnahme und Erinnerung, immerhin an eine fast ein halbes Jahrhundert jüngere und eine halbe Weltreise entfernte junge Frau, der sich Familie Jonas aber sehr nahe fühlte.

„Liebe Marion,
Hans + ich haben an Deinen Vater geschrieben, aber ich will Dir doch noch einmal gesondert schreiben. Es ist nicht nur der Jahrestag des Ablebens Deiner Mutter, der mich an sie und Dich denken lässt. Oft denke ich an sie. Sie steht so lebensvoll vor meinen Augen mit all ihrer Güte und Weisheit. Sie war unserem Herzen nahe.

Immer dachte ich auch, dass sie unter anderem eine Brücke war, die uns Juden den Deutschen wieder nahebrachte(n). Aber das ist nur ein Aspekt.
Wie musst du sie vermissen. Aber so viel von ihr ist auch in Dir. Da auch lebt sie weiter. Wir denken auch an sie in Ginostra, das sie so geliebt hat, und wie schön es auch für uns war, sie dort unter dem Schattendach walten zu sehen.

Immer waren Kinder um sie, und es war ohne Grenzen, wie sie sich verschwendete. Wie stolz kannst Du auf eine solche Mutter sein.
Alles Liebe Dir und den Deinen
Lore"[79]

Damit sind die schwierigen Ereignisse in der Familie[80] etwas genauer umrissen, für Hans-Bernhard Wuermeling die wohl intensivste Phase seines privaten wie auch beruflichen Lebens. Diese Jahre gehören zur institutionellen Gründerzeit der Disziplin Medizinethik – die größte fachliche Herausforderung für Wuermeling sollte kurz danach folgen.

78 Brief von Hans und Lore Jonas an Hans-Bernhard Wuermeling vom 23.07.1992 (NL HBW).
79 Brief von Lore Jonas an Marion Seegenschmiedt (Wuermeling) vom 24.07.1992 (NL HBW).
80 Hier sei noch daran erinnert, dass der Vater von Hans-Bernhard, Dr. Franz-Josef Wuermeling im Jahr 1986 starb. Er erreichte aber mit 85 Jahren ein stolzes Alter und verließ die Familie nicht so unvermittelt und jung wie Hannemarie Wuermeling (1929–1991). 1988 war zudem noch das Todesjahr eines Onkels: Dr. Johannes Wuermeling (1905–1988). Der Stammvater der Großfamilie, Bernhard Wuermeling (1854–1937), ist auf dem Zentralfriedhof im westfälischen Münster bestattet. Er war promovierter „Regierungspräsident", der Vater von Franz-Josef Wuermeling und Großvater von Hans-Bernhard Wuermeling. Hier sei punktuell auch auf besondere Schicksalsschläge der Familie Wuermeling im Zweiten Weltkrieg hingewiesen: Carl Wuermeling (1903–1943), der im gleichen Jahr wie Hans Jonas und nicht allzuweit von ihm entfernt geboren worden ist, wurde an der Ostfront in Russland vermisst gemeldet, Georg Wuermeling (1907–1944) ist unter nicht genauer bekannten Umständen in Rumänien gefallen.

KERNPUNKTE TRANSATLANTISCHER ETHIK-DEBATTEN: „ERLANGER BABY“ UND HIRNTOD-KONTROVERSEN

Ab Anfang Oktober 1992 spielte sich in Erlangen das – deutschlandweit wie auch international wahrgenommene – Drama um das sogenannte „Erlanger Baby“ ab. Die 18-jährige Zahnarzthelferin Marion P. wurde nach einem Autounfall per Hubschrauber in die Universitätsklinik Erlangen geflogen. Ihr Zustand verschlechterte sich trotz intensivmedizinischer Versorgung, sodass sie nach wenigen Tagen für „hirntot“ erklärt wurde. Die Patientin war jedoch in der 13./14. Woche schwanger. Im Zentrum der medizinethischen Diskussionen stand der Rechtsmediziner Hans-Bernhard Wuermeling und später auch die Verbindung nach USA zu Hans Jonas. Wuermeling wurde Sprecher eines fünfköpfigen Ad-hoc-Gremiums, das man als Ansprechpartner für Presse und Öffentlichkeit am Universitätsklinikum einsetzte. Dieser als „Erlanger Baby“ in die Geschichte der Medizinethik eingegangene Fall ist in der Literatur vielfach geschildert und – bis heute – immer wieder kontrovers diskutiert worden.[81] Neben Wuermeling trat in der Folge auch Hans Jonas in den Mittelpunkt der Debatten um den richtigen Umgang mit der jungen Patientin. Ein Brief von ihm an Hans-Bernhard Wuermeling wurde letztlich als eine zentrale kritische Stellungnahme in dem umfangreichen Band „Wann ist der Mensch tot?“[82] abgedruckt. Mit der Analyse der Kontexte im Spiegel des Nachlasses werden noch mehr wichtige Aspekte der damaligen dramatischen Ereignisse deutlich, denn das Schreiben, auf das sich Hans Jonas bezieht („vielen Dank fuer den langen Brief vom 25.10. aus Ginostra“) ist bis dato noch nicht publiziert worden. Es bietet Einblicke in bisher unbekannte Hintergründe und wichtige Facetten des damaligen Geschehens, auch daher sei es an dieser Stelle vollständig in der neu transkribierten Fassung wiedergegeben.

Am 25. Oktober 1992 wandte sich ein erkennbar aus einem überaus dichten Lebensabschnitt berichtender Wuermeling an die Freunde in Amerika. Auch wenn er nur für kurze Zeit dem hektischen Klinik- und Presserummel entfliehen konnte, wollte er sich in Italien am Lieblingsort der Familie sammeln und etwas regenerieren. Die existenziellen Umstände des Erlanger Falles wie auch des nicht lange zurückliegenden Todes seiner Frau spiegeln sich in den geschilderten inneren und äußeren Landschaften dieses existenziellen Dokuments.[83]

> „Liebe Lore, lieber Hans,
> Nur für einen ganz kurzen Tag bin ich hierher gekommen, um Abstand zu gewinnen von einem Trubel von Ereignissen, in den ich in den letzten Wochen geraten bin, und ich versuche, meine Gedanken einfach in einem Brief an Euch zu ordnen, was darin seinen Sinn hat, daß es um Dinge geht und gegangen ist, die die Themen, die Hans behandelt, eng berühren, teilweise hart an der Basis spielen.
>
> Unten stürmt das Meer, und so war es auch, als ich gestern mit dem Schiff, immer noch dem, mit dem wir damals zusammen mit Hannemarie von hier fort nach Neapel gefahren sind, der Piero della Francesca, ankam. Es gab keine Barca, die uns hätte holen können. So stieg ich in Stromboli aus und kam zu Fuß über den Berg, allein, sechs Stunden zu laufen. Oben Nebel,

81 Vgl. Bockenheimer-Lucius/Seidler (1993) sowie Birnbacher (1993), Hilgendorf (1993), Schöne-Seifert (1993), Hilgendorf (1996) und Gruber (2001). Siehe auch Frewer (2009) und Echinger (2014) sowie den Beitrag zum „Erlanger Baby“ im vorliegenden Band.

82 Hoff/in der Schmitten (1994).

83 Brief von Hans-Bernhard Wuermeling an Lore und Hans Jonas vom 25.10.1992 (NL HBW). Grundlage ist ein bereits verblasster Durchschlag eines maschinenschriftlich getippten Briefes.

Schwefeldämpfe, Ausbrüche mit elementarem Krachen, häßlich bei Tage (‚Spottgeburt aus Dreck und Feuer' nannte Goethe so etwas in der Italienischen Reise),[84] Mondlandschaft, nur die Krähen über einem mit ihrem Gekrächze, Rabenvögel, die, so meint man, warten, daß einen ein Stein erschlägt. Nach Kletterei auf allen Vieren und durchnässt vom Regen kam ich mit weichen Knien hier an. Da war Nino, der an unseren Ruinen baut, und hatte ein Essen mit Wein vorbereitet, was mich schnell wieder auf die Beine brachte. So habe ich heute den Aprikosenbaum über der Terrasse geschnitten, damit er im kommenden Jahr wieder reichlich trägt, und jetzt nehme ich mir Zeit für den Brief. Lieber schriebe ich ihn mit der Hand, aber die ist noch ein bisschen unsicher nach der ungewohnten Beschäftigung, und für euch bin ich in Maschinenschrift sicher leichter lesbar.[85]

Es geht um zwei Dinge, doch sind sie innerlich verbunden. Einmal arbeite ich in einer Gruppe mit, die im Auftrage der Bundesärztekammer eine Erklärung darüber verfassen soll, was der Hirntod bedeutet (also nicht dazu, wie man ihn feststellt). Man hat mich zum Schriftführer der Gruppe gemacht, was ich nicht wollte. Aber ich hatte einmal in einer Diskussion gesagt, ein Gespräch könne dann fair und fruchtbar sein, wenn jeder die Position seines Gegners formuliere, und zwar so, daß der Gegner die Formulierung wie eine eigene akzeptiert. Das ist garnicht so leicht, denn man kann sich so keine bequeme Schießscheibe aufbauen (wir sagen: keinen Pappkameraden, jene Schießscheibe also, auf die man beim Militär der Übung halber geschossen hat), die umzulegen leichtfällt. Die Methodik erfordert Eingehen auf den Gegner, fördert das Verstehen, setzt Toleranz voraus. So meinte man, meine ablehnende Haltung gegenüber dem Konzept ‚Der Hirntod ist der Tod des Menschen' dennoch nutzbar zu machen und einbinden zu können.

Zum anderen hatte ich meine Kollegen in Erlangen rechtlich und ethisch zu beraten, als eine 18 Jahre alte Frau nach einem Verkehrsunfall schwer hirnverletzt der künstlichen [Be]Atmung bedurfte. Die Schwierigkeit bestand darin, daß ihr Gehirn nach wenigen Tagen, was nicht voraussehbar war, vollständig abstarb. Normalerweise hätte man dann die Beatmung eingestellt. In diesem Falle aber lag eine Schwangerschaft im vierten Monat vor. Das Kind war unversehrt, um die 17 cm groß, mit normalem Herzschlag. Es bewegte sich im Ultraschallbild regelrecht. Die Beatmung ist nicht eingestellt worden. Leider geriet der Fall (durch die besorgten Eltern der Toten) an die Presse, und seither gibt es einen Medienrummel, wie ich ihn noch nicht erlebt habe. Der Fall ignoriert zwei Tabus in unserer Gesellschaft: das eine ist der Tod, von dem jeder weiß, daß er tabuisiert wird. Das andere aber ist die Tatsache, das[s] wir ‚aus dem Weibe Geborene' (Shakespeare, Macbeth)[86] sind, was viel heimlicher tabuisiert wird als der Tod – umso aufgeregter die Reaktion der Öffentlichkeit.

Aber ich sollte der Reihe nach berichten und nicht vorgreifen.

Mein Widerstand gegen die Hirntodthese (=Tod des Menschen) war und ist zunächst in deren primitivem Pragmatismus begründet: um den Beteiligten juristische Schwierigkeiten zu ersparen, hatten die Harvard-Leute einfach festgesetzt, daß das ‚irreversible Coma' der Tod des Menschen sei. Ihre Berufung auf Papst Pius XII[87] übersah, daß dieser zwar meinte, daß es einen Zeitpunkt gebe, zu dem die Ärzte den Kampf gegen den Tod beenden dürften und vielleicht sogar sollten, aber damit fortfuhr, daß die Ärzte dann dem Sterben seinen Lauf lassen sollten. Eben dies, und das hat Hans ja auch kritisiert, wurde mit der Umdefinition des Todes auf den Zeitpunkt, von dem an nicht mehr zu helfen sei, gröblich mißachtet.

84 Johann Wolfgang von Goethe (1749–1832) weilte zwischen September 1786 und Mai 1788 in Italien. Der Bericht zu seinen Eindrücken – das zweiteilige Werk „Italienische Reise" – verwendet die von ihm geführten Reisetagebücher, entstand aber erst in den Jahren 1813 bis 1817.

85 Hier wäre zu ergänzen, dass er wahrscheinlich die besondere Bedeutung dieses Briefes doch auch bereits im Hinterkopf hatte, sonst hätte er keine Durchschrift mit Kohlepapier erstellt.

86 William Shakespeare (1564–1616). Die Tragödie „Macbeth" (1623) handelt vom Aufstieg und Fall eines Heerführers zum König von Schottland, seinem Königsmord und weiteren Verbrechen zur Machterhaltung.

87 Papst Pius XII. (1876–1958).

Praktisch ist aber die Hirntodthese von Harvard besser als die dahinterstehende ‚Philosophie': die Kriterien nämlich, die die Harvard-Leute[88] für ihr ‚irreversible Coma' aufgestellt haben, erscheinen mir mittlerweile durchaus brauchbar, sofern sie tatsächlich den Tod des ganzen Gehirns meinen.

Hierfür sind in der inzwischen geführten Diskussion allerdings im wesentlichen anthropologische Argumente geltend gemacht worden. Ich meine damit, daß versucht wurde zu zeigen, daß mit dem Ausfall des Gehirns jedes Organ seine Funktion eingestellt hat, das den Menschen eigentlich zum Menschen mache. Daraus entwickelte sich auch die These, die von den Leuten vom Kennedy-Institute in Washington[89] und besonders von Sass[90] vertreten wurde, dass Hirntod das Ende und Hirnleben den Anfang des Menschen kennzeichne. Für Sass ergab sich daraus, das[s] vor dem vierzigsten (oder mehr?) Tage post conceptionem der Embryo nicht Person, also nicht Mensch sei, und daß also vor diesem Zeitpunkt über ihn, wie auch immer, verfügt werden dürfe. Abgesehen von der falschen Symmetrie, die Sass hier konstruiert (denn die Zeit hat für das Leben Pfeilcharakter, ist also unumkehrbar), basiert die ganze Argumentation auf einer falschen ‚Verkopfung' des Menschen, und noch dazu auf einem falschen, weil zu anthropozentrischen Verständnis des Todes. Denn der Tod des Menschen folgt nicht etwa einem umgekehrten Haeckelschen[91] biogenetischen Grundgesetz (das ja in seiner positiven Fassung postuliert, die Ontogenese wiederhole die Phyl(l)ogenese der Organismen). Der Mensch beendet sein Leben nicht in der Weise, dass er zunächst alles Menschliche, dann al[l]es Tierische, und dann alles pflanzliche Leben verliert. Vielmehr stirbt er wie jeder andere Organismus sonst auch durch den Verlust dessen, was ihn zum Organismus integriert: den Tod hat er ebenso wie das Leben mit den anderen Organismen gemeinsam. Nur insofern unterscheidet sich sein Tod von dem des Tieres als er davon weiß.

Für den Menschen aber und für die höheren Tiere zumindest ist die integrierende Funktion, die aus einem Konglomerat von Organen einen Organismus macht, im Gehirn zu lokalisieren. Insofern ist der Tod des Gehirns der Tod des Organismus, sowohl beim Menschen als auch bei den höheren Tieren. Und nur deswegen, weil der Mensch nicht ohne seinen Organismus sein kann, ist der Tod seines Gehirnes auch der Tod des Menschen. Dies ist im Gegensatz zu der anthropologischen eine ganz einfach biologische Argumentation für die These, daß der Tod des Gehirns der Tod des Menschen ist.

Diese Argumentation läßt nicht zu, dass aus einem Teilhirntod wegen des Verlustes spezifischer Eigenschaften oder Potentialitäten des Menschen auf den Tod des Menschen geschlossen werden kann. Wir fürchten uns vor solchen Überlegungen, denn nachdem der Freiburger Psychiater Hoche[92] (übrigens der akademische Lehrer von Hannemarie's Vater[93]) ‚Geisteskranke als leere Menschenhülsen' bezeichnet hat und für ihre Euthanasie eintrat, was die Nazis als Eintrittskarte für ihr mordendes Szenario benutzten, besteht die Gefahr, daß wieder neu

88 Hier meint Wuermeling mit dem Passus „Harvard-Leute" die an der Bostoner Universität eingerichtete Ad hoc-Kommission zur Definition von Hirntod-Kriterien, die diese 1968 in einem wegweisenden Artikel des „Journal of the American Medical Association" (JAMA) publizierte. Zentrale Person dabei war der Anästhesist und Medizinethiker Henry K. Beecher (1904–1976). Vgl. Ad Hoc Committee of the Harvard Medical School to Examine the Definition of Brain Death (1968) sowie u.a. Frewer (1999).

89 Das „Kennedy Institute of Ethics" in Washington (USA) wurde 1971 gegründet. Hans-Bernhard Wuermeling war zu zwei Kursen über Prinzipien der Bioethik an der dortigen Einrichtung, auch daher kann man von „transatlantischem" Austausch zur Medizin- und Bioethik sprechen. Am Wohnort von Hans Jonas in New Rochelle wurde 1969 das „Hastings Center" für Medizin- und Bioethik gegründet, mit dem Jonas einen regen Austausch pflegte.

90 Hans-Martin Sass (*1935). Pionier der Bioethik mit langjähriger Lehrtätigkeit zwischen Ruhr-Universität Bochum und Kennedy-Institut in Washington.

91 Ernst (Heinrich Philipp August) Haeckel (1834–1919), Mediziner, Zoologe und Freidenker. Er entwickelte die Ideen von Charles Darwin (1809–1882) zur Abstammungslehre weiter.

92 Alfred Hoche (1865–1943), Neurowissenschaftler und Psychiater in Freiburg. Zusammen mit dem Leipziger Juristen Karl Binding (1841–1920) Autor des die NS-„Euthanasie" vorbereitenden Werkes „Freigabe der Vernichtung lebensunwerten Lebens" (1920, 2. Auflage 1922).

93 Hannemarie Wuermeling, geb. Hüetlin (1929–1991). Lehrerin und Mutter von sieben Kindern (sechs leibliche Kinder und ein aufgenommenes Pflegekind).

irgendwelche Gutmeiner und Besserwisser und Weltverbesserer nach ihren Zwecken definieren, was nötig sei, um Mensch zu sein, damit sie alles Übrige guten Gewissens ausmerzen können.

Kurzum, die anthropologische Argumentation zur Begründung der Hirntodthese sollte zugunsten einer biologischen, zweifellos bescheideneren Begründung schleunigst verlassen werden. Ich weiß natürlich, daß diese Auseinandersetzungen sich noch völlig außerhalb [sic] jenes Feldes vollziehen, in dem Hans' Kritik der Hirntodthese ansetzt. Doch bin ich bereit bezüglich der Sicherheit der Feststellung des Hirntodes über die Bedenken hinweg zu sehen, die Hans geäußert hat. Was aber bisher unberührt bleibt, sind seine Überlegungen über die Unsicherheit aller Feststellungen eines Zeitpunktes in dem Prozeß des Sterbens, der für den Wechsel vom Sein zum Nichtsein relevant sein soll, und den es wahrscheinlich als dimensionslosen Punkt im Ablauf der Zeit überhaupt nicht gibt. (Ich pflege zu sagen, das[s] der Zeitpunkt des Todes Mehr [sic] einem s[o]zialen Bedürfnis als einer biologischen Realität entspricht) Und noch lange nicht berührt ist die Bedeutung des Todeseintritts für diejenigen, mit denen der Verstorbene in Beziehung stand, eine Bedeutung, die sich nicht in einem Zeitpunkt erledigen läßt, sondern die Zeit erfordert: zum Abschied nehmen, zum Trauern, zum Ausklingen lassen, zum Schauern vor dem Unabwendbaren, das jetzt den anderen getroffen hat, einem selbst aber ebenso bevorsteht. Al[l] dies mag man in den Begriff der Pietät fassen, die der Tod und der Verstorbene fordern. Pietät hindert nicht an der Einstellung der Maßnahmen der Lebenserhaltung. Aber Pi[e]tät wird durch alle Maßnahmen verletzt, mit denen der Körper des Toten zu Zwecken gebracht wird: zum Informationsgewinn (Sektion), zur Transplantation (Organentnahme und dazu erforderliche Fortsetzung der Beatmung) und – und hier berührt das Problem des Hirntodes das Problem unseres Falles in Erlangen – zur Bebrütung, wenn man so will, eines noch nicht geburtsreifen ungeborenen Kindes.

Meine Überlegungen dazu möget Ihr bitte dem FAZ-Artikel entnehmen, den ich beifüge, was die Pietät betrifft so enthält er wenig. Die Benutzung des Körpers eines soeben Verstorbenen in fremdnütziger Weise spielt sich so nahe an seinem Leben ab, das man geneigt ist, das Verbot der Instrumentalisierung des Menschen mindestens auch noch auf die Zeit unmittelbar nach seinem Tode auszudehnen. Doch kann wohl dieses Verbot kein absolutes sein wie etwa das der Tötung. Große Not mag Organentnahme, wenn schon nicht zu rechtfertigen, so doch wenigstens tolerabel zu machen. Immer sollte sie diskret und verschwiegen stat[t]finden, wenn auch nicht ohne Wissen und Zustimmung, damit kein Ärgernis erregt wird. Ich sehe das so: in dem ständigen Kampf, den diese fantastische und unwahrscheinliche Erscheinung ‚Leben' mit ihrem Widerpart, dem Nichtsein und Tod führt, gelingt es dem Häuflein der Überlebenden nach dem schon erfochtenen Sieg des Todes über das Leben dem Tod ein Stück seiner Beute zu entreißen, das einem anderen, vom Tode bedrohten zum zeitweiligen Überleben verhilft. Ich weiß, daß wir uns in der Abwägung der Güter in dieser Frage, nämlich hier Pietät gegenüber dem Verstorbenen und da Überleben eines anderen, nicht einig sind. Doch ist die Pietätsverletzung bei der Or[g]anentnahme vergleichsweise gering gegenüber dem, was ich Tag für Tag nur des Informationsgewinnes wegen bei Sektionen mit Leichen zu tun habe.

Auch im Falle der 18 Jahre alten Monika [sic] P.[94] verletzen wir Pietät: nicht für ein paar Stunden[,] sondern wenn möglich für vier Monate soll die Verstorbene beatmet werden, und zwar nicht um ihretwillen, denn für sie gibt es kein Fünkchen Hoffnung auf Wiederbelebung, sondern einzig und allein, damit sie mit ihrem toten Körper, sit venia verbo für ihr Kind den optimalen Brutkasten, einen biologischen Brutkasten, wenn man so will, zur Verfügung stellt, oder vielmehr den einzig möglichen.

Wütende Proteste erreichen uns besonders von feministischer Seite, weil wir den Körper einer Frau zugunsten ihres Kindes instrumentalisieren. Ich entgegne: jeder von uns ‚aus dem Weibe geborene' hat grob rücksichtslos den Körper seiner Mutter zum Instrument des eigenen

94 Hier schreibt Wuermeling versehentlich „Monika P." statt „Marion P." Da er selbst Töchter mit den Vornamen Monika und Marion (wie auch Manuela) hatte, ist dies ein gut nachvollziehbarer Schreibfehler. Eine „Anonymisierung" aus Gründen der Schweigepflicht war und ist nicht nötig, da die Familie Ploch seinerzeit selbst an die Presse gegangen und bekannt war. Der richtige Vorname wird im Brief an anderen Stellen mehrfach genannt. Die Variante ist sicher der späten Tages- bzw. Nachtzeit zuzuschreiben, denn allein das Abfassen des – sechsseitigen (!) – maschinenschriftlichen Briefes wird Wuermeling geraume Zeit beschäftigt haben.

Werdens gemacht, ohne zu fragen, nur letztlich akzeptiert und angenommen. Das Spezificum unseres Falles ist also nicht die Instrumentalisierung der Frau, sondern die Instrumentalisierung des toten Körpers der Frau. Das ist keine feministische Frage. Vielmehr eine Frage der Pietät, die geschlechtsneutral ist.

Wütende Proteste erreichen uns, weil die Anwendung solcher Mittel unverhältnismäßig sei. Was da[s] Geld betrifft, so ist es in unserem Fall dank besonders günstiger Versicherungsfälle vorhanden. Was den Platz in der intensive care unit betrifft, so sagt der zuständige Chef, daß es zu schaffen sei. Die Pflegekräfte murren, weil sie nicht gefragt wurden, doch sind sie nicht zur Entscheidung befugt, wenn man sie doch mehr hätte einbeziehen können. Die Abtreibungsbefürworter schäumen, weil es sie wie ein Stachel im Fleisch trifft, das ein Team von Ärzten zusammen mit den Großeltern des Kindes unbeabsichtigt[,] aber faktisch und mit großer Wirksamkeit in aller Öffentlichkeit demonstrieren, wie sie den Wert eines ungeborenen Menschen einschätzen. Viele Fromme, die Gottes Willen zu kennen glauben, meinen, daß Gott mit dem Tod der Mutter auch den Tod des Kindes gewollt habe. Ich glaube mit euch zusammen nicht an solche allzu direkten göttlichen Willensäußerungen und müßte, wollte ich mich auf die Argumentationsebene der Frommen begeben, verlangen, daß Gott besser zielen möge, auf den Bauch der Mutter nämlich, wenn er ausdrücklich auch den Tod des Kindes gewollt hätte – die Blasphemie sei mir verziehen! Sie steht im Konjunktiv.

Wütende Proteste erreichen uns, weil jene seelischen Wechselwirkungen zwischen Kind und Mutter wegen des Todes der Mutter nicht stattfinden könne[n], ohne die angeblich ein Mensch nicht zum Menschen werden könne[,] sondern seelisch verkrüppele. Schöne Gedanken! Doch fehlen mir jene wissenschaftliche Untersuchungen an in künstlichen Brutapparaten aufgezogenen Kindern (im Vergleich mit ihren normal ausgetragenen Geschwistern), die solche Defekte überhaupt und dann als irreparabel nachweisen. Schlimm wird es dann, wenn verlangt wird, die Bemühungen um das Leben des Kindes im Leib seiner toten Mutter einzustellen, weil solche hypothetischen Defekte als Wirklichkeiten betrachtet werden, die eine Mitleidstötung (durch Unterlassen) rechtfertigen sollen. Noch wütender werden die Proteste aber, weil ich nicht nur für die Erstentscheidung, die Beatmung fortzusetzen, sondern auch weiterhin an der Forderung festhalte, daß das angestrebte Ziel, oder besser der erreichbare Erfolg und die dazu aufgewendeten Mittel zueinander in einem vertretbaren Verhältnis stehen müssen. Daraus folgt nämlich, daß nicht nur bei einer Verknappung der Mittel, wie sie in einer Katastrophensituation eintreten kann, sondern auch bei einer Verschlechterung der Prognose für das Kind die Relation zwischen Mittel und erzielbarem Erfolg sich so verschlechtern kann, daß eine Beendigung der Beatmung notwendig wird. Da den meisten wegen ihrer zweckutilitaristischen Denkweise der Unterschied zwischen Töten und Sterbenlassen ethisch nie klarwerden kann, setze ich mich dem Vorwurf aus, wie die Nazis den Wert oder Unwert eines Menschenlebens in mein ethisches Kalkül einfließen zu lassen. (In der Tat bekenne ich mich dazu, allerdings nur bei strikter Unterscheidung immer verwerflichen Tötens von dem je nach den Umständen zulässigen oder sogar gebotenen Sterbenlassen!)

In dieser Auseinandersetzung musste ich in der letzten Woche sechsmal vor die Fernsehkameras. In der kommenden Woche folgen drei weitere Sendungen. Eine davon wird ein Streitgespräch mit dem berühmt[-]berüchtigten Prof. Hackethal,[95] einem der Protagonisten der Euthanasie in Deutschland, dessen Buch den Untertitel trägt ‚Mitleidstötung, Patientenrecht und Arztpflicht‘.[96] Er wirft den Ärzten vor, Marion P. sei nicht tot und werde für den wissenschaftlichen Ehrgeiz der Erlanger Ärzte mißbraucht.

Aus unmittelbarer Erfahrung kann ich eins ganz sicher bezeugen: das Motiv dieser Ärzte ist jenes, das nach Hans‘ Ausführungen in der Ethik der Verantwortung Urmotiv allen ethischen Handelns ist: Dem Anspruch auf Vor- und Fürsorge von Kindern nachzukommen, in diesem Falle nicht der selbstgezeugten, aber in Ausführung des Willens der Erzeuger (der verstorbenen) Erzeugerin, nämlich der Großeltern des Kindes.

95 Julius Hackethal (1921–1997). Chirurg an der Universitätsklinik Erlangen. Umstrittener Autor einiger standeskritischer Bücher und Befürworter aktiver Sterbehilfe. Vgl. Schröder (2000).

96 Der Titel des Buches lautet in kompletter Form „Humanes Sterben. Mitleidstötung als Patientenrecht und Arztpflicht. Wissenschaftliche Untersuchung, Erfahrungen und Gedanken eines chirurgischen Patientenarztes“. Vgl. Hackethal (1988).

Irgendwie erinnert mich der Fall an das Bergwerksunglück in Lengede[97] vor vielen Jahren, als Bergleute unendlich tief in der Erde nach einem Bergsturz eingeschlossen waren. Man hat kilometertief eine Bohrung veranstaltet, schräg aus technischen Gründen mit allen Unsicherheiten der Orientierung, und nach Tagen die Höhle mit den Eingeschlossenen getroffen, sie in torpedoartigen eigens angefertigten Behältern ausgeschleust und dem Leben zurückgegeben. Beides erinnert an Jonas im Bauch des Fisches und seine Vettern in der Mythologie, doch fehlt in beiden Fällen die Vitalität des Einschlussmediums Walfisch, das sich durch Feuermachen im Inneren zum Erbrechen der Eingeschlossenen bringen läßt. Das Einschlussmedium ist unbarmherzig, leblos oder tot, und nur Leben, Wille, Intelligenz und technische Raffinesse der anderen draußen ersetzen das Feuer im Inneren. ‚Finsternis und Todesschatten' sind nur von außen überwindbar, durch die Hilfe der anderen nämlich, und diese in unserem Falle nur im Verein mit der Rücksichtslosigkeit gegenüber dem Körper der Toten.

Ob Ihr diesen neuen Einbruch von Technik in das Menschsein noch gutheißen könntet? Gerne würde ich euch mitnehmen in unsere intensive care unit und euch mit dem Ultraschallbild des sich bewegenden und unbekümmert mit seinem Herzen schlagenden Kindes, das ins Leben drängt, konfrontieren und mit seiner toten Mutter, deren Körper rosig und warm und gut durchblutet, sauber gekämmt mit einer Schleife im Haar, einzig durch einen Luftröhrentubus beatmet und mit einer Magensonde(r) ernährt wie schlafend da liegt, nur noch hingebendes Behältnis, gleichsam Verkörperung jener Analogie zwischen Gebären und Sterben, von der Hannemarie so kurz vor ihrem Tode und uns alle bewegend gesprochen hat. – Schrieb Hans nicht von nicht mehr philosophisch hinterfragbaren, unmittelbar ansprechenden und fordernden Situationen?

Sicher ließe sich noch viel dafür und dagegen sagen. Inzwischen habe ich die Gaslampe anzünden müssen. Unten tobt das Meer, und wahrscheinlich werde ich morgen in aller Frühe wieder den Weg über den Berg nehmen müssen, wo an der Vegetationsgrenze Tod und Leben miteinander ringen, und wo es auch sonst recht unheimlich zugeht. Nur so kann ich rechtzeitig in Berlin sein, um dem schlimmen Hackethal[98] entgegen treten zu können, der mit dem Tod gegen das Leben paktiert, während wir doch rechtfertigen wollen, mit dem Tod für das Leben zu paktieren.

Der Ambivalenz der Situation bin ich mir voll bewusst. Nur in diesem Bewusstsein kann man solche Dinge überhaupt wagen. Hans zitiert in der Ethik der Verantwortung am Anfang aus der Antigone:[99]

> Allbewandert er, auf kein Künftiges
> Geht er unbewandert zu, nur dem Tod
> Ist ihm zu fliehen versagt.
> Doch von einst ratlosen Krankheiten
> hat er Entrinnen erdacht.
> So über Verhoffen begabt mit der Klugheit
> erfindender Kunst,
> geht zum Schlimmen er bald und bald zum
> Guten hin.[100]

Ob wir verwegen das Schändliche tun? Und wenn wir nicht, dann vielleicht die, denen wir den Weg dazu technisch vorbereiten?

Also jetzt muss ich noch ein wenig ins Bett, damit ich morgen nicht unbewandert einher wandere. Meinem Brief möget entnehmen, daß ich viel an euch denke. Ich grüße mit ein paar

97 Das „Grubenunglück von Lengede" war am 24.10.1963 in einem Eisenerzbergwerk (Nds.). 29 „Kumpel" kamen ums Leben. Die kaum für möglich gehaltene Rettung elf eingeschlossener Bergleute nach zwei Wochen ging als sogen. „Wunder von Lengede" in die Geschichte ein.

98 Diese interne Notiz über die schwierige Figur Hackethal kann hier nicht weiter erläutert werden, aber der streitbare Chirurg verklagte im Kontext des „Erlanger Babys" sogar die Kollegen, bekam aber nicht recht. Siehe auch Schröder (2000).

99 Sophokles (ca. 497/496–406/405 v. Chr.). Dichter in der Phase der Griechischen Klassik. Mit Aischylos und Euripides gilt er als bedeutendster griechischer Tragödiendichter der Antike.

100 Antigone (442 v. Chr.).

Bildern von hier, die Manuelas Mann gemacht(e) hat, das ist jene jüngste unserer Töchter, die Hans hier in Ginostra damit verwunderte, daß sie ihn, einen Aschenbecher bringend, als einen Raucher in Erinnerung hatte, nach seinem Beruf fragend aber zu erkennen gab, daß sie nicht wußte, daß er Philosoph sei. Sie wird Anfang 1993 ihr erstes Kind zur Welt bringen. Als mich Herr Jauch, gefürchteter Moderator, im Fernsehen vor fünf Millionen frug [fragte], wie ich denn, wenn meine Tochter schwanger sterben würde, handeln würde, kam mir, Gott sei Dank, Manuelas Schwangerschaft nicht in den Sinn, so dass ich kühl kalkulierend antworten konnte. Immerhin begab die Testbefragung nach der Sendung 53% JA in meinem Sinne gegen 47% NEIN, während sonst die Nein-Stimmen gewöhnlich in der Größenordnung von 80% lagen.

Doch wollen wir nicht Sklaven des Erfolges sein!

Ganz herzliche Grüße

Euer Hans-Bernhard Wuermeling [Unterschrift][101]

Dies war der lange Brief aus Italien, auf den Jonas dann ausführlich antwortete. Sein Schreiben wurde seinerzeit einer größeren Öffentlichkeit bekannt, da es im Band „Wann ist der Mensch tot?“ von Hoff und in der Schmitten – vermittelt durch Wuermeling – abgedruckt werden konnte. Dort wurde es geringfügig redaktionell überarbeitet, was in der hier folgenden Version punktuell erkennbar gemacht wird, um die Originalversion von Jonas zu bringen. Der Brief von Jonas hatte zwei Teile, die mit den Zeiträumen „November 1992“ und „Dezember 1992“ überschrieben wurden. Der Begleitbrief von Hans Jonas an Hans-Bernhard Wuermeling datiert vom 17.12.1992, war also offenbar eine Woche vor Weihnachten abgeschickt worden.

„Lieber Hans-Bernhard,
vielen Dank fuer den langen Brief vom 25.10. aus Ginostra und den [bei]gelegten FAZ-Artikel. Ich habe beide aufmerksam gelesen. Du erwartest eine Stellungnahme von mir. Hier ist sie in den Grenzen der Zustaendigkeit, die ich mir als Nichtmediziner sowie Nichtkenner der medizinischen Versorgungslage zuspreche. In Beachtung dieser Grenzen will ich Eure Entscheidung, die Schwangerschaft der Gehirntoten ueber 5 Monate bis zur Geburtsreife der Leibesfrucht fortzufuehren, gar nicht diskutieren. Ich mache einfach die ideale Annahme, dass die Chancen des Gelingens genuegend gross, das Risiko einer Missgeburt genuegend klein und die Pflegemittel unbegrenzt sind. Die ‚Instrumentalisierung‘ stoert mich dann nicht im geringsten, nicht nur aus Deinen sehr richtigen Gruenden, sondern mehr noch weil man ganz vernuenftig eine ‚Zustimmung‘ der Schwangeren annehmen darf, die doch, wenn vorher auf den Eventualfall hin befragt, sehr wohl ihren Willen dahin erklaert haette, auch in bewusstlosem Zustand die Schwangerschaft mit aeusserer Hilfe zum Ziele kommen zu lassen. Mit dieser erlaubten Fiktion wird der beatmende Arzt der Sachwalter nicht nur des Kindes, sondern an erster Stelle der Mutter selbst, und die ganze Frage, ob Hirntod = Tod ist, spielt hierbei keine Rolle.

Sie spielt aber eine Rolle fuer unser Verstehen dessen, was da mit aeusserer Nachhilfe vor sich geht, und dies Verstehen mag unser Verhalten in anderen Faellen des Koennens und Duerfens bei Hirntoten bestimmen. Hier nun liegt ein Konflikt zwischen uns vor – *nicht* in der Pietaetsfrage, die ich in meiner Abhandlung ueber ‚Gehirntod‘ nur mit einem einzigen beilaeufigen Satz erwaehne, sondern da, wo Du sagst,... festzuhalten, dass die Mutter wirklich tot ist . . . die Beatmung haelt nur Einzelfunktionen des Koerpers aufrecht‘ und von ‚der Pflege des Leichnams‘ sprichst. Hier muss ich leider dem ‚schlimmen Hackenthal‘ [sic] mehr rechtgeben, wenn er sagt, Marion P. sei nicht tot. Die Rede von Leichnam, totem Koerper, Einschlussmedium, das ‚unbarmherzig leblos oder tot‘ ist, ‚nur noch Behaeltnis‘, ‚optimaler Brutkasten‘, haengt an der Behauptung, dass beim Menschen erst die integrierende Funktion des Gehirns ‚aus einem Konglomerat von Organen einen Organismus macht‘, Wenn das stimmte, waere es schlimm um Euren Foetus bestellt. Doch eure Hoffnung beruht ja gerade darauf, dass man von dem

101 Brief von Hans-Bernhard Wuermeling an Lore und Hans Jonas vom 25.10.1992 (NL HBW).

beatmeten Leibe ganz anderes erwarten kann als von einem blossen Konglomerat, selbst wenn dieses eine ‚behaeltnis'-aehnliche raeumliche Konfiguration hat – naemlich die *ganzheitlichen* Leistungen eines Organismus, die es nur in der lebenden und nirgends in der toten Natur gibt. Denn was bewirkt die erzwungene Atmung und laesst, im Verein mit Ernaehrung, dem werdenden Kinde zugute kommen? Welche Fuelle von ineinandergreifenden, reziproken, kreativen Funktionen! Ich unterwerfe Deinem fachmaennischen ‚richtig' oder ‚falsch' die folgende Aufzaehlung eines blutigen Laien. Die ‚Beatmung' macht die Lunge atmen. Die atmende Lunge macht das Herz schlagen. Das schlagende Herz macht das Blut zirkulieren. Das zirkulierende Blut badet alle Organe und in ihnen alle Zellen, haelt die letzteren am Leben, die Organe am Wirken... Zu dem gemeinsamen Wirken gehoert die Verwertung der zugefuehrten Nahrung, also *Stoffwechsel*, und zwar des *ganzen* Leibes in allen seinen Teilen – die basale Seinsweise des Lebens schlechthin. Konglomerat, Herr Professor? Brutkasten, Herr Doktor? Leichnam, Hans-Bernhard?

Dezember 1992

[Hier wurde ich durch andere, termingebundene Arbeitspflichten unterbrochen. Ich gedachte die Aufzaehlung noch fortzusetzen – mit den Faehigkeiten dieses Leibes zur Neubildung von Zellen (z.B. Blutkoerperchen) und Geweben (etwa bei Wundheilung), zu innerer Sekretion, Immunreaktion (?), Waermekonstanz, usf. usf. Aber:]

Das alles wurde ueberholt durch die Nachricht von der Totgeburt. Mit eben dieser – paradoxerweise – war die Leichnamsthese wirksamer widerlegt als durch alle Lebenszeichen zugunsten des Foetus und des Fortgangs der Schwangerschaft. Dass es ein ‚Leichnam' sein soll, der da ein Fieber entwickelt, wenn einem darin eingeschlossenen Organismus etwas schiefgeht, und dass es ein ‚toter' Uterus sei, der dann die Kontraktionen vollführt, die das nun tote Kind ausstossen – das ist doch ein offenbarer verbaler Unfug, ein semantischer Willkuerakt im Dienste eines aeusseren Zweckes (davon gleich). Der spontan abortierende Leib gab ruecklaeufig und endgueltig jenem Augenschein des rosig durchbluteten warmen Leibes recht, den die gelehrten Herren uns archaischen Laien fuer truegerisch erklaerten. Im Lichte des wirklichen Todes des Kindes wurde der angebliche der Mutter zum Interpretationsprodukt. Und belaemmert steht auch der grosse Herr Kollege da, der uns einreden wollte, Mutterleib und Leibesfrucht (die ‚sich nur Sauerstoff und Glukose von [jenem] holt') seien ‚vom ersten Augenblick an' so separate Wesen wie der verstorbene Inder und seine mit ihm zu verbrennende Witwe. Hierzu hat der Leib selber jetzt zweimal sein Wort gesagt: ‚die Frucht ist meine!', indem er die lebende naehrend in sich hielt; ‚es ist ein Fremdkoerper!', indem er die gestorbene ausschied.

Aber wie konnte der selber tote Leib das tun?, fragte ich Dich erstaunt am Telefon ueber den Atlantik hinweg. Die Gebaermutter ist eben muskulaer nicht vom Gehirn, sondern vom unteren Rueckenmark her regiert, erklärtest Du mir. Eben, eben! Also gibt es subcerebrale neuronale Integration! Aber die zaehlt nicht als ‚Leben', weil nicht vom Gehirn ausgehend?[,] das ja bekanntlich allein der Integrator des menschlichen Leibeskonglomerates ist? Merkst Du nicht das Zirkulaere Deines Gedankenganges? Die selbstdekretierte Nominaldefinition zum Sachrichter erheben! Doch die Wahrheit fragt nicht nach unserem Definieren. Nolens-volens hast Du, mein Lieber, habt ihr mit eurem wohlerwogenen Tun der gleichzeitigen Fuertoterklaerung seines Objektes widersprochen. Ihr habt gesagt; Wir wollen durch Beatmung (und sonstige Pflege) Marions Koerper daran *hindern*, zur Leiche zu werden, damit er die Schwangerschaft fortsetzen kann. Indem ihr ihm dies *zutrautet*, mindestens die *Chance* dazu geben wolltet, habt ihr auf den Rest von *Leben* in ihm gesetzt – und zwar von *Marions* Leben! Denn der Leib ist so einzigartig Marions Leib wie das Gehirn Marions Gehirn war. Dass der Versuch diesmal nicht glueckte (er scheint in weniger extremen Praezedenzfaellen schon geglueckt zu sein), beweist so wenig gegen seine Zulaessigkeit, wie ein natürlicher Abort etwas gegen Schwangerschaft allgemein beweist. Ihr glaubtet ehrlich an die *Chance* des Gelingens, d.h. an die dafuer noetige und durch eure Kunst aufrechterhaltene Funktionstuechtigkeit des gehirntoten Koerpers – d.h. an dessen um des Kindes willen zeitweilig verlängertes *LEBEN. Diesen Glauben in anderen Komafaellen anderen Zwecken zuliebe zu verleugnen ist euch nicht erlaubt!*[102] Damit komme ich zu meinem Punkt. Keiner von euch, keiner, der euren Versuch gutgeheissen

102 Diese kursive Passage war im Original fett gedruckt, wurde aber beim Abdruck im Band Hoff/in der Schmitten normal wiedergegeben. Die kursiven Begriffe „Stoffwechsel" und „ganzen" sind im Original sogar fett gedruckt und unterstrichen.

hat, darf hinfort dafuer sein, einem Gehirntoten unter Beatmung, also ‚bei lebendigem Leibe', Organe zu entnehmen. Nicht einmal bei vorheriger Einwilligung das Betreffenden. Dies ist der einzige Punkt, in dem ich mich im Widerspruch zu J. Hoff und J. in der Schmitten finde, deren Stellungnahme in *Die Zeit* am meisten von allen mir bekanntgewordenen deutschen Stimmen mit meinem Standpunkt zusammenfaellt. –

Aber dem Schluss ihrer Ausführungen, der die Transplantchirurgen beruhigen soll, ist energisch zu widersprechen. Darf ein Arzt jemandem auf Verlangen – etwa weil er sich davon ein besseres Fortkommen als Bettler verspricht – ein gesundes Bein amputieren? Darf er einem Hochherzigen (oder auch Lebensmueden), der sein Leben fuer das eines anderen hingeben will, das Herz zu rettender Transplantierung herausschneiden? Gewiss beides nicht: Standesethik und (ich glaube) auch Strafrecht verbieten beides, Verstuemmelung und Toetung. Ich gebe zu, dass die gleichen Handlungen am beatmeten Gehirntoten (mit oder ohne vorherige Zustimmung) nicht ebenso offenbar verwerflich sind, da sein Lebendsein im Zwielicht des Zweifelhaften liegt. Aber eben der Zweifel – das letztliche Nichtwissen um die genaue Grenze zwischen Leben und Tod – sollte der Lebensvermutung das Vorrecht geben und der Versuchung der pragmatisch so empfohlenen Totsagung widerstehen lassen. Es bleibt fuer mich bei dem, was ich schon gleich nach dem Harvard-Gutachten ueber Gehirntod (1968) – ohne viel Hoffnung auf Gehoer – als ethische Regel vorschlug: bei eindeutig vorliegendem Tod des ganzen Gehirns stelle man die Beatmung ab, warte etwas, bestaetige den vollstaendigen Tod des Leibes: dann gebe man ihn zur Organentnahme frei.

Das ist nicht mehr die ideale Situation – d.h. lebensfrische Organe – fuer Transplantzwecke, selbst wenn es sich nur um 20–30 Minuten Verzug handelt. Damit loest sich das Raetsel, warum Du und eure ganze Gruppe so lautstark betontet, Marion P. sei schon ganz und gar tot. Fuer eure Entscheidung, das Kind austragen zu lassen, und ihre oeffentliche Vertretung war das ganz unnötig, eher hinderlich. Aber euer so seltener Fall einer gehirntoten Schwangeren durfte nicht dem so viel häufigeren und in so grosser aerztlicher und oeffentlicher Gunst stehenden Fall des gehirntoten *Organspenders* zu widerstreiten scheinen. Hier wie dort daher: tot, tot.

Doch dies geht nicht. Das klarzumachen, lieber Hans-Bernhard, war der Zweck dieses umstaendlichen und zeitraubenden Schreibens. Du kannst nicht auf beiden Stuehlen sitzen, wie es Dir beliebt. Du hast auf einen hirntot-*lebenden* Mutterleib gesetzt, um das Kind zu retten. Dass Du ihn ‚tot' nanntest, hat Dir (euch) nicht das Recht bewahrt, andere solche ‚Toten', noch beatmet, als Organbank zu benutzen. Lasst sie zuerst sterben – ein letzter Respekt vor ihrer einstmals vollen Menschlichkeit.
Mit meinen allerherzlichsten Gruessen
[Unterschrift] Hans Jonas"[103]

17. Dezember 1992

„Lieber Hans-Bernhard,
hier endlich der lange verzoegerte, zu lang geratene Schreibebrief. Ich stelle ihn gern fuer Abdruck – ganz oder von Dir ausgewaehlt – in FAZ oder sonstwo zur Verfuegung. Ausserdem sende ich eine Ablichtung an Johannes Hoff/Juergen in der Schmitten, deren Aufsatz ‚TOT?' in *Die ZEIT* Du sicher kennst. Sie schrieben mir direkt, mit Bitte um Mitwirkung bei einem Diskussionsbuch ueber unseren Gegenstand. In dem Plan wirst auch Du als ‚angeschriebener' Autor genannt. Du weisst also wohl schon davon.

Ich stehe dem Unternehmen der jungen Leute wohlwollend gegenueber (bestochen auch dadurch, dass sie mein persoenliches Denkmal der Vergeblichkeit, ‚Gegen den Strom', aus der Versenkung ziehen) und biete meinen Brief an Dich als meinen Beitrag an, wenn Du keinen Einspruch erhebst. Wie waere es, wenn eine Entgegnung darauf Dein Beitrag wuerde? Da Du mir ohnehin antworten musst, kannst Du dabei ebenso zwei Fliegen mit einer Klappe schlagen, wie ich es mit dem beiliegenden Brief getan haette.

In jedem Fall, ein frohes Fest und glueckliches Neues Jahr fuer Dich und die zahlreichen Deinen wuenscht Dir
Dein Hans"[104]

103 Brief(teil)e von Hans Jonas an Hans-Bernhard Wuermeling vom „November 1992" und „Dezember 1992" (NL HBW). Vgl. u.a. Wuermeling (2000) und (2011) zum Thema „Hirntod".
104 Brief von Hans Jonas an Hans-Bernhard Wuermeling vom 17.12.1992 (NL HBW).

Die nationalen und internationalen Debatten um den Hirntod waren sehr intensiv, Wuermeling konnte im laufenden Semester und mit der hohen Belastung durch zusätzliche Aufgaben durch den enormen Presserummel die eigentlich geplante Erwiderung nicht mehr schaffen. Die persönlichen Ereignisse entwickelten aber auch eine ganz besondere Dynamik.

Mit Brief vom 10. Januar 1993 schrieb Lore Jonas noch einen Brief aus den USA nach Deutschland und bedankte sich für die Zusendung der bei Radio Vatikan gesendeten Silvesterbetrachtung von Wuermeling:

> „Lieber Hans-Bernhard,
> Hans + ich haben mit grossem Genuss + Belehrung Deine Silvesterbetrachtung uns angehört. Sie war wirklich ungewöhnlich zeitgemäss und überzeitlich zugleich. – Vielen, vielen Dank. – Wir selber hatten eine unserer Silvesterparty[s], in unserem Hause mit Freunden aus der Nachbarschaft, wo sie schon ein zehnjähriger Ritus ist. – Manche von den ursprünglichen Kreisen sind nicht mehr und manche schon sehr angeschlagen. Trotzdem war es schön + festlich. Ich glaube[,] ich habe in meinem Weihnachtsgruss schon geschrieben, dass Hans sich entschlossen hat[,] den Noninopreis[,] der am 30. Januar in Udine (Porcata) vergeben wird[,] persönlich anzunehmen. Es ist dies für die voriges Jahr erschienen[e] italienische Übersetzung des Prinzips Verantwortung. Udine ist für Hans mit so vielen persönlichen Erinnerungen aus dem Jahre 1945 besetzt, das[s] er es sich nicht nehmen lassen wollte, dahin zu fahren. – Diese Erinnerungen werden am Anfang seiner Dankesrede stehen, die wir dann schicken werden. Du siehst daraus auch, dass es ihm einigermaßen geht. Dann noch ein paar Tage Venedig. Der andere Empfänger ist [der] englisch schreibende Trinidadsche Schriftsteller NAIPAL. Es wird sicher schön werden[,] obwohl man uns vor der Kälte gewarnt hat.
> Alles Gute Dir und den Deinen
> Herzlichst, Lore“[105]

Dieser Brief von Lore Jonas kommt weniger als drei Wochen vor der Preisverleihung in Italien und letztlich weniger als vier Wochen vor dem Tod von Hans Jonas. Die Passagen „Manche von den ursprünglichen Kreisen sind nicht mehr und manche schon sehr angeschlagen“ mit Blick auf die Freunde und „Du siehst daraus auch, dass es ihm [Hans] *einigermaßen* geht“ sowie die Warnung vor der Kälte sind doch besondere Auspizien. Jonas wollte aber eben auf jeden Fall diesen Preis und ganz besonders an diesem italienischen Ort. Die Verleihung am 30. Januar 1993 fällt auf den 60. Jahrestag der Machtübergabe an Hitler und den Beginn des „Dritten Reichs“. Die „Jewish Brigade“, in der Jonas am Ende des Zweiten Weltkriegs gegen Nazi-Deutschland kämpfte, war teils sogar in Tarvisio (dt. Tarvis) stationiert, in der Nähe von Udine.[106] Jonas wählte für die Dankesrede nach Überreichung des „Premio Nonino“ den beziehungsreichen Titel „Rassismus im Lichte der Menschheitsbedrohung“. Ohne zu wissen, dass die letzte Woche seines Lebens angebrochen war, gab er der Welt noch eine zentrale Botschaft mit: So sehr die Bedrohungen für das Leben auf dieser Erde auch dramatisch sind, sollte der Mensch doch auf keinen Fall in seinem Streben nach Erhalten von humanem Dasein aufhören – „Fatalismus wäre Todsünde“.[107] Er plädierte – ein letztes Mal öffentlich – für die Übernahme von Verantwortung. Die große transatlantische Reise hatte den fast 90-Jährigen jedoch wohl an die Grenzen seiner Kraft gebracht. Er schaffte es noch zurück in die USA,

105 Brief von Lore Jonas an Hans-Bernhard Wuermeling vom 10.01.1993 (NL HBW). Diese Silvesterbetrachtung 1992 ging über Chr. Columbus (1451–1506) und B. Las Casas (1484–1566).

106 Für die Zeit von Jonas in der britischen Armee und in der „Jewish Brigade“ ist neben den Erinnerungen in Jonas (2003) der Bericht von Evenari (1990) ein wichtiges Dokument.

107 Siehe auch den gleichlautenden Titel bei Böhler (2005).

starb aber am 5. Februar 1993. Eine bereits länger vorhandene Herzerkrankung und ein Lungenemphsysem führten wohl zu einem schnellen Tod, ohne dass er und seine Familie länger leiden mussten, wobei natürlich die emotionale Bewältigung für Lore Jonas und die Freunde sicher genügend Herausforderung war. Es bleibt faszinierend und ein besonderer „Kreisschluss" seines Lebens, dass Hans Jonas in seinem hohen Alter nochmals nach Europa reisen und an diesen speziellen Ort zur Preisverleihung zurückkehren konnte.

Hans-Bernhard Wuermeling reagierte schnell auf den Tod des Philosophen und Freundes. Mit Datum 8. Februar 1993 erstellte er einen Nachruf auf Hans Jonas, der am gleichen Tag – dem Begräbnisdatum – in Radio Vatikan gesendet wurde. Unter der Überschrift „Für HANS JONAS" folgte dieser Text:

> „Irgendwie weiß oder fühlt es heute jeder, daß wir Menschen mithilfe unserer Technik die Reichweite unseres Handelns weit über die Reichweite unseres Erkennens ausgedehnt haben, mit anderen Worten, daß die Folgen unseres Handelns immer unabsehbarer werden. Ein Mann hat uns davor klar und eindringlich gewarnt, der deutsch-jüdisch-amerikanische Philosoph Hans Jonas. Er starb in der letzten Woche 89-jährig in New York und wird heute dort begraben.
>
> Hans Jonas' Buch ‚Ethik der Verantwortung'[108] hat das Denken der Menschen der Nachkriegszeit wie kaum ein anderes Buch bestimmt, weist es doch letztlich neu darauf hin, daß nicht nur das Leben des Einzelnen höchst bedroht ist und letztlich immer tödlich endet, sondern daß auch dieser unserer Welt keine Garantie der Dauer verliehen ist. Und daß es auch an uns liegt, ob wir sie vernichten oder uns und nachfolgenden Generationen neuer Menschen diese Welt erhalten. Das bedeutet keine Verteufelung von Forschung oder Technik, sondern Klugheit und Bescheidenheit in ihrem Gebrauch.
>
> Während nun dies von fast jedermann verstanden und mehr oder weniger angenommen worden ist, bleiben die theologischen Arbeiten von Hans Jonas aus seinen letzten Jahren weniger beachtet. Aus seinem, des überlebenden deutschen Juden Rechten mit Gott wegen Auschwitz, seiner Theodizee, ist ein Gedanke entstanden, mit dem er moderne Evolutionslehre und Gottesglauben in eins zu bringen versucht, ein Gedanke, den er als seine kosmogonische Vermutung bezeichnet, das heißt, eine Vermutung über die Entstehung von Welt und Mensch und Gottes Willen, die dem Naturwissenschaftler ebenso wie – mindestens dem jüdischen – Theologen helfen kann, eine Vermutung, die jedem einzelnen Menschen in dieser Welt und vor Gott eine Rolle zuweist, die christlichem Verständnis sehr nahekommt. Die Christen verlieren darum in Hans Jonas, dem Nichtchristen, einen helfenden Denker."[109]

Diese Trauerbekundung und die fachliche wie auch persönliche Würdigung von Jonas ist durch Radio Vatikan sicherlich weit verbreitet worden. Die direkte Kondolenzpost im Austausch der Familien ist nicht erhalten, wobei es wahrscheinlich in dieser Phase auch zusätzliche Telefonate gegeben hat. Der Tod von Hans Jonas bedeutete aber auch in der Folge keineswegs das Abreißen des transatlantischen Kontaktes. Zusätzlich koordinierte Wuermeling etwa auch das Erscheinen des Antwortbriefes von Jonas in dem von Johannes Hoff und Jürgen in der Schmitten vorbereiteten Bandes „Wann ist der Mensch tot? Organverpflanzung und Hirntodkriterium", der schließlich erst 1994, aber mit stolzen 412 Seiten im Rowohlt Verlag erscheinen konnte.[110] In diese Zeit davor fiel auch die Zusammenstellung des Bandes der Akademie für Ethik in der Medizin mit der Diskussionsveranstaltung

108 Das Prinzip Verantwortung. Dies zeigt evtl., dass die Aufnahme recht schnell gemacht werden musste, was auch in den handschriftlichen Textseiten mit einigen Überarbeitungen erkennbar ist (NL HBW).

109 Transkription einer Kassetten-Aufnahme von H.-B. Wuermeling vom 08.02.1993 (NL HBW).

110 Brief von Jürgen in der Schmitten an Hans-Bernhard Wuermeling vom 24.10.1993 (NL HBW).

„Hirntod und Schwangerschaft" zum „Erlanger Fall", in dem Wuermeling natürlich eine besondere Rolle spielte und einen eigenen Beitrag hatte.[111]

Lore Jonas schrieb Hans-Bernhard Wuermeling am 10. Februar 1994 und ging auch auf die Vorbereitung zum Abdruck des Briefes von Jonas an Wuermeling ein:

> „Lieber Hans-Bernhard.
> Ich habe schon lange nichts von Dir gehoert, nun bekam ich gestern eine Weihnachtskarte mit einem Kalendar von den Seegenschmiedts, womit [sic] ich mich sehr freute.
>
> Am 5. Februar war es nun schon ein Jahr her, seit Hans starb, und es ist kaum zu glauben, dass es schon ein ganzes Jahr her ist.
>
> Ich selber beschaeftige mich mit den nachgelassenen Schriften, so habe ich es fertiggebracht, dass Unseld das Phaenomenon of Life dem [Verlag] Vandenhoe[c]k und Ruprecht abgerungen neu heraus bringt.
>
> Auch hier regt sich so manches. Wir hatten ein[e] sehr schoene Hans Jonas Memorial Konferenz am 18. und 19. November, wo viele und auch gute Reden gehalten wurden und Hansens Werk gewuerdigt wurde. Schrieb ich schon, dass eine Hans Jonas Visiting Professorship von der New School errichtet wurde[? –] die soll dem Austausch amerikanischer und deutscher Gelehrter dienen. Mal sehen, was sie damit machen.
>
> Den schoenen Aufsatz Rueckschau und Vorschau habe ich uebersetzen lassen und Social Research wird es bringen.[112] Aber erst am Ende des naechsten Jahres fuer eine 60jaehrige Festschrift der New School. 1934 wurden die gegruendet.
>
> Noch etwas: Der Brief den Hans anlaesslich der Marion P. schrieb, der Fall der so viel Staub aufgewirbelt hat, soll im Februar als Einleitung zu einem Buch von Rowolth [sic] Gehirntod erscheinen. Sie haben zwar meine Erlaubnis(s) angefragt, aber seitdem habe ich trotz verschiedener Briefe nichts mehr von den jungen Leuten gehoert. Herr von den Schmitten. Du wuerdest es sicher wissen ob […] und wann dieser Band erschienen ist.
>
> Ich fahre in zwei Wochen nach London fuer ein paar Tage und komme im Sommer Juli und August nach Deutschland. Ich hoffe, man kann sich dann sehen. Die alten Freunde von Hans geben mir doch auch ein Gefühl des Trostes. Er lebt, so will es mir scheinen, doch in deren Denken weiter.
> Sehr herzlich Lore
>
> [p.s.] Grüße Marion + Heiner
> Ich werde auch schreiben. Haben Martin und Frau meine Blumen bekommen? Ich hoffe, es hat geklappt. Dass sie ihr Söhnchen Jonas nennen … May he be blessed."[113]

Hier zeigte sich eine besondere Brücke zwischen den Familien: Michael Wuermeling und seine Frau Monique (nicht der Augenarzt Dr. Martin Wuermeling und seine Frau Susanne, wie die Passage von Lore Jonas nahelegt) nannten einen Sohn Jonas (*1994) nach dem Philosophenfreund der Familie. Nach dem Sterben von Hannemarie Wuermeling und Hans Jonas entwickelte sich wieder neues Leben. Auch für Hans-Bernhard Wuermeling sollte sich nochmals eine besondere Tür öffnen, denn er lernte zwei Jahre nach dem Tod seiner Frau Hannemarie bei einer Tagung die Dresdner Religionsphilosophin Prof. Dr. Dr. h.c. Hanna-Barbara Gerl-Falkovitz kennen. In Bezug auf Anthropologie und Ethik ergab sich ein fachlicher

111 Vgl. Bockenheimer-Lucius/Seidler (1993) mit der Stellungnahme von Wuermeling (1993).

112 Im Original: „Der schoene Aufsatz Rueckschau und Vorschau have [sic] ich ueber setzen lassen und Sozial [sic] Research wird es bringen." Dies nur als punktuelles Beispiel für die gewissen deutsch-englischen Unebenheiten in den Briefwechseln, die zur besseren Lesbarkeit in dieser Ausgabe geglättet wurden. Das amerikanische Umfeld hat es für Lore Jonas natürlich nicht leicht gemacht, in der Muttersprache Deutsch in Übung zu bleiben.

113 Brief von Lore Jonas an Hans-Bernhard Wuermeling vom 10.02.1994 (NL HBW). „Gesegnet" mit einem sehr besonderen Talent ist Jonas Wuermeling ganz sicher: Als Tenor sang er – nur wenige Wochen nach dem Tod seines Vaters – die Sterbeszene der Matthäus-Passion Bachs.

Austausch und ein persönliches Kennenlernen mit einer ganz besonderen Entwicklung: Im Frühling 1995 heirateten Gerl-Falkovitz und Wuermeling. Sie konnten in der Folge in Dresden und Erlangen sowie bei zahlreichen weiteren Veranstaltungen gemeinsame Impulse für geisteswissenschaftliche und speziell medizinphilosophische Fragen geben. Foren bis ins Ausland – etwa eine gemeinsame Vortragsveranstaltung in Polen – sind dokumentiert. Auch die Verbindung nach New York wurde nicht zuletzt mit einem Besuch bei Lore Jonas wieder neu belebt. Die ebenso eindrückliche wie kreative Schilderung der „Kirchenväter auf der Reise durch Amerika" im Anschluss an die Schenkung einer Patristik-Ausgabe aus der Bibliothek der Familie Jonas zeigt die gute neu entstandene Freundschaft.[114] Im gleichen Jahr 1995 nahm auch Lore Jonas die früher so häufigen Europareisen wieder auf und lud das Ehepaar Gerl-Falkovitz-Wuermeling im August zu einem Treffen nach Gstaad in die Schweiz ein: Es wurde ein „Luncheon" zu ihrem Geburtstag im Hotel Alpenrose veranstaltet.[115] Dieses Sommertreffen war offensichtlich ein voller Erfolg, denn Lore Jonas bedankte sich bereits kurze Zeit später mit einem Brief an beide nach Erlangen:

> „Liebe Barbara, lieber Hans[-]Bernhard Wuermeling
> Ich wollte euch nochmal danken, dass Ihr zu meinem Geburtstag den weiten Weg nicht gescheut habt. Also für Euer beider Contribution zu dem Paket, dass [sic] Gabrielle zusammengestellt hat. Ich war gerührt über ‚Teutones in pace'[116] über den neuen Frieden. So ist es. Und Barbara's charmantes Stück ‚Die Reise mit den Kirchenväter[n]'. Ich wusste nicht, dass Denken + Dank zusammengehören. Es gibt sehr schöne Fotos, die Aya gemacht hat. Darauf wollte ich eigentlich warten. Habt nochmal Dank. Sie kommen noch.
> Herzlich Lore"[117]

Auch zwischen Hanna-Barbara und Lore Jonas gab es einen sehr schönen Kontakt. Und die „transatlantische Brücke zur Medizinethik" konnte ebenfalls weitergeführt werden, wie ein bereits im nächsten Monat aus den USA in Bayern eintreffender Brief punktuell zeigen kann:

> „Lieber Hans-Bernhard,
> Ich habe ohne Dich vorher zu fragen, was ich zu entschuldigen bitte, Deine Adresse an eine alte Schuelerin von Hans und Hannah Arendt gegeben, die Kontakte in Deutschland fuer Bioethik sucht. Sie hat eine fellowship fuer ein Jahr in Deutschland beantragt. Es ist nun alles sehr lange her, Hanna[h] ist mehr als 23 Jahre tod [sic], und ueber ihre weitere Entwicklung weiss ich nicht viel. Sie hat immer Kontakt aufrechterhalten und kam auch zum Beispiel fuer die Memorialfeier fuer Hans extra aus Boston, was ich ihr immer hoch angerechnet habe. Hans hielt sie fuer sehr begabt, sie hat aber viele verschiedene Dinge versucht. Z.B. die Philosophie aufgegeben, um eine Konzertpianistin zu werden, ist einmal juedisch geworden etc. Ihr Name ist Beverley Woodward. Ich glaube nicht, dass sie es noch ist. Aber [sie] ist wieder bei der Philosophie. Ich mag sie eigentlich ganz gern und konnte ihren Wunsch fuer Kontaktadresse nicht abschlagen. Das ist so alles im Augenblick. Mir geht es gut. Ich geniesse das neue Enkelchen 3 Jahre alt und Reisen.
> Sehr herzliche Gruesse an Barbara – Lore.
> Herzlichst Lore[118]

114 Siehe dazu insbesondere den Beitrag von Hanna-Barbara Gerl-Falkovitz im vorliegenden Band.
115 Brief von Lore Jonas an Hans-Bernhard Wuermeling vom 03.08.1995 (NL HBW).
116 „Teutones in pace": Gedicht von Werner Bergengruen (1892–1964), das Wuermeling vortrug.
117 Brief von Lore Jonas an Barbara und Hans Bernhard Wuermeling, September 1995 (NL HBW).
118 Schreiben von Lore Jonas an Barbara Gerl-Falkovitz und Hans Bernhard Wuermeling vom 25.10.1998 (NL HBW). Der Brief ist mit der Schreibmaschine erstellt, die Passage „Aber ist wieder bei der Philosophie" wurde von Lore Jonas handschriftlich ergänzt.

Die ebenso herzlichen wie regelmäßigen Kontakte blieben erhalten: Hanna-Barbara Gerl-Falkovitz recherchierte etwas zu einer tschechischen Ausgabe von Hans Jonas, Hans-Bernhard Wuermeling und sie trugen zur Geburtstagsedition von Lore Jonas jeweils Textabschnitte bei, was mit Freude aufgenommen wurde. Lebenszeichen wie auch die Silvesterbetrachtungen und vieles mehr wurden zwischen Amerika und Europa ausgetauscht. Lore Jonas antwortete in der Folge nun meist auf Englisch, das immer noch bestehende Netzwerk an Freundschaften mit dem intellektuellen Deutschland ist aber durchaus beeindruckend, wie im folgenden Brief nochmals exemplarisch deutlich wird:

> „Dear Friends:
> I thank you very much for the two newspaper articles especially the one about 'Graefin Donhoff' and also the one about Rachel [Salamander]. I also wish to thank you about the write-about Rachel.
> Hearing about Graefin Donhoff's[119] sickness from Fritz Stern,[120] I wrote a letter to her in January and received a lovely reply in February. Among other things, she wrote, that with respect to the friendship with Hans, she regretted that she had not made enough use of him because as she wrote, 'that Hans had dug deeper than other people I knew'.
> I see that you are in America! Does your timetable bring you also to New York? — But it is probably too late to ask.
> I am very interested about the two lecturers that you both offered.[121] – And I hope to see them in print! Please do not forget to send me both of them.
> An old friend of ours, Leon Kass,[122] is now President Bush's Scientific Advisor and he certainly has to deal with the question of stem cells!
> Though he never studied with Hans but he considered himself graciously as his pupil. We knew him for about 30 years.
> Cordial greetings,
> LORE JONAS
> Greetings to Marion + husband“[123]

Kontakt gab es auch im Folgejahr im Kontext des 100. Geburtstags ihres Mannes:

> „Dear Hans[-]Bernhard, Dear Barbara:
> I was very happy to get 'A Sign of Life' via cassette from you! It's wonderful that you are still active! Actually, I feel the load of the years, but still, I most probably will go to Munich. Some friends will arrange a celebration for the 10th of May, which is Hans's 100th Birthday! By the way, a new book – 'Of Interviews with Hans' – called 'Erinnerungen' will also come out on this date. I enclose a copy of an article – which appeared on the 16th of January of 2003 – which also shows that his thinking still has a certain of input!
> Cordially yours,
> LORE JONAS“[124]

119 Marion Hedda Ilse Gräfin Dönhoff (1909–2002). Chefredakteurin und Mitherausgeberin der deutschen Wochenzeitung „Die Zeit". Sie gilt als eine der bedeutendsten Publizistinnen und Intellektuellen der Bundesrepublik Deutschland. Friedenspreis des Deutschen Buchhandels (1971).
120 Fritz Richard Stern (1926–2016), deutsch-amerikanischer Historiker.
121 Möglicherweise war hier die Vorlesung „Embryonic Research in Europe" von Hans-Bernhard Wuermeling in Philadelphia (USA) am International Institute for Culture (25.03.2002) gemeint. Davon gibt es ein Video, vgl. https://www.youtube.com/watch?v=sriJduCAVEs (31.12.2021).
122 Leon Richard Kass (*1939), amerikanischer Arzt und Medizinethiker. Seine Ausbildung erhielt er u.a. an der Harvard University (1963–1967) und lehrte insbesondere an der University of Chicago. Als Preise sind das Guggenheim Stipendium und die Jefferson Lecture bekannt.
123 Brief von Lore Jonas an Barbara und Hans Bernhard Wuermeling, 01.04.2002 (NL HBW).
124 Brief von Lore Jonas an Barbara und Hans Bernhard Wuermeling, 24.01.2003 (NL HBW).

Zu den „Erinnerungen“ von Jonas hatte Wuermeling einen besonderen Bezug – er kannte nicht nur aus erster Hand die vielen Erzählungen und Berichte des Freundes, er war es auch, der durch eine Besprechung des Buches das deutschsprachige Publikum über die Veröffentlichung informierte.[125]

Die letzte erhaltene Nachricht ist wieder auf Deutsch – und belegt gleichzeitig die weiter enorm voranschreitende internationale Verbreitung der Werke von Jonas. In Hochschätzung der akademischen Positionen der beiden deutschen Lehrstuhlinhaber schrieb Lore Jonas interessanterweise an beide sogar mit den Titeln „Professor“, wobei dies vielleicht auch schon dem doch sehr hohen Alter zugerechnet werden kann, nicht einer Formalisierung der langjährigen Freundschaften zwischen den Familien:

> „Lieber Professor Wurmeling,
> liebe Frau Professor Barbara,
> Ich war besorgt, weil dieses Jahr keine Nachricht von Dir kam. Nur am 3. Januar bekam ich die erwartete CD.[126] Thank you very much. Mir geht es (den Umständen nach) gut. Hansens Buch ‚Technik, Medizin und Ethik‘ nun auch auf *Chinesisch*.[127] Das macht mir grosse Freude. Die Kinder sind lieb und aufmerksam. Ich bin zufrieden. Die ‚Memories‘ nun auch auf Italienisch.
> Ein gutes + gesundes Neues Jahr.
> Grüsse an Alle
> Herzlich Lore.[128]
>
> [p.s.] Ich erinnere mich an Deinen Aufsatz ‚Heidegger und sein Bruder‘ [Fritz] – gibt es etwas Gedrucktes?“[129]

Bis vor dem Tod von Lore Jonas im Jahr 2012 gab es Kontakte zwischen USA und Deutschland. Die Lebendigkeit dieser Freundschaften und die vielfältigen intellektuellen Bezüge der bis ins hohe Alter aktiven Persönlichkeiten sind bemerkenswerte Phänomene. In den „Erinnerungen“ ist aus den Gesprächen mit Hans Jonas dokumentiert, dass er eine ganz besondere Beziehung zur Medizin hatte: „Mein erster ‚dream of glory‘ war, Arzt zu werden […].“[130] Er bewunderte auch den Mediziner-Onkel Leo, den Bruder seiner Mutter, „der Arzt in Düsseldorf und zugleich der klügste und weiseste Mensch war, der in mein Leben hineingeleuchtet hat“.[131] An anderer Stelle beschrieb er ihn ebenfalls sehr positiv: „[…] ein weiser, außerordentlich kluger, belesener, wissenschaftlich interessierter Mann“.[132] Dass Hans Jonas als Philosoph mit seiner Verantwortungsethik letztlich so viele Impulse für die Medizinethik geben konnte, ist ein sehr schöner Kreisschluss seiner Biographie. Mit der engen Freundschaft zum vielseitig begabten und interessierten Medizinethiker und Rechtsmediziner Hans-Bernhard Wuermeling verbanden ihn viele Brücken, die abschließend nochmals übergreifend charakterisiert werden sollen.

125 Der Text dieser Rezension zum biographischen Werk über Jonas ist im Anhang wiedergegeben.
126 Hier ist wieder die Silvesterbetrachtung von Wuermeling in Radio Vatikan gemeint.
127 „Chinesisch“ war im Original unterstrichen.
128 Brief von Lore Jonas an [Hanna-]Barbara [Gerl-Falkovitz] und Hans-Bernhard Wuermeling, 03.01.2010 (NL HBW).
129 Diese Notiz befindet sich auf der Rückseite des Briefes. Der hier genannte Bruder von Martin Heidegger ist Fritz Heidegger (1894–1980), Bankkaufmann; er transkribierte Handschriften. Vgl. Wuermelings (2005) Rezension zum Werk von Zimmermann (2005) über die Heideggers.
130 Er hatte dabei den Wunsch, „ein Heilmittel für die Krankheit meines Bruders zu entdecken“.
131 Vgl. Jonas (2003), S. 32.
132 Ebd., S. 54.

BESONDERE BRÜCKEN ÜBER GRÄBEN UND ZEITEN SCHLUSSÜBERLEGUNGEN

Von der Briefpassage „Ich bin Ihnen besonders für den Hinweis auf Hans Jonas dankbar, dessen Schriften außerordentlich hilfreich sind"[133] und der Vortragseinladung, den gegenseitigen Besuchen wie auch gemeinsamen Reisen bis zur „innigen Verbundenheit" in herzlicher Freundschaft ist es eine bemerkenswerte Brücke von Deutschland in die USA geworden. Der Austausch über die Fachdisziplinen brachte persönliche Beziehungen und enge Vertrautheit. Wuermeling hat in seinen Materialien einen eigenen Ordner mit dem Titel „Hans Jonas" angelegt und auch die Korrespondenz aufgehoben; zwar nicht systematisch oder geordnet, wurde sie dennoch auf diese Weise erhalten und ermöglichte nach der großzügigen Schenkung durch die Familie den vorliegenden Artikel. Mit etwas mehr Abstand – es sind nun gerade erst die zeitgeschichtlich üblichen 30 Jahre nach dem Tod von Jonas[134] und drei nach dem von Wuermeling vergangen – lassen sich die Entwicklungen klarer sehen. Die Beziehung von „Hans zu Hans(-Bernhard)" ist eine besondere Brücke über ganz verschiedene Dimensionen menschlichen Daseins. Wenn man dies zum Schluss nochmals etwas weiter auffächert, dann war es dabei genaugenommen sogar eine Vielzahl von Brücken über Epochen, „Fronten", Konfessionen, Disziplinen, Positionen, Generationen und große geographische Entfernungen. Jonas erhielt seine intellektuelle Prägung in der Weimarer Republik; als Wuermeling geboren wurde, promovierte er bereits zur Philosophie. In der NS-Zeit kämpften sie gar auf unterschiedlichen Seiten, wobei Wuermeling natürlich noch ein Jugendlicher war.[135] Der deutsch-jüdische Denker Jonas blieb einem liberalen Judentum verbunden, der katholisch erzogene Wuermeling hatte religiös andere Auffassungen. Die Brücke entstand trotzdem über Konfessionen wie auch Generationen und findet ihre bemerkenswerte Fortsetzung in den gleichermaßen engen wie auch herzlichen Kontakten zwischen beiden Familien. Der „transatlantische Dialog" zwischen Amerika und Europa kann zum einen ganz wörtlich gesehen werden, denn in einer Briefpassage schrieb Jonas: „fragte ich Dich erstaunt am Telefon ueber den Atlantik hinweg [...]", der vertraute Austausch konnte aber auch entstehen und erhalten werden, da Familie Jonas immer wieder nach Europa und speziell nach Bayern reiste. In Bezug auf manche medizinethische Positionen waren die beiden Freunde sich keineswegs immer einig, wie die intensive Korrespondenz zum Fall des „Erlanger Baby" und den Hirntod-Konzepten punktuell, aber in einer faszinierenden Tiefe zeigt. Dies

133 NL HBW Erlangen.

134 Lore Jonas hat dies in ihren Erinnerungen an die jüdische Kindheit in Regensburg und ihren Vater einmal mit der an den Historiker Eric Hobsbawm (1917–2012) anknüpfenden Beschreibung verbunden: „There is a twilight zone between history and memory, between the past as a generalised record which is open to relatively dispassionate inspection, and the past as a remembered part of one's own life. („Es gibt eine Zone des Zwielichts zwischen Geschichte und Erinnerung, zwischen dem Vergangenen, über das verallgemeinernd berichtet wird und das für eine relativ leidenschaftslose Betrachtung offenliegt, und der Vergangenheit als einem in der Erinnerung bewahrten Teil des eigenen Lebens."). Vgl. Lore Jonas (1988).

135 Das Bild der „Brücke" soll hier auch nicht überstrapaziert werden, aber der noch nicht einmal volljährige Hans-Bernhard war mit den letzten Volkssturmreserven der Nazis sogar an der Verteidigung der Brücke von Remagen beteiligt, nicht allzuweit davon zog Jonas später zur Befreiung von Nazi-Deutschland wieder auf deutschen Boden ein. Vgl. u.a. Frewer (2019).

sind zwei Schlüsseldokumente zur Geschichte der Medizinethik und zum Verständnis unterschiedlicher moralischer Einschätzungen. Wuermeling machte Jonas in seiner eigens zu ihm gehaltenen Vorlesung in der Reihe „Ärztliche und Bioethik" nicht nur das Kompliment, dass seine philosophischen Überlegungen für die praktische Medizin sehr relevant seien, sondern bescheinigte ihm auch große sprachliche Eleganz. Mit der Formulierung „um *das Unwiderrufliche gegen Voreiligkeit abzuschirmen*" wies er etwa darauf hin, „daß Hans Jonas in glänzender Weise – fast in dichterischer Weise – über die deutsche Sprache verfügen kann".[136] In der Vorlesung von Jonas an der Universität Erlangen-Nürnberg ist ebenfalls der versierte Rhetoriker und existenzialontologisch geschulte Denker Jonas deutlich zu erkennen. Der Philosoph und der Mediziner sahen unterschiedliche Dimensionen der Hirntoddefinition wie auch der klinischen Vorgesehensweise bei Transplantationen. Sie haben sich dazu klar geäußert, aber dies hat ihrer immer engeren Freundschaft keinerlei Abbruch getan, ganz im Gegenteil. Es ist hier fast eine besondere Form der Lessingschen Parabel für die Ethik zu sehen. Die großen Religionen wählen unterschiedliche Wege, der Berg ist aber der gleiche. Wenn man sich zudem die gemeinsame Reise beider Familien auf die Vulkaninsel Stromboli oder die jeweiligen Briefe von Ginostra vor Augen führt, werden die Wege zu dem, was „die Welt im Innersten zusammenhält", werden die medizinischen und philosophischen Gedankengänge zu den Fragen des Menschseins eine schöne Illustration. Beide Lebenswege haben hochspannende und schwierige Erfahrungen durchlaufen, beide Wissenschaftler waren in gleichermaßen sensiblen wie „explosiven" Themenfeldern engagiert. In Fragen von Anthropologie und Ethik der modernen Medizin und Technik trafen sich ihre Interessen in besonderer Weise. Die Menschlichkeit und Herzlichkeit der Beziehungen zwischen den Familien war nicht nur die beste Antwort auf die Gräuel der NS-Zeit, die für die Familie Jonas mit dem Tod der Mutter in Auschwitz und so vieler anderer punktell beleuchtet wird,[137] sondern auch mit den im Zweiten Weltkrieg verstorbenen Mitgliedern der Familie Wuermeling.[138] Ihrer beider interkonfessionelle Weisheit mit der Anerkennung der Werte des anderen als Ausgangspunkt eines echten Dialogs um ethische Positionen hat den Austausch zur Ethik ermöglicht und bereichert. Für die Gründerzeit der Medizinethik war und ist dies ein Glücksfall, an dem gerade auch für die Zukunft[139] – diese lag

136 Siehe seine Vorlesung (S. 10). Diese Einschätzung entwickelte sich erst sukzessive. Es ist dabei auch eine Notiz Wuermelings in der frühen Rezeptionsphase des „Prinzips Verantwortung" erhalten, in der er den großen Umfang des Werkes latent kritisierte. In seiner Vortragsreihe „Ärztliche und Bioethik" hatte Wuermeling am 14.01.1980 folgende Bemerkung gemacht: „In früheren Stunden habe ich Ihnen vom Prinzip der Verantwortung des deutsch-amerikanischen Philosophen Hans Jonas berichtet. [...] Ich habe das selbst aus dem Englischem etwas mühsam übersetzt. Inzwischen hat der Jonas diese Dinge etwas erweitert. In einem meines Erachtens viel zu dicken Buch herausgegeben, auf dessen Rückseite er auch höchst persönlich abgebildet zu sehen ist. Hans Jonas: Das Prinzip Verantwortung, im Insel Verlag erschienen, in dem diese Gedankengänge in erheblicher Breite – und wie ich den Eindruck habe – etwas schwer zu lesen dargestellt sind." Transkript einer MC (NL HBW), Erlangen.

137 Vgl. Jonas (1984a) sowie u.a. Baum (2003), Jonas (1963) und (1993b).

138 Carl Wuermeling (1903–1943) und Georg Wuermeling (1907–1944), siehe oben, Fußnote 80.

139 Vgl. u.a. Jonas/Mieth (1983), Jonas (1992) und (1993a) sowie Zimmerli (2005), Böhler (2007) und Seidel/Endruweit (2007).

beiden Denkern gleichermaßen am Herzen – viel zu lernen ist.[140] Die beide auszeichnende Herzlichkeit und Menschlichkeit ist dabei ein besonderes Erbe, das sie neben vielen Reflexionen zur Verantwortung bei ärztlichem Handeln und Forschen der sich entwickelnden Disziplin mit auf den Weg gaben.

DANKSAGUNG

Für die überaus freundliche Unterstützung danke ich der gesamten Familie Wuermeling, insbesondere Prof. Dr. Dr. h.c. Hanna-Barbara Gerl-Falkovitz, Monika Muschol und Dr. Martin Wuermeling. Für einzelne Hilfe beim Scannen und Transkribieren der Dokumente möchte ich mich bei Kerstin Franzò, Mona Castello, Esra Unger, Martina Wildfeuer und Sophia Forster im Team der Professur bedanken.

ARCHIVALIA

Nachlass Hans-Bernhard Wuermeling (NL HBW): Professur für Ethik in der Medizin, Friedrich-Alexander-Universität Erlangen-Nürnberg (FAU)
Nachlassarchiv zu Hans Jonas an der Universität Konstanz (NLA HJK)
Hans-Jonas-Zentrum an der Freien Universität Berlin (HJZ FUB) bzw. an der Universität Siegen (HJZ US)

ANHANG

Hans-Bernhard Wuermelings Rezension des Werkes „Erinnerungen" von Hans Jonas (Dokument aus dem Nachlass HBW, Erlangen)

HANS-BERNHARD WUERMELING
HANS JONAS: ERINNERUNGEN

Die Spanne eines Menschenlebens, so meint der Philosoph Odo Marquard, sei einfach zu kurz, und man müsse – und könne – sie deswegen kompensatorisch erweitern: nämlich sowohl über die eigene Geburt hinaus in die Vergangenheit – als auch über den eigenen Tod hinaus in die Zukunft. Das ist gut gesagt. Aber wie soll man das anstellen? Marquard rät dazu, die Teilhabe an den Geschehnissen vor der eigenen Zeit dadurch zu gewinnen, daß man sich davon erzählen läßt und Geschichte und Geschichten studiert. Und in die Zukunft hinein könne man über die eigene Lebensspanne hinaus durch die Herstellung von Bleibendem wirken. – Marquard wäre indessen eine dritte Kompensationsdimension hinzuzufügen, nämlich die Intensivierung der Teilhabe an den Bedingungen, Umständen und Geschehnissen der eigenen Lebenszeit. Zu all dem braucht es Zuhören, Nachdenken und Erzählen.

140 Böhler (1998) sieht sogar in Anlehnung an die Verantwortungsethik von Jonas „In dubio pro vita quia semper pro responsabilitate" als ein übergreifendes Prinzip der Medizinethik.

Dazu ist ein bezaubernder Erzähler vorzustellen, den man sonst nur als Philosophen kennt, die meisten als den Verfasser seines vielgelesenen Versuches einer Ethik für die technische Zivilisation, ‚Das Prinzip Verantwortung' (Frankfurt 1979 und als Taschenbuch 1984), nämlich den vor zehn Jahren verstorbenen jüdischen Deutsch-Amerikaner Hans Jonas. Aus seinen in diesen Tagen erschienenen ‚Erinnerungen' geht hervor, daß er – ohne auf Marquard Bezug zu nehmen – seine Lebensspanne von 80 Jahren wie nach einem solchen Programm kompensatorisch erweitert hat. Sein ‚Gesellenstück', so nennt er es, sei ‚Gnosis und spätantiker Geist' gewesen (1930). Und das war die philosophische Analyse eines Ausschnittes aus der Vergangenheit. Der materiellen und organismischen Welt, in der gegenwärtig die Menschen leben, spürte er mit der die Naturwissenschaften und besonders die Biologie durchdringenden Arbeit über ‚Organismus und Freiheit' (deutsch 1973) nach. Und schließlich blickte er mit seiner Ethik der Verantwortung besorgt in die Zukunft. Doch so klar zwischen Vergangenheit, Gegenwart und Zukunft ausgerichtet erscheint Hans Jonas nur in seinem philosophischen Schaffen. Den Menschen Hans Jonas hat es dazwischen so arg gebeutelt, daß das konsequente Durchhalten seines im Rückblick so klaren Programms geradezu als ein Wunder erscheint, deswegen nämlich, weil er im 20. Jahrhundert – oder jedenfalls in dessen erstem Drittel – deutscher Jude war. Das zwang ihn zu einem Leben weit weg von seiner Heimat, auch lange Zeit weit weg von akademischer philosophischer Tätigkeit und in zwei Kriegen zum Soldatendasein.

Er hielt wenig davon, daß sich ein Philosoph in einer Biographie selbst darstelle. Doch war er im Freundeskreise ein hinreißender, unermüdlicher und mit seiner bis ins hohe Alter leicht rheinisch gefärbten Diktion liebenswerter Erzähler. Es ist das Verdienst seiner späten Münchner Freunde Rachel Salamander, dort Leiterin der ‚Literaturhandlung', und ihres Ehemannes Stephan Sattler, Hans Jonas dazu gebracht zu haben, ihnen auf Fragen nach seinem Leben zu antworten. Es geschah dies im Sommer 1989 innerhalb von zwei Wochen in je anderthalbstündigen Sitzungen im Hotel Biederstein am Englischen. Garten, wo sie 30 Tonbänder mit einem wie gedruckt gesprochenen Text aufnehmen konnten. Der Historiker Christian Wiese hat daraus und aus bisher unveröffentlichtem oder wenig zugänglichem Archivmaterial das vorliegende Buch ‚Erinnerungen' zu einem abgerundeten Lebensbild gestaltet, das als völlig authentisch angesehen werden darf. Die beiden Interviewer, wenn man sie überhaupt so nennen darf, kommen in Hans Jonas' Erzählen weder ausdrücklich zu Wort, noch läßt sich ihre Mitwirkung erkennen. Frau Salamander schreibt: ‚Unsere Fragen wurden überflüssig'.

Fragen des Lesers nach Literaturangaben und weiteren Zusammenhängen beantwortet der Herausgeber Christian Wiese in einem kenntnisreichen Nachwort und mit einer Fülle von Anmerkungen. Von ihm erscheint in Kürze Ausführlicheres dazu unter dem Titel ‚Zusammen Philosoph und Jude'.

HANNAH ARENDT UND MARTIN HEIDEGGER

Bewegend durchzieht das ganze Buch die während des Studiums in Marburg begonnene Freundschaft zwischen Hans Jonas und Hannah Arendt (und später die Freundschaft der Ehepaare Hans und Lore Jonas mit dem Ehepaar Hannah Arendt und Heinrich Blücher). Man hatte sich in Marburg als Studierende bei Martin Heidegger kennengelernt. Die intelligente und attraktive Hannah Arendt hatte Hans Jonas' Interesse erweckt, und es schien bereits eine auch durchaus erotische Liebesbeziehung der beiden zu beginnen. Doch dazu kam es nicht, vielmehr machte Hannah Arendt Hans Jonas keineswegs zu ihrem Geliebten, sondern zu ihrem Vertrauten (‚Confidant'), für den sie als Frau tabu war. Davon wird in diesen Erinnerungen erstmals berichtet, nicht einmal Lore Jonas habe bis dahin davon gewußt. Was war geschehen? Die junge Studentin berichtete ihrem völlig verblüfften Freund, daß ihr gemeinsamer Lehrer Heidegger bei einer abendlichen Sprechstunde plötzlich vor ihr niedergekniet sei. Sie habe dann seinen Kopf in ihre Hände genommen, und man habe sich geküßt. Es war das der Anfang des Liebesverhältnisses von Hannah Arendt mit Martin Heidegger.

Jahrzehnte später hat dann Hans Jonas ein Verhalten Heideggers in ganz anderem Zusammenhang (1933) hart verurteilt, nämlich ‚das Einschwenken des tiefsten Denkers seiner Zeit in den tosenden Gleichschritt der braunen Bataillone'. Das erschien ihm ‚als katastrophales Debakel der Philosophie, als welthistorische Blamage, als Bankrott philosophischen Denkens'. Jonas habe damals die Vorstellung gehegt, ‚vor so etwas sollte die Philosophie schützen, dagegen sollte sie den Geist feien'. Ja, er sei sogar überzeugt gewesen, ‚daß der Umgang mit den höchsten, wichtigsten Dingen den Geist eines Menschen adelt und auch die Seele besser macht'. – Vielleicht hätte Hans Jonas schon damals seinen Irrtum ahnen können, als der akademische Lehrer Heidegger mit seiner Studentin ein Verhältnis begann, wie es in seinem akademischen Lehren keinen Platz gehabt haben dürfte – allerdings gibt es ja auch umgekehrt Bilder von Philosophen, auf denen eine Frau reitet.

VON DER PHILOSOPHISCHEN BIOLOGIE ZUM PRINZIP VERANTWORTUNG

Detaillierte Einblicke in die Werkstatt des Philosophen gewinnt der Leser der Erinnerungen: Während des Zweiten Weltkrieges, an dem Hans Jonas als Artillerieoffizier in britischer Uniform teilnahm, erbat er sich von seiner Frau grundlegende naturwissenschaftliche Literatur ins Feld; die er in den langen Wartezeiten des militärischen Dienstes studierte. Lore Jonas erinnert sich an Charles Darwin, Aldous Huxley, John Haldane und vieles andere mehr. Aus dem Nachdenken darüber entstanden ‚Lehrbriefe an Lore Jonas', die zum Keim von Jonas' Philosophie über die Lebewesen, ihre Entstehung und schließlich die Transzendierung des Lebens im Menschen wurden. Bereits damals stellte er sich mit der Reflexion über das Sein der Natur, der Lebewesen und des Menschen die alte Frage neu, ob aus dem Sein auch Regeln für das Sollen ableitbar seien. Die Beschäftigung mit dem Sein ging über in die Frage nach dem Handeln in die Zukunft hinein und damit weiter zum ‚Prinzip Verantwortung', einem Versuch über die Ethik für die technische Zivilisation (Frankfurt 1979), der zu einem den Autor überraschenden Erfolg geführt hatte. Allerdings bedauert Jonas, daß er diesen Erfolg lediglich den ethischen Folgerungen seiner Philosophie verdanke, während diese selbst mit ihrer konsequenten Absage an das, was sich später im postmodernen Denken als Dekonstruktion der Wirklichkeit breitgemacht hat, kaum beachtet wurde.

AUFRUF ZUM BELLUM JUDAICUM GEGEN HITLER

Zu den in den Erinnerungen abgedruckten Archivalien gehört ein Text, den in diesen Tagen weltweiter Friedensaufrufe manch ängstlicher Pazifist geradezu als anstößigen Fremdkörper empfinden wird. Es handelt sich um einen seitenlangen, temperamentvollen, damals 1939 in Palästina von Hans Jonas in deutscher Sprache verfaßten Aufruf, in dem er die jüdischen Männer auffordert, sich zum Kriegsdienst gegen Deutschland zu melden: ‚Dies ist unsere Stunde, dies ist unser Krieg. Dies ist der Krieg, durch den allein das Übel wieder aus der Welt geschafft werden kann, ohne den es fortgewuchert wäre ohne Maß und Grenze, unsere Vernichtung in seiner Spur: darum ist es unser Krieg. [...] Gäbe es heute einen jüdischen Staat, er hätte der erste sein müssen, der jetzt im Gefolge Englands und Frankreichs dem Deutschland Hitlers den Krieg erklärte.' – Wer die Augen vor der ihm drohenden Katastrophe nicht mehr verschließen kann, denkt, schreibt und redet anders als der, dessen Angst vor dem Kriege größer ist als die vor der eigenen Vernichtung.

DIE FRAGE NACH GOTT

Als Hannah Arendt nach dem Eichmann-Prozeß mit ihrem Buch ‚Bruder Eichmann' die Banalität des Bösen vorstellte, kam es zwischen Hans Jonas und ihr zu einer tiefgehenden Entzweiung, von seiner Seite gar zu einer Aufkündigung der Freundschaft, die er ihr in aller Form durch Freunde erklären ließ. Kern der Auseinandersetzung war wohl, daß Hannah Arendt den Holocaust als Ausdruck des Gewöhnlichen im Menschen – und zwar in der sowohl wertfreien als auch abwertenden Bedeutung – ansah. Für Jonas war dagegen Auschwitz, wo man auch seine Mutter ermordet hatte, das Außergewöhnliche schlechthin, fast möchte man meinen, die abgründige Verkehrung und Enttäuschung der messianischen Erwartung des jüdischen Volkes, eine Singularität. Dieser Zwist wurde, auch nachdem mit Hilfe von Lore Jonas das freundschaftliche Verhältnis zu Hannah Arendt wieder aufgenommen worden war, in stillem Einverständnis zwischen den beiden nie mehr zum Thema.

Doch Hans Jonas führte dieses verschwiegene Problem 1987 über die Philosophie hinaus zu seiner ‚theologischen Spekulation', einer Theodizee unter dem Titel ‚Der Gottesbegriff nach Auschwitz' (in: ‚Gedanken über Gott', 1994), die er selbst als ‚Gestammel' bezeichnete. Doch glaubte er, die Frage ‚Wie stehst Du zu Gott?' nicht mehr zurückweisen zu können. Die philosophische Seinslehre dürfe doch zumindest einen Raum für ‚das Göttliche' offenlassen. So sagte es der theologisch spekulierende Philosoph. Doch eines Abends wurde nicht der Philosoph, sondern der Mensch Hans Jonas hic et nunc recht unverblümt mit der direkten Frage herausgefordert: ‚Glauben Sie an Gott?' Nach zunächst ratlosem Nachdenken habe er, so schreibt er, zu seiner eigenen Überraschung mit ‚Ja' geantwortet. Hannah Arendt, die dabei gewesen sei, habe ihn daraufhin fast erschrocken angesehen: ‚Wirklich?' Er habe daraufhin geantwortet: ‚Ja, letzten Endes ja. Was immer das bedeuten mag, die Antwort ‚Ja' kommt der Wahrheit näher als ‚Nein'.' Später habe Hannah Arendt zu ihm dann gesagt: ‚Ich habe nie an einem persönlichen Gott gezweifelt.' Er habe erwidert: ‚Aber Hannah, das wußte ich gar nicht! Und dann verstehe ich nicht, wieso du neulich an diesem Abend so befremdet reagiert hast.' Sie habe geantwortet: ,Ich war so erschüttert, das aus deinem Mund zu hören, weil ich das nie gedacht hätte.' Also, so schließt Hans Jonas diesen Bericht ab, ,hatten wir uns beide mit diesem Eingeständnis überrascht.'

War das nun ein Eingeständnis? Oder nicht vielmehr das verschämte Credo eines ungefaßten Glaubens, wie ihn so manche in ihrem Herzen mit sich herumtragen, unausgesprochen und auf Antwort und Bestätigung wartend?

In ihrem Vorwort spricht Frau Salamander von einem Stück Deutschland, ,das heute kaum mehr anzutreffen ist. Es war mit dem jüdischen Bildungsbürgertum der Vorkriegszeit auf der Flucht vor den Nazis ausgewandert, wenn nicht gar, wie geplant, vernichtet worden.' Auch der erneuten Beschäftigung mit diesem Bildungsbürgertum und mit den Menschen, in denen es lebte, mag die Lektüre von Hans Jonas' Erinnerungen dienen. Zum Kompensieren unserer zu kurzen Lebensspanne durch Teilhabe am Leben und Denken eines so nachdenklichen Zeitgenossen."

EDITORISCHER HINWEIS

Hans-Bernhard Wuermeling publizierte häufiger in der „Frankfurter Allgemeinen Zeitung" (FAZ) und in der „Tagespost" (TP). Ob dieser Beitrag dort erschienen ist, lässt sich nicht mit Sicherheit sagen. Die Zeitungsarchive sowie die Datenbanken „BELIT" des DRZE und die „ETHMED" (auch via LIVIVO) geben dazu keine Einträge oder Hinweise. Die Rechtschreibung wurde im Original belassen („daß" statt „dass" etc.).

LITERATUR

Ad Hoc Committee of the Harvard Medical School to Examine the Definition of Brain Death (1968): A definition of irreversible coma. Report of the Ad Hoc Committee of the Harvard Medical School to Examine the Definition of Brain Death. In: JAMA 205, 6 (1968), S. 337–340 (05.08.1968).

Baum, W. (2003): Gott nach Auschwitz. Reflexionen zum Theodizeeproblem im Anschluß an Hans Jonas. Paderborn u.a.

Bockenheimer-Lucius, G./Seidler, E. (Hrsg.) (1993): Hirntod und Schwangerschaft. Dokumentation einer Diskussionsveranstaltung der Akademie für Ethik in der Medizin zum Erlanger Fall. Baden-Baden.

Deutscher Ethikrat (2015): Hirntod und Entscheidung zur Organspende. Stellungnahme. 24.02.2015. Berlin.

Böhler, D. (Hrsg.) (1994): Ethik für die Zukunft. Im Diskurs mit Hans Jonas. München.

Böhler, D. (1998): Verantwortung, Dialog und Menschenwürde. In dubio pro vita quia semper pro responsabilitate. Hans-Jonas-Gedenkvorlesung. In: Frewer (1998), S. 17–56.

Böhler, D. (Hrsg.) (2005): Hans Jonas. Fatalismus wäre Todsünde. Gespräche über Ethik und Mitverantwortung im dritten Jahrtausend. Münster.

Böhler, D./Bongardt, M./Burckhart, H./Wiese, C./Zimmerli, W. (Hrsg.) (2010 ff): Hans Jonas. Kritische Gesamtausgabe. 5 Abteilungen mit 11 Bänden in 13 Teilbänden. Freiburg/Darmstadt.

Böhler, D./Brune, J. P. (Hrsg.) (2004): Orientierung und Verantwortung. Begegnungen und Auseinandersetzungen mit Hans Jonas. Würzburg.

Böhler, D./Neuberth, R. (in Verbindung mit I. Hoppe) (Hrsg.) (1992): Herausforderung Zukunftsverantwortung. Hans Jonas zu Ehren. Münster.

Börsenverein des Deutschen Buchhandels (Hrsg.) (1987): Friedenspreis des Deutschen Buchhandels 1987. Hans Jonas. Frankfurt/M.

Bongardt, M./Burckhart, H./Gordon, J.-S./Nielsen-Sikora, J. (Hrsg.) (2021): Hans Jonas-Handbuch. Leben – Werk – Wirkung. Stuttgart
Buddeberg, E. (2011): Verantwortung im Diskurs. Grundlinien einer rekonstruktiv-hermeneutischen Konzeption moralischer Verantwortung im Anschluss an Hans Jonas, Karl-Otto Apel und Emmanuel Lévinas. Berlin.
Eckart, W. U. (2013): Staudinger, Hansjürgen. In: Neue Deutsche Biographie (NDB), Band 25. Berlin, S. 86.
Evenari, M. (1990): Und die Wüste trage Frucht. Ein Lebensbericht. Gerlingen.
Frewer, A. (Hrsg.) (1998): Verantwortung für das Menschliche. Hans Jonas und die Ethik in der Medizin. Erlanger Studien zur Ethik in der Medizin, Band 6. Erlangen, Jena.
Frewer, A. (1999): Ethik und Geschichte der Todesfeststellung. In: Nachrichtenblatt der Deutschen Gesellschaft für Geschichte der Medizin 49, 1 (1999), S. 23–28.
Frewer, A. (2000): Medizin und Moral in Weimarer Republik und Nationalsozialismus. Die Zeitschrift „Ethik" unter Emil Abderhalden. Frankfurt/M., New York.
Frewer, A. (2009): Kommentar: Medizinethik/Klinische Ethikberatung. In: Jahrbuch Ethik in der Klinik 2 (2009), S. 231–238.
Gleichauf, I. (2021): Hannah Arendt und Karl Jaspers. Geschichte einer einzigartigen Freundschaft. Wien u.a.
Großmann, A. (Hrsg.) (2020): Rudolf Bultmann. Briefwechsel mit Hans Jonas 1928–1976. Mit einem Anhang anderer Zeugnisse. Tübingen.
Hackethal, J. (1988): Humanes Sterben. Mitleidstötung als Patientenrecht und Arztpflicht. Wissenschaftliche Untersuchung, Erfahrungen und Gedanken eines chirurgischen Patientenarztes. München.
Harms, K. (2003): Hannah Arendt und Hans Jonas. Grundlagen einer philosophischen Theologie der Weltverantwortung. Berlin.
Hintzen, H. (2012): Paul Raphaelson und Hans Jonas. Ein jüdischer Kapo und ein bewaffneter Philosoph im Holocaust. Köln.
Hoff, J./In der Schmitten, J. (Hrsg.) (1984): Wann ist der Mensch tot? Organverpflanzung und Hirntodkriterium. Reinbek bei Hamburg.
Jonas, H. (1934): Gnosis und spätantiker Geist. Erster Teil. Die mythologische Gnosis. Mit einer Einleitung zur Geschichte und Methodologie der Forschung. Göttingen (2, unveränderte Auflage 1954; 3., überarbeitete und erweiterte Auflage 1964).
Jonas, H. (1954): Gnosis und spätantiker Geist. Teil II, 1. Von der Mythologie zur mystischen Philosophie. Göttingen (2., überarbeitete Auflage 1966).
Jonas, H. (1963): Zwischen Nichts und Ewigkeit. Zur Lehre vom Menschen. Göttingen.
Jonas, H. (1966): The Phenomenon of Life. Toward a philosophical biology. New York.
Jonas, H. (1973): Organismus und Freiheit. Ansätze zu einer philosophischen Biologie. Göttingen.
Jonas, H. (1979): Das Prinzip Verantwortung. Versuch einer Ethik für die technologische Zivilisation. Frankfurt/M.
Jonas, H. (1981): Macht oder Ohnmacht der Subjektivität? Frankfurt/M.
Jonas, H. (1983): Ärztliche Kunst und menschliche Verantwortung. In: Renovatio. Zeitschrift für das interdisziplinäre Gespräch 39, 4 (1983), S. 229–237.
Jonas, H. (1984a): Der Gottesbegriff nach Auschwitz. Eine jüdische Stimme. Frankfurt/M.
Jonas, H. (1984b): Evolution und Freiheit. In: Scheidewege 13 (1983/84), S. 85–102.
Jonas, H. (1985): Das Recht zu sterben. In: Scheidewege 14 (1984/85), S. 7–27.
Jonas, H. (1987a): Technik, Medizin und Ethik. Zur Praxis des Prinzips Verantwortung. Frankfurt/M.
Jonas, H. (1987b): Technik, Freiheit und Pflicht. In: Börsenverein des Deutschen Buchhandels (1987), S. 33–46.
Jonas, H. (1988): Materie, Geist und Schöpfung. Kosmologischer Befund und kosmogonische Vermutung. Frankfurt/M.
Jonas, H. (1992): Philosophische Untersuchungen und metaphysische Vermutungen. Frankfurt/M.
Jonas, H. (1993a): Philosophie. Rückschau und Vorschau am Ende des Jahrhunderts. Frankfurt/M.
Jonas, H. (1993b): Dem bösen Ende näher. Gespräche über das Verhältnis des Menschen zur Natur. Frankfurt/M.
Jonas, H. (1994): Das Prinzip Leben. Frankfurt/M.

Jonas, H. (2003): Erinnerungen. Nach Gesprächen mit Rachel Salamander. Vorwort von Rachel Salamander. Geleitwort von Lore Jonas. Herausgegeben und mit einem Nachwort versehen von Christian Wiese. Frankfurt/M.
Jonas, H./Böhler, D. (Hrsg.) (2005): Fatalismus wäre Todsünde. Gespräche über Ethik und Mitverantwortung. Münster.
Jonas, H./Mieth, D. (1983): Was für morgen lebenswichtig ist. Unentdeckte Zukunftswerte. Freiburg i.Br.
Jonas, L. (1988): Mein Vater Siegfried Weiner (1886–1963). Erinnerungen an einen jüdischen Rechtsanwalt aus Regensburg. Regensburg.
Klee, E. (2007): Das Personenlexikon zum Dritten Reich. Wer war was vor und nach 1945. 2. Auflage. Frankfurt/M.
Marquard, O./Seidler, E./Staudinger, H. (Hrsg.) (1989): Medizinische Ethik und soziale Verantwortung. Ethik der Wissenschaften, Band 8. München.
Marquard, O./Staudinger, H. (Hrsg.) (1987): Anfang und Ende des menschlichen Lebens. Medizinethische Probleme. Ethik der Wissenschaften, Band 4. München.
Müller, W. E. (2003): Hans Jonas. Von der Gnosisforschung zur Verantwortungsethik. Stuttgart.
Müller, W. E. (2008): Hans Jonas. Philosoph der Verantwortung. Darmstadt.
Nielsen-Sikora, J. (2017): Hans Jonas. Für Freiheit und Verantwortung. Darmstadt.
Niggemeier, F. (2002): Pflicht zur Behutsamkeit? Hans Jonas‘ naturphilosophische Ethik für die technologische Zivilisation. Würzburg.
Poliwoda, S. (2005): Versorgung von Sein. Die philosophischen Grundlagen der Bioethik bei Hans Jonas. Hildesheim.
Schieder, T. (1998): Weltabenteuer Gottes. Die Gottesfrage bei Hans Jonas. 2. Auflage. Paderborn.
Schöne-Seifert, B. (1993): Der „Erlanger Fall“ im Rückblick: eine medizin-ethische Lektion? In: Ethik in der Medizin 5 (1993), S. 13–23.
Schröder, H. (2000): Julius Hackethal (1921–1997): Medizinkritiker und Propagator der „ärztlichen Sterbehilfe“. Diss med. Medizinische Hochschule, Hannover.
Schubert, J. (1998): Das „Prinzip Verantwortung“ als verfassungsstaatliches Rechtsprinzip. Rechtsphilosophische und verfassungsrechtliche Betrachtungen zur Verantwortungsethik von Hans Jonas. Baden-Baden.
Schwerdt, R. (1998): Eine Ethik für die Altenpflege. Ein transdisziplinärer Versuch aus der Auseinandersetzung mit Peter Singer, Hans Jonas und Martin Buber. Bern.
Seidel, R./Endruweit, M. (Hrsg.) (2007): Das Prinzip Zukunft. Im Dialog mit Hans Jonas. Stuttgart.
Seidel, R./Seidel, R. (1997): Hans Jonas. Mönchengladbach.
Sikora, J. (1999): Mit-Verantwortung. Hans Jonas, Vittorio Hösle und die Grundlagen normativer Pädagogik. Eitorf.
Spaemann, R. (1987): Laudatio. In: Börsenverein des Deutschen Buchhandels (1987), S. 17–32.
Staudinger, H. (1992): Freiheit und Verantwortung in der Wissenschaft. Reden und Aufsätze 1970–1990. Hrsg. von Gabriele Staudinger und Eduard Seidler. Paderborn u.a.
Wellmer, H.-K./Bockenheimer-Lucius, G. (Hrsg) (2000): Zum Umgang mit der Leiche in der Medizin/Handling of the human corpse in medicine. Research in legal medicine 23. Lübeck.
Wetz, F. J. (1994): Hans Jonas zur Einführung. Hamburg.
Wetz, F. J. (2005): Hans Jonas. Eine Einführung [Neuauflage]. Wiesbaden.
Wiese, C. (2003): Hans Jonas. Zusammen Philosoph und Jude. Frankfurt/M.
Wuermeling, H.-B. (1987): Gesetz und Recht zum ärztlichen Handeln bei Anfang und Ende des menschlichen Lebens. In: Marquard/Staudinger (1987), S. 101–108.
Wuermeling, H.-B. (1993): Rechtsmedizin. In: Bockenheimer-Lucius/Seidler (1993), S. 22–33.
Wuermeling, H.-B. (2000): Wann ist der Mensch tot? Der Sinn von „sicheren“ Todeskriterien. In: Wellmer/Bockenheimer-Lucius (2000), S. 35–39.
Wuermeling, H.-B. (2005): Die Meßkircher Mesnerbuben. Im Licht und in der Finsternis – Die Brüder Martin und Fritz Heidegger aus einer karnevalesken Sicht. In: Die Tagespost 51, 17 (2005) [ASZ, Rezension zum Werk von Zimmermann (2005)].
Wuermeling, H.-B. (2011): Der Hirntod als vernünftiges Zeichen des Todes der menschlichen Person. Zu Walter Schweidler: Gibt es eine moralische Pflicht zur Organspende? (ZfL 1/2011, S. 2 ff.). In: Zeitschrift für Lebensrecht 20, 2 (2011), S. 51–53.
Zimmerli, W. C. (2005): Technologie als „Kultur“. Hildesheim.
Zimmermann, H.-D. (2005): Martin und Fritz Heidegger. Philosophie und Fastnacht. München.

DIE ZEITSCHRIFT „ETHIK IN DER MEDIZIN" ERINNERUNGEN AN DIE GRÜNDUNGSPHASE

Gisela Bockenheimer-Lucius

Im März 1989 ist die erste Ausgabe der Zeitschrift Ethik in der Medizin erschienen. Ich habe die Zeitschrift 20 Jahre lang betreut, hatte also das große Glück, an der Entwicklung der Zeitschrift von Anfang an teilhaben und dadurch Zeitzeugin sein zu können. Dies ermöglicht mir einen sehr persönlichen Rückblick auf die Entstehungszeit und die ersten Jahre der Zeitschrift. Die wesentlich entscheidendere Rolle aber hatten die Schriftleiter, denen ich persönlich großen Dank schulde. Diese ersten, inzwischen leider verstorbenen Schriftleiter waren Prof. Dr. Felix Anschütz (1920–2014), Internist, Kardiologe, ehemaliger Direktor der Medizinischen Klinik I am Klinikum Darmstadt, Prof. Dr. Dietrich Ritschl (1929–2018), schweizerischer evangelisch-reformierter Theologe und Hochschullehrer für Systematische Theologie in Heidelberg, und Prof. Dr. Eduard Seidler (1929–2020), Kinderarzt, Medizinhistoriker und Direktor des Instituts für Geschichte der Medizin in Freiburg i. Brg.

Die Zahl der Wegbegleiter, die ich in den ersten 20 Jahren während meiner aktiven Arbeit an der Zeitschrift erlebt habe, ist natürlich sehr lang und hat für mich zu beeindruckenden Begegnungen und zu einigen sehr herzlichen Freundschaften geführt. Die Zeitschrift verdankt ihre Gründung zweifellos vielen Impulsen und Ermutigungen, aber für die Gründungsphase möchte ich noch zwei, mir besonders wichtige Namen nennen: Udo Schlaudraff und Toni Graf-Baumann. Udo Schlaudraff, damals Klinikpfarrer am Universitätsklinikum in Göttingen und Studienleiter an der Evangelischen Akademie Loccum, soll stellvertretend für die Arbeitsgemeinschaft für medizinische Ethik stehen, einem Zusammenschluss der Leiter der Evangelischen Akademien. Vor allem an den Evangelischen Akademien – „als Agenturen der Vermittlung zwischen Expertenwissen und gesellschaftlicher Rezeption und immer engagiert für die Diskursfähigkeit unserer Gesellschaft"[1] – gehörten Veranstaltungen zur Medizinethik zunehmend zum Angebot.[2] Prof. Dr. Toni Graf-Baumann war in diesen Jahren wissenschaftlicher Leiter der Abteilung Klinische Literatur beim Springer Verlag in Heidelberg, hat bei Veranstaltungen im Kreis um Udo Schlaudraff teilgenommen und dort beharrlich darauf hingewiesen,

1 Schlaudraff (2006), S. 294.

2 Vgl. Becher (1979). Das Tagungsthema „Medizinische Ethik in der evangelischen Theologie" von Walter Becher und Karl-Martin Schönhals an der Evangelischen Akademie in Arnoldshain war ein wegweisender Auftakt. Ich persönlich erinnere mich auch an intensive Diskussionen um Fragen der Pränataldiagnostik an der Forschungsstätte der Evangelischen Studiengemeinschaft in Heidelberg (FEST) ab den späten 1970er Jahren, wo ich u.a. Frau Prof. Dr. Traute Schröder-Kurth und Herrn Prof. Jürgen Hübner kennenlernte. Beide haben viele Jahre lang die Arbeit der Akademie für Ethik in der Medizin und der Zeitschrift Ethik in der Medizin intensiv begleitet.

dass ein Publikationsorgan eine Vereinigung als Träger braucht.[3] So ist es der Initiative von Udo Schlaudraff entscheidend zu verdanken, dass 1986 die Akademie für Ethik in der Medizin gegründet wurde, und Toni Graf-Baumann hat dazu beigetragen, dass die neue Zeitschrift in das Programm des renommierten Springer Verlags aufgenommen wurde. Davon wird später noch zu berichten sein.

Ich bin keine Historikerin und biete keine wissenschaftlich fundierte Analyse und Dokumentation. Ich werde nur aus meiner ganz individuellen Erinnerung von den Anfängen der Zeitschrift berichten. Erinnerungen sind aber nicht nur sehr subjektiv, erfahrungsgemäß verändern sie sich auch. Erinnern ist ein kreativer Prozess, und es kommt darauf an, woran man sich erinnert (oder erinnern will). Möglicherweise sind jedoch gerade meine so subjektiven Erinnerungen für die damaligen Weggefährten Anregung, dem je eigenen Bild nachzuhängen und die alten Hefte wieder zur Hand zu nehmen.

ZUM HINTERGRUND DER ENTSTEHUNG DER ZEITSCHRIFT ETHIK IN DER MEDIZIN – VORLÄUFER

Die Zeitschrift Ethik in der Medizin war bei weitem nicht das erste Publikationsorgan, das sich mit moralischen Herausforderungen in der Medizin befasste. Das New Yorker Hastings Center (gegründet 1969) hatte beispielsweise mit dem „Hastings Center Report" bereits seit 1971 ein Journal, das Londoner Institute of Medical Ethics mit dem „Journal of Medical Ethics" seit 1975 ein Publikationsorgan, das sich dem breiten Feld „Bioethics" widmete, und das australische „Monash Bioethics Review" bestand seit 1981.[4] Aber auch im deutschsprachigen Raum gab es Vorläufer.[5] Frewer berichtet ausführlich von der weltweit ersten Zeitschrift zur Ethik in der Medizin mit dem Titel „Ethik. Sexual- und Gesellschaftsethik" unter der Leitung von Emil Abderhalden.[6] Ebenso griffen die Beiträge der Zeitschrift „Arzt und Christ" seit den 1950er Jahren moralische Fragen in der Medizin auf, und diese Zeitschrift besteht – ab 1993 unter dem Namen „Zeitschrift für medizinische Ethik" – seit über 60 Jahren! Ethische Fragen am Lebensbeginn und in der Reproduktionsmedizin, aber auch zu den Rechten des Patienten standen seit 1955 regelmäßig auf der Themenliste.[7] Der damalige Herausgeber von „Arzt und Christ", der

3 Schlaudraff (2006), S. 295.

4 Leu (2016), S. 13–14 nennt weitere relevante englischsprachige Zeitschriften, die hier nicht alle aufgeführt werden sollen.

5 Ich kann an dieser Stelle nicht detailliert auf einzelne Autoren eingehen, die aus der ersten Hälfte des 20. Jahrhunderts genannt werden müssten. Ich erinnere mich aber sehr gut daran, dass wir 1989/1990 vor allem lange mit dem Berliner Kollegen Prof. Dr. Arne Kollwitz in Verbindung standen, der sich intensiv mit Albert Moll beschäftigt hat, dessen Buch von 1902 nach wie vor verfügbar ist. Ich werde noch mehrfach anmerken müssen, dass wir über zwei Jahrzehnte hinweg mit dem Raum geizen mussten, den wir für Originalarbeiten und die verschiedenen Rubriken zur Verfügung hatten und manchen Beitrag ausschließen mussten. Um jedoch gleichermaßen die Bedeutung der Vorläufer-Diskussion als auch den Neubeginn ca. ab 1970 verständlich zu machen, ist es mir wichtig, u.a. auf die Arbeiten von Maehle (2001) und Mattulat (2007) hinzuweisen, die sich mit den Werken von Vorläufern auseinandergesetzt haben.

6 Frewer (2005).

7 Vgl. ausführlich die historisch bedeutsame Wirkung der Zeitschrift, die Leu (2016) dargestellt hat.

leider auch bereits 2001 verstorbene Dr. Wolfgang Müller-Hartburg gehörte von Anbeginn in den Kreis der Gründungsmitglieder der AEM.

Ich möchte aber noch auf frühe regelmäßige Essays ohne formale Vorgaben hinweisen, die gezielt die Mitglieder der verfassten Ärzteschaft dazu aufgefordert haben, sich mit den diskutierten Themen zu befassen. Die Bezirksärztekammer Nord-Württemberg hatte sich in den 1970er Jahren den z.T. hoch kontrovers diskutierten kritischen Anfragen an die Medizin gewidmet.[8] Aus der Zusammenarbeit mit Eduard Seidler entwickelten sich bereits ab 1977 kontinuierlich die Finanzierung einer medizinethischen Bibliothek am Institut für Geschichte der Medizin in Freiburg, deren Aufbau Franz-Josef Illhardt organisierte, und ab 1981 die Herausgabe einer vierseitigen Beilage „Medizinische Ethik", die im Ärzteblatt Baden-Württemberg eingeheftet war. Sie stellt mit den genannten deutschsprachigen Zeitschriften die älteste Publikationsreihe zum Thema dar.[9] Ich war zu diesem Zeitpunkt durch Eduard Seidler an der Medizinischen Fakultät promoviert worden und konnte mit seiner Unterstützung die Herausgabe übernehmen. Viele Mitglieder der später gegründeten AEM haben mit einem Artikel zum Erfolg beigetragen. Hans-Bernhard Wuermeling, der erste Präsident der Akademie für Ethik in der Medizin, war zum Beispiel im Laufe der ersten zwanzig Jahre dreimal Autor mit Beiträgen zu AIDS, zum anenzephalen Neugeborenen und zur Frage von Töten und Sterbenlassen. Das Ärzteblatt Baden-Württemberg hat den Schwerpunkt Ethik in der Medizin in Form vierteljährlicher Beiträge bis heute beibehalten! Seit Ende 1999 liegt die Herausgabe bei Urban Wiesing, Georg Marckmann und Hans-Jörg Ehni in Tübingen. Meine Erfahrungen mit der Vermittlung von Medizinethik und dem Anwerben von Autoren und Autorinnen haben dazu geführt, dass mir ab 1988 die Vorarbeiten und ab Januar 1999 die Redaktion der neugegründeten Zeitschrift „Ethik in der Medizin" anvertraut wurden.

Ältere deutschsprachige Publikationen zur Medizinethik sind zweifellos historisch interessant, und es ist Andreas Frewer mit Blick auf die Zeitschrift „Ethik" zu danken, dass er diese „fruchtbare Quellengrundlage"[10] für Medizingeschichte und Medizinethik umfangreich aufgearbeitet hat. Auch die detaillierte Darstellung der Zeitschrift „Arzt und Christ" durch Martin Leu zeigt, dass die Befassung mit moralischen Fragen in Medizin und Pflege ihre Anfänge in Deutschland nicht erst in den 1970er Jahren unter dem Einfluss der Debatte in den USA hatte. Leu hat Recht, wenn er darauf aufmerksam macht, dass „... dieses frühe Kapitel der Geschichte der Medizinethik bisher kaum beachtet [...]"[11] wurde. „Arzt und Christ" erschien ab 1955, also fast 15 Jahre vor den ersten englischsprachigen Zeitschriften. Diese höchst unterschiedlichen Publikationen verbindet aber trotz des gemeinsamen Ziels der Vermittlung medizinethischer Fragen ein jeweils von vorneherein eng umschriebenes Anliegen. Emil Abderhalden hatte der Zeitschrift „Ethik" eine dezidiert biologisch fundierte Moraltheorie zugrunde gelegt und mit den Prinzipien „Gemeinnutz geht vor Eigennutz" und „Eugenik als höchste Ethik" eine Vorreiterrolle

8 Bemerkenswert ist die Publikation der Bezirksärztekammer Nordwürttemberg von 1977 zur 100-Jahrfeier der Württembergischen Ärztekammern, die eine Diskussion der Thesen von Ivan Illich zur „Enteignung der Gesundheit – Medical Nemesis" wiedergibt. Wie ganz anders dürfte die Diskussion heute, fast 45 Jahre später, verlaufen.

9 Vgl. Wiesing et al. (2003), Vorwort.

10 Frewer (2005), S. 255.

11 Leu (2016), S. 2.

für die Prinzipien und Verbrechen des Nationalsozialismus geliefert.[12] Die Zeitschrift „Arzt und Christ" wandte sich in erster Linie an christliche Ärzte und an Theologen, vor allem an Krankenseelsorger, und fühlte sich dem christlichen Ethos verpflichtet. Bei den Autoren überwiegen Moral- und Pastoraltheologen sowie praktisch tätige Priester, und im Beirat waren ausnahmslos römisch-katholische Theologen vertreten, was die moraltheologische Argumentationsweise prägte.[13] Die Beiträge der Beilage „Medizinische Ethik" im Ärzteblatt Baden-Württemberg von 1981 bis 2003 hat Urban Wiesing in einem Sammelband zusammengeführt.[14] Im Vorwort schreibt er dazu, dass die Artikel Gelegenheit bieten, „die Entwicklung der Ethik-Diskussion im deutschen Sprachraum exemplarisch nachzuverfolgen." Und er fügt mit Recht an: „Sie waren bewusst darauf angelegt, die Elemente und den Stand der jeweiligen Diskussion den praktizierenden Ärztinnen und Ärzten nahezubringen." Die hier zweifellos stark verkürzte Wiedergabe der Zielsetzung der drei erwähnten Publikationen offenbart aber die fehlende Offenheit für die interdisziplinäre, interprofessionelle Bioethik-Debatte mit aller Pluralität der Wertvorstellungen und Begründungen. Jedoch genau diese Offenheit gehörte seit den Vorbereitungen zur Gründung einer Zeitschrift ab 1987/88 zum Programm. Ethik in der Medizin stellt damit einen Neuanfang dar.

ZUM HINTERGRUND DER ENTSTEHUNG DER ZEITSCHRIFT HERAUSFORDERUNGEN DER MEDIZINETHIK

Die Befassung mit ethischen Fragen in der Medizin war also nicht völlig neu. Es stellt sich daher die Frage, warum die jüngere Beschäftigung mit moralischen Fragen in Medizin und Pflege zu einem solch enormen Aufbruch in der öffentlichen Debatte geführt hat, dass die Fülle der Publikationen den Eindruck einer „Modeerscheinung Ethik" hervorgerufen hat. Es scheinen mir vor allem zwei Entwicklungen zu sein, die zu einem erheblichen gesellschaftlichen Umbruch beigetragen haben. Einerseits gab es nach dem Zweiten Weltkrieg rasante Fortschritte und Erfolge in der modernen Medizin – herausragende Beispiele sind die Transplantations- und die Reproduktionsmedizin. Auch konnte vor allem Leben, das noch in den 1950er Jahren aufgegeben werden musste, nun erhalten werden, was am Lebensanfang wie am Lebensende nicht selten dramatische Entscheidungsprobleme über Lebenserhalt oder Sterbenlassen hervorgerufen hat. Andererseits haben Autonomiebestrebungen dazu geführt, dass das Handeln in Medizin und Pflege in einer zuvor nie dagewesenen Weise kritisch hinterfragt wurde.[15] Seit den 1960er Jahren wurde in der Medizin ebenso wie in der Krankenpflege zunehmend bewusst, dass die Komplexität

12 Frewer (2005), S. 256. In der Zeitschrift konnten wir 2006 in Band 18 (S. 238–250) den Beitrag von Martin Mattulat und Andreas Frewer zur Person von Georg B. Gruber aufnehmen, der auf bedrückende Weise die Abhängigkeit und Beeinflussbarkeit der Medizinethik von staatspolitischen und gesellschaftspolitischen Interessen vor Augen führt. Vgl. Mattulat/Frewer (2006).

13 Leu (2016), S. 157–158.

14 Wiesing (2003).

15 Zweifellos lassen sich viele weitere heftige Herausforderungen moralischer Art benennen: beispielsweise die Möglichkeiten der Pränataldiagnostik und die Debatte um eine neue Eugenik, die intensive Beschäftigung mit den Fragen von Sterben und Tod, die vor allem von Cicely Saunders (1918–2005) und ihrer Gründung des St. Christopher's Hospice vorangetrieben

der anstehenden Entscheidungssituationen moralische Fragen aufwirft, deren Beantwortung nicht mehr mit den eingefahrenen, in der Regel berufsspezifischen Urteilen zu leisten ist. Nicht zuletzt hat auch die Pluralität der Wertvorstellungen in der Gesellschaft wie in den Professionen immer häufiger zu Kontroversen geführt. Spannungen führten dazu, dass sowohl Ärzte und Ärztinnen wie auch Pflegende mit der Einsicht konfrontiert wurden, dass ihre persönlichen Wertvorstellungen und Entscheidungen nicht nur von außen durch fachfremde, sondern nicht selten auch von den eigenen Kollegen und Kolleginnen in Frage gestellt wurden. Da aber Ethik in Medizin und Pflege als angewandte Ethik ganz praktisch auf Handeln zielt, verlangten konflikthafte Situationen einerseits nach Sensibilität sowie Diskurs- und Entscheidungsfähigkeit, wie andererseits auch nach gewissenhafter und vor allem begründeter Rechtfertigung des Handelns.

Es ist allerdings nicht zu übersehen, dass die Ethik-Diskussion in den USA wesentlich weiter vorangeschritten war als in Deutschland. Das Phänomen einer deutlichen Hemmschwelle bei der deutschen Diskussion beschäftigt in dieser ersten Phase viele Autoren und Autorinnen. Seidler nennt zwei typische Ursachen für Skepsis und Abwehr: zum einen die unmittelbar nach dem Krieg bekannt gewordenen Details über die Programme der Erbgesundheits- und Rassenpflege, der Sterilisations- und Euthanasieaktionen und der Experimente am Menschen, die einen Verdrängungsschub hervorriefen, der die Auseinandersetzung mit dem Geschehenen verhinderte. Zum anderen war eine erhebliche Sensibilität für Dammbruchgefahren bei der Wahrnehmung der medizinischen Fortschritte erkennbar: „Es scheint eine Besonderheit des historischen Erbes in Deutschland zu sein, dass der freie Diskurs über Werte zurücktritt zugunsten einer Vordringlichkeit von Folgeabschätzungen bzw. der Angst vor Missbrauch.“[16] Bettina Schöne-Seifert und Klaus-Peter Rippe konstatieren diese Abwehrhaltung im Rahmen der hochemotionalen „Singer-Debatte“: „With their acute and horrified awareness of the Nazi crimes, German critics understandably feel they have a special duty to warn of empirical slippery slope.“[17] Sie sehen dieses Problem generell in der deutschen Gesellschaft, aber auch in der Philosophie:

> „After the atrocities of National Socialist Germany, the imposition of a far-reaching taboo upon the two complex issues of euthanasia and eugenics (to which central questions of modem medical ethics are related) seemed a matter of course to many Germans. Probably a reactive ‚restoration of value orientations‘ after the period of Nazi crimes, as well as the preoccupation of post-Kantian ethics with abstract problems of justification rooted in the history of German philosophy, contributed to the several years‘ delay in the ‚normative turn‘ to Anglo-American ethics in Germany.“[18]

In gewisser Weise atemberaubend ist der Tagungsbericht in Ethik in der Medizin von Udo Schlaudraff über die Konferenz „The Meaning of the Holocaust for Bioethics“, die im Mai 1989 in den USA stattfand.[19]

wurde, oder auch auf der Basis der Helsinki-Deklaration (1964) die Forderung nach Überprüfung von Transparenz und Kontrollierbarkeit der Forschung am Menschen, die durch die neu entstandenen Ethikkommissionen seit Anfang der 1980er Jahre gewährleistet werden sollte.

16 Seidler (1996), S. 182. Der Buchtitel „Die Verführung durch das Machbare“ (Koslowski et al.), ist ca. zwischen 1970 und 2000 typisch für den Beginn der Auseinandersetzung mit moralischen Herausforderungen der Gegenwart.

17 Schöne-Seifert/Rippe (1991), S. 22.

18 Ebd., S. 24.

19 Schlaudraff (1990), S. 47–48.

Im Rahmen meiner Ausführungen können und müssen die Probleme und Facetten dieser Zurückhaltung nicht ausführlicher dargelegt werden. Sie gehören aber wesentlich zum Kontext in der Anfangszeit der Zeitschrift „Ethik in der Medizin".

ZUM KONZEPT EINER PUBLIKATION – FRAGEN IN DER GRÜNDUNGSPHASE

In der Gründungsphase der Zeitschrift standen jedoch zunächst ganz praktische Fragen an, die teilweise recht umfangreich diskutiert wurden.

1. Welche Form eines Publikationsorgans ist zu bevorzugen? Die Vorschläge der Akademiemitglieder betrafen Formate wie ein Jahrbuch, eine vierteljährlich oder monatlich erscheinende Zeitschrift oder eine Beilage in fachspezifischen Zeitschriften. Die Wahl fiel rasch auf die Herausgabe einer Zeitschrift. Die Vorteile einer Zeitschrift lagen und liegen in der Möglichkeit, Interessenten interdisziplinär und multiprofessionell rascher und häufiger für ein letztlich doch unbekanntes Thema zu erreichen und darüber hinaus akut auftretende Probleme mit entsprechenden Rubriken aktuell aufgreifen zu können. Einigkeit bestand darin, eine Zeitschrift in regelmäßigen Perioden, nämlich vierteljährlich, erscheinen zu lassen und angesichts einer lebhaften und raschen Entwicklung der Debatten zugleich die Aktualität nicht zu vernachlässigen. Wie groß die Diskrepanz im Selbstverständnis wie im Außenverständnis der Akademie für Ethik in der Medizin und ihrer Zeitschrift zwischen dem Jahr 1989 und heute ist, zeigt sich im Editorial zu Band 1, Heft 1, dessen erster Satz lautet: „Diese Zeitschrift ist kein Fachorgan im engeren Sinne."[20] Heute gilt die Akademie für Ethik in der Medizin e.V. als interdisziplinäre und interprofessionelle Fachgesellschaft für Medizinethik, deren Ziel es u.a. ist, „für die Interessen des Faches Medizinethik einzutreten",[21] und die Zeitschrift erfüllt die Kriterien einer Fachzeitschrift, die den Forschungsstand der Medizin- und Pflegeethik wiedergibt und zur Diskussion stellt. Die Darstellung der Zeitschrift im Impressum des Springer-Verlags hat sich jedoch seit Heft 1 Jahrgang 1 bis zum Heft 3 des aktuellen Jahrgangs 33 nicht verändert.

2. Einen weiteren Diskussionspunkt stellte die Frage nach der Sprache der Originalarbeiten dar: Englisch oder Deutsch? Einige jüngere Wissenschaftler, nicht zuletzt aus der Medizin, plädierten heftig für Englisch. Ich denke nach wie vor, dass es damals eine gute Entscheidung war, die Zeitschrift als deutschsprachiges Organ zu entwickeln. Es war ein sehr mühsamer Prozess, die Ethikdebatte mit ihren spezifischen Begriffen in die Medizin einzuführen, und trotz berechtigter Forderungen nach Konkurrenzfähigkeit in einer internationalen wissenschaftlichen Auseinandersetzung musste dies mit der Chance verbunden werden, die erhoffte Leserschaft sprachlich zu erreichen. Ein obligatorisches Abstract (zunächst noch als gegliedertes Summary) war ein immerhin ein erster Anschluss an die internationale Bioethik-Diskussion. Trotzdem war es viele Jahre hindurch erkennbar, dass englischsprachige Bioethikpublikationen die Beiträge einer deutschsprachigen Zeitschrift nicht wahrnahmen. Die internationale Diskussion wurde dennoch von Anbeginn nicht vernachlässigt. Bereits im ersten Heft der neuen Zeitschrift hat Franz-Josef Illhardt

20 Anschütz et al. (1989), S. 1.
21 Homepage der AEM.

herausragende Themen aus den USA vorgestellt, in Bezug zur deutschen Debatte gestellt und diskutiert, u.a. ethische Probleme des traditionellen Drogenentzugs[22] und der brisanten Frage nach der Organentnahme von anencephalen Kindern.[23] In Heft 2 des zweiten Bandes konnte Anna-Theresa Helminger in einer Originalarbeit die auch in Frankreich brisante Debatte um die Reproduktionsmedizin untersuchen.[24] Weitere Berichte aus europäischen Staaten sind im Laufe der Jahre gefolgt. Ich hatte die Redaktion und koordinierende Schriftleitung der Zeitschrift bis Ende 2008 inne und habe mit großer Freude erlebt, dass Ethik in der Medizin just zu diesem Zeitpunkt erstmals einen Impact Factor erhielt. Und heute freut es mich, dass Thomas Schramme als Schriftleiter auch englischsprachige Beiträge aufnehmen konnte. Dennoch glaube ich, dass die Aufmerksamkeit für die Diskussionen im europäischen Ausland immer wieder eingefordert werden muss.

3. Ich erinnere mich noch recht gut an die Debatte innerhalb der Gründungsgruppe der Akademie für Ethik in der Medizin um die Auswahl möglicher Beiträge für eine Zeitschrift zur Ethik in der Medizin. Einerseits bestand der Wunsch, vor allem auch Aufsätze aus dem Kreis der ärztlichen Kollegen zu gewinnen und die vereinzelten Beiträge zum Thema aus verschiedenen klinischen Blättern in einer Zeitschrift zu vereinen, die sich speziell der Analyse der auftauchenden ethischen Fragen widmet. Andererseits kamen nicht nur von Seiten der Theoretiker, sondern auch von Akademie-Mitgliedern aus der Medizin Bedenken zur Sprache, ob diese Beiträge der Qualität einer Ethik-Zeitschrift entsprächen. In der Folge zog sich diese zum Teil kritische, zum Teil skeptische Betrachtung der Beiträge durch die ersten Jahre hindurch. Viele der eingereichten Manuskripte waren stark gesinnungsethisch, nicht selten dezidiert moralisierend geprägt. Einige ärztliche Kollegen sahen die Chance, durch die Zeitschrift ihre persönlichen moralischen Vorgaben für den Umgang mit menschlichem Leben und mit dem Patienten festzuhalten. Das Abwägen von Argumenten gehörte nicht zur Auseinandersetzung. Die Frage eines zweifellos kompetenten Kollegen, wann die Beiträge endlich besser würden, war daher anfangs auch nur damit zu beantworten, dass wir leider noch keine besseren Manuskripte bekommen haben. Das soll nun nicht heißen, dass nicht auch ausgezeichnete Texte publiziert werden konnten – im Gegenteil, wie ich noch zeigen kann. Es belegt aber, dass den Autoren und Autorinnen aus allen Disziplinen auch die Gelegenheit gegeben werden musste, sich auf dem neuen Parkett zu bewegen und zu bewähren.

Allerdings war es für die Herausgeber jahrelang sehr belastend, dass angesichts eines chronischen Platzmangels und enormen Manuskripte-Staus eine Publikation nach Annahme einer Originalarbeit oft bis zu einem Jahr dauerte. Die Erweiterung des Angebots durch eine online first-Ausgabe bietet inzwischen gar nicht hoch genug zu schätzende Vorteile. Damit ist nicht nur eine wesentlich schnellere Publikation möglich, sondern inzwischen sind die Artikel seit 1997 abrufbar, und es gibt 88 open access-Artikel. Ich seufze beim Gedanken, wie sehr wir uns das gewünscht hätten!

4. Auch die Frage „Printform oder online?“ wurde anfangs bei den Jahrestagungen der Akademie für Ethik in der Medizin lebhaft diskutiert, ebenfalls wieder

22 Illhardt (1989), S. 29–30.
23 Ebd., S. 31–32.
24 Helminger (1990).

im Zusammenhang mit der Frage, wie eine moderne, den Anforderungen der Leserschaft genügende Zeitschrift aussehen sollte. Für die Print-Ausgabe waren letztlich die Lesegewohnheiten der meisten Argumentierenden überzeugend, die gerne ein Heft in der Hand haben und nicht vor dem Bildschirm lesen wollten. Es war zu dieser Zeit auch noch nicht üblich, Originalarbeiten problemlos aus dem Internet herunterzuladen und als pdf-Datei ausdrucken zu können. Ich denke, dass es sehr gute Gründe gibt, die Zeitschrift auch heute noch als gedrucktes Heft repräsentieren zu können.

5. Schließlich durfte der Name der Zeitschrift nicht unterschätzt werden. Ich erinnere mich nicht mehr an die Einzelheiten der Diskussion – abgesehen davon, dass in verschiedenen Zusammenhängen die Grundsatzfrage „medizinische Ethik" oder „Medizinethik" oder „Ethik in der Medizin" noch jahrelang immer wieder einmal erörtert wurde, und der Begriff nach wie vor unterschiedlich gebraucht wird. Im Juli 1986 wurde anlässlich eines Vorbereitungstreffens in Freiburg der Name der Akademie beschlossen. Bezüglich der Zeitschrift zitiere ich an dieser Stelle Udo Schlaudraff, der bereits dem Protokoll des Loccumer Treffens von 1985 die Namensgebung entnimmt: „Den entscheidenden Anstoß hat wahrscheinlich Hermann Pohlmeier gegeben, der inzwischen verstorbene Inhaber des Lehrstuhls für Medizinpsychologie in Göttingen. Als bei der Schlussdiskussion der Moderator um Stellungnahmen zu dem Vorschlag bittet, eine deutschsprachige Zeitschrift für medizinethische Fragen zu gründen, meldet er sich als erster zu Wort und sagt ‚Ich halte die Idee für gut. Nach dem Lernprozess dieser Tage würde ich jetzt sagen, „Ethik in der Medizin" wäre ein geeigneter Titel. Untertitel „Zeitschrift für Studierende und Ärzte".'[25] Damit war auf jeden Fall der Name der Zeitschrift geboren, der Untertitel wurde angesichts der angestrebten, unverzichtbaren Interdisziplinarität nicht weiter verfolgt.

6. Zu den Qualitätsmerkmalen der Zeitschrift gehörte es von Anfang an, dass ein Peer Review mit zwei Gutachtern durchgeführt wurde (und wird). Auch damit waren Herausforderungen verbunden. Ich erinnere mich daran, dass in den 20 Jahren meiner Arbeit zweimal ein Gutachter die Begutachtung abgelehnt hat mit der Feststellung, der vorliegenden Arbeit aufgrund seiner persönlichen Überzeugungen, seiner Wertvorstellungen, nicht gerecht werden zu können. Dies ist einerseits eine sehr anzuerkennende Fairness der Gutachter, zeigt aber zugleich, dass selbstverständlich auch eine kritisch und redlich argumentierende Originalarbeit nicht jeden Leser, jede Leserin überzeugen kann. Es ist nicht oft passiert, dass beide Gutachter einem Manuskript ohne Einwände und ohne größere Änderungswünsche zugestimmt haben. Aber auch die Gutachten waren – man möge mir die Feststellung nachsehen – qualitativ sehr unterschiedlich gut. Natürlich bedeutete jede Bitte um ein Gutachten für den betreffenden Kollegen oder die Kollegin erhebliche Arbeit. Aber die Möglichkeiten für die Überarbeitung eines Manuskripts und den Erfolg einer Arbeit waren und sind zu einem großen Teil von den Hinweisen der Gutachter und Gutachterinnen abhängig. Als Fazit ist jedenfalls festzuhalten, dass Marcus Düwell, auch er war einige Jahre Schriftleiter, ausdrücklich hervorhebt, dass das

25 Pohlmeier (1987), S. 141.

Peer-Review-Verfahren der Zeitschrift alle international akzeptierten Standards erfüllt. „Ich kenne viele englisch-sprachige Journals, die weniger sorgfältig reviewen."[26]

7. Nur vage angesprochen wurde beim Konzept der Zeitschrift die Herausgabe von Themenheften. Zunächst war nicht abzusehen, wie sich der Eingang der Manuskripte gestalten würde. Ich muss gestehen, dass mein Interesse an Themenheften nur gering war, weil mich der immer wieder hervorzuhebende Platzmangel in die unangenehme Situation gebracht hat, den zumeist jungen Autoren und Autorinnen eine weitere Verzögerung der Publikation mitteilen zu müssen. Andererseits waren wir bemüht, die Hefte interessant und abwechslungsreich zu gestalten, und der Wunsch nach Themenheften tauchte immer häufiger auf. Im Laufe der Jahre konnten wir dann doch einige Themenhefte realisieren, zum Beispiel zu Unterrichtsmodellen zur Ethik in der Medizin und in den Heilberufen,[27] zur Medizinethik in den Medien,[28] zur Gerechtigkeit im Gesundheitswesen bei knapper werdenden Ressourcen[29] und zur Sondenernährung am Lebensende.[30] Vor allem konnten wir einige Jahrestagungen der AEM mit ihren Beiträgen dokumentieren – was jeweils aber zu Lasten der Originalarbeiten „im Stau" ging.

Zwei Supplemente (zu Band 10 und Band 11) waren einfacher zu realisieren, haben aber bezüglich der Sponsoren interne Diskussionen hervorgerufen. Als ganz besondere Attraktion empfinde ich es bis heute, dass wir ab 2002 jeweils den Beitrag publizieren konnten, der (erstmals 2001) mit dem Nachwuchspreis der Akademie für Ethik in der Medizin ausgezeichnet wurde.

DURCHHALTEN WAR ANGESAGT!

Das erste Jahrzehnt war geprägt von der Notwendigkeit, durchzuhalten. Das war den Mitgliedern der Akademie nicht immer einfach zu vermitteln. Der bereits erwähnte unmittelbare Kontakt von Toni Graf-Baumann zum Springer Verlag ermöglichte nicht nur die Publikation in einem sehr renommierten Verlag, sondern sicherte zugleich eine umfangreiche Werbung für die neue Zeitschrift. Graf-Baumann war später (1992–1996) auch Präsident der Deutschen Gesellschaft für Medizinrecht und hatte zur Zeit der Akademie-Gründung bereits umfangreiche interdisziplinäre Kontakte zu potentiellen Interessenten und Förderern der Medizinethik. Für den Springer Verlag war die Zeitschrift Ethik in der Medizin allerdings trotz allen Wohlwollens ein Publikationsorgan unter vielen. Für einen Verlag gehörte es (und gehört es noch heute) zu den Selbstverständlichkeiten, dass eine Zeitschrift auf dem Markt auftaucht und bei Unwirtschaftlichkeit auch rasch wieder vom Markt verschwindet. Und die Zeitschrift Ethik in der Medizin war nun einmal

26 Düwell (2011), S. 34. – Die Akademie für Ethik in der Medizin hat den internationalen Austausch, vor allem dank des unermüdlichen Einsatzes der Geschäftsführerin, Stella Reiter-Theil, intensiv gepflegt (u.v.a. anlässlich der Jahrestagung 1992 zu „Teaching and Training in Medical Ethics" in Bad Segeberg), was der Zeitschrift auch zugutekam.

27 Siehe 1994, Bd. 6, Heft 2. Dieses erste Themenheft, das Stella Reiter-Theil und ich gemeinsam herausgeben konnten, stellt in zehn verschiedenen Modellen Ethik-Lehrangebote in der Erwachsenenbildung, im Medizinstudium und in medizinischen Fachbereichen vor.

28 Siehe 2000, Bd. 12, Heft 2.

29 Siehe 2000, Bd. 13, Heft 1.

30 Siehe 2004, Bd. 16, Heft 3

unwirtschaftlich und lieferte rote Zahlen. Wie Entscheidungsprozesse innerhalb der Hierarchie des Verlags abgelaufen sind, weiß ich nicht. Aber es war natürlich erkennbar, dass der oder die jeweils für uns zuständige Chefredakteur oder Chefredakteurin unter dem Druck der wirtschaftlichen Vorgaben der Verlagsleitung standen. Für die Chefredakteure/Chefredakteurinnen waren entsprechend auch die Inhalte der Hefte wichtig, mit dem Ziel, die Leser zu erreichen und die Zahl der Abonnenten zu erhöhen. Dabei haben wir einerseits erlebt, dass der Inhalt der Zeitschrift als „Esoterik" bezeichnet wurde, und andererseits gab es ganz persönliches Engagement, finanzielle Ressourcen zu finden. Jedenfalls hat der Springer Verlag wohl eine „moralische" Verpflichtung empfunden, die Zeitschrift am Leben zu erhalten, was ihm durchaus hoch anzurechnen ist.

Für den Verlag war es wichtig, dass die Zeitschrift in den großen Bibliotheken vorhanden ist. Das Ziel, eine nennenswerte Zahl an ärztlichen Abonnenten zu gewinnen, dürfte wohl auch heute noch in weiter Ferne sei.[31] Die Verknüpfung der Mitgliedschaft in der Akademie für Ethik in der Medizin mit dem Abonnement der Zeitschrift war für den Springer Verlag allerdings Ausdruck der selbstverständlichen Solidarität der Akademie-Mitglieder mit ihrem Publikationsorgan. Für die Mitglieder gab es jedoch durchaus Ambivalenzen, unterstrichen mit dem Argument, dass man die Freiheit haben müsse, die Zeitschriften auszuwählen, die man abonnieren wolle. Ganz pragmatisch betrachtet, kam hinzu, dass der Mitgliedsbeitrag über die Akademie für Ethik in der Medizin eingezogen wurde und wird, so dass damals das Budget der Akademie fast vollständig für die Abonnements aufgewendet werden musste. Für die Mitglieder der Akademie für Ethik in der Medizin war es auch völlig unstrittig, dass die Zeitschrift kein Werbeträger – beispielsweise für die Pharmaindustrie – sein durfte. Für den Verlag bedeutete dies, dass ausschließlich Werbung für die Zeitschrift selbst oder für Literatur anderer Verlage zur Medizinethik möglich war. Inzwischen kann der Springer Verlag es sich leisten, in der Zeitschrift Ethik in der Medizin nur noch für seine eigenen Publikationen zu werben. Wie sehr sich die Situation verändert hat, lässt sich u.a. mit dem Wachsen der Akademie erklären. Heute hat die Akademie für Ethik in der Medizin e.V. knapp über 1.000 Mitglieder, das sind ca. 400 Mitglieder mehr als zum Zeitpunkt des 25jährigen Jubiläums, und im Vergleich zur Gründungsphase liegt die Zahl der Mitgliederzahl ungefähr um das vierzigfache höher.[32]

Zur Geschichte der Zeitschrift gehört auch, dass die Akademie für Ethik in der Medizin selbst um eine sichere finanzielle Basis kämpfen musste. Trotz des Engagements des Stifterverbandes, der die Startphase finanziell unterstützte, erinnert sich der Präsident Hans-Konrat Wellmer an höchst anstrengende und zeitaufwändige Jahre mit der Bemühung, die Akademie finanziell auf sichere Füße zu stellen. Schließlich konnte die Akademie für Ethik in der Medizin e.V. im Jahr 1997 nach

31 Nach der aktuellen Statistik der Bundesärztekammer für das Jahr 2019 liegt die Zahl der gemeldeten berufstätigen Ärzte bei 402 119, wobei 6% der Ärzte nicht in der Patientenversorgung tätig sind.

32 Vgl. zur Entwicklung der Mitgliederzahl von 1986–2010 die Darstellung in der Broschüre der AEM anlässlich des 25jährigen Jubiläums (2011), S. 12–13.

harten Verhandlungen die Anerkennung als An-Institut an der Medizinischen Fakultät der Georg-August-Universität Göttingen erlangen.[33] Eine finanzielle Belastung der Akademie durch die Zeitschrift wollten wir entsprechend in diesen schwierigen Jahren unbedingt vermeiden.

Zu ergänzen ist aber, dass wir von Seiten der Schriftleitung dem Springer-Verlag entgegenkommen konnten. Ich bin glücklich darüber, dass es mir gelungen ist oder dass ich zumindest dazu beitragen konnte, dass die Zeitschrift in einer kritischen Phase weitergeführt werden konnte. Angesichts der unverändert unwirtschaftlichen Situation haben wir uns darauf geeinigt, dass ich für einige Jahre die Herstellung der Zeitschrift, d.h. den Schriftsatz und das Layout, übernommen und die Hefte zu Hause am Computer zusammengestellt habe. Trotz aller Bedenken, dass im Ergebnis eine „bessere Schüler-Zeitung“ dabei entstehen könnte, hat tatsächlich niemand meine „Heimarbeit“ erkannt, und die Qualität der Zeitschrift hat nicht gelitten. Ich persönlich war nur bekümmert, dass ich am Computer anders als ein Schriftsetzer die Abstände der Buchstaben nicht variieren und damit keinen Einfluss auf die Länge der Texte nehmen konnte – angesichts des chronischen Platzmangels war das ein Jammer.

UNSERE LESER UND LESERINNEN UND KONKRETE HERAUSFORDERUNGEN

Für Schriftleitung und Redaktion standen trotz der geschilderten Hürden in erster Linie inhaltliche Fragen zur Gestaltung der Zeitschrift im Vordergrund. Die Interdisziplinarität, die in den Themen zum Ausdruck kam, erforderte zugleich die Bemühung um eine gemeinsame Sprache. Wie weit und in welcher Form mussten den jeweiligen Laien Begriffe und Sachverhalte verstehbar gemacht werden? Die komplexen und oft schwierigen medizinischen, rechtlichen und philosophischen Details der Beiträge haben sicherlich gleichermaßen Lesern und Leserinnen aus der Medizin wie aus der Philosophie oder dem Recht viel Konzentration und Nachforschen zugemutet. Wir mussten auch berücksichtigen, dass schon der Unterschied der Begriffe Moral und Ethik nicht selbstverständlich bekannt war. In den ersten vier Jahrgängen haben wir versucht, mithilfe eines Glossars von Dietrich Ritschl viele Begriffsdefinitionen anzubieten. Wie weit ein Glossar hilfreich und effizient war, möchte ich nicht beurteilen; Johannes Meran hat sich 1999 die Wiederaufnahme des Glossars gewünscht.[34] Wir haben diese Rubrik aus ganz pragmatischen Gründen wegen des dringend benötigten Platzes geopfert. Hinzu kam auch, dass Begriffe in verschiedenen Beiträgen aufgegriffen und definiert wurden, z.B. erklärt Ludwig Siep ausführlich und leicht verständlich „Was ist Ethik, was ethisch?“[35]

Besondere Schwierigkeiten brachte das Theorie-Praxis-Problem mit sich,[36] das vor allem über Beiträge aus der Philosophie Eingang in die Ethikdiskussion fand: Welche Theorie(n) ist (sind) der Praxis angemessen? Mit Hilfe welcher Theorie ist eine gute Praxis zu gewährleisten? Auch in der heute längst professionalisierten

33 Wellmer (2006), S. 302 ff.
34 Meran (1999), S. 67.
35 Siep (1991), S. 178 ff.
36 Das Theorie-Praxis-Problem muss wohl immer wieder überprüft werden. Vgl. dazu die bemerkenswerten Stellungnahmen in den neueren Beiträgen bei Jox et al. (2016).

Debatte muss immer wieder darauf hingewiesen werden, dass Ethik – und folglich auch Medizin- und Pflegeethik – einen Teilbereich der Philosophie bildet. Die theoretische Analyse von Begriffen, Entscheidungs- und Handlungsmodellen bis hin zu normativen Fragen ärztlichen und pflegerischen Handelns fordert jedoch den praktizierenden Arzt, die Ärztin ebenso wie die Pflegenden in ihrer eigenen alltäglichen Betroffenheit und Erfahrungswelt zwangsläufig nicht selten zum Widerspruch heraus. Zugleich wird deutlich, dass die vermeintlich einheitliche Position eines ärztlichen oder pflegerischen Selbstverständnisses ein Trugschluss ist und dass das eigene Urteil gegenüber kontroversen Ansichten der Kollegen oder gar Berufsfremder argumentativ gerechtfertigt werden muss.

Theorie-Praxis-Probleme betreffen also auch die Akzeptanz der Theorie durch die Praxis. Für die Medizinethik musste – wie Stella Reiter-Theil es ausgedrückt hat – „solide Überzeugungsarbeit geleistet werden".[37] Dies war in den ersten Jahren eine Gratwanderung, die keineswegs immer und für alle Leser und Leserinnen zufriedenstellend bewerkstelligt wurde. Etwas zugespitzt hieß das: Manches Mal wurde ein Beitrag genau in dem Augenblick spannend, in dem wir damit rechnen mussten, dass ein Großteil der Leser und Leserinnen, die wir erreichen wollten, das Lesen abbrechen würde. Zu beachten war ja auch das zwangsläufig unterschiedliche Leserverhalten: ein junger Philosoph konnte sich am Vormittag konzentriert mit einem Text befassen, ein junger Arzt musste abends entscheiden, ob er sich einem fachmedizinischen Journal widmet oder einen medizinethischen Aufsatz nachzuvollziehen sucht. Ich möchte nicht missverstanden werden: Selbstverständlich gab und gibt es viele Kollegen und Kolleginnen, die beide Aspekte, den spezifischen ihres Fachbereichs und den übergreifenden der ethischen Debatte mit Aufmerksamkeit verfolgten und verfolgen. Darin erweist sich m. E. zu einem erheblichen Teil der Erfolg der Akademie für Ethik in der Medizin. Aber wir wussten genau, dass wir sozusagen „interdisziplinär" gegen ganz unterschiedliche Widerstände angehen und dennoch unbeirrt vorangehen mussten. Klaus Steigleder hat 2006 dazu einige Überlegungen angestellt, die auf die damalige Situation zutreffen, die mir aber nach wie vor bedenkenswert erscheinen. Er stellt fest, dass von Anfang an „zumindest eine Ambivalenz gegenüber einer normativen Medizinethik seitens der Kliniker und medizinischen Forscher"[38] bestand:

> „Einerseits waren die Problemstellungen unübersehbar, galt es eine zunehmend kritische Öffentlichkeit zu beruhigen und ging es auch darum, sich nicht länger Entwicklungen zu verschließen, die vor allem im englisch-sprachigen Ausland schon weit gediehen waren. Andererseits wurden Störungen der eingespielten Abläufe und Autoritätsstrukturen befürchtet. […] Die Medizinethik soll vielleicht ein paar Leitplanken markieren, sie soll aber die Entwicklung nicht aufhalten und den Betrieb nicht stören."[39]

Steigleder beklagt zugleich, dass die Anforderungen an und die Notwendigkeit von normativer Medizinethik unterschätzt und vernachlässigt werden.

> „Wenn die eigentliche Aufgabe der Medizinethik in dem Bemühen um Wissen und Erkenntnis besteht, dann gilt es, dieses Bemühen umfassend zu organisieren. Es kann nicht einfach ein

37 25 Jahre Akademie für Ethik in der Medizin e.V. (2011), S. 22.
38 Steigleder (2006), S. 311.
39 Ebd.

> paar zerstreuten, an den medizinethischen Fragen Interessierten überlassen bleiben, sich dieser Aufgabe anzunehmen."[40]

Steigleder folgert:

> „Die Zukunft der Medizinethik wird nach meinem Dafürhalten entscheidend davon abhängen, dass die Medizinethik als ein normatives Unternehmen begriffen wird, als ein Unternehmen, in dem es um Erkenntnis und Wissen geht und als ein Unternehmen, in dem philosophische Kompetenz völlig unverzichtbar ist. […] Medizinethik wird diese Zukunft nur haben können, wenn die Medizinethik in der Lage ist, tatsächlich Einsichten zu vermitteln, die über das hinausgehen, was sich die in der Medizin Tätigen und mit Medizin Befassten selbst immer schon dachten und ohne weiteres denken könnten."[41]

Diese sehr anspruchsvollen und auch provokativen Forderungen sind m.E. ebenso substanziell wichtig wie anfechtbar. Die Zeitschrift war und ist nämlich nicht nur das Forum für eine hochwertige wissenschaftliche Streitkultur. Ihr muss die Vermittlung des Wissens an diejenigen gelingen, die sich dieses Wissen aneignen wollen (und sollen) und dies vor allem im Alltag in ihrem Handeln umsetzen wollen. Gelingt dies nicht, so bleibt das Bemühen um Erkenntnis und Wissen letztlich erfolglos. Marcus Düwell hebt übrigens auch 2011 noch die Schwierigkeit des Austauschs zwischen Medizin und Philosophie hervor, nämlich „für Mediziner interessant und zugänglich zu sein und zugleich für professionelle Medizinethiker wissenschaftliches Niveau zu bieten."[42] Er unterstreicht zwei Aspekte, die von Seiten der Philosophie Hindernisse darstellen:

> „Einerseits tun sich Philosophen nach wie vor schwer mit einem dauerhaften Engagement in einem praktisch orientierten Kontext. Andererseits müssen sie sich gegen die latente Unterstellung behaupten, philosophische Grundlagendebatten seien für die Praxis nicht wirklich hilfreich."[43]

Wir haben den Spagat in der Zeitschrift sicherlich mal besser, mal schlechter zustande bekommen. Die Herausforderungen aber bleiben …

RUBRIKEN UND RÜCKMELDUNGEN

Ethik in der Medizin war einige Jahre lang das Sammelbecken für Aufsätze aus der Medizinethik und mit Verzögerung auch aus der Pflegeethik. Inzwischen ist es – m.E. glücklicherweise – seit vielen Jahren gelungen, parallel auch in medizinischen und juristischen Fachzeitschriften und Pflegefachzeitschriften mit aktuellen Beiträgen zur Ethik interdisziplinär einen großen Leserkreis zu erreichen. Damit lässt sich Aufmerksamkeit auch bei den von ethischen Problemen Betroffenen wecken, die sich nicht im Fach Ethik in der Medizin und Pflege/Bioethik professionalisiert haben.

Verschiedene Rubriken (Fall und Kommentare; Tagungsberichte; Rezensionen; Aktuelles) haben von Anfang an dazu gedient, die Grundlage für Aktualität und durchaus auch für Praxisnähe zu schaffen. Ich glaube, anders als unsere Leser und Leserinnen habe ich die Rubriken „Tagungsberichte" und „Rezensionen" mit

40 Ebd., S. 312.
41 Ebd., S. 314.
42 Düwell (2011), S. 35.
43 Ebd.

Neugier und bevorzugt gelesen. Damit konnten wir einerseits in sehr vielen Ausgaben den Kontakt zur internationalen Szene herstellen und zugleich ein wenig Streitkultur vorstellen. Mir war allerdings immer bewusst, wie beliebig die Auswahl von Tagungen wie Neuerscheinungen von Ethik-Literatur war, denn ich war meistens darauf angewiesen, dass mir Beiträge zugesandt wurden. Dafür ist in erster Linie den ganz jungen Autoren und Autorinnen zu danken, die sich der Mühe des Schreibens gestellt haben.

Was mir unter den Rubriken immer gefehlt hat, war ein Leserforum, das nur gelegentlich und nicht grundsätzlich eingerichtet werden konnte. Wir hatten tatsächlich wenige Rückmeldungen und haben uns deshalb 1999 beim 10jährigen Bestehen dazu entschlossen, exemplarisch acht ausgewählte Leser (darunter eine Leserin)[44] um Antworten, kritische Einschätzungen und Anregungen zu bitten.[45]

FRAGEN AN UNSERE LESER[46]

1. Als die Zeitschrift „Ethik in der Medizin" vor zehn Jahren ihre Arbeit aufnahm, war der Titel Programm. Die Probleme der Ethik in der Medizin sollten sowohl aus der Fachperspektive des Ethikers als auch aus der Sichtweise der praktisch Tätigen zur Diskussion gestellt werden. „Ethik in der Medizin" sollte u.a. heißen, dass die Ethik nicht der Medizin von außen übergestülpt, sondern nur im Dialog aller Beteiligten entwickelt werden sollte. Ist dieses Programm umgesetzt worden? Kommt die Perspektive des Praktikers Ihrer Meinung nach hinreichend zur Geltung?

2. Die Rubrik „Fall und Kommentare" mit der Darstellung eines klinischen Falls und Stellungnahmen aus unterschiedlichen Professionen sollte in besonderer Weise dazu beitragen, zwischen Theorie und Praxis zu vermitteln. Wie schätzen Sie die Falldiskussionen ein?

3. Ethische Fragen sind naturgemäß mit starken Emotionen besetzt. Sachliche Argumentationen und distanziertes Abwägen von Gründen und Gegengründen fallen in moralischen Fragen besonders schwer, sind aber andererseits umso dringender erfordert. Halten Sie das Verhältnis von eher „argumentativen" und eher „engagierten" Beiträgen für ausgewogen?

Die Kommentare konnten unsere Schwierigkeiten natürlich nicht lösen, haben aber für uns aufschlussreiche Aspekte angesprochen. Mein Bedürfnis nach Rückmeldungen beispielsweise sowie nach Austausch und Dialog der Leser und Leserinnen untereinander war möglicherweise über vierteljährliche Publikationen von vornherein nicht zu decken. Johannes Meran hat es wohl auf den Punkt gebracht, wenn er die Frage nach den Adressaten gestellt und darauf hingewiesen hat, dass die Ärzteschaft wohl nur über ein Medium wie das Deutsche Ärzteblatt erreichbar sein dürfte. „Wenn es die fortgeschrittenen Ethiker sind [...], dann müssen auch die Beiträge entsprechend niveauvoll und spezialisiert sein. Die Zeitschrift wäre dann

44 Wir haben tatsächlich sieben männliche Leser und nur eine Leserin um Kommentare gebeten, eine Auswahl, die heute bei aller Wertschätzung der männlichen Leser so sicherlich nicht mehr erfolgen würde.

45 Schriftleitung und Redaktion 11:63.

46 Ebd., S. 64.

eine wissenschaftliche Fachzeitschrift…" Er bezweifelt, dass eine Zeitschrift tatsächlich „dialogfähig" sein kann, die zugleich professionelles Fachniveau und Allgemeinverständlichkeit erreichen muss und zudem nur quartalsweise erscheint. Das offensichtlich wichtige Thema „Dialog" greifen alle Kommentatoren zumeist kritisch und mit Blick auf den Erfolg skeptisch auf. Michael Quante ändert allerdings die Perspektive und schreibt zum Stichwort „Dialog":

> „Dies kann aber ohne die Bereitschaft aller Seiten, die Zeitschrift als ein solches Dialogforum auch wirklich zu nutzen, nicht geschehen. Daher kann, wer den fehlenden oder nur rudimentär entwickelten Dialog beklagt, nicht die Herausgeber oder die Redaktion, sondern allein diejenigen kritisieren, die einen solchen Dialog wünschen, ohne bereit zu sein, ‚zur Feder' zu greifen und ihn auch wirklich zu führen."

Nun, dieser Appell betraf natürlich nicht unsere bereitwilligen Kommentatoren, war aber für uns erneut ein Ansporn, die Kontakte zu potenziellen Interessenten intensiv zu pflegen. Grundsätzlich wird insgesamt die Streitkultur vermisst, was Marcus Düwell auch 2011 noch äußert.[47]

Eine fast immer auffallend positive Resonanz zeigen die Fallberichte, die auch nicht selten im Unterricht eingesetzt werden. „Fall und Kommentare" war überhaupt die Rubrik, zu der wir in Gesprächen immer wieder ein lebhaftes Feedback bekamen. Ich selbst hätte mir aber gerade bei den so beliebten Fallberichten oftmals eine durchaus denkbare Kontroverse gewünscht. Mir erscheinen die Kommentare trotz der unterschiedlichen Blickwinkel im Ergebnis damals wie heute zumeist recht einmütig. Selbstverständlich gibt es sehr spannende Ausnahmen, beispielsweise zur Fallberichtsfrage: „Welcher Wille zählt? Der im Voraus verfügte oder der aktuell gelebte?"[48] In jüngster Zeit beschäftigt mich der so eindrucksvolle und aufrüttelnde Beitrag von Sophia Andorno, und hier wäre – so glaube ich – tatsächlich eine kontroverse Debatte sinnvoll.[49] Ich weiß aber auch, wie schwierig es ist, Kontroversen zu gestalten.

Die dritte unserer Fragen an unsere ausgewählte Leserschaft hat mich beim jetzigen Lesen irritiert, und ich erinnere mich leider nicht mehr daran, warum wir die Bezeichnung „engagierte" Beiträge als Gegensatz zu den „argumentativen" Beiträgen gewählt haben. Gemeint war die eine oder andere besonders emotional und weniger reflektiert geschriebene Originalarbeit. Eckard Nagel empfiehlt bei mangelnder Ausgewogenheit eine Kommentierung durch Schriftleitung und Redaktion,[50] und Johannes Meran, der vor allem zu einer Streitkultur durch kontroverse Standpunkte auffordert, schreibt:

> „Mir persönlich gefallen Hefte am besten, die thematisch gebündelt unterschiedliche Positionen zum gleichen Thema darstellen. Diese Hefte erfordern aber einen enormen redaktionellen Einsatz und ein Editorial, das die kontroversen Positionen vorstellt, vielleicht sogar analysiert."[51]

Dass „argumentativ" vs. „engagiert" nicht den Gegensatz bildet, worum es bei der Problematik geht, illustriert Michael Quante präzise:

47 Düwell (2011), S. 34.
48 Ethik in der Medizin (2017), S. 149–151.
49 Andorno (2021), S. 117–120.
50 Nagel (1999), S. 69.
51 Meran (1999), S. 67.

> „Vielleicht stimmt es, dass manchmal vor lauter Engagement (oder Betroffenheit) das Argument verloren geht. In einer wissenschaftlich ausgerichteten Zeitschrift aber wird derartiges wohl kaum seinen Publikationsort finden. […] Umgekehrt folgt ja aus der argumentativen Verfasstheit eines Beitrags weder, dass man den Argumenten unwidersprochen folgen muss, noch gilt, dass man auf argumentative Weise nicht eine partikulare Perspektive stark machen kann. Vor allem aber gilt m.E. nicht, dass sich eine argumentative Ausrichtung und Engagement ausschließen. […] Allerdings darf dabei nicht vergessen werden, dass Emotionen allein, so wichtig sie auch für die Ethik sind, keine Argumente sind. […] Vor allem aber sollten die kritischen Leser auch hierbei nicht vergessen, dass weder die Herausgeber noch die Redaktion die möglicherweise gewünschten Beiträge selbst schreiben können. Es gibt keinen gelingenden engagiert sachlichen Dialog, außer man führt ihn.“[52]

Fazit: Nach zehn Jahren gab es viel Kritisches und viel Ermutigendes. Ganz zentral war die Forderung von Paul-Werner Schreiner, die zunehmenden Aktivitäten der Pflege stärker in den Dialog einzubeziehen.[53] Der Hinweis war berechtigt, allerdings ist es angesichts der heutigen Debatte um die Situation von Pflege und die gravierenden Belastungen für Pflegende bemerkenswert, dass Paul-Werner Schreiner schon in Band 4 der Zeitschrift, 1994, in seiner Originalarbeit auf die Ursachen und die Probleme hingewiesen hat, die bis heute nicht bewältigt sind.[54]

Wir haben uns die Kommentare zu Herzen genommen, und ich finde sie heute noch lesenswert und bedenkenswert. Dennoch glaube ich, dass erst die erfreulichen Entwicklungen in den späteren Jahren, zum Beispiel deutliche Zunahme der Abonnenten, größerer Umfang der Hefte, online first-Publikation, Impact Factor und vor allem Professionalisierung der Ethik-Debatte zu den erkennbaren Verbesserungen geführt haben.

Beim Durchblättern vieler Hefte ist mir aufgefallen, dass es uns trotz aller Einschränkungen erstaunlich gut gelungen ist, Aktualität zu erreichen. Die Rubrik Aktuelles hat nicht nur über aktuelle Ereignisse informiert, sondern unterschiedliche Aspekte der Auseinandersetzungen des Öfteren auch kommentiert. Mal punktuell, mal ausführlich haben wir mit dieser Rubrik, aber auch unter vielen anderen Überschriften auf aktuelle hitzige Debatten aufmerksam gemacht und uns bemüht, einer fairen Streitkultur gerecht zu werden. Das betraf beispielsweise Peter Singers Aussagen zu schwerstbehinderten Neugeborenen und Euthanasie,[55] den Umgang mit der Leiche in der Medizin,[56] das Urteil des Bundesverfassungsgerichts in Sachen „Kind als Schaden“,[57] Babyklappe und Anonyme Geburt,[58] die Frage der Trennung Siamesischer Zwillinge,[59] die Beihilfe zum Suizid bei psychisch Kranken[60] oder In-vitro-Kultur menschlicher Embryonen[61] und Forschungsklonen.[62] Schließlich

52 Quante (1999), S. 70–71.
53 Schreiner (1999), S. 75.
54 Schreiner (1994), S. 72–78.
55 Koch (1990), S. 118–128; Schultheiss (1994), S. 133–142.
56 Taupitz (1994), S. 38–42.
57 Wuermeling (1998), S. 112–113.
58 Bockenheimer-Lucius (2002), S. 20–27.
59 Bockenheimer-Lucius (2000) S. 223–226.
60 Bahro/Strnad (2000), S. 275–261.
61 Körner (2003), S. 68–73.
62 Birnbacher (2006) S. 189–191.

konnten wir parallel zur gesellschaftlichen Diskussion umfangreich und differenziert die Themen Selbstbestimmung am Lebensende,[63] die Bedeutung von Patientenverfügungen und deren Verbindlichkeit[64] sowie auch die Entwürfe der Bundesärztekammer zur Sterbebegleitung[65] verfolgen. Drei Themen möchte ich aber hervorheben, weil sie mir aus unterschiedlichen Gründen richtungsweisend erscheinen.

(1.) Der „Erlanger Fall“ – Hirntod und Schwangerschaft: Das Ereignis um die verunglückte Marion P., die Diagnose ihres Hirntods und den Erhalt ihrer Schwangerschaft mit dem Ziel, das Überleben des Kindes zu sichern, war im Oktober/November 1992 nicht das erste, das als skandalträchtig und hoch emotional wochenlang in allen Medien diskutiert wurde. Auch für die Zeitschrift Ethik in der Medizin war dies in ihrer Frühphase nicht die erste thematische Herausforderung. Aber kein Ereignis hat – wie es im Editorial des ersten Hefts von 1993 heißt – „so eindrücklich die Bedeutung ethischer Entscheidungen in der Medizin zum Bewusstsein gebracht…“,[66] und m. E. ist es trotz der Heftigkeit und oftmals sehr aggressiven Kontroverse erstmals gelungen, zeitnah die vielfältigen Perspektiven und Argumente zusammenzutragen. Ich betone das deshalb, weil eine Stellungnahme im Namen „der“ Akademie für Ethik in der Medizin damals aufgrund der Interdisziplinarität, eines noch vorhandenen Misstrauens und der politischen und gesellschaftlichen Bedeutung nicht vorstellbar war. Daher wurde im Dezember 1992 in einer Diskussionsveranstaltung unter dem Thema „Hirntod und Schwangerschaft“ Raum für eine Analyse der Probleme gegeben.[67] In der Zeitschrift konnten wir die Referate geladener Experten publizieren.[68] Vor allem aber beschreibt die Originalarbeit von Bettina Schöne-Seifert im Rückblick auf den „Erlanger Fall“[69] sehr differenziert, welche Interessen des Kindes, der Mutter, der Angehörigen, der Ärzte und Pflegekräfte und der Gesellschaft zu erwägen sind. Die Erlanger Entscheidung setzt nach ihren Überlegungen voraus, dass „ein Lebensrecht des Ungeborenen von uns vergleichbare Anstrengungen zur Rettung seines Lebens verlangt wie etwa bei einem vom Tod bedrohten Kind“.[70] Diese Prämisse ist für sie aber nicht gegeben. Wie immer man das „Erlanger Baby“ in Erinnerung behält und die Entscheidung unter ethischen Aspekten beurteilt: Die Zeitschrift konnte jedenfalls auch in den Anfängen und erstmals beweisen, dass sie relevant und aktuell an Diskussionen teilnehmen kann.

(2.) Ethikberatung in der Medizin: In Deutschland haben Stella Reiter-Theil und Franz Josef Illhardt frühzeitig die Bedeutung von Ethikberatung erkannt. Beide hatten Erfahrungen mit Ethik-Konsilen in der Klinik gesammelt und initiierten 1998 das erste deutsche Experten-Kolloquium, um eine systematische Auseinandersetzung mit den Möglichkeiten in diesem Bereich Klinischer Ethik in Gang zu setzen.[71] Daraus entwickelten sie 1999 ein Themenheft, das sowohl exemplarisch

63 Vgl. u.a. Kreß (2004), S. 291–297; May (2004) S. 152–158; Sahm (2004), S. 133–147.
64 Bockenheimer-Lucius (2003), S. 302–306; Merkel (2004), S. 298–307; May (2005), S.152–158.
65 Wuermeling (1997), S. 91–99; Bobbert/Werner (1997), S. 209–219.
66 Bockenheimer-Lucius/Seidler (1993), S. 1.
67 Ebd., S. 1–2.
68 Vgl. Ethik in der Medizin (1993), S. 24–41.
69 Schöne-Seifert (1993), S. 13–23.
70 Ebd., S. 22.
71 Reiter-Theil/Illhardt (1999), S. 219.

Modelle von Ethikberatung vorstellt als auch die Schwierigkeiten angesichts unterschiedlicher Zugangsweisen und der Notwendigkeit einer Qualitätskontrolle betont. Auch wenn Ethikberatung inzwischen den Anschluss an die internationale Entwicklung erreicht hat und in der Klinik, im ambulanten Bereich, in Einrichtungen der Altenpflege und für Menschen mit unterschiedlichen Bedürfnissen nach Unterstützung „etabliert" ist, so bleiben doch Stolpersteine, die Stella Reiter-Theil und Franz Josef Illhardt vor über 20 Jahren für die Arbeit u.a. formuliert haben:

– Die Unterscheidung und Kombination ethischer und psychosozialer Fragen in der praktischen Ethik-Beratung,
– die angemessene Positionierung rechtlicher Informationen,
– die Gewährleistung der fachlichen Kompetenz der Ethik-Berater
– und die praktische Implementierung zum Nutzen der praktisch Tätigen.[72]

(3.) Lehrziele „Medizinethik im Medizinstudium": Im April 2002 wurde der Querschnittbereich „Geschichte, Theorie, Ethik der Medizin" (GTE), obligatorisch und mit Leistungsnachweis in die Approbationsordnung für das Medizinstudium eingeführt. Eine Arbeitsgruppe in der Akademie für Ethik in der Medizin hat unter der Federführung von Nikola Biller-Andorno, Gerald Neitzke, Andreas Frewer und Claudia Wiesemann im selben Jahr einen Lehrziel-Entwurf für Medizinethik im Medizinstudium, der sich dezidiert auf die Entwicklung von Zielen beschränkt, den Mitgliedern und dem Vorstand vorgelegt. Die Mitglieder haben den Entwurf im Oktober angenommen, der Vorstand hat den Text im Dezember verabschiedet und eine Empfehlung für den Unterricht ausgesprochen.[73] Diese Initiative ist sehr hoch einzuschätzen, da das von Anfang an bestehende Ziel der Akademie, eine Beraterrolle zu übernehmen, umgesetzt werden konnte, und mit den Lehrzielen ganz wesentlich Einfluss auf die Inhalte des Ethik-Unterrichts genommen werden konnte.

STREIT UND KONSENS

Ich habe beim Erzählen den Begriff „Gründungsphase" recht weit gefasst. Man möge mir dies nachsehen. Aber zumindest die ersten zehn Jahre waren für mich und m. E. für die zunehmend wachsende Zahl der Akademie-Mitglieder ein beständiger – interdisziplinärer! – Lernprozess. Scheinbare Gewissheiten wurden in Frage gestellt – und zwar oftmals mit guten Argumenten. Für mich persönlich war es ein „Aha-Erlebnis", als Udo Schlaudraff in einem Vortrag der vorherrschenden Frage „Darf die Medizin, was sie kann?"[74] die Frage „Wollen wir, was wir können?" gegenüber gestellt und den Konflikt ausdrücklich um die Dimension der persönlichen Betroffenheit erweitert hat. Dies war eine andere Form der Herausforderung. Das „Dürfen" war die eine Seite der Diskussion, die eigenen Gewissheiten und Vorurteile zu hinterfragen und Ehrlichkeit und Redlichkeit in der Diskussion zu beherzigen, war die andere. Bei der Durchsicht der beachtlichen Bandbreite der Themen in den ersten Jahrgängen lässt sich dieser Lernprozess mitsamt Behutsamkeit und Nachdenklichkeit sehr oft nachvollziehen.

72 Reiter-Theil/Illhardt (1999), S. 221.
73 Andorno et al. (2003), S. 117–121.
74 Sporken (1971).

Ich erinnere mich noch sehr gut an die „European Bioethics Conference on Human Embryos and Research“ von Europäischer Kommission und Bundesminister Riesenhuber (Forschung und Technologie) in Mainz im November 1988. Erfolge, Rechtfertigung, Grenzen der Reproduktionsmedizin haben die deutsche Öffentlichkeit in diesem Jahr heftig bewegt. In England war im Sommer 1978 das erste „Retortenbaby“ auf die Welt gekommen. Die britischen Journalisten Fred Austin und Peter O'Reilley heben hervor:

> „While the birth of Louise Brown was reported across the world for its historic significance and its ethical implications, British journalists expressed a robust sense of national pride in this 'all-British miracle', as it was described in the Manchester Evening News. Many explicitly linked the birth's success with its Britishness […].“[75]

Vor diesem Hintergrund stellte Robert Edwards,[76] der „Vater“ der In-vitro-Fertilisation in Mainz fest, dass Wissenschaft das Moral Law formt: „Science sets values!“[77] Das war in Deutschland für die Ethik-Debatte damals eine Provokation. Prof. Hermann Hepp (München) hat aber am Ende der hoch kontroversen Tagung vorsichtig zusammengefasst, dass die Teilnehmenden alle Suchende sind und die Tagung ein notwendiger Anstoß für den Dialog war. In den nachfolgenden Heften der Zeitschrift sind einige Originalarbeiten dazu erschienen. Ein bemerkenswerter Satz findet sich in der Zusammenfassung seines Beitrags, in der Urban Wiesing formuliert: „Es wird versucht, die Verantwortung der medizinischen Konzepte und Modelle für das ethisch Umstrittene zu erkennen und in den ethischen Diskurs einzubeziehen.“[78]

Deutlich kontroverser, emotionaler und leider auch aggressiv war im Frühsommer 1989 die sog. „Singer-Debatte“.[79] Im Kern ging es um das Plädoyer des australischen Philosophen Peter Singer, schwerstgeschädigten Neugeborenen u.U. eine lebenserhaltende Therapie vorzuenthalten bzw. das Kind auch aktiv zu töten. Auf einer Vortragsreise wurde er in Deutschland mit massiven militanten Demonstrationen daran gehindert, seine Überlegungen vorzutragen. Ganz rasch wurden auch diejenigen angegriffen, die sich für Redefreiheit und eine offene Debatte von Singers Thesen einsetzten. Wie völlig vergiftet die Situation war, lässt sich an einem englisch-sprachigen Bericht von Bettina Schöne-Seifert und Klaus Peter-Rippe dokumentieren:

> „In the role of chroniclers assessing developments in German bioethics we feel ourselves in a doubly unpleasant situation. On the one hand it is embarrassingly easy for a German critic to publish abroad rather than at home. On the other hand the freedom of speech of Peter Singer and other bioethicists has been valiantly defended in public by some German scholars, in particular by Christoph Anstötz, Dieter Birnbacher, Rainer Hegselmann, Norbert Hoerster, Hartmut Kliemt, Anton Leist, Georg Meggle, Reinhard Merkel, Beate Rössler, Hans-Martin Sass, and Ursula Wolf. We stand on their shoulders.“

Ich weiß nicht, ob wir in Schriftleitung und Redaktion in der Lage gewesen wären, für die noch ganz junge Zeitschrift eine substanzielle, sachliche Debatte zu initiieren und damit in der Gründungsphase erhebliche Aufmerksamkeit zu erreichen. Abgesehen von dem Akquirieren niveauvoller Manuskripte mussten wir ja auch

75 Austin/O'Reilly (1978), S. 1.
76 Robert Edwards erhielt 2010 für die Entwicklung der In-vitro-Fertilisation den Nobelpreis.
77 Vgl. Bockenheimer-Lucius (1989), S. 52–53.
78 Wiesing (1989), S. 66 [Kursivierung G. B.-L.].
79 Kuhse (1990), S. C783–C788.

jeweils den Zeitaufwand und die Ergebnisse des Peer-Reviews berücksichtigen. Ein Beitrag von Traugott Koch hat 1990 im zweiten Heft Singers Thesen kritisch analysiert, 1991 konnten wir einen interessanten Tagungsbericht publizieren, und 1994 hat Carlo Schultheiss sich mit Singers Thesen auseinandergesetzt.[80] Aber ein eindrucksvoller Artikel der australischen Bioethikerin Helga Kuhse im Deutschen Ärzteblatt dürfte eher einen großen Leserkreis in der Ärzteschaft erreicht haben.[81] Parallel dazu tobte geradezu eine Kontroverse um den Begriff „Bioethics“:

> „‘Bioethics‘ has become a term of opprobrium in certain circles, and those who provide a forum for such topics find themselves accused of murderous inhumanity, economic opportunism, or at best of criminal naivet.“

Der Aussage von Schöne-Seifert und Rippe ist nichts hinzuzufügen, auch wenn es sicherlich behutsamere Kritik an dem in Deutschland nun auftauchenden Begriff „Bioethik“ gab.[82] Um die Geschichte dieser zweifellos ideologischen Kämpfe zu verstehen, muss man sich mit dem Beginn der modernen Bioethik, aber auch mit ihren Wandlungen auseinandersetzen.[83] Walter Bruchhausen hat 2001 aus ethnomedizinischer Sicht die Probleme einer westlich orientierten Bioethik aufgezeigt,[84] aber ich glaube, das erste Heft, das „Biomedizin“ und „Bioethik“ und die Frage möglicher Behindertenfeindlichkeit kompetent und ausgewogen thematisiert, ist erst 2003 erschienen.[85]

Mir geht es hier jedoch weder um die Singer-Debatte noch um den Begriff „Bioethik“ und die Kontroversen. Ich habe mich während der Durchsicht der alten Hefte gedanklich mit der Atmosphäre in der frühen Zeit der Zeitschrift und der Ethik-Diskussion beschäftigt. Dabei schien mir eines unbestreitbar: Die Auseinandersetzung mit ethischen Fragen ist heute reflektierter, gelassener und weniger moralisch verurteilend, was sich in den Beiträgen der Zeitschrift seit 2009 widerspiegelt. Und dann habe ich in Heft 3 dieses Jahres das Editorial von Ralf Jox zu „Medizinethik in Zeiten des Moralismus“ gelesen und mich gefragt, ob ich die Dinge doch zu blauäugig, zu naiv sehe. Neben den erwähnten recht feindseligen Auseinandersetzungen habe ich den Bericht des Präsidenten Hans-Konrat Wellmer vor Augen, der beklagt, dass die letzten Jahre seiner Präsidentschaft 1997 und 1998 vom „Hoerster-Eklat“ überschattet waren – auch dies nichts anderes als eine Attacke auf den Philosophen Norbert Hoerster im Zusammenhang mit einem Artikel zur Beihilfe zum Suizid und entsprechende Störungen und Abbruch von Veranstaltungen.[86] Schließlich erinnere ich mich an die vielen persönlichen Angriffe im vehementen Streit um die Bioethik-Konvention, den wir immerhin in der Zeitschrift ein wenig abbilden konnten.[87] Mir ist aber auch die Bielefelder Tagung noch sehr gut vor Augen, die Kurt Bayertz im Oktober 1990 mit internationalen Beiträgen zu

80 Koch (1990), S. 118–128, Schreiner (1991), S. 101–104, Schultheiss (1994), S. 133–142.
81 An dieser Stelle kann und muss das Geschehen nicht ausführlich dargestellt werden, zumal es in der Ethik-Szene bekannt ist.
82 Vgl. dazu Seidler (2001).
83 Eine umfangreiche Darstellung bieten Ach und Gaidt (1993) sowie Gesang (2002), dort vor allem Runtenberg und Ach, S. 15–28.
84 Bruchhausen (2001).
85 Siehe Graumann (2003), S. 161–170.
86 Wellmer (2006), S. 305.
87 Vgl. dazu Bockenheimer-Lucius (1995), S. 146–153; Rössler (1996), S. 167–172; von Schubert (2000), S. 46–50.

der brisanten Frage ausgerichtet hat, ob bei Eingriffen in die menschliche Fortpflanzung überhaupt ein Konsens zu erreichen ist. Die (überarbeiteten) Tagungsbeiträge in der deutschen Veröffentlichung ziehen das vielleicht niederschmetternde Fazit, dass ein Konsens eine Illusion bleiben muss.[88] Einer der Redner, Jonathan Moreno aus den USA, ein sehr nachdenklicher Bioethiker der ersten Stunde, resümiert 2005 an anderer Stelle ähnlich enttäuscht, dass „The End of the Great Bioethics Compromise“ gekommen sei:

> „Whether and how we can keep talking to each other during the next years may define the outcome of what may justly be characterized as a crisis of identity and perhaps the survival of bioethics as we have known it.“[89]

Vielleicht müssen wir erneut diskutieren, was Konsens eigentlich bedeutet und welchen Konsens wir anstreben – oder auch nicht. Erinnern möchte ich auch an einen Beitrag von Franz Josef Illhardt zur Rolle des Kompromisses „gegen moralischen Rigorismus“.[90] Aber die Auswirkungen und Ursachen eines grassierenden Moralismus, die Jox schildert, lassen den Umgang miteinander seit den 1990er Jahren unverändert aggressiv aussehen, sie wirken verstörend und könnten mutlos machen. Umso wichtiger und unverzichtbar ist seine Aussage, dass Ethik das genaue Gegenteil von Moralismus, „gleichsam das Kontrastprogramm im Umgang mit moralischen Fragen“ ist.[91] Jox folgert, dass die Zeitschrift auch im 33. Jahrgang (und zweifellos weiterhin) eine Plattform für einen Argumentationsdiskurs sein will.[92] Offenheit ohne moralische Verurteilung war seit der Gründung der Zeitschrift ihr Programm und muss es auch bleiben.

EIN PAAR PERSÖNLICHE ERGÄNZUNGEN

Ich bin seit 1981 mit Fragen von Medizinethik (und Pflegeethik – Angewandter Ethik – Bioethik, wie immer man will) befasst. Angesichts meines Alters bleibt es also nicht aus, dass ich gelegentlich Déjà vu-Erlebnisse habe. Der Umgang mit dem Embryo, die Debatte um den Hirntod, der Umgang mit Sterben und Tod, Probleme der Mittelverteilung – dies und so manch andere moralische Dilemmata haben uns beschäftigt und treiben uns bis heute um. Ich muss in diesem Zusammenhang daran denken, dass Eduard Seidler auf bestimmte Phänomene hingewiesen hat, die den Medizinhistorikern als uralte Grundfragen der Medizin vertraut sind und die epochenspezifische Modelle der Bewältigung hervorgerufen haben, beispielsweise:

- Wann beginnt und wann endet menschliches Leben?
- Welche Konzepte wurden für Leben und Gesundheit, Krankheit und Sterben entwickelt?
- Gibt es hierfür Bewertungsstrategien, kann oder darf es sie geben?
- Welche Elemente konstituieren die Arzt-Patienten-Beziehung?
- Wem ist der Arzt verpflichtet – dem Einzelnen oder der Gemeinschaft?[93]

88 Die Tagung ist publiziert in Bayertz (1996).
89 Moreno (2005), S. 15.
90 Illhardt (1999), S. 262–273.
91 Jox (2021), S. 331.
92 Ebd., S. 332.
93 Seidler (2001), S. 107.

Dies erscheint mir sehr überzeugend, wenn ich die aktuellen Diskussionen verfolge. Ich erinnere mich zwangsläufig daran, wenn „neue" Fragestellungen auftauchen, und es macht trotz aller Nöte das Herangehen gelassener. Ich hatte aber in den mehr als 40 Jahren noch ein zweites „Aha-Erlebnis", das mir sehr eindrücklich in Erinnerung geblieben ist. Claudia Wiesemann hat wahrscheinlich nur in Worte gefasst, was im Jahr 2000 viele Akademie-Mitglieder empfunden habe. Aber sie war es, die bei der Mitgliederversammlung in Frankfurt darauf hingewiesen hat, dass wir eine Professionalisierung erreicht haben. Ich persönlich habe dies als fundamentale und beglückende Zäsur erlebt: Ethik in der Medizin ist zu einem Fach geworden. Während der Vorbereitung Ende 2008 und ab 2009 habe ich nach 20 Jahren den Stab an den Vorstand der AEM übergeben. In meiner Wahrnehmung hatte das Interesse des Vorstands an der Zeitschrift nach den extrem schwierigen Jahren des Aufbaus schon in den beiden vorausgegangenen Jahren zugenommen. Ich habe das als sehr erfreulich und als Wertschätzung des Publikationsorgans erlebt und habe mich auch in der Übergabezeit vor allem im Austausch mit Marcus Düwell (er war dafür zuständig) wohlgefühlt. Ich hatte auch nie das Gefühl, dass mit der Übergabe etwas zu Ende gegangen wäre. Ich empfinde die Akademie für Ethik in der Medizin als meine berufliche Heimat und die Zeitschrift bis heute als meine Fachzeitschrift. Allerdings wusste ich, dass mir ein Vergnügen sehr fehlen würde, nämlich die fast täglichen Anregungen durch die jeweils „heranwachsenden" Ethiker und Ethikerinnen. Ich konnte sehen, was kommen würde! Andrea Kähling, die die Redaktion nun schon seit vielen Jahren leistet, hat mir aus dem Herzen gesprochen:

> „Der Kontakt zu den Mitgliedern und die Arbeit an der Schnittstelle der Zeitschrift bieten mir tägliche Berührung mit der thematischen Vielfalt innerhalb der AEM […]. Besonders die redaktionelle Arbeit für die Zeitschrift gewährt mir Einblicke in die aktuellsten Themen der Medizinethik, was nicht nur beruflich, sondern auch persönlich eine große Bereicherung darstellt."[94]

Ich verdanke allen Wegbegleitern und -begleiterinnen eine großartige Zeit, und mit großem Dank möchte ich den Ritt durch meine Erinnerungen abschließen.

LITERATUR

Ach, J. S./Gaidt, A. (Hrsg.) (1993): Herausforderung der Bioethik. Problemata 130. Stuttgart, Bad Canstatt.

Akademie für Ethik in der Medizin e.V. Homepage: https://www. aem-online.de.

Akademie für Ethik in der Medizin e.V. (Hrsg.) (2011): 25 Jahre Akademie für Ethik in der Medizin e.V. Göttingen.

Albrecht, H.-J./Arnold, J./Koch, H.-G. (Hrsg.) (2001): Wechselwirkungen. Beiträge zum 65. Geburtstag von Albin Eser. Max-Planck-Institut für ausländisches und internationales Strafrecht. Freiburg.

Andorno, S. (2021): Unter welchen Umständen darf man psychiatrische Patient*innen zum Leben zwingen? In: Ethik in der Medizin 33 (2021), S. 117–120.

Anschütz, F./Ritschl, D./Seidler, E. (1989): Editorial. In: Ethik in der Medizin 1 (1989), S. 1–2.

Austin, F./O'Reilley, P. (1978): Test tube baby sensation. Daily Mirror, 21 April 1978, S. 1.

Bahro, M./Strnad, J. (2000): Kontroverse: Beihilfe zum Suizid bei psychisch Kranken – eine Form aktiver Sterbehilfe. Eine bedrückend aktuelle Diskussion in der Psychiatrie. In: Ethik in der Medizin 12 (1978), S. 257–261.

94 Kähling (2009), S. 23.

Bayertz, K. (Hrsg.) (1996): Moralischer Konsens. Technische Eingriffe in die menschliche Fortpflanzung als Modellfall. Frankfurt/M.

Becher, W. (Hrsg.) (1979): Medizinische Ethik in der evangelischen Theologie der Ökumene. Evangelischer Presseverband in Hessen und Nassau e.V. Frankfurt/M.

Bezirksärztekammer Nord-Württemberg/Berensmann, R.-D. (Hrsg.) (1977): 100-Jahrfeier der Württembergischen Ärztekammern. Vom Nutzen der Medizin. Enteignung der Gesundheit – Medical Nemesis – Eine Antwort auf die Thesen von Ivan Illich. Schriftenreihe der Bezirksärztekammer Nord-Württemberg Nr. 26.

Biller-Andorno, N./Neitzke, G./Frewer, A./Wiesemann, C. (2003): Lehrziele „Medizinethik im Medizinstudium“. In: Ethik in der Medizin 15 (2003), S. 117–121.

Birnbacher, D. (2006): Zentrale Ethikkommission der Bundesärztekammer veröffentlicht Stellungnahme zum Forschungsklonen mit dem Ziel therapeutischer Anwendungen. In: Ethik in der Medizin 18 (2006), S. 189–191.

Bobbert, M./Werner, M. H. (1997): „Keine wesentlichen neuen Gesichtspunkte“? Stellungnahme zum Entwurf einer Richtlinie der Bundesärztekammer zur ärztlichen Sterbebegleitung und den Grenzen zumutbarer Behandlung. In: Ethik in der Medizin 9 (1997), S. 209–219.

Bockenheimer-Lucius, G. (1989): Europäische Bioethik-Konferenz über menschliche Embryonen und Forschung. Tagungsbericht. In: Ethik in der Medizin 1 (1989), S. 52–53.

Bockenheimer-Lucius, G./Seidler, E. (1993): Editorial. In: Ethik in der Medizin 5 (1993), S. 1–2.

Bockenheimer-Lucius, G. (1995): Die „Bioethik-Konvention“ – Entwicklung und gegenwärtiger Stand der Kontroverse. In: Ethik in der Medizin 7 (1995), S. 146–153.

Bockenheimer-Lucius, G. (2000): Siamesische Zwillinge – Trennen oder nicht? In: Ethik in der Medizin 12 (2000), S. 223–226.

Bockenheimer-Lucius, G. (2002): Babyklappe und anonyme Geburt – Hintergründe und Anmerkungen zu einem ethischen Problem. In: Ethik in der Medizin 14 (2002), S. 20–27.

Bockenheimer-Lucius, G. (2003): Verwirrung und Unsicherheiten im Umgang mit der Patientenverfügung. Auswirkungen des BGH-Urteils vom 17. März 2003 auf eine Entscheidung des Amtsgerichts Hamm vom 1. Juli 2003. In: Ethik in der Medizin 15 (2003), S. 302–306.

Bockenheimer-Lucius, G. (2011): Aus den Kinderschuhen herausgewachsen. Eine Zeitschrift mit Impact! Dr. Gisela Bockenheimer-Lucius: Schriftführerin der ersten Stunde der Zeitschrift „Ethik in der Medizin“. In: Akademie für Ethik in der Medizin (2011), S. 32–33.

Bruchhausen, W. (2001): Medizin und Moral ohne Kontext. Die ethnomedizinische Kritik an der Bioethik. In: Ethik in der Medizin 13 (2001), S. 176–192.

Der Spiegel (1968): Ärzte/Barnard-Reise. Nicht Väterchen. In: Der Spiegel 7 (1968) (11.02.1968).

Deutsches Ärzteblatt (2020): Die Statistik. In: Deutsches Ärzteblatt 117, 22–23 (2020), S. A–1140.

Düwell, M. (2011): Hohe Qualitätsstandards: Die Zeitschrift „Ethik in der Medizin“. Wissenschaftlicher Austausch zwischen unterschiedlichen Professionen. In: Akademie für Ethik in der Medizin e.V. (2011), S. 34–35.

Fall und Kommentare (2017): Welcher Wille zählt? Der im Voraus verfügte oder der aktuell gelebte? In: Ethik in der Medizin 29 (2017), S. 149–151.

Frewer, A./Neumann, J. N. (Hrsg.) (2001): Medizingeschichte und Medizinethik. Kontroversen und Begründungsansätze 1900–1950. Kultur der Medizin, Band 1. Frankfurt/M., New York.

Gesang, B. (Hrsg.) (2002): Biomedizinische Ethik. Aufgaben, Methoden, Selbstverständnis. Paderborn.

Gethmann, C. F./Honnefelder, L. (Hrsg.) (1996): Jahrbuch für Wissenschaft und Ethik, Band 1. Berlin, New York.

Graumann, S. (2003): Sind ‚Biomedizin‘ und ‚Bioethik‘ behindertenfeindlich? Ein Versuch, die Anliegen der Behindertenbewegung für die ethische Diskussion fruchtbar zu machen. In: Ethik in der Medizin 15 (2003), S. 161–170.

Helminger, A.-T. (1990): Ethik in Frankreich. Ein neues Gesetz soll die moderne Reproduktionsmedizin regeln. In: Ethik in der Medizin 2 (1990), S. 79–89.

Illhardt, F. J. (1989): Aktuelle ethische Problemfelder in der Medizin. In: Ethik in der Medizin 1 (1989), S. 24–35.

Illhardt, F. J. (1999): Der Kompromiss: Ethik-Beratung gegen moralischen Rigorismus. In: Ethik in der Medizin 11 (1999), S. 262–272.

Jox, R. J./Marckmann, G./Rauprich, O. (Hrsg.) (2016): Vom Konflikt zur Lösung: Ethische Entscheidungswege in der Bioethik. Paderborn.

Jox, R. J. (2021): Medizinethik in Zeiten des Moralismus. Editorial. In: Ethik in der Medizin 33 (2021), S. 329–333.
Kähling, A. (2011): Hier laufen die Fäden zusammen. Die Geschäftsstelle. In: Akademie für Ethik in der Medizin e.V. (2011), S. 22–23.
Koch, T. (1990): Das unbedingte Lebensrecht eines jeden Menschen. Eine Kritik von Peter Singers „Praktische Ethik". In: Ethik in der Medizin 2 (1990), S. 118–128.
Körner, U. (2003): In-vitro-Kultur menschlicher Embryonen. Medizinische Möglichkeiten und Konsequenzen. In: Ethik in der Medizin 15 (2003), S. 68–72.
Koslowski, P./Kreuzer, P./Löw, R. (Hrsg.) (1983): Die Verführung durch das Machbare. Ethische Konflikte in der modernen Medizin und Biologie. Civitas Resultate Band 3. Stuttgart.
Kreß, H. (2004): Selbstbestimmung am Lebensende. Bioethik-Kommission Rheinland-Pfalz. In: Ethik in der Medizin 16 (2004), S. 291–297.
Kuhse, H. (1990): Warum Fragen der aktiven und passiven Euthanasie auch in Deutschland unvermeidlich sind. In: Deutsches Ärzteblatt 87 (1990), S. C783–C788.
Leu, M. (2016): Medizinethik im Spiegel der Zeitschrift „Arzt und Christ" – Zur Frühgeschichte der Institutionalisierung der Medizinethik in Deutschland, Österreich und der Schweiz. Diss. med. Göttingen.
Maehle A.-H. (2001): Zwischen medizinischem Paternalismus und Patientenautonomie: Albert Molls „Ärztliche Ethik" (1902) im historischen Kontext. In: Frewer/Neumann (2001), S. 44–56.
Mattulat, M./Frewer, A. (2006): Pathologie, Politik und Moral. Georg B. Gruber als Medizinethiker und die Zustimmung zur Sektion. In: Ethik in der Medizin 18 (2006), S. 238–250.
Mattulat, M. (2007): Medizinethik in historischer Perspektive: Zum Wandel ärztlicher Moralkonzepte im Werk von Georg Benno Gruber (1884–1977). Geschichte und Philosophie der Medizin 3. Stuttgart.
May, A. T. (2005): Autonomie am Lebensende – Patientenverfügungen. Bericht der Arbeitsgruppe des Bundesministeriums der Justiz. In: Ethik in der Medizin 17 (2005), S. 152–158.
Meran, J. (1999): Zeitschrift Ethik in der Medizin (1999), Fragen an unsere Leser. Antworten. In: Ethik in der Medizin 11 (1999), S. 66–67.
Merkel, R. (2004): Zur Frage der Verbindlichkeit von Patientenverfügungen. Eine notwendige Ergänzung der bisher in Deutschland geläufigen Argumente. In: Ethik in der Medizin 16 (2004), S. 298–307.
Moll, A. (1902): Ärztliche Ethik: Die Pflichten des Arztes in allen Beziehungen seiner Thätigkeit. Stuttgart.
Moreno, J. D. (2005): The End of the Great Bioethics Compromise. In: Hastings Center Report January-February (2005), S. 14–15.
Nagel, E. (1999): Zeitschrift Ethik in der Medizin. Fragen an unsere Leser. Antworten. In: Ethik in der Medizin 11 (1999), S. 68–69.
Pohlmeier, H. (1987): Diskussionsbeitrag. In: Schlaudraff (1987), S. 141.
Quante, M. (1999): Zeitschrift Ethik in der Medizin. Fragen an unsere Leser. Antworten. In: Ethik in der Medizin 11 (1999), S. 69–71.
Rössler, D. (1996): Zur Diskussion über die Bioethik-Konvention. In: Ethik in der Medizin 8 (1996), S. 167–172.
Runtenberg, C./Ach, J. S. (2002): Bioethik zwischen Disziplin und Diskurs. In: Gesang (2002), S. 15–28.
Sahm, S. (2004): Selbstbestimmung am Lebensende im Spannungsfeld zwischen Medizin, Ethik und Recht. Eine medizinethische Analyse der jüngsten höchstrichterlichen Rechtsprechung und ihrer akademischen Kritik. In: Ethik in der Medizin 16 (2004), S. 133–147.
Schlaudraff, U. (Hrsg.) (1987): Ethik in der Medizin. Berlin u.a.
Schlaudraff, U. (2006): „Nun gründen wir mal". Zur Vor- und Frühgeschichte der Akademie für Ethik in der Medizin. In: Ethik in der Medizin 18 (2006), S. 294–302.
Schöne-Seifert, B./Rippe, K.-P. (1991): Silencing the Singer. Antibioethics in Germany. In: Hastings Center Report 21, 6 (1991), S. 20–27.
Schöne-Seifert, B. (1993): Der „Erlanger Fall" im Rückblick – eine medizinethische Lektion? In: Ethik in der Medizin 5 (1993), S. 13–23.
Schreiner, P.-W. (1991): „Soll das Baby leben?" – Früheuthanasie und Menschenwürde. Tagung der Evangelischen Akademie Baden in Zusammenarbeit mit dem Diakonischen Werk Baden vom

05.–07. September 1991 in Bad Herrenalb. Tagungsbericht. In: Ethik in der Medizin 3 (1991), S. 101–104.
Schreiner, P.-W. (1992): Das ethische Dilemma der beruflichen Krankenpflege. In: Ethik in der Medizin 4 (1992), S. 72–78.
Schreiner, P.-W. (1994): Konzept einer Unterrichtseinheit „Einführung in die Ethik“. Integration von Ethik-Unterricht in die Weiterbildung der Pflegeberufe. In: Ethik in der Medizin 6 (1994), S. 66–70.
Schreiner, P.-W. (1999): Zeitschrift Ethik in der Medizin. Fragen an unsere Leser. Antworten. In: Ethik in der Medizin 11 (1999), S. 74–76.
Schubert, H. v. (2000): Das Dilemma der „angewandten Ethik“ zwischen Prinzip, Ermessen und Konsens am Beispiel von „Bioethik-Konvention“ und kirchlichen Stellungnahmen. In: Ethik in der Medizin 12 (2000), S. 46–50.
Schultheiss, C. (1994): Für eine argumentative Auseinandersetzung mit den Thesen Singers zur Euthanasiethematik. In: Ethik in der Medizin 6 (1994), S. 133–142.
Seidler, E. (1996): Medizinische Ethik in Deutschland: Ansätze und Prinzipien in Ethik und Recht. In: Gethmann/Honnefelder (1996), S. 179–188.
Seidler, E. (2001): FERM – aus der Gründerzeit einer konkreten Utopie. In: Albrecht et al. (2001), S. 103–116.
Siep, L. (1991): Korreferat I (zu: Wünsche an die Ethiker aus der Sicht der Ärzte in Klinik und Praxis). In: Ethik in der Medizin 3 (1991), S. 178–182.
Sporken, P. (1971): Darf die Medizin, was sie kann? Düsseldorf.
Steigleder, K. (2006): Medizinethik und Philosophie. In: Ethik in der Medizin 18 (2006), S. 310–314.
Taupitz, J. (1994): Umgang mit der Leiche in der Medizin. Das Recht im Tod aus dem Blickwinkel der geltenden Rechtsordnung. In: Ethik in der Medizin 6 (1994), S. 38–42
Wellmer, H.-K. (2006): Die Akademie für Ethik in der Medizin unter der Präsidentschaft von Hans-Konrad Wellmer (1992–1998). In: Ethik in der Medizin 18 (2006), S. 302–305.
Wiesing, U. (1989): Ethik, Erfolg und Ehrlichkeit. Zur Problematik der In-vitro-Fertilisation. In: Ethik in der Medizin 1 (1989), S. 66–82.
Wiesing, U. (Hrsg. in Verbindung mit G. Bockenheimer-Lucius, E. Seidler und G. Marckmann) (2003): Diesseits von Hippokrates. 20 Beiträge zur Ethik in der Medizin im Ärzteblatt Baden-Württemberg. Stuttgart.
Wuermeling, H.-B. (1997): Der Richtlinienentwurf der Bundesärztekammer zu ärztlicher Sterbebegleitung und den Grenzen zumutbarer Behandlung. In: Ethik in der Medizin 9 (1997), S. 91–99.
Wuermeling, H.-B. (1998): Klug werden aus dem Widerspruch im Bundesverfassungsgericht! In: Ethik in der Medizin 10 (1998), S. 112–113.
Zeitschrift Ethik in der Medizin (1999): Fragen an unsere Leser. In: Ethik in der Medizin 11 (1999), S. 64.
Zeitschrift Ethik in der Medizin (1999): Fragen an unsere Leser. Antworten. In: Ethik in der Medizin 11 (1999), S. 65–78.

REFLEKTIEREN ÜBER GUTES HANDELN IN DER MEDIZIN
DIE INSTITUTIONALISIERUNG DER (BIO-)ETHIK IM GESUNDHEITSWESEN[1]

Andreas Frewer

EINFÜHRUNG

1922, vor 100 Jahren, erschien erstmals die Zeitschrift „Ethik, Pädagogik und Hygiene …“, die ein Vorläufer des Journals „Ethik. Sexual- und Gesellschafts-Ethik“ (1926–1938) war – das weltweit erste Periodikum zur Medizin- und Bioethik.[2] Erst zehn Jahre nach dem Zweiten Weltkrieg sollte das Organ „Arzt und Christ“ (ab 1993 „Zeitschrift für medizinische Ethik“) den deutschsprachigen Diskurs wieder aufnehmen. 1989 wurde das Fachjournal „Ethik in der Medizin“ der gleichnamigen Akademie gegründet. Das schriftliche Nachdenken über gutes Handeln in der Medizin hat eine lange Tradition, aber die Entwicklungsgeschichte ist wenig bekannt. Ab Ende der 1970er Jahre hielt der spätere Gründungspräsident der Akademie für Ethik in der Medizin, Hans-Bernhard Wuermeling (1927–2019), seine Vorlesungen zum Themenfeld „Ärztliche und Bioethik“ – er war einer der Pioniere des Fachgebiets in Deutschland, der regelmäßig und explizit auch zur Bioethik referierte. „Sachlich ist die Bio-Ethik durchaus nicht erst eine Entdeckung der Gegenwart“ – so formulierte es der protestantische Theologe Fritz Jahr (1895–1953) bereits 1935.[3] In einem ebenso grundlegenden wie umfangreichen Werk zur Medizinethik schrieb der Berliner Arzt Albert Moll[4] im Jahr 1902:

> „Zwar sind in den verschiedensten Ländern im Laufe der letzten Jahre allerlei Aufsätze und Bücher über ärztliche Ethik, Pflichtenlehre u.s.w. erschienen. Es ist aber geradezu auffallend, mit welcher Konsequenz die meisten Autoren die wichtigsten Fragen der ärztlichen Ethik vollkommen ignorieren oder mit wenigen Zeilen abthun. Den Hauptwert legen sie auf Etikette- und Standesfragen.“[5]

1 Der vorliegende Beitrag ist eine aktualisierte und erweiterte Fassung von Frewer (2011). Zu seitdem erschienener Literatur siehe u.a. Gehring (2012), May/Sass (2012), Muzur/Sass (2012), Frewer (2013), Steger (2014), Frewer/Schmidt (2014), Steger et al. (2014), Leu (2016), Muzur (2019), Schmidt et al. (2020) und Frewer (2021). Die Studien zu Fritz Jahr erscheinen hierbei oft etwas unausgewogen, denn während Jahr nur wenige Beiträge in der Zeitschrift „Ethik“ publizierte und Außenseiter blieb, hatte Emil Abderhalden (1877–1950) dort mehr als 200 Artikel. Auf ihn mag man aus verschiedenen Gründen nicht mehr so gerne blicken, aber es wäre eine deutliche Verzerrung der Gewichtung der Beiträge wie auch inhaltlich-ethischer Debatten. Zum Beispiel der Entwicklung in England vgl. u.a. Wilson (2011) und Maehle (2021).

2 Vgl. Abderhalden (1926–1938) und Frewer (2000).

3 Jahr (1935), S. 186. Siehe auch Frewer (2000), Schomerus (2001) und Sass (2007).

4 Zu Person und Kontext siehe Eben (1998), Maehle (2001) und Frewer/Neumann (2001).

5 Moll (1902), S. V. Siehe dazu insbesondere die Arbeiten von Maehle (2009) und (2021).

Diese Meinung zum Thema „Ärztliche Ethik", die sich bis zur Jahrhundertwende oft, aber nicht nur mit dem Standesethos beschäftigte,[6] könnte auch auf die Geschichte der Bioethik übertragen werden: Zwar sind in den letzten Jahrzehnten international diverse Publikationen zur Geschichte der Ethik in der Medizin, zu Bioethik und Ethik im Gesundheitswesen erschienen, es bleibt jedoch auffallend, wie wenig differenziert häufig die komplexe Entwicklung dieses Themenfeldes und die Genese der akademischen Disziplin dargestellt wird. Gerade die Vorgeschichte in Europa und speziell im deutschsprachigen Raum wurde vielfach unterschlagen. Die „Biographie" der Bioethik begann für viele amerikanische, aber auch für manche deutsche Autoren entweder formal mit dem „Nürnberger Kodex" von 1947 oder erst mit den 1960er und 70er Jahren, indem die vermeintliche „Geburt" der Disziplin Bioethik mit der ersten Verwendung des Terminus „Bioethics" in den USA gleichgesetzt wird.[7] Es ist unstrittig, dass in den USA ab den 1960er und 70er Jahren eine dynamische Entwicklung der Bioethik zu konstatieren ist, aber dies sollte nicht eine differenzierte Darstellung früherer Entwicklungen und spezifischer Strukturen verhindern.

Im vorliegenden Beitrag werden zunächst Grundlagen und Methodik für die Strukturierung der historischen Entwicklung der Bioethik reflektiert. Anschließend folgen in aller Kürze wesentliche Etappen der ersten Hälfte des 20. Jahrhunderts, wobei häufig vernachlässigte Ereignisse in Europa und Deutschland im Mittelpunkt stehen. Daran fügt sich nach einer kurzen Übersicht zur Entwicklung der Fachterminologie eine Skizze der Institutionalisierung internationaler Bioethik an. Im Anschluss werden spezifische transatlantische[8] Interaktionen am Beispiel der Debatten um die „Anti-Bioethik" punktuell erwähnt. Am Ende stehen einige Bemerkungen als Zusammenfassung und Ausblick auf die weitere Entwicklung der Bioethik zu Beginn des 21. Jahrhunderts.

KRITERIEN FÜR HISTORISCHE ZÄSUREN DER INSTITUTIONALISIERUNG

In der „Cambridge World History of Medical Ethics" (2009) bekennen die US-Herausgeber Robert Baker und Laurence McCullough, dass es eine Reihe von Schwierigkeiten beim übergreifenden Erfassen der Geschichte der Medizinethik gibt. Zuerst nennen sie die Konzentration der Historiographik früherer Generation auf „große Ärzte" und eine damit einhergehende Vernachlässigung der Patienten in geschichtlicher, politischer, rechtlicher, sozialer und eben auch philosophisch-ethischer Hinsicht.[9] Diese Kritik erfolgt selbstverständlich zurecht, da eine Ausblendung des kranken Menschen und seiner Kontexte im Sinne einer „Erfolgsgeschichte" wissenschaftlicher Entdeckungen oder ärztlicher Errungenschaften an der

6 Zur Vorgeschichte Brand (1977), Baker et al. (1993), Wear et al. (1994), Frewer (2000), Baker/McCollough (2009) sowie Maehle (1996) und (2009).

7 Vgl. Reich (1978), Ach/Gaidt (1993), Düwell/Steigleder (2003a), (2003b) und Düwell/Neumann (2005a) sowie Schockenhoff et al. (2005).

8 Zum „transatlantischen Dialog zur Medizinethik" zwischen Hans Jonas und Hans-Bernhard Wuermeling siehe den diesbezüglichen Beitrag im vorliegenden Band.

9 Baker/McCullough (2009).

Vielschichtigkeit der Medizin in der Gesellschaft vorbei geht. Aber auch eine Reduktion der Bioethik-Geschichte auf die zweite Hälfte des 20. Jahrhunderts oder die Unterschlagung zahlreicher interdisziplinärer Bezüge würde wesentliche Bereiche außer Acht lassen.

Zur Institutionalisierung wissenschaftlicher Disziplinen sind einige historische wie auch theoretische Bemerkungen zum diesbezüglichen Fachdiskurs sinnvoll. Medizingeschichte und Wissenschaftstheorie haben sich mehrfach mit der Genese von Fachgebieten auseinandergesetzt.[10] Insbesondere der Medizinhistoriker Eulner hat in einem umfangreichen Band[11] die Entwicklung neuer medizinischer Disziplinen akribisch dargestellt: Er kann die sukzessive Spezialisierung von Fachgebieten im 19. und 20. Jahrhundert differenziert nachzeichnen und belegen. Auch wenn Eulner ein breites Spektrum an naturwissenschaftlich-theoretischen und vor allem klinisch-praktischen Fächern dokumentiert, findet die Medizinethik in seinem Werk aus dem Jahr 1970 noch keine explizite Erwähnung. Traditionell waren moralische Fragen der Heilkunde im Einzelfall durch angrenzende Fachgebiete wie die Rechtsmedizin, vormals Gerichtliche Heilkunde bzw. Gerichtsmedizin mitdiskutiert worden.[12] Im 18. und 19. Jahrhundert noch vertretene Lehrgebiete wie Methodologie, Enzyklopädie und „Literärgeschichte" der Medizin haben sicherlich ebenfalls ärztliches Verhalten und Interaktionen mit Patienten punktuell behandelt. Medizinethik wurde aber vor allem durch das lebendige Beispiel und Vorbild sowie damit implizit in den Veranstaltungen der Kliniker unterrichtet. Von einer expliziten Verankerung und kontinuierlicher Lehre medizinethischer Inhalte im Stoffkanon der Fakultäten kann noch keine Rede sein. Die Tendenz ging seit der zweiten Hälfte des 19. Jahrhunderts in Richtung einer Konzentration auf naturwissenschaftliche Grundlagen und klinische Anwendung – symptomatisch sind hierbei der Ersatz des „Philosophicums" in der ärztlichen Ausbildung durch das „Physikum" oder das bekannte Diktum des Klinikers Bernhard Naunyn, Medizin müsse Wissenschaft sein oder sie werde nicht sein.

Wichtige Innovationsprozesse und entscheidende Etappen der Professionalisierung wissenschaftlicher Disziplinen haben insbesondere Frank Pfetsch und Abraham Zloczower, Johannes Scriba sowie Rudolf Stichweh analysiert.[13] Die Herauskristallisierung neuer Teilgebiete und Widerstände bei der Entwicklung medizinischer Fachdisziplinen differenzieren Pfetsch/Zloczower mit Hilfe von drei Schritten: Inventions-, Institutionalisierungs- und Diffusionsphase. Neue Fachgebiete werden „entdeckt" und entwickeln bzw. etablieren sich in bestimmten zeitlichen Abläufen immer breiter. Diese Konzepte und Modelle der Herausbildung wissenschaftlicher Spezialgebiete münden meist in der Einrichtung eines dauerhaften Lehrstuhls bzw. eines akademischen Instituts an einer Hochschule.[14] Historische Entwicklungsmodelle und wissenschaftssoziologische Typologien sollen jedoch nicht suggerieren, dass die Genese der Fachgebiete und der Prozess der Professionalisierung einfache Phänomene sind, die linear ablaufen, oder – einmal begonnen – irreversibel sind. Gerade für die Entwicklung von Medizin- und Bioethik sind ein

10 Vgl. u.a. die Beiträge in Frewer/Roelcke (2001) sowie Scriba (1979) und Stichweh (1994).
11 Eulner (1970).
12 Vgl. u.a. Fischer-Homberger (1983) und Mallach (1996). Siehe auch Labisch/Paul (2004) und Paul/Schlich (2021) sowie am Rande Lammel (2005).
13 Siehe Pfetsch/Zloczower (1974), Scriba (1979) und Stichweh (1994).
14 Vgl. Pfetsch/Zloczower (1974).

hohes Maß an Komplexität und durchaus divergierende Etappen zu konstatieren. Bei der genaueren Betrachtung der Fachentwicklung sollte man hierbei auch noch mehr einzelne Elemente der Genese wissenschaftlicher Disziplinen und Diskurse betrachten:

- Entwicklung eines Lehrgebiets als Disziplin mit akademischen Veranstaltungen
- Herausbildung der Terminologie und Prägung spezifischer Fachbegriffe
- Etablierung einer Fachgesellschaft als wissenschaftliche Dachorganisation
- Institutionalisierung von Professuren und Lehrstühlen an Instituten (Departments/Zentren)
- Gründung von spezifischen Fachzeitschriften im wissenschaftlichen Diskurs
- Edition von Handbüchern, Enzyklopädien und Buchreihen für das neue Fachgebiet

MEDIZIN- UND BIOETHIK WISSENSCHAFT UND GESELLSCHAFT

Die genannten Faktoren und Einzelschritte sollen für das Feld der Medizin- und Bioethik weder in einer spezifischen Reihenfolge noch in einem vollständigen Vorhandensein als conditiones sine qua non für die Genese der Disziplin verstanden werden; auch hierbei gibt es generell parallele, kontrastierende und reversible Entwicklungsprozesse der Institutionalisierung und langfristigen Etablierung, Verkümmerung oder Subspezialisierung neuer Fachgebiete. Gerade die historischen Kontexte mit ihren spezifischen politischen, sozialen oder ökonomischen Rahmenbedingungen trugen in erheblichem Maße zur strukturellen wie auch inhaltlichen Ausgestaltung von Medizin- und Bioethik als Fachgebiet bei. Für die Geschichte der Disziplin wird daher kein „Geburtsdatum" im Sinne des „Birthday of Bioethics"[15] zu entdecken sein, sondern der Prozesscharakter einer vielschichtigen Entwicklung im Vordergrund stehen müssen.

Ethische Fragen der Medizin spielen selbstverständlich seit dem Altertum und insbesondere der griechischen Antike eine Rolle in Theorie und Praxis der Heilkunde.[16] Darstellungen moralischer Aspekte wie im viel zitierten „hippokratischen Eid" sind in ihrer historischen Verbreitung wie auch der praktischen Wirksamkeit ärztlicher Tätigkeit umstritten.[17] Die Medizinethik hat bis in die Neuzeit bereits eine lange Entwicklung interessanter Kodifizierung und grundlegender Problemkonstellationen erlebt, die jedoch selbst enzyklopädisch schwer zu fassen sind: Für das 2009 von Baker und McCullough herausgegebene Standardwerk bestand auf 875 großformatigen Seiten ein spezifisches Problem unter vielen in der Frage, „how to represent the bioethics revolution in the broader context of medical ethics".[18] Für die Bioethik ist dabei grundsätzlich zu fragen, ob es sich um eine spezialisierte

15 1992 wurde in Erinnerung an die Einrichtung eines Ethik-Komitees bei Entscheidungsproblemen der Nierenersatztherapie (Dialyse) in Seattle 1962 eine Konferenz mit Pionieren des Gebiets veranstaltet. Aus diesem Erfahrungsaustausch zur Genese der Bioethik entwickelte sich u.a. der Band von Jonsen (1998). Vgl. zur „Geburt" von Entwicklungen in der Medizin kritisch auch Foucault (1988) sowie auch Jonsen (2000).
16 Vgl. Burns (1977), Reich (1978), Bergdolt (2004) und Baker/McCollough (2009).
17 Vgl. Schubert (2005) sowie Bergdolt (2004).
18 Baker/McCollough (2009).

Teildisziplin handelt, oder ob es nicht eher ein breiteres Gebiet oder gar eine heterogenere Bewegung darstellt.

Seit dem letzten Viertel des 19. Jahrhunderts hatte sich sowohl in Europa als auch in Amerika eine „Ethische Bewegung" gebildet, die mit ihren Ausprägungen und Auswirkungen bisher jedoch noch wenig erforscht ist.[19] Als Rahmenbedingung für Medizin- und Bioethik im engeren Sinne muss die Entwicklung der Fachgebiete Sozialwissenschaften, Theologie und insbesondere Philosophie an den Universitäten betrachtet werden, die aber erst spät spezifische Initiativen in Richtung der Angewandten Ethik als Teil der Praktischen Philosophie entfaltete.[20] Die deutsche Universität genoss zu Beginn des 20. Jahrhunderts einen guten Ruf; seit der Entwicklung der Humboldtschen Bildungsideen und akademischen Ausbildungsformen waren „Seminare" und „Institute" zur Forschung ein Erfolgsmodell geworden. Dies betraf insbesondere die stürmische naturwissenschaftlich-technische Entwicklung seit der Jahrhundertwende, die aber auch in den Geisteswissenschaften zunehmend reflektiert wurde. Institutionell etablierte sich – mit Wurzeln in der „Gesellschaft Deutscher Naturforscher und Ärzte" – im Jahr 1901 die „Deutsche Gesellschaft für Geschichte der Medizin, Naturwissenschaften und Technik".[21] Zwar hatte es in Europa immer wieder Vorlesungen und Lehrkanzeln zur Geschichte und Theorie der Medizin gegeben, ein – weltweit erstes – Extraordinariat für Medizingeschichte wurde jedoch erst im Jahr 1906 in Leipzig mit Unterstützung einer Stiftung des Wiener Medizinhistorikers Theodor Puschmann eingerichtet. Der Pionier für das Gebiet Geschichte der Medizin, der geisteswissenschaftlich breit gebildete Arzt Karl Sudhoff (1853–1938), bezeichnete die Medizingeschichte als „beste Schule ärztlicher Ethik" und wird sicher punktuell moralische Fragen der Heilkunde thematisiert haben.[22] Auch der in Berlin lehrende Fachkollege Julius Pagel (1851–1912) interessierte sich für ethische Aspekte ärztlichen Handelns und veröffentlichte bereits 1897 eine „Medicinische Deontologie".[23] Die genannten Personen stehen gleichwohl nur exemplarisch für eine breitere Entwicklung der Reflexion medizinisch-naturwissenschaftlicher Fakten auch in geisteswissenschaftlicher Hinsicht. An dieser Stelle können mit Blick auf die Genese der Medizin- zur Bioethik nur wenige Schlaglichter geworfen werden.

1907 gründete sich in Berlin ein „Bund für radikale Ethik e.V.", der Tierrechte und Interessen der „Antivivisektionsgegner" vertrat.[24] In Bezug auf die übergreifenden Dimensionen der Bioethik sind etwa auch die Initiativen und Publikationen von Albert Schweitzer im Sinne der Lehre genereller Ehrfurcht vor dem Leben zu erwähnen sowie von großer und anhaltender internationaler Bedeutung.[25]

Aus der schwierigen Situation des Ersten Weltkriegs entwickelte sich dann 1916 die Initiative zur weltweit ersten Fachgesellschaft für Medizinethik: In Leipzig gründete sich ein „Ärztebund für Sexualethik" und in Halle der „Gesin-

19 Siehe insbesondere Adler (1931) sowie Frewer (2000) und Bruns (2009).
20 Vgl. u.a. Baumgartner/Sass (1980).
21 Frewer/Roelcke (2001).
22 Sudhoff (1906), siehe dazu auch Frewer (2001).
23 Pagel (1897).
24 Vgl. Frewer (2000), S. 145– 146 und Rupke (1990) sowie Schwantje (1919) mit Bezügen der Tierrechtsbewegung zum Pazifismus.
25 Siehe die Werke zu Kultur und Ethik bei Schweitzer (1923) und (1931) sowie Altner (2005).

nungsbund". Später vereinigten sie sich zum „Ärztebund für Sexual- und Gesellschaftsethik", ab 1927 meist nur noch „Ethikbund" genannt, der als Träger der international ersten Zeitschrift mit Schwerpunkt Ethik in der Medizin fungierte. Die neue Fachgesellschaft rekrutierte bis zum Ende der Weimarer Republik mehr als 2.300 Mitglieder, primär aus der Ärzteschaft, aber auch mit breiter interdisziplinärer Beteiligung: Theologen und Pädagogen engagierten sich ebenfalls für moralische Grundfragen der Medizin und Biologie.[26] Im Mittelpunkt stand die Zeitschrift „Ethik", die herausgegeben wurde vom Ethikbund unter Leitung von Emil Abderhalden,[27] Ordinarius für Physiologie (Biochemie) und ab 1931 Präsident der „Leopoldina". Diskussionen zur Ethik in allen Bereichen von Medizin, Klinik, Labor und Gesellschaft hatten mitteleuropäische Dimensionen, da es neben dem Schwerpunkt des Deutschen Reiches auch Mitglieder aus der Schweiz und bis nach Österreich und Ungarn gab. Im Mittelpunkt der medizinethischen Debatten standen moralische Fragen am Lebensbeginn in allen Varianten von Sexualmoral, Schwangerschaftsabbruch, Venerologie bis zu Verhütungsmethoden und Eugenik, aber auch Gerechtigkeitsfragen, Forschungsethik oder Euthanasie wurden in den meist sechs jährlichen Ausgaben des Publikationsorgans „Ethik" dokumentiert. Neben dem Schwerpunkt Medizinethik behandelte man dort auch diverse gesellschaftlich relevante Aspekte; der Name der Fachgesellschaft erweiterte sich dabei zum „Ärzte- und Volksbund für Sexual- und Gesellschaftsethik". Mit Blick auf die Entwicklung von Medizin- und Bioethik lässt sich in Europa in Bezug auf die akademische Institutionalisierung nur noch im Nachbarland Polen eine vergleichbar frühe Tradition finden: Anfang der 1920er Jahre wurde in Krakau ein Lehrstuhl für Philosophie der Medizin gegründet.[28]

BIOETHIK ALS FACHBEGRIFF
FRÜHE VERWENDUNGEN

Während um die Wende zum 20. Jahrhundert die Begriffe „Ärztliche Ethik", „Medicinische Deontologie" oder „Aerztliche Moral"[29] gebraucht wurden, lässt sich der Terminus Bioethik erst einige Zeit später finden. 1926 verwendete der Hallenser Theologe und Ethiker Fritz Jahr erstmals das Wort „Bioethik" in der Zeitschrift „Die Mittelschule".[30] Im vierten Heft des 11. Jahrgangs (März/April 1935)

26 Die Bezeichnung als „life sciences" bzw. „Lebenswissenschaften" ist erst eine jüngere Entwicklung. – Die „Akademie für Ethik in der Medizin" als deutschsprachige Fachgesellschaft wurde erst 1986 gegründet (erster Vereinssitz war Erlangen, dann Freiburg, später dauerhaft Göttingen); derzeit über 500 Mitglieder.

27 Emil Abderhalden (1877–1950), Physiologe und Sozialethiker, Geburt im Kanton St. Gallen, Studium in Basel, Assistentenzeit in Berlin, erste Berufung an die Tierärztliche Hochschule, ab 1911 dann Ordinarius in Halle an der Saale. 1931– 1945 Präsident der „Leopoldina". 1945–1950 Lehrtätigkeit in der Schweiz. Vgl. Abderhalden (1926–1938) und (1947).

28 Siehe u.a. Sahm (1996) sowie zum Kontext Löwy (1990).

29 Der amerikanische Jesuitenpater Charles P. Coppens konnte im Jahr 1903 das Buch „Aerztliche Moral" in deutscher Übersetzung veröffentlichen. Damit lässt sich auch bereits sehr früh im 20. Jahrhundert die transatlantische Rezeption und ein Austausch im medizinethischen Diskurs belegen, vgl. Coppens (1903).

30 Jahr (1929). Steger et al. (2014)

der Zeitschrift „Ethik" erläuterte Jahr dann seine Vorstellungen eines „bio-ethischen Imperativs" im Anschluss an die Philosophie von Immanuel Kant. Unter dem Titel „Drei Studien zum 5. Gebot" stellte er Überlegungen zu Grundlagen und Anwendungen des biblischen Diktums „Du sollst nicht töten" an und postulierte einen umfassenden Schutz des Lebens von Menschen, Tieren und Pflanzen – in diesem Sinne eine kosmologisch-ökologische Ethik.[31] Pfarrer Jahr hatte zudem bereits in den Jahren 1926 und 1927 den Begriff „Bio-Ethik" gebraucht, als er eine Studie über ethische Beziehungen des Menschen zu Tier und Pflanze veröffentlichte.[32] In der Zeitschrift „Ethik" war der Theologe publikatorisch weiter aktiv, etwa mit einem Artikel zur Tierethik (1928)[33] oder zu Fragen von Altruismus und Egoismus (1929).[34]

In Amerika wurde der Terminus „Bioethik" Anfang der 1970er Jahre wiederentdeckt bzw. vermeintlich neu geprägt.[35] Dabei gab es zwei verschiedene Auffassungen zu diesem Gebiet: Zur Verbindung von Medizin, Naturwissenschaft und Moraltheorie hatte der Forscher Van Rennsselaer Potter (1911–2001), Spezialgebiete Biochemie und Onkologie, 1971 die Einführung der „neuen" Bezeichnung Bioethics vorgeschlagen und als Titel einer Aufsatzsammlung verwendet.[36] Diese spezielle Disziplin sollte seiner Meinung nach die globale Dimension des Überlebens der Menschheit reflektieren. Die Kontexte der ökologischen Krise erforderten nach Potters Ansicht ein holistisches Verständnis von Welt, Mensch und Wissenschaft sowie eine „Brücke in die Zukunft". Bioethik wurde hierbei in Bezug auf den Gegenstand, als Begriff für eine neue Disziplin und ihre Methodik global verstanden. Ein weltweit einheitliches und interdisziplinäres Nachdenken über die Biowissenschaften sollte der gesamten Menschheit nützen.

Zur gleichen Zeit wurde Bioethik als Begriff an der Georgetown-University in Washington von André E. Hellegers (1926–1979) eingeführt; er hatte Erfahrungen in den Bereichen Physiologie wie auch Gynäkologie und wurde als Jesuit zudem Berater der katholischen Kirche.[37] Hellegers wollte in seinen Arbeiten Medizin, Natur- bzw. Lebenswissenschaften mit der Moralphilosophie verbinden. Der erste Name des Instituts in Washington zeigt die Schwerpunkte: „The Joseph and Rose Kennedy Institute of Human Reproduction and Bioethics". Hellegers verstand Bioethik als biomedizinische Ethik mit praxisorientierter Anwendung in Medizin und Gesundheitswesen. Diese Verwendung des Terminus „bioethics" ist die seitdem

31 In Bezug auf Vorläufer gibt Jahr an: „Bereits Montaigne [in seinen Essais] räumt als zunächst noch alleinstehender Vertreter des modernen Gefühlsethos allen Lebewesen einen Anspruch auf Behandlung nach ethischen Grundsätzen ein: Den Menschen seien wir Gerechtigkeit schuldig, Milde und Barmherzigkeit allen übrigen Geschöpfen, welche davon Vorteil zu haben fähig sind." Jahr (1935), S. 186.

32 Jahr (1927).

33 Jahr (1928).

34 Jahr (1929). Insgesamt waren dies jedoch nur wenige Artikel von Fritz Jahr. Der eindeutige „Meinungsführer" zur Medizinethik war Emil Abderhalden, nicht nur wegen seiner zahlreichen Editorials und Beiträge in der „Ethik", sondern auch durch den Vorsitz im „Ethikbund" oder auch die Präsidentschaft der Wissenschaftsakademie „Leopoldina".

35 Reich (1994).

36 Potter (1971).

37 Hellegers (1978), Reich (1994), Jonsen (1998), S. 27 und Reich (1999).

international dominierende, eine Bioethik unter Einschluss der ökologischen Perspektive wird jedoch auch in der Gegenwart noch verfolgt.[38]

1969 wurde das Hastings Center als Institut für Gesellschaft, Ethik und Lebenswissenschaften gegründet. Pioniere waren der Philosoph Daniel Callahan und der Psychiater Willard Gaylin, die ihre Arbeit dem in Amerika neuen Gebiet der Bioethik widmeten.[39] Dieses außeruniversitäre Zentrum bei New York ist besonders bekannt geworden für seine beiden Publikationsforen, den „Hastings Center Report“ und die Zeitschrift „IRB: Ethics & Human Research“.[40] Mit dem Symbol des Baumes steht das Hastings Center, das sich in der Gegenwart als „nonpartisan research institution dedicated to bioethics and the public interest“ präsentiert, auch für die Tradition der ökologischen Bioethik, selbst wenn die aktuellen Themen fast ausschließlich geprägt werden von biomedizinischen Fragen der Ethik.

Die spezifischen Hintergründe für die Entstehung der Bioethik in den USA können an dieser Stelle nur angedeutet werden. Der vorhandene Wertepluralismus, das „amerikanische Ethos“ mit einem gewissen „Moralismus“ (Ethisierung praktischer Konflikte) wie auch „Meliorismus“ (Wunsch nach Verbesserung für zukünftige Generationen) wird etwa von Albert Jonsen für die Bioethik-Genese angeführt.[41] In der amerikanischen Gesellschaft haben sicherlich ebenfalls die Bürger- und Patientenrechtsbewegungen mit Emanzipationsbestrebungen im Blick auf Partizipation und Transparenz eine Rolle gespielt. In der ersten Phase der Institutionalisierung waren religiös sozialisierte Persönlichkeiten von besonderer Bedeutung für die Etablierung der Bioethik: „The Catholic and the Protestant traditions entered the era of bioethics with a rich heritage of theoretical reflection and practical admonition about moral life.“[42]

Im Übergang von der Institutionalisierungs- zur Diffusionsphase spielen neben Fachzeitschriften auch Handbücher und Nachschlagewerke für eine neue Disziplin eine besondere Rolle. Warren T. Reich hat in der 1978 mit Hilfe eines großen Autorenkollegiums erstmals erarbeiteten „Encyclopedia of Bioethics“ eine genaue Abgrenzung des Gebiets versucht; er sieht als Charakteristikum der Bioethik

> „the systematic study of the moral dimensions – including moral vision, decision, conduct and policies – of the life sciences and health care, employing a variety of ethical methodologies in an interdisciplinary setting.“[43]

Analog definiert es das deutschsprachige Lexikon der Bioethik, das bezeichnenderweise erst 20 Jahre später erschien: „Unter Bioethik wird [...] die ethische Reflexion jener Sachverhalte verstanden, die den verantwortlichen Umgang des Menschen mit Leben betreffen.“[44]

38 Altner (1991) sowie Ach/Runtenberg (2002) und Altner et al. (2005).

39 Callahan leitete das Hastings Center von 1969 bis zur Emeritierung 1996; siehe auch Callahan (1999).

40 Die Abkürzung „IRB“ steht für „Institutional Review Board“ als Ethikkommission zur Forschung.

41 Jonsen (1998), siehe ferner auch Sass (1988), Stevens (2001) und Thomasma (2002).

42 Jonsen (1998), 41. Zu nennen wäre hier auch noch die Institutionalisierung der Fachgesellschaften etwa mit der 1998 aus „Society for Health and Human Values“, „Society for Bioethics Consultation“ und „American Association of Bioethics“ entstandenen „American Society for Bioethics and Humanities“.

43 Reich (1995), S. xxi.

44 Korff (1998), S. 7.

Das Nachdenken über das besondere Spannungsfeld von Biologie, Medizin und Lebenswissenschaften macht das Gebiet der Bioethik aus, wobei in der Gegenwart die Bearbeitung der biomedizinischen Fragen im Kontext der internationalen Debatten zur Bioethics weitgehend überwiegen, während die Probleme der ökologischen Anteile im Sinne von Potters „Überlebenswissenschaft" als „Bridge to the Future" in den Bereichen der ökologischen Ethik und globaler Verantwortungsethik liegen. Hier hatten seit den 70er Jahren die allgemeine Umweltkrise und Theorieansätze wie das „Prinzip Verantwortung" von Hans Jonas weite Aufmerksamkeit erhalten.[45] 1979 erschien erstmals das Werk „Principles of Biomedical Ethics" der Washingtoner Ethiker Tom Beauchamp und James Childress, das in mittlerweile acht Auflagen zum zentralen Buch zur Medizin- und Bioethik für die internationale Debatte wurde.[46]

PROBLEME BEI DER ENTWICKLUNG VON MEDIZIN- UND BIOETHIK

Die Entwicklung der weltweit ersten Fachgesellschaft, des „Ethikbunds" und seines Organs „Ethik" mit den Schwerpunkten Sexual- und Sozialethik, führte im deutschsprachigen Raum zu einem vertieften Diskurs über Fragen ärztlichen Handelns und sozialpolitischer Verantwortung. Die Debatten erhielten aber im Laufe der 1930er Jahre eine immer stärkere Tönung durch die Ideologie des Nationalsozialismus – 1938 wurde dieses Forum des medizin- und bioethischen Austausches eingestellt. Interessanterweise ist eine nächste Zwischenetappe im Prozess der Institutionalisierung bereits für das Folgejahr 1939 zu konstatieren: Im Deutschen Reich wurde das Gebiet „Ärztliche Rechts- und Standeskunde" ebenso wie das Fach „Geschichte der Medizin" – weltweit innovativ – obligatorische Disziplin im Medizinstudium. Man richtete die Lehraufträge jedoch nicht ohne Hintergedanken ein; mit Blick auf das weite Spektrum der ethischen Fragen des ärztlichen Berufsfeldes fällt die starke politische Funktionalisierung im Sinne der Eugenik-Konzepte des NS-Staates auf.[47] Für das Feld der Rassenlehre etablierte man ebenfalls Lehrstühle, die nach dem Zweiten Weltkrieg in Instituten für Humangenetik aufgingen.[48] Paradoxerweise ist es gerade auch die Medizinethik, die durch Ansätze einer Kollektivethik immer stärker biologistische und sozialdarwinistische Züge erhielt und damit mitverantwortlich wurde für die Katastrophe des Dritten Reiches sowie eine „Medizin ohne Menschlichkeit". Eine spezielle Professur oder einen Lehrstuhl für Medizin- oder Bioethik gab es in Europa jedoch zu dieser Zeit noch nicht; es waren Ärzte und Wissenschaftler wie der Physiologe und Leopoldina-Präsident Abderhalden oder interdisziplinär ausgebildete Praktiker wie der Gynäkologe und Sozialethiker Albert Niedermeyer (nach 1945 Lehrtätigkeit für Pastoralmedizin in Wien), die zu wichtigen Protagonisten des ethischen Diskurses über die Lebenswissenschaften wurden.[49] Bei genauerer Betrachtung zeigt sich zudem ein weites Spektrum von Beteiligten an diesen Debatten wie dem medizinhistorisch engagierten Pädagogen

45 Jonas (1979) und (1985).
46 Beauchamp/Childress (2019); siehe auch die deutsche Diskussion bei Rauprich/Steger (2005).
47 Vgl. Frewer (2000), Mattulat (2007) und Bruns (2009).
48 Siehe u.a. Kröner (1998).
49 Vgl. Frewer (2000) und Eben/Frewer (2001).

Heinrich Vorwahl, der u.a. zu Volksmedizin und Humanexperimenten publizierte,[50] oder dem Hygieniker Joachim Mrugowsky, der 1939 noch einen Band zu Christoph Wilhelm Hufelands Ethik herausgab – und später selbst mörderische Menschenversuche anordnete und durchführte.[51]

Das diktatorische System des Nationalsozialismus kann hierbei mit guter Begründung auch als „Biokratie" bezeichnet werden: Ärzteschaft und „Lebenswissenschaften" spielten Schlüsselrollen bei der Planung und Umsetzung des neuen Staates in Bezug auf seine rassenhygienischen Utopien.[52] Zentral bleibt die Erkenntnis, dass sich viele Mediziner ganz ohne Zwang und teils mit idealistischen Vorstellungen der Wissenschaftlichkeit ihres Handelns den Konzepten der Politik angeschlossen bzw. diese erst entwickelt haben. Die massenhafte bürokratische Umsetzung von Sterilisationen und mörderischer „Euthanasie" als radikale „Biopolitik" führte zur Umwertung bestehender Vorstellungen in Bezug auf die Rechte des Einzelnen und den Respekt vor der Menschenwürde. Mit der radikalen Umsetzung des scheinbar legitimen Prinzips „Gemeinnutz geht vor Eigennutz" im Bereich der Heilkunde wie auch der gesamten Gesellschaft wurden die Verbrechen der Medizin im Namen des „Volkskörpers" ermöglicht – der Nürnberger Ärzteprozess zeigte u.a. die menschenverachtenden Humanexperimente in den Konzentrationslagern.[53] Die Gerichtsverhandlungen legten ungeheuerliche Ereignisse offen, mit dem Urteilstext wurde dann eine Liste von zehn Kriterien für „zulässige medizinische Versuche" verabschiedet, die als „Nürnberger Kodex" in die Geschichte der Medizin- und Bioethik eingegangen sind.

Die dynamischen Entwicklungen in Naturwissenschaften und Technik mit erweiterten Anwendungen von Biologie, Genetik und Medizin seit den 1950er Jahren haben in der Folge zu einem enormen Anwachsen von Wissen und Handlungsmöglichkeiten geführt; die Reflektion guten Handelns musste für den Einzelnen wie auch die Gesellschaft neu geleistet werden. Hinzutrat der ethisch-weltanschauliche Pluralismus bei Wertentscheidungen in den Gesellschaften und Staaten seit der zweiten Hälfte des 20. Jahrhunderts.

Im Bereich der Humanmedizin und des Gesundheitswesens waren es die Einsatzoptionen neuer Medizintechniken wie auch die Fragen knapper Ressourcen, die zu einem immer größeren Bedarf an ethischer Expertise führten. Als die Entwicklung der künstlichen Niere in Seattle (USA) Anfang der 60er Jahre den Entscheidungskonflikt mit sich brachte, dass hunderte von Patienten um wenige Plätze an der Dialyse konkurrierten, richtete das Klinikum ein Ethikkomitee zur Unterstützung der Ärzte ein. Das amerikanische Magazin „Life" spitzte diese moralischen Grundprobleme in einem klassischen Artikel zu: „They Decide Who Lives, Who Dies".[54] Die Autorin Shana Alexander beschrieb, wie das „medizinische Wunder" der künstlichen Organfunktion einer kleinen Gruppe die „moralische Last der Entscheidung" aufbürdete: Zunächst wurde das siebenköpfige Gremium „Life and/or

50 Vorwahl (1931).
51 Vgl. Mrugowsky (1939) sowie Bruns (2009).
52 Wegen der besonderen Repräsentanz und ideologischen Verarbeitung medizinischer wie auch biologischer Aspekte kann die Diktatur des NS-Staates auch als „Biokratur" bezeichnet werden.
53 Frewer et al. (1999) und Dörner et al. (1999) sowie Annas/Grodin (1995) und Tröhler/Reiter-Theil (1997).
54 Alexander (1962).

Death Committee“, später im Volksmund nur noch „God Committee“ genannt. Obwohl es bereits vorher einige Ethik-Gremien auch in amerikanischen Krankenhäusern gegeben hatte (insbesondere zu Fragen am Lebensbeginn), war das Komitee in Seattle sicher ein wichtiger Schritt für die breite Entwicklung der Health Care Ethics bzw. Clinical Ethics Committees.[55] Gerade die brisanten moralischen Fragen an den Lebensgrenzen[56] vom Schwangerschaftsabbruch bis zur Hirntodfeststellung führten zu einer Institutionalisierung von Ethik und Ethikberatung in den amerikanischen Kliniken, seit den 70er Jahren in breiter Form, in Europa erst mit einer deutlichen Verzögerung und in Deutschland seit der zweiten Hälfte der 1990er Jahre.[57]

Übergreifend charakterisiert der Artikel von Stephen Toulmin „How Medicine saved the Life of Ethics“[58] die zentrale Entwicklungslinie: Die Fortschritte immer weiter entwickelter Wissenschaft und Heilkunde brachten zunehmend komplexere moralische Fragen mit sich, die den Bedarf an bioethischer Expertise grundlegend förderte. Hinzu kamen erweiterte Möglichkeiten von Geburtenkontrolle und Reproduktionsmedizin, die notwendige Verteilung knapper Güter wie Plätze in Dialyseeinheiten oder Intensivstationen sowie heikle Entscheidungsprobleme am Lebensende führten zur gesteigerten Nachfrage in Bezug auf ethische Entscheidungskompetenz und Beratungsgremien. David Rothman hat diese Entwicklungsprozesse in seinem Buch unter dem Titel „Strangers at the Bedside“ treffend zusammengefasst.[59] Er zeigt, wie rechtliche und moralische Fragen der Medizin zunehmend näher an das Patientenbett kamen. Dabei waren es nicht nur die eigentlich klinikfernen Disziplinen Jurisprudenz und Ethik, sondern auch Entwicklungen, die zunächst Patienten vom Arzt entfremdeten wie die Situation in hochtechnisierten Stationen oder wissenschaftsorientierten Forschungszentren, die zu Ambivalenzen führten. Überdies spielten öffentliche Debatten zur ärztlichen Rolle in der Forschung eine wesentliche Rolle: Skandale wie die nicht-therapeutischen Syphilis-Studien an Schwarzen im Süden der USA (Tuskegee) oder Strahlenexperimente mit Soldaten führten zu einer Hinterfragung der Vertrauensposition des Arztes.[60]

KRITISCHE INTERAKTIONEN: DEBATTEN ZUR „ANTI-BIOETHIK“

Bei der Einrichtung einer neuen Disziplin im akademischen Kontext denkt man vermeintlich eher an feierliche Eröffnungszeremonien, Böllerschüsse oder „Feuerwerke“ an Reden im Rahmen von Kongressen zur Inauguration. Die Diskussionen

55 Frewer (2008).

56 Einschlägig ist etwa der Fall von Karen Ann Quinlan (1954–1985) zur Frage der Behandlungsbeendigung bei Langzeitkoma. Quinlan erlitt als 21-Jährige evtl. aufgrund von Alkohol- oder Drogenkonsum auf einem Fest einen Kreislaufstillstand und danach ein apallisches Syndrom. Es gab einen langen Rechtsstreit der Klinik mit den Eltern über die Einstellung der Beatmung. Als die Geräte abgestellt wurden, lebte sie trotzdem weiter. Karen A. Quinlan wurde zu einer zentralen Figur in den Diskussionen um Sterbehilfe durch Behandlungsverzicht. Ihr Fall war bedeutsam für die Einführung von Ethikkomitees (Healthcare Ethics Committees) in den USA.

57 Frewer et al. (2008).

58 Toulmin (1982).

59 Vgl. Rothman (1991).

60 Vgl. Schmidt/Frewer (2007).

um die Bioethik im deutschsprachigen Raum waren hingegen eher mit fragwürdigen Knalleffekten und sogar Bombendrohungen verbunden.[61] Nicht nur einladende akademische Tagungen zur Etablierung, sondern sogar Ausladungen bei wissenschaftlichen Konferenzen markieren den Beginn des Zeitraums intensiverer Auseinandersetzung mit der neuen Strömung der „Bioethik". Kongresse etwa in Dortmund (Sonderpädagogik) und Bochum (European Society for Philosophy of Medicine and Health Care) bzw. im österreichischen Kirchberg (Internationale Wittgenstein-Tagung) mit der Einladung des seinerzeit noch in Australien, jetzt in den USA lehrenden Philosophen Peter Singer (*1946)[62] führten zu größeren Kontroversen: Entweder wurde die umstrittene Frontfigur der Bioethik ausgeladen, die Veranstaltung andernorts abgehalten oder gänzlich abgesagt.[63] Im Kern des außerordentlich leidenschaftlich geführten Streits um Bioethik standen Debatten um den Person-Begriff Singers sowie Thesen des Präferenzutilitarismus zu Lebensbeginn und Lebensende. Kritiker sahen wichtige gesellschaftliche Grundvoraussetzungen wie den Schutz von werdendem Leben im Mutterleib und den Respekt vor der Menschenwürde auch von Personen am Lebensende[64] nicht gewährleistet; viele befürchteten sogar Parallelen zu gefährlichen Denkansätzen in der Zeit des Nationalsozialismus, während andere ganz im Gegenteil die Freiheit akademischer Diskussion durch die Ausladung des Moralphilosophen gefährdet sahen. Die erheblichen Kontroversen führten zu einer außergewöhnlich polarisierten und über lange Jahre verhärteten Diskussion mit vielen Teildebatten etwa zur Gefahr präferenzutilitaristischer Argumente für Behindertenrechte,[65] über die mögliche Entwicklung „schiefer Ebenen" (slippery slopes) im öffentlichen Diskurs[66] oder den Stellenwert spezifischer historischer Fragen für die Validität moraltheoretischer Argumente. Es entwickelte sich eine Bewegung, die als „Anti-Bioethik"[67] bezeichnet wurde. Hierbei muss gleichwohl bemerkt werden, dass deren Protagonisten lediglich nur gegen eine bestimmte Strömung – nämlich den Präferenzutilitarismus in der Auffassung von Singer oder deutsche Varianten in Konzepten des Mainzer Rechtsphilosophen Norbert Hoerster

61 Bei einer internationalen Tagung in Bochum entschieden sich die Veranstalter aus Sicherheitsgründen zu einer Verlegung ins nahe Maastricht (Niederlande).

62 Peter Albert David Singer stammt aus Melbourne in Australien. Die jüdischen Eltern von Singer lebten in Wien und emigrierten nach dem „Anschluss Österreichs" nach Australien (1938). Drei seiner Großeltern wurden im Holocaust ermordet. Singer studierte bis 1969 an der University of Melbourne und promovierte 1971 in Oxford. Er lehrte als Professor für Philosophie an der Monash University in Melbourne (1977–1999), danach erhielt er eine Professur für Bioethik an der Princeton University in den USA. Der Philosoph und Moraltheoretiker war lange Zeit ein Verfechter des Präferenzutilitarismus: Die moralische Bewertung von Handlungen oder Regeln soll sich in dieser Form des Utilitarismus („Nützlichkeitsethik") an der Erfüllung von Präferenzen aller Betroffenen orientieren, die zur ethischen Urteilsfindung gegenseitig aufgerechnet werden. In den letzten zehn Jahren hat Singer neben dem klassischen Utilitarismus u.a. Positionen eines ethischen Objektivismus' und effektiven Altruismus' vertreten.

63 Siehe u.a. Singer (1994), Schöne-Seiffert/Rippe (1991), Anstötz et al. (1995), Paul (1998) und Bach (1999).

64 Vgl. die Beiträge und Debatten in Frewer/Eickhoff (2000) sowie ferner Hegselmann/Merkel (1992).

65 Vgl. Wunder/Neuer-Miebach (1998) und Bach (1999); Graumann/Grüber (2003) fragten sogar: „Sind ‚Biomedizin' und ‚Bioethik' behindertenfeindlich?".

66 Siehe u.a. Guckes (1997) sowie Frewer/Eickhoff (2000).

67 Kollek/Feuerstein (1999) sowie ferner Engelhardt (1997).

(*1937)[68] auftraten; natürlich wird die dabei formulierte und in wichtigen theoretischen Punkten auch berechtigte Kritik an vereinfachenden utilitaristischen Konzepten für den Umgang mit Leben und Patientengruppen selbst zum bioethischen Standpunkt, da sie sich mit großem Engagement moralischen Fragen der Lebenswissenschaften widmet. Die Grenze zwischen irrationaler Verweigerung und berechtigtem Einsatz für soziale Ziele etwa in Bezug auf Behindertenrechte oder gesellschaftlich vernachlässigte Gruppen war einige Zeit nicht scharf zu ziehen, wobei sich in den vielfältigen Strömungen der letzten Jahre Positionen differenziert haben und die Singer-Debatte nicht mehr im Mittelpunkt der breit gewordenen deutschsprachigen Diskussionen zur Bioethik steht.

SCHLUSSÜBERLEGUNGEN: MEDIZIN- UND BIOETHIK AN GRENZEN

Das Panorama der Medizin- und Bioethik im 20. Jahrhundert bietet eine Landschaft mit sich langsam entwickelnden Höhen und außergewöhnlichen Tiefen. Der gesamte Zeitraum ist von einer zunehmend intensiven Auseinandersetzung mit moralischen Problemen wie auch unterschiedlich institutionalisierten Diskussionen im Bereich der Ethik in ihren jeweiligen Formen und Kontexten geprägt. Abschließend seien kurze Schlaglichter auf Beginn, Mitte und Ende dieses Zeitraums geworfen. Im Jahr 1900 wurden die „Preußischen Anweisungen" zur Reglementierung der Forschung am Menschen verabschiedet: Als Geheimrat Albert Neisser (1848–1912), Professor für Haut- und Geschlechtskrankheiten an der Universitätsklinik Breslau, nach Versuchen zur Serumtherapie an zum Teil minderjährigen Patientinnen und einem Disziplinarverfahren zu einer Strafe von 300 Mark[69] verurteilt wurde, weil er bei der nicht erfolgreichen Vakzinierung keine Einwilligung der Personen eingeholt hatte, kommentierte er dies – ohne Eingeständnis eigener Schuld – mit folgenden Worten:

> „[…] weil ich auf eine derartige Einwilligung vom moralischen Standpunkt aus kein Gewicht gelegt habe und nie legen würde. Wäre es mir um eine formale Deckung zu tun gewesen, so hätte ich mir die Einwilligung gewiss beschafft, denn es ist nichts leichter, als sachunverständige Personen durch freundliche Überredung zu jeder gewünschten Einwilligung zu bringen, wenn es sich um so harmlose Dinge handelt, wie eine Einspritzung."[70]

68 Der AEM-Präsident Konrat Wellmer nannte es im Rückblick auf seine Präsidentschaft einen „(Anti-)Hoerster-Eklat", vgl. Wellmer (2006), S. 305. In Bezug auf die Medizinethik hatte Gründungspräsident Wuermeling andere Ansichten als Hoerster, der aber bei einem Vortrag in Erlangen nicht am Sprechen gehindert wurde (im Gegensatz etwa zu einer AEM-Veranstaltung in Göttingen im Jahr 1997). Da Positionen Hoersters und Singers wie auch Begleitdebatten in Bezug auf die Geschichte und Ethik von „Euthanasie" und Sterbehilfe historisch undifferenziert erschienen, entstand der umfangreiche Band Frewer/Eickhoff (2000). In Bezug auf die Region Erlangen-Nürnberg ist zu erwähnen, dass Hoerster Mitherausgeber der Zeitschrift „Aufklärung und Kritik" der Gesellschaft für kritische Philosophie mit Sitz in Nürnberg sowie Mitglied im wissenschaftlichen Beirat der „Humanistischen Akademie Bayern" ist.

69 Dieser Betrag erscheint auf den ersten Blick sehr niedrig; zum einen handelte es sich aber um 300 Goldmark, zum anderen war bereits der symbolische Effekt der Verurteilung eines „Geheimrats" von hoher gesellschaftlicher Bedeutung.

70 Vgl. das Zitat von Neisser in Elkeles (1996), S. 203.

Diese explizite Einschätzung und paternalistische Haltung eines Arztes erscheint im 21. Jahrhundert kaum mehr denkbar, auch wenn Probleme in der Praxis sicher weiter kritisch reflektiert werden müssen. Eine Konsequenz waren die genannten, weltweit innovativen „Preußischen Anweisungen“ für Studien am Patienten: Sie markieren mit dem Beginn des 20. Jahrhunderts die entscheidende Entwicklung weg von ärztlichem Paternalismus und Standesethos hin zur stärkeren Einbeziehung des Patienten in die Medizinethik – doch zugleich zeigt die Reaktion des prominenten Mediziners exemplarisch die Kehrseite des Problems praktischer Ethik: die fragliche Einsicht und eine mangelnde Umsetzung in der klinischen Praxis. Auch weitere Richtlinien und der sich entwickelnde ethische Diskurs in ersten Zeitschriften bzw. Fachgesellschaften konnten die Abgründe der Medizin im Nationalsozialismus, aber auch manche Probleme in demokratischen Gesellschaften nicht aufhalten. Viel schlimmer: die Medizinethik der 1930er Jahre bereitete mit den Boden für kollektivethische Verletzungen des Respekts vor dem Einzelpatienten.

Für die internationalen Perspektiven einer Entwicklungsgeschichte moralischer Fragen der Lebenswissenschaften und das Nachdenken über gute ärztliche Praxis bleibt diese problematische Phase in der ersten Hälfte des 20. Jahrhunderts eine dauerhafte Mahnung und Herausforderung, wobei daran erinnert werden muss, dass sich auch in den USA und Japan sowie mehreren anderen Ländern Europas, speziell in Skandinavien, eugenische Ideen zur Biopolitik entwickelt hatten, sodass in der neueren Forschung von der „Internationale der Rassisten“ gesprochen werden kann.[71]

Der Nürnberger Kodex („Nuremberg Code of Medical Ethics“) im Jahr 1947 unterstrich die absolute Notwendigkeit des „voluntary consent“, der Variante des so wichtigen „informed consent“ mit Einwilligung nach Aufklärung des Patienten. Als eine zentrale Strömung der Selbstbestimmung und des Prinzips der Autonomie ist dies ein wesentliches Signum der internationalen Bioethik amerikanischer bzw. westlicher Prägung. Individualrechte kommen jedoch nicht nur in medizinisch-ärztlichen Konflikten oder bei gesellschaftlichen Problemen an Grenzen – die Nachhaltigkeit des Umgangs mit dem ganzen Planeten steht seit der Gefahr durch die Atombombe und eine globale Umweltzerstörung insgesamt auf dem Spiel. Damit rückt die internationale und ökologische Dimension in Diskursen der Bioethik wieder ins Zentrum des Themenfeldes, das sich aber in ein weites Spektrum von Fachdisziplinen und Einzelbereichen von der Klimaforschung bis zur Ethik in Pflegewissenschaften oder Public Health aufgefächert hat.

Kontroversen etwa um die Optionen von Enhancement oder Grenzen zukünftiger Eugenik in der Gesellschaft, exemplarisch sei hier nur die Auseinandersetzung um Thesen von Peter Sloterdijk und Jürgen Habermas[72] genannt, wiederkehrende und sich verschärfende Diskussionen um Verteilungsgerechtigkeit zwischen anzustrebender Rationalisierung und kritisierter Rationierung oder Debatten um Reduktionismen im Bereich der Neurobiologie und „Neuroethik“ zeigen wiederum neue Schauplätze medizin- und bioethischer Diskurse.

71 Siehe insbesondere Kühl (1997).
72 Habermas (2001).

Zu Beginn des 21. Jahrhunderts ist eine enorme Vielfalt und Differenzierung der deutschsprachigen[73] und europäischen[74] wie auch der internationalen Bioethik-Szene zu konstatieren. Kritische Stimmen hinterfragen nicht nur die Ursprungsmythen, Motive, Gender-Dimensionen oder „Kultur" des Fachgebiets,[75] mögliche Dominanzen von Marktmodellen oder amerikanischem Rechtssystem für die Bioethik,[76] sondern auch Gefahren in Bezug auf die Instrumentalisierung oder gar Korrumpierung einzelner Vertreter der Bioethik bzw. strukturelle Abhängigkeiten der gesamten Fachdiskussion zur Biopolitik.[77] Wichtig und positiv ist sicherlich die Entwicklung einer breiten Bewegung in Bezug auf die Klinische Ethik[78] mit der Implementierung von Ethikberatung in Krankenhäusern und Gremien[79] auf allen Ebenen des Gesundheitswesens sowie die doch recht weit reichende Verankerung in der akademischen Landschaft.[80] So kommt es am Ende des 20. Jahrhunderts zur folgenden Einschätzung einer prominenten Gruppe von Medizintheoretikern: Die Bioethik wurde „zu einem der sichtbarsten und einflussreichsten Felder unserer globalisierten Welt" (1999).[81] Für die Zukunft von Medizin,[82] Gesundheitswesen und Global Health ist die Bio-/Ethik – im weiten Spektrum von Clinical Ethics bis zu Planetary Health – gerade angesichts von Klimakrise, Katastrophen, Kriegen und Pandemien weltweit von kaum zu überschätzender Bedeutung.[83]

LITERATUR

Abderhalden, E. (1947): Gedanken eines Biologen zur Schaffung einer Völkergemeinschaft und eines dauerhaften Friedens. Zürich.

Abderhalden, E. (Hrsg.) (1926–1938): Ethik. Sexual- und Gesellschafts[-E]ethik. Halle a.d. Saale [Vorläufer: „Ethik, Pädagogik und Hygiene des Geschlechtslebens" (1922) und „Sexualethik" (1925)].

Ach, J. S./Gaidt, A. (1993): Herausforderung der Bioethik. Stuttgart-Bad, Cannstatt.

73 Ach/Gaidt (1993), Birnbacher (1993), Schöne-Seifert (1996), Düwell/Steigleder (2003a), Krones (2006), Birnbacher (2006) sowie zur Entwicklung Ach/Runtenberg (2002).

74 Ten Have/Gordijn (2001).

75 Gaines/Juengst (2008); zu Gender-Fragen im Bereich der Bioethik u.a. Gilligan (1982) und Haker (2003).

76 Annas (1995) und Grodin (1995) sowie Engelhardt (1986).

77 Geyer (2001) und Porz et al. (2007).

78 Vgl. Frewer et al. (2008) und (2013) sowie zu Interessenkonflikten u.a. Porz et al. (2007).

79 Auf Ebene des Staates sei hier insbesondere die Entwicklung des Nationalen (NER) bzw. Deutschen Ethikrates (DER) genannt.

80 Fletcher (1991) und Frewer et al. (2008) sowie ferner auch Schweizer (2000). Die Erlanger Professur für Ethik in der Medizin wurde nach längerer Vorgeschichte 2001 institutionalisiert; seit 2002 besteht auch das Klinische Ethikkomitee, eines der ersten an einem Universitätsklinikum. Der Autor hat u.a. den „European Master of *Bioethics*" (Leuven, Nijmegen, Basel, Padua) absolviert. Ein erster Lehrstuhl explizit für „Bioethik" wurde in Deutschland 2005 (Freiburg) eingerichtet, die Schwerpunkte sind jedoch ähnlich.

81 Kleinman et al. (1999), VII: [bioethics] „among the most visible and influential fields of our globalized world" [Übers. A.F.]. Pence (2002) wäre eine kritische Gegenposition: „Brave New Bioethics".

82 Vgl. insbesondere Frewer et al. (2021).

83 Siehe u.a. Reis et al. (2021).

Ach, J. S./Runtenberg, C. (2002): Bioethik: Disziplin und Diskurs. Zur Selbstaufklärung angewandter Ethik. Kultur der Medizin, Band 4. Frankfurt/M., New York.
Adler, F. (1931): Ansprache, gehalten in New York am 10. Mai 1931 anläßlich der Feier des fünfundfünfzigsten Jahrestages der Begründung der Ethischen Bewegung. Wien.
Alexander, S. (1962): They Decide Who Lives, Who Dies. Medical Miracle Puts a Moral Burden on a Small Community. In: Life 9 (1962), S. 102–125.
Altner, G. (1991): Naturvergessenheit. Grundlagen einer umfassenden Bioethik. Darmstadt.
Altner, G./Frambach, L./Gottwald, F.-T./Schneider, M. (Hrsg.) (2005): Leben inmitten von Leben. Die Aktualität der Ethik Albert Schweitzers. Stuttgart.
Annas, G. J. (1995): The Dominance of American Law (and Market Values) over American Bioethics. In: Grodin (1995), S. 83–96.
Annas, G. J./Grodin, M. A. (Eds.) (1995): The Nazi doctors and the Nuremberg Code. Human rights in human experimentation. Oxford.
Anstötz, C./Hegselmann, R./Kliemt, H. (Hrsg.) (1995): Peter Singer in Deutschland. Zur Gefährdung der Diskussionsfreiheit in der Wissenschaft. Frankfurt/M.
Bach, U. (Hrsg.) (1999): Auf dem Weg in die totale Medizin? Eine Handreichung zur „Bioethik"-Debatte. Neukirchen-Vluyn.
Baker, R. B./McCullough, L. B. (Eds.) (2009): The Cambridge World History of Medical Ethics. Cambridge et al.
Baker, R. B./Porter, D./Porter, R. (Eds.) (1993): The codification of medical morality. Historical and philosophical studies of the formalization of Western medical morality in the eighteenth and nineteenth centuries. Dordrecht, Boston.
Baumgartner, H. M./Sass, H.-M. (1980): Philosophie in Deutschland 1945–1975. Standpunkte, Entwicklungen, Literatur. 3. Auflage. Königstein/Ts.
Beauchamp, T. L./Childress, J. F. (2019): Principles of Biomedical Ethics. 8. Auflage. New York, Oxford.
Bergdolt, K. (2004): Das Gewissen der Medizin. Ärztliche Moral von der Antike bis heute. München.
Birnbacher, D. (1993): Welche Ethik ist als Bioethik tauglich? In: Ach/Gaidt (1993), S. 45–67.
Birnbacher, D. (2006): Bioethik zwischen Natur und Interesse. Frankfurt/M.
Brand, U. (1977): Ärztliche Ethik im 19. Jahrhundert. Freiburg i.Br.
Bruns, F. (2009): Medizinethik im Nationalsozialismus. Entwicklungen und Protagonisten in Berlin (1939–1945). Stuttgart.
Burns, C. R. (Ed.) (1977): Legacies in Ethics and Medicine. New York.
Callahan, D. (1999): The Hastings Center and the early years of bioethics. In: Kennedy Institute of Ethics Journal 9, 1 (1999), S. 53–71.
Coppens, P. C. (1903): Aerztliche Moral. Autorisierte Uebersetzung von Dr. B. Niederberger. Mit einer Vorrede und ergänzenden Anmerkungen von Dr. L. Kannamüller. New York.
Dörner, K./Ebbinghaus, A./Linne, K. (Hrsg.) (1999): Der Nürnberger Ärzteprozeß 1946/47. Wortprotokolle, Anklage- und Verteidigungsmaterial, Quellen zum Umfeld. München.
Düwell, M./Neumann, J. N. (2005a): Medizin- und Bioethik. Geschichte und Profile. In: Düwell/Neumann (2005b), S. 13–49.
Düwell, M./Neumann, J. N. (Hrsg.) (2005b): Wie viel Ethik verträgt die Medizin? Paderborn.
Düwell, M./Steigleder, K. (2003a): Bioethik. Eine Einführung. Frankfurt/M.
Düwell, M./Steigleder, K. (2003b): Bioethik: Zu Geschichte, Bedeutung und Aufgaben. In: Düwell/Steigleder (2003a), S. 12–40.
Eben, A. K. (1998): Medizinische Ethik im weltanschaulich-religiösen Kontext. Albert Moll und Albert Niedermeyer im Vergleich. Diss. med. München.
Eben, A. K./Frewer, A. (2001): Philosophie, Medizin und Religion: Ärztliche Ethik in Leben und Werk von Albert Niedermeyer. In: Frewer/Neumann (2001), S. 247–275.
Eissa, T.-L./Sorgner, S. L. (Hrsg.) (2011): Geschichte der Bioethik. Eine Einführung. Paderborn.
Elkeles, B. (1996): Der moralische Diskurs über das medizinische Menschenexperiment im 19. Jahrhundert. Jahrbuch Medizin-Ethik, Band 7. Stuttgart.
Engelhardt, D. v. (1997): Zur historischen Entwicklung der Ethik in der Medizin. Prinzipien, Methoden, Theorien. In: Frewer/Winau (1997), S. 37–62.
Engelhardt, H. T. Jr. (1986): The Foundations of Bioethics. New York, Oxford.

Eulner, H.-H. (1970): Die Entwicklung der medizinischen Spezialfächer an den Universitäten des deutschen Sprachgebietes. Stuttgart.
Fischer-Homberger, E. (1983): Medizin vor Gericht. Gerichtsmedizin von der Renaissance bis zur Aufklärung. Bern et al.
Fletcher, J. C. (1991): The Bioethics Movement and Hospital Ethics Committees. In: Maryland Law Review 50 (1991), S. 859–888.
Foucault, M. (1988): Die Geburt der Klinik. Eine Archäologie des ärztlichen Blicks. Frankfurt/M.
Frewer, A. (2000): Medizin und Moral in Weimarer Republik und Nationalsozialismus. Die Zeitschrift „Ethik" unter Emil Abderhalden. Frankfurt/M., New York.
Frewer, A. (2001): Biographie und Begründung der akademischen Medizingeschichte: Karl Sudhoff und die Kernphase der Institutionalisierung 1896–1906. In: Frewer/Roelcke (2001), S. 103–126.
Frewer, A. (2008): Ethikkomitees zur Beratung in der Medizin. Entwicklung und Probleme der Institutionalisierung. In: Frewer et al. (2008), S. 47–74
Frewer, A. (2011): Zur Geschichte der Bioethik im 20. Jahrhundert. Entwicklungen – Fragestellungen – Institutionen. In: Eissa/Sorgner (2011), S. 415–437.
Frewer, A. (2013): Klinische Ethik. Eine Übersicht zu Geschichte und Grundlagen. In: Frewer et al. (2013), S. 17–38.
Frewer, A. (2021): Werner Leibbrand: Leben – Weiterleben – Überleben. Geschichte und Philosophie der Medizin, Band 16. Stuttgart.
Frewer, A./Bruns, F. (unter Mitarbeit von May, A. T.) (Hrsg.) (2013): Klinische Ethik. Konzepte und Fallstudien. Freiburg.
Frewer, A./Eickhoff, C. (Hrsg.) (2000): „Euthanasie" und die aktuelle Sterbehilfe-Debatte. Die historischen Hintergründe medizinischer Ethik. Frankfurt/M., New York.
Frewer, A./Fahr, U./Rascher, W. (Hrsg.) (2008): Klinische Ethikkomitees. Chancen, Risiken und Nebenwirkungen. Jahrbuch Ethik in der Klinik, Band 1. Würzburg.
Frewer, A./Franzò, K./Langmann, E. (Hrsg.) (2021): Die Zukunft von Medizin und Gesundheitswesen. Prognosen – Visionen – Utopien. Jahrbuch Ethik in der Klinik, Band 14. Würzburg.
Frewer, A./Neumann, J. N. (Hrsg.) (2001): Medizingeschichte und Medizinethik. Kontroversen und Begründungsansätze 1900–1950. Frankfurt/M., New York.
Frewer, A./Oppitz U.-D. et al. (Hrsg.) (1999): Medizinverbrechen vor Gericht. Das Urteil im Nürnberger Ärzteprozeß gegen Karl Brandt und andere sowie aus dem Prozeß gegen Generalfeldmarschall Erhard Milch. Erlanger Studien zur Ethik in der Medizin, Band 7. Erlangen, Jena.
Frewer, A./Roelcke, V. (Hrsg.) (2001): Die Institutionalisierung der Medizinhistoriographie. Entwicklungslinien vom 19. ins 20. Jahrhundert. Stuttgart.
Frewer, A./Schmidt, U. (Hrsg.) (2007): Standards der Forschung. Historische Entwicklung und ethische Grundlagen klinischer Studien. Frankfurt/M. et al.
Frewer, A./Winau, R. (Hrsg.) (1997): Geschichte und Theorie der Ethik in der Medizin. Grundkurs Ethik in der Medizin, Band 1. Erlangen, Jena.
Gaines, A. D./Juengst, E. T. (2008): Origin myths in Bioethics: constructing sources, motives and reason in Bioethic(s). In: Culture, medicine and psychiatry 32, 3 (2008), S. 303–327.
Gehring, P. (2012): Fragliche Expertise. Zur Etablierung von Bioethik in Deutschland. In: Hagner (2012), S. 112–139.
Geyer, C. (Hrsg.) (2001): Biopolitik – Die Positionen. Frankfurt/M.
Gilligan, C. (1982): In a Different Voice: Psychological Theory and Women's Development. Cambridge.
Graumann, S./Grüber, K. (2003): Sind „Biomedizin" und „Bioethik" behindertenfeindlich? Ein Versuch, die Anliegen der Behindertenbewegung für die ethische Diskussion fruchtbar zu machen. In: Ethik in der Medizin 15 (2003), S. 161–170.
Grodin, M. A. (Ed.) (1995): Meta Medical Ethics. The Philosophical Foundations of Bioethics. Dordrecht et al.
Guckes, B. (1997): Das Argument der schiefen Ebene: Schwangerschaftsabbruch, die Tötung Neugeborener und Sterbehilfe in der medizinethischen Diskussion. Medizinethik, Band 9. Stuttgart.
Habermas, J. (2001): Die Zukunft menschlicher Natur. Auf dem Weg zu einer liberalen Eugenik? Frankfurt/M.
Hagner, M. (Hrsg.) (2012): Wissenschaft und Demokratie. Berlin.

Haker, H. (2003): Feministische Bioethik. In: Düwell/Steigleder (2003a), S. 168–183.
Hegselmann, R./Merkel, R. (Hrsg.) (1992): Zur Debatte über Euthanasie. Beiträge und Stellungnahmen. Frankfurt/M.
Hellegers, A. E. (1978): Moral education and development. Part VI: Bioethics. In: Today's Catholic Teacher 11 (6), S. 62–63.
Jahr, F. (1927): Bio-Ethik. Eine Umschau über die ethischen Beziehungen des Menschen zu Tier und Pflanze. In: Kosmos. Handweiser für Naturfreunde 24, 1 (1927), S. 2–4.
Jahr, F. (1928): Tierschutz und Ethik in ihren Beziehungen zueinander. In: Ethik. Sexual- und Gesellschafts-Ethik 5 (1928), S. 100–102.
Jahr, F. (1929): Zwei ethische Grundprobleme in ihrem Gegensatz und in ihrer Vereinigung im sozialen Leben. In: Ethik. Sexual- und Gesellschafts-Ethik 5 (1929), S. 341–346.
Jahr, F. (1935): Drei Studien zum 5. Gebot. In: Ethik. Sexual- und Gesellschafts-Ethik 11 (1935), S. 183–187.
Jonas, H. (1979): Das Prinzip Verantwortung. Versuch einer Ethik für die technologische Zivilisation. Frankfurt/M.
Jonas, H. (1985): Technik, Medizin und Ethik. Zur Praxis des Prinzips Verantwortung. Frankfurt/M.
Jonsen, A. R. (1991): American Moralism and the Origin of Bioethics in the United States. In: The Journal of Medicine and Philosophy 16 (1991), S. 113–130.
Jonsen, A. R. (1998): The Birth of Bioethics. New York, Oxford.
Jonsen, A. R. (2000): A Short History of Medical Ethics. New York, Oxford.
Kleinman, A./Fox, R./Brandt, A. (1999): Introduction. In: Daedalus 128 (1999), S. VII–X.
Kollek, R./Feuerstein, G. (1999): Bioethics and Antibioethics in Germany: A Sociological Approach. In: International Journal of Bioethics 10, 3 (1999), S. 11–20.
Korff, W. (1998): Einführung in das Projekt Bioethik. In: Korff et al. (1998), S. 7–16.
Korff, W./Beck, L./Mikat, P. (Hrsg.) (1998): Lexikon der Bioethik. Gütersloh.
Kröner, H.-P. (1998): Von der Rassenhygiene zur Humangenetik. Das Kaiser-Wilhelm-Institut für Anthropologie, menschliche Erblehre und Eugenik nach dem Kriege. Stuttgart.
Krones, T. (2006): The scope of the recent bioethics debate in Germany: Kant, crisis and no confidence in society. In: Cambridge Quarterly of Health Care Ethics 15 (2006), S. 273–281.
Kühl, S. (1997): Die Internationale der Rassisten. Aufstieg und Niedergang der internationalen Bewegung für Eugenik und Rassenhygiene im 20. Jahrhundert. Frankfurt/M., New York.
Labisch, A./Paul, N. (Hrsg.) (2004): Historizität. Erfahrung und Handeln – Geschichte und Medizin. Für Werner Friedrich Kümmel. Sudhoffs Archiv, Beiheft 54. Stuttgart.
Lammel, H.-U. (2005): Klio und Hippokrates. Eine Liaison littéraire des 18. Jahrhunderts und die Folgen für die Wissenschaftskultur bis 1850 in Deutschland. Sudhoffs Archiv, Beiheft 55. Stuttgart.
Leu, M. (2016): Medizinethik im Spiegel der Zeitschrift „Arzt und Christ" – Zur Frühgeschichte der Institutionalisierung der Medizinethik in Deutschland, Österreich und der Schweiz. Diss. med. Göttingen.
Löwy, I. (1990): The Polish School of Philosophy of Medicine. From Tytus Chalubinski (1820–1889) to Ludwik Fleck (1896–1961). Philosophy and Medicine, Vol. 37. Dordrecht.
Maehle, A.-H. (1996): From Deontology to Discipline: German Medical Ethics, 1800–1914. In: The Wellcome Trust Review 5 (1996), S. 54–56.
Maehle, A.-H. (2001): Zwischen medizinischem Paternalismus und Patientenautonomie. Albert Molls „Ärztliche Ethik" (1902) im historischen Kontext. In: Frewer/Neumann (2001), S. 44–56.
Maehle, A.-H. (2009): Doctors, Honour and the Law. Medical Ethics in Imperial Germany. Hampshire, New York.
Maehle, A.-H. (2021): A Short History of British Medical Ethics. Aberdeen.
Mallach, H. J. (1996): Geschichte der Gerichtlichen Medizin im deutschsprachigen Raum. Lübeck.
Mattulat, M. (2007): Medizinethik in historischer Perspektive. Zum Wandel ärztlicher Moralkonzepte im Werk von Georg Benno Gruber (1884–1977). Geschichte und Philosophie der Medizin, Band 3. Stuttgart.
May, A. T./Sass, H.-M. (Hrsg.) (2012): Fritz Jahr. Aufsätze zur Bioethik 1927–1947. Werkausgabe. Münster.
Moll, A. (1902): Ärztliche Ethik. Die Pflichten des Arztes in allen Beziehungen seiner Thätigkeit. Stuttgart.

Mrugowsky, J. (1939): Das ärztliche Ethos. Christoph Wilhelm Hufelands Vermächtnis einer fünfzigjährigen Erfahrung. München, Berlin.
Muzur, A. (2019): Van Rensselaer Potter and his place in the history of bioethics. Berlin et al.
Muzur, A./Sass, H.-M. (Hrsg.) (2012): Fritz Jahr and the Foundations of Global Bioethics. Münster.
Nida-Rümelin, J. (Hrsg.) (1996): Angewandte Ethik. Die Bereichsethiken und ihre theoretische Fundierung. Ein Handbuch. Stuttgart.
Pagel, J. (1897): Medicinische Deontologie. Ein kleiner Katechismus für angehende Praktiker. Berlin.
Paul, J. (1998): Die Bioethik- und Grundwerte-Debatte in Deutschland (1993–1998). Eine Dokumentation. DISS-Skript 13. Duisburg.
Paul, N./Schlich, T. (Hrsg.) (2021): Medizingeschichte. Aufgaben, Probleme, Perspektiven. 2., unveränderte, von 1998 nachgedruckte Auflage. Frankfurt/M., New York.
Pence, G. (2002): Brave New Bioethics. Lanham, MD.
Pfetsch, F. R./Zloczower, A. (1974): Innovation und Widerstände in der Wissenschaft. Beiträge zur Geschichte der deutschen Medizin. Düsseldorf.
Porz, R./Rehmann-Sutter, C./Scully, J. L./Zimmermann-Acklin, M. (Hrsg.) (2007): Gekauftes Gewissen? Zur Rolle der Bioethik in Institutionen. Paderborn.
Potter, R. van (1971): Bioethics. Bridge To The Future. New Jersey.
Rauprich, O./Steger, F. (Hrsg.) (2005): Prinzipienethik in der Biomedizin. Moralphilosophie und medizinische Praxis. Kultur der Medizin, Band 14. Frankfurt/M., New York.
Rawls, J. (1993): Eine Theorie der Gerechtigkeit. 7. Auflage. Frankfurt/M.
Reich, W. T. (1994): The Word "Bioethics": Its Birth and the Legacies of those Who Shaped it. In: Kennedy Institute of Ethics Journal 4, 4 (1994), S. 319–335.
Reich, W. T. (1995): The word "bioethics". The struggle over its earliest meanings. In: Kennedy Institute of Ethics Journal 5, 1 (1995), S. 19–34.
Reich, W. T. (1999): The "wider view": André Helleger's passionate, integrating intellect and the creation of bioethics. In: Kennedy Institute of Ethics Journal 9, 1 (1999), S. 25–51.
Reich, W. T. (Ed.) (1978): Encyclopedia of Bioethics. New York.
Reich, W. T. (Ed.) (1995): Encyclopedia of Bioethics (5 vols.). New York, London.
Reis, A./Schmidhuber, M./Frewer, A. (Hrsg.) (2021): Pandemien und Ethik. Entwicklung – Probleme – Lösungen. Heidelberg, Berlin.
Rothman, D. J. (1991): Strangers at the Bedside. A History of How Law and Bioethics Transformed Medical Decision Making. New York.
Rupke, N. A. (Ed.) (1990): Vivisection in Historical Perspective. 2. Auflage. London.
Sahm, S. (1996): Medizin und Philosophie. 75 Jahre Lehrstuhl für Philosophie der Medizin in Krakau. In: Ethik in der Medizin 8 (1996), S. 238–239.
Sass, H.-M. (2007): Fritz Jahrs bioethischer Imperativ. 80 Jahre Bioethik in Deutschland von 1927 bis 2007. Bochum.
Sass, H.-M. (Hrsg.) (1988): Bioethik in den USA. Methoden – Themen – Positionen. Berlin et al.
Schmidt, U./Frewer, A. (Eds.) (2007): History and Theory of Human Experimentation. The Declaration of Helsinki and Modern Medical Ethics. Stuttgart.
Schmidt, U./Frewer, A./Sprumont, D. (Eds.) (2020): Ethical Research. The Declaration of Helsinki, and the Past, Present and Future of Human Experimentation. Oxford, New York.
Schockenhoff, E./Buch, A. J./Volkenandt, M./Wetzstein, V. (Hrsg.) (2005): Medizinische Ethik im Wandel: Grundlagen – Konkretionen – Perspektiven. Ostfildern.
Schöne-Seifert, B. (1996): Medizinethik. In: Nida-Rümelin (1996), S. 552–648.
Schöne-Seiffert, B./Rippe, K.-P. (1991): Silencing the Singer: Antibioethics in Germany. In: Hastings Center Report 21 (1991), S. 20–27.
Schomerus, G. (2001): Ein Ideal und sein Nutzen: Ärztliche Ethik in England und Deutschland 1902–1933. Medizingeschichte im Kontext, Band 8. Frankfurt/M. u.a.
Schubert, C. (2005): Der hippokratische Eid. Medizin und Ethik von der Antike bis heute. Darmstadt.
Schwantje, M. (1919): Friedensheldentum. Pazifistische Aufsätze aus der Zeitschrift „Ethische Rundschau" (1914/15). Berlin.
Schweitzer, A. (1923): Kulturphilosophie. Band 1: „Verfall und Wiederaufbau der Kultur", Band 2: „Kultur und Ethik". München.
Schweitzer, A. (1931): Aus meinem Leben und Denken. Frankfurt/M.

Schweizer, G. (2000): Moralische Taschenrechner. Die Bioethik ist in Deutschland ein Berufsfeld mit Zukunft. Doch ihr Nutzen im Krankenhausalltag ist umstritten. In: DIE ZEIT 47 (2000), S. 46 (16.11.2000).
Scriba, J. C. (1979): Disciplinae novae. Zur Entstehung neuer Denk- und Arbeitsrichtungen in der Naturwissenschaft. Göttingen.
Singer, P. (1994): Praktische Ethik. 1. Auflage 1979. Stuttgart.
Steger, F. (Hrsg.) (2014): Fritz Jahr – Begründer der Bioethik (1926). 22 Originalarbeiten des protestantischen Theologen aus Halle (Saale). Halle (a.d.S.).
Steger, F./Joerden, J. C./Schochow, M. (Hrsg.) (2014): 1926 – Die Geburt der Bioethik in Halle (Saale) durch den protestantischen Theologen Fritz Jahr (1895–1953). Frankfurt/M.
Stevens, T. (2001): Bioethics in America. Origins and Cultural Politics. Baltimore, London.
Stichweh, R. (1994): Wissenschaft, Universität, Professionen. Soziologische Analysen. Frankfurt/M.
Sudhoff, K. (1906): Theodor Puschmann und die Aufgaben der Geschichte der Medizin. Eine akademische Antrittsvorlesung. In: Münchener Medizinische Wochenschrift 34 (1906), S. 1–14.
Ten Have, H. A./Gordijn, B. (Eds.) (2001): Bioethics in a European Perspective. Dordrecht.
Thomasma, D. C. (2002): Early bioethics. In: Cambridge Quarterly of Healthcare Ethics. In: The International Journal of Healthcare Ethics Committees 11, 4 (2002), S. 335–343.
Toulmin, S. (1982): How Medicine saved the life of Ethics. In: Perspectives in Biology and Medicine 25 (1982), S. 736–750.
Tröhler, U./Reiter-Theil, S. (unter Mitarbeit von E. Herych) (Hrsg.) (1997): Ethik und Medizin 1947–1997. Was leistet die Kodifizierung von Ethik? Göttingen.
Vorwahl, H. (1931): Die ethische Grenze des Experiments. In: Ethik 7, 5 (1931), S. 459–461.
Wear, A./Geyer-Kordesch, J./French, R. (Eds.) (1994): Doctors and ethics. The historical setting of professional ethics. Amsterdam.
Wellmer, H.-K. (2006): Die Akademie für Ethik in der Medizin unter der Präsidentschaft von Hans-Konrat Wellmer (1992–1998). In: Ethik in der Medizin 18 (2006), S. 302–305.
Wilson, D. (2011): Creating the 'ethics industry': Mary Warnock, in vitro fertilization and the history of bioethics in Britain. In: BioSocieties 6 (2011), S. 121–141.
Wunder, M./Neuer-Miebach, T. (Hrsg.) (1998): Bio-Ethik und die Zukunft der Medizin. Bonn.

ETHISCHE FRAGEN AM LEBENSBEGINN HANS-BERNHARD WUERMELINGS POSITIONEN ZUM EMBRYONENSCHUTZGESETZ

Paula Herrmann

„Das deutsche Embryonenschutzgesetz geht *nicht* davon aus, dass sich ‚Etwas' (something) zum Menschen entwickelt, *sondern* dass der Mensch von seinem ersten Anfang an ‚Jemand' (someone), also Mensch, ist. Das wird zu begründen und zu verteidigen sein."[1]

EINLEITUNG

Mit diesen Worten beginnt der Vortragsentwurf von Hans-Bernhard Wuermeling über „Reproduktionsmedizin und Stammzellforschung in Deutschland" für eine Fachkonferenz am 14. Juni 2005 in Brüssel. Allein in diesem Satz finden sich bereits zentrale ethische Diskussionspunkte rund um das Thema „Lebensbeginn". Es stellt sich zunächst also nicht nur die Frage, ab wann menschliches Leben beginnt, sondern auch, ab wann von einer „Person" die Rede ist, die vom Gesetzgeber geschützt werden muss. Durch den oben zitierten Satz wird klar, dass sich die Gesetzgebung dahingehend beschäftigt hat, es aber immer wieder Veränderungen und Anpassungen im Laufe der Zeit geben muss, um zentrale Standpunkte beibehalten zu können.

Hans-Bernhard Wuermeling hat den zahlreichen ethischen Fragen rund um den Lebensbeginn, aber auch Themen des Lebensendes sowie grundsätzlichen Diskussionen rund um das ärztliche Ethos viel Zeit gewidmet. Als ihm 2012 die Paracelsus-Medaille verliehen wurde,[2] veröffentlichte das Deutsche Ärzteblatt einen Artikel mit der Überschrift „Hans-Bernhard Wuermeling: Berater in Grenzfragen".[3] Die Paracelsus-Medaille gilt als „höchste Auszeichnung der deutschen Ärzteschaft für verdiente Ärzte".[4] Auch dadurch wird ersichtlich, dass Wuermeling mit seiner Arbeit nicht nur Außerordentliches geleistet hat, sondern sich auch mit sehr schwierigen Themen befasst hat. Gerade die genannten Grenzfragen stellen nicht nur die Lebensgrenzen – Lebensbeginn und Lebensende – dar, sondern verdeutlichen, dass immer wieder Grenzen gezogen oder auch teilweise überschritten werden (müssen), um beispielsweise in der Forschung weitere Fortschritte verzeichnen zu können. Gerade dann ist es äußerst wichtig, jemanden als Berater zu haben, der für seinen Beruf lebt und sich in der Thematik schon mit vielen Facetten beschäftigt hat sowie

1 Wuermeling (2005a). Im Originalentwurf stand „Enbryonenschutzgesetz".
2 Wuermeling erhielt die Auszeichnung im Rahmen des Deutschen Ärztetags 2012 in Nürnberg.
3 Korzilius (2012).
4 Ebd.

jemanden, der diese auch von verschiedenen Seiten betrachten kann, aber dennoch seine Standpunkte und Grundwerte nicht aus den Augen verliert.

Am Lebensbeginn stellen sich viele Fragen, die unter ethischen Gesichtspunkten diskutiert werden müssen. Dabei erstreckt sich die Zeitspanne bereits von dem Zeitpunkt an, an dem noch gar kein neues Leben entstanden ist – beispielsweise bei der Thematik der Empfängnisverhütung – bis hin zu bereits entstandenem neuem Leben – sei es in vitro oder auch in utero – oder in der Versorgung von Früh- und Neugeborenen. Das Spektrum an Fragestellungen, denen sich Hans-Bernhard Wuermeling gewidmet hat, ist sehr breit, weshalb dieser Artikel zunächst einen Überblick über sein medizinethisches Wirken zum Themenkomplex „Lebensbeginn“ geben soll. Statistisch soll der aktuelle Stand der Forschung am Nachlass von Hans-Bernhard Wuermeling aufgearbeitet und dargestellt werden. Nach dieser allgemeinen Übersicht soll danach kurz exemplarisch auf seine Expertenmeinung bezüglich des Embryonenschutzgesetzes und dessen Inhalte eingegangen werden. Da auch dieses Thema sehr umfangreich ist, wird anhand ausgewählter Nachlassdokumente das Werk von Hans-Bernhard Wuermeling bezüglich dieser Entwicklungen dargestellt und das Embryonenschutzgesetz in groben Zügen vorgestellt. Im Anschluss an die exemplarische Diskussion über die Position Wuermelings soll in den Schlussüberlegungen nochmals eine Übersicht gegeben werden. Der Anhang dokumentiert den zeitgenössischen Diskussionsstand einer Stellungnahme der Arbeitsgruppe „Schutz des Embryo“ der Akademie für Ethik in der Medizin, an der Wuermeling aktiv mitgewirkt hat.

VORTRÄGE UND VERÖFFENTLICHUNGEN WUERMELINGS ZUM FELD LEBENSBEGINN

Die folgende Darstellung bezieht sich primär auf den Nachlass Wuermelings.[5] Die „Wuermeling-Bibliothek“ umfasst zum einen Bücher aus seinem privaten Bestand – nicht nur Werke in denen er selbst als Herausgeber oder Autor fungierte, sondern auch Bände, die er im Laufe seines Lebens und seiner Karriere bekommen oder sich für seine Arbeit oder aber auch privat angeschafft hatte. Zum anderen finden sich in seinem Nachlass aber auch viele persönliche Schriftstücke, welche

5 Kurz zur Methodik der Arbeit am Nachlass Wuermelings und an der Wuermeling-Bibliothek: Nach Erhalt der Materialien durch Prof. Frewer wurden die Dokumente grob gesichtet und zu den Themenfeldern „Lebensbeginn“, „Lebensende“ sowie „Varia“ zugeordnet und (vor)sortiert. Dabei wurden bereits dort vorab Schwerpunkte der jeweiligen Dissertationsarbeiten von Maria Rupprecht und Paula Herrmann mit in die Sortierung eingearbeitet und die wichtigsten Themen zu „Lebensbeginn“ und „Lebensende“ zugeordnet, der Rest zu „Varia“. Daher könnten sich evtl. auch dort noch Teile des Themenkomplexes befinden, weshalb der vorliegende Artikel keine Gewähr auf Vollständigkeit geben kann. Zudem kamen im Verlauf immer wieder Dokumente hinzu oder fanden sich in Ordnern, die auf den ersten Blick einer anderen Kategorie angehören würden. Die vorliegenden Dokumente zeigen aber dennoch einen guten Überblick über das Wirken Wuermelings, auch wenn sie es womöglich (noch) nicht vollständig abbilden.

zum Teil veröffentlicht, zum Teil unveröffentlichte Entwürfe oder handgeschriebene bzw. getippte Dokumente sind, bei denen nicht genau ersichtlich ist, ob diese veröffentlicht wurden oder nicht. Zudem enthält der Nachlass neben Korrespondenzen mit Wegbegleitern, Politikern oder Kollegen etc. auch noch Zeitungsartikel, Zeitschriften oder Tagungsunterlagen, in denen er mitwirkte.[6] Dabei umfasst das Spektrum seiner Interessen und seines Wissens nicht nur die Themenfelder der Medizin und Ethik, sondern auch Kunst und Kultur fanden Platz im Repertoire seiner Veröffentlichungen und Nachlass-Stücke. Dies unterstreicht seine differenzierte und vielfältige Sicht auf Fach und Kontexte sowie das große Spektrum seines Wirkens.[7] Er widmete sich in Bezug auf die Medizin- und Bioethik nicht nur einer speziellen Thematik, sondern befasste sich sowohl mit Themen des Lebensendes,[8] des ärztlichen Ethos im Allgemeinen sowie in dem hier dargestellten Themenfeld „Lebensbeginn". Dabei ist nicht nur die Bioethik im Allgemeinen schon sehr umfangreich, sondern auch das Thema „Lebensbeginn". Große Schwerpunkte hierbei liegen auf folgenden Feldern: Embryonen, Verhütung, Pränatal- und Präimplantationsdiagnostik, Klonen, Stammzellforschung sowie Schwangerschaftsabbruch und Schwangerenkonfliktberatung.[9] Eines seiner bekanntesten Werke zum Thema Lebensbeginn ist das Buch „Leben als Labormaterial?" zur Problematik der Embryonenforschung, bei dem Wuermeling als alleiniger Herausgeber und Autor eines Beitrags fungierte.[10]

Im Folgenden finden sich zwei Tabellen zu Vorträgen und Veröffentlichungen zum Themenfeld „Lebensbeginn", die sich aus dem Nachlass von Hans-Bernhard Wuermeling für statistische und inhaltliche Diskussionen erstellen ließen. Die aktuellen Aufstellungen beruhen daher auf dem wissenschaftlichen Stand der Forschungsarbeit zur Zeit der Erstellung des Buchbeitrages.[11] Dennoch spiegeln die aktuellen Daten schon einen großen Teil der Arbeit von Hans-Bernhard Wuermeling wider und sollen daher auch hier Platz finden. Bei einigen seiner handschriftlichen Notizen oder schreibmaschinen- bzw. computergeschriebenen persönlichen Schriften wird teilweise nicht ersichtlich, ob und in welcher Form diese veröffentlicht wurden. Die Liste der Veröffentlichungen und Vorträge könnte daher in der Realität wahrscheinlich noch länger sein. Hier aufgeführte Vorträge und Veröffentlichungen wurden anhand der Nachlassdokumente sortiert, es kann aber keine Gewähr dafür gegeben werden, ob diese auch so stattgefunden haben bzw. nicht auch noch anderweitig veröffentlicht wurden oder es sich hier zum Teil nur um Entwürfe

6 Vgl. Nachlass Prof. Dr. med. Hans-Bernhard Wuermeling, Wuermeling-Bibliothek Universitätsstraße 40, 91054 Erlangen (im Folgenden: „NL HBW").
7 Vgl. ebd.
8 Das Gebiet „Lebensende" wird im vorliegenden Band von Maria Rupprecht beleuchtet.
9 Vgl. NL HBW und Wuermeling-Bibliothek zur Medizinethik, von Mitarbeitern der Professur für Ethik in der Medizin Erlangen sowie Maria Rupprecht und Paula Herrmann erstellte Listen.
10 Wuermeling (1988).
11 Stand April 2022. Aufgrund des immer noch teilweise wachsenden Bestandes des Nachlasses sowie der fortschreitenden Forschungsarbeit besteht noch keine Gewähr auf Vollständigkeit. Im Verlauf der Forschung können sich Sachverhalte daher noch verändern und zum jetzigen Zeitpunkt ggf. noch nicht endgültig darstellen.

handelt, die dann in anderer Form publiziert wurden. Die hier dargestellten Aufstellungen beziehen sich nur auf den vorsortierten Nachlass und die dort anzufindenden Kopien oder Originale von beispielsweise Zeitungsartikeln oder Zeitschriftenbeiträgen. Die Liste von Vorträgen wurde anhand von Programmheften sowie veröffentlichten Abstracts oder Entwürfen aus dem Nachlass erstellt.

Mit einer Graphik zur chronologischen Entwicklung soll seine Arbeit im Lauf der Zeit in Bezug auf die ethischen Fragen des Lebensbeginns abschließend eruiert und in den historischen Kontext eingeordnet werden. Der Beginn seiner wissenschaftlichen Arbeit widmete sich nicht von Anfang an ethischen Fragestellungen, weshalb sich die folgenden Chronologien nicht mit dem Beginn seiner ärztlichen und wissenschaftlichen Tätigkeit decken, da er zunächst vor allem als Rechtsmediziner tätig war.

Tabelle 1: Vorträge (Anzahl der dokumentierten Beiträge: 37)

Datum	Vorträge [Schwerpunkte]	Kongress/Ort
1981	„Muß die Medizin, was sie kann?“ [Abtreibung]	Kindliche Indikation zum Schwangerschaftsabbruch. Bamberger Symposium mit Unterstützung der Milupa AG
15.–19.09. 1981	„Das Verfügen über Keimzellen zur technischen Reproduktion und Art. 1 Abs. 1 GG“ [IVF]	60. Jahrestagung der Deutschen Gesellschaft für Rechtsmedizin. 15.–19.09.1981, Kiel
30.10. 1981	„Muss die Medizin was sie kann? Über humane Grenzen reproduktiver Technik und pränataler Selektion…“. [Künstliche Befruchtung]	Erlanger Medizinerforum – gesundheitspolitischer Arbeitskreis der Union Erlangen
24.04. 1982	„Menschliches Leben aus der Retorte – Ist sittlich erlaubt was medizinisch möglich ist?“ [IVF]	Gesprächspartner bei der Tagung der Katholischen Akademie Bayern in Zusammenarbeit mit der Diözesan-Akademie Caritas-Pirckheimer-Haus (Nürnberg)
22.05. 1982	„Segen oder Frevel? Möglichkeiten medizinischer Manipulation des Lebensbeginns“	Tagung Domschule e.V., Akademie für Erwachsenenbildung der Diözese Würzburg
26.04. 1983	„Arztrechtliche Aspekte zur Extrakorporalen Befruchtung beim Menschen“ [IVF]	Vortrag am Institut für Geschichte der Medizin der Robert Bosch Stiftung Stuttgart
28.01. 1984	„Implikationen und Weiterungen ′ der extrakorporalen Befruchtung in rechtlicher und ethischer Sicht“ [Extrakorporale Befruchtung]	Eröffnungsveranstaltung 28.01.1984 in Bad Segeberg „Von der Allmacht des Arztes – ist das medizinisch machbare auch ärztlich zu verantworten?“ Akademie für medizinische Fortbildung der Ärztekammer Schleswig-Holstein
08.06. 1985	Diskussionsteilnehmer bei Forum III „Wo bleibt der Mensch?“ [Gentechnologie, künstliche Befruchtung]	Landesversammlung der Jungen Union Bayern 1985 in Würzburg
01.03. 1986	„Medizinisch-ethische Implikationen biotechnischer Entwicklungen“ [Reproduktionsmedizin]	Klausurtagung Bischofkonferenz der VELKD – März 1986

19.04. 1986	„Ethische Betrachtungen der IVF in der Bundesrepublik, Stand April 1986“ [IVF]	Symposium Offenbach, Förderverein zur Erforschung und Durchführung der Sterilitätsbehandlung durch extrakorporale Befruchtung und Embryo-Transfer e.V.
27.08. 1986	„Der Wert des menschlichen Individuums in soziobiologischer Sicht“ [Gentechnik]	Gentechnik und Individuum, Interdisziplinäre Fachtagung vom 27.–29.08.1986 Universität Osnabrück. Wiss. Leitung: Prof. Dr. jur. Johannes Baltzer
27.01. 1987 und 03.02. 1987	„Der Status des extrakorporalen menschlichen Embryos“/„Die Verwendung ehefremder Keimzellen“ [Embryonen]	Radiovortrag Radioakademie, Radio Vatikan „Zwei Radiovorträge von Hans-Bernhard Wuermeling“ (27.01. und 03.02.1987, Radio Vatikan)
13.–14.03. 1987	Diskussionsbemerkung von Wuermeling zum Vortrag Prof. Schleiermacher [Beginn des menschlichen Lebens]	Chancen für das ungeborene Leben, Tagung in Bad Godesberg, 13/14.03.1987
27.–29.03. 1987	„Ethische und rechtliche Fragen der Frauenheilkunde im Wandel“ [Geschichte und Ethik der Gynäkologie]	Nürnberger Symposium 27.–29.03.1987, „Geburtshilfe und Gynäkologie heute und morgen? Standortbestimmung und Ausblick“
02.11. 1988	„Die Auseinandersetzung um die neue Zeugungstechnik im Spiegel der gebrauchten Worte“ [IVF, Abtreibung]	Veranstaltung im Rahmen der Interdisziplinären Arbeitsgruppe Technikforschung (IATF), Institut für deutsche Sprache und Literatur II. Frankfurt/Main
06.05. 1989	„Forensische Aspekte der Schwangerenvorsorge“ („Vortrag anläßlich des 60. Geburtstags von Prof. Schneider“) [PND und Therapie]	101. Tagung der Nordwestdeutschen Gesellschaft für Gynäkologie und Geburtshilfe, Braunschweig, 05.–07.05.1989 (laut Brief Prof. Heidenreich)
02.06. 1989	Teilnahme an Diskussion Tagung in München (Leitung Hedda Jungfer, MdL) [IVF, genetische Diagnose]	Zukunftskongreß Genomanalyse und Menschenwürde, Tagung 02.06.1989 München, Leitung Hedda Jungfer, MdL
21.09. 1989	Transkript eines Vortrags inkl. Diskussion – Datum entspricht Übersendung des Manuskripts [Naturwissenschaft – Geisteswissenschaft]	Tagung in der Katholischen Akademie Rabanus Maurus (Frankfurt/Main)
29.04. 1990	„Sinn oder Unsinn des Lebensschutzes für Ungeborene“	Nürnberger Symposium 27.–29.04.1990 „Randgebiete der Frauenheilkunde“
21.09. 1990	Schlußvortrag „Arzt, Patient und Staat“ [Genetik, Abtreibung]	3. Internationales Symposium für medizinische Ethik – 21.–23.09.1990
03.–05. 10.1990	„Voluntas aegroti suprema lex“ [Arztethos]	Civitas-Tagung „Maximen in der Medizin“ Tübingen – 03.–05.10.1990
10.10. 1994	„Rechtliche und ethische Fragen bei Eintreten einer Schwangerschaft während einer klinischen Prüfung“ [Schwangerschaft und Forschung]	(nicht bekannt)
26.–28.05. 1995	Pränatale Diagnostik – Individuum und Gesellschaft – „Und die Ethik unter der neuen Fragestellung – ratlos“ [PND]	3. Klausur- und Arbeitstagung – 26.–28.05.1995 Staffelstein/Oberfranken „Pränatale Diagnostik – Individuum und Gesellschaft“
16.05. 1996	Kollegialität [Berufsethos – Varia]	70. Tagung der Bayerischen Gesellschaft für Geburtshilfe und Frauenheilkunde – 16.–18.05.1996, Amberg

04.02. 1997	„A bioética no horizonte das éticas contemporâneas" [Bioethik]	Semana de estudos da faculdade de teologia – 04.–07.02.1997, Porto
06.02. 1997	O valor do embriao na reproducao medicamente assitida [Reproduktionsmedizin]	Semana de estudos da faculdade de teologia – 04.–07.02.1997, Porto
01.06. 1997	„Das Recht auf ein Kind und das Recht des Ungezeugten" [Schwangerschaft und Ethik]	Symposium anlässlich der Emeritierung von Prof. Dr. med. Dr. med. h.c. J. Schneider – 01.06.1997, Hannover
03.–05. 10.1997	„Klug werden aus dem Widerspruch im BVerfG" [Verhütung, Abtreibung]	5. Medizinisch-ethische Klausur- und Arbeitstagung 03.–05.10.1997 in Schwarzenfeld, Pränatale Medizin im Spannungsfeld von Ethik und Recht, Deutsche Gesellschaft für Gynäkologie und Geburtshilfe
05.10. 1997	„Ärztliche und mütterliche Autonomie" [Schwangerschaftsabbruch]	5. Medizinisch-ethische Klausur- und Arbeitstagung 03.–05. Oktober 1997 in Schwarzenfeld, Pränatale Medizin im Spannungsfeld von Ethik und Recht, Deutsche Gesellschaft für Gynäkologie und Geburtshilfe
25.05. 2001	Podiumsdiskussion „Grenzüberschreitungen vorprogrammiert – Präimplantationsdiagnostik im Kontext von Fortpflanzungsmedizin und biomedizinischer Forschung"/„Präimplantationsdiagnostik – vom Recht zur Pflicht" [PID]	Kongress „Medizin und Gewissen" Internationaler IPPNW-Kongress: „Wenn Würde ein Wert würde", 24.–27.05.2001, Erlangen
11.12. 2001	„Die medizinische Problematik der In-vitro-Fertilisation (IVF)" [IVF]	Symposium „Sozialethische und verfassungsrechtliche Grenzen der Fortpflanzungsmedizin" in der Universität Osnabrück
01.02. 2002	Radio-Vatikan: Kommentar [Embryonale Stammzellen]	Radio Vatikan Vatikan, Rom (01.02.2002)
08.11. 2007	„Human Life versus Personal Being. The Uncertainty of the Beginning" [Definition Lebensbeginn]	Prenetal human development Analysis and critique – November 08–09 2007 Ružomerok, Department of Philosophy Faculty of Arts and Letters, Catholic Universitiy of Ružomerok, Slovakia.
01.09. 2008	„Integrative Bioethics and Medicine" [Theorie der Medizin und Ethik]	Integrative Bioethics Opatija/Mali Lošinj, 01.–13.09.2008 (Kroatien)
03.09. 2008	„Die Selbstbegrenzung der Naturwissenschaft, ihre Gründe, ihre Folgen – und wie damit umzugehen ist"	Integrative Bioethics Opatija/Mali Lošinj, 01.–13.09.2008
o. J. [1988?]	Diskussionsbeitrag von Wuermeling zum Vortrag Prof. von Lutterotti, „Der Schutz des menschlichen Lebens von seinem Beginn bis zu seinem Ende"	22. Essener Gespräch zum Thema „Staat und Kirche" (wahrscheinlich 1988) Siehe https://www.aschendorff-buchverlag.de/e/adam/listview/?page=4
o.J.	„Gentechnik und künstliche Befruchtung – an der Grenze von Schöpfung und Medizin" [Gentechnik, IVF]	Paul-Gerhardt-Kirche, Thema „Heilung des Menschen" 25.–27.01. [evtl. Nürnberg]

Diagramm 1: Vorträge von Wuermeling zur Ethik am Anfang des Lebens (37)

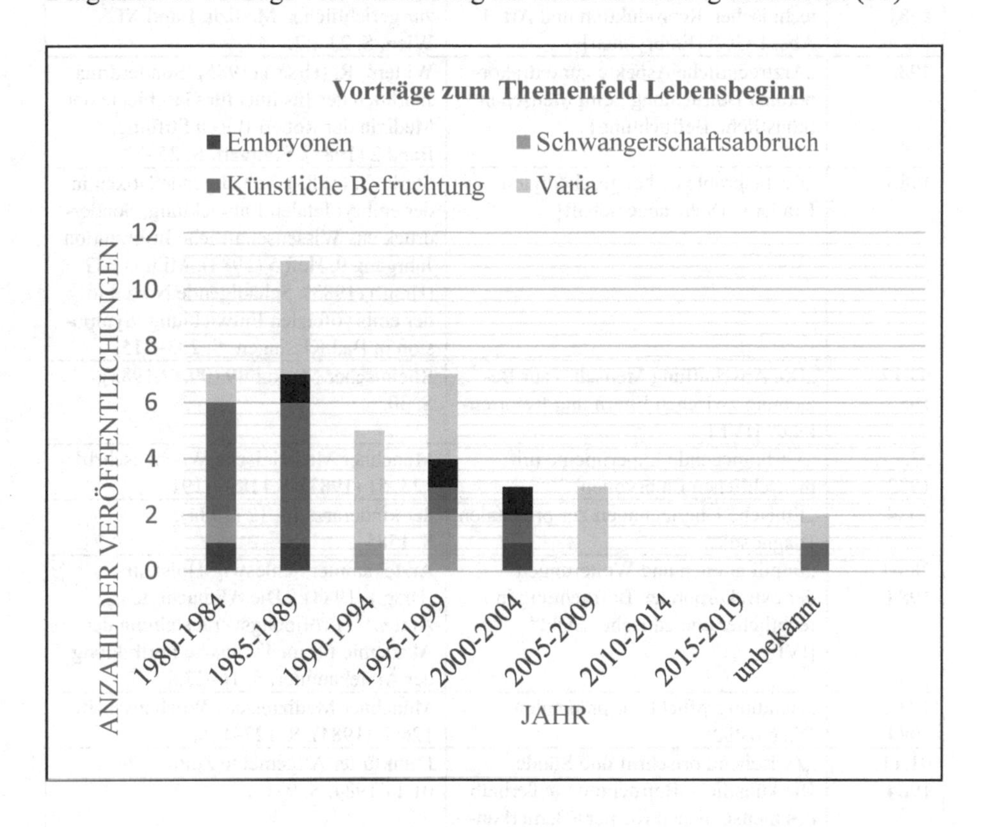

Tabelle 2: Veröffentlichungen (Anzahl der dokumentierten Publikationen: 75)

Datum	Titel der Veröffentlichung	Ort
07.10. 1963 Druck 1964	„Medizinisch indizierte Schwangerschaftsunterbrechung und katholische Morallehre“ [Abtreibung]	Sonderdruck aus „Deutsche Zeitschrift für die gesamte Gerichtliche Medizin“, Bd. 55, Heft 3, 1964, 42. Tagung der Deutschen Gesellschaft für Gerichtliche und Soziale Medizin in München vom 07.–10.10.1963
1968	„Kontrazeptive und abortive Wirkung intrauteriner Einlagen im Tierversuch“ [Verhütung, Abtreibung]	Sonderdruck aus Münchner Medizinische Wochenschrift 110, 47 (1968), S. 2748–2751, S. 1–8 und Autorreferat. In: Beiträge zur gerichtlichen Medizin, BAND XXVI (1969)
1981	„Muß die Medizin, was sie kann?“ [Abtreibung]	Sonderdruck aus Wissenschaftliche Information Jahrgang 7, Heft 7 (1981) (nachfolgend eine Seite gedruckte Diskussion im Anschluss an den Vortrag)

27.10. 1981	„Das Verfügen über Keimzellen zur technischen Reproduktion und Art. 1 Abs. 1 GG" [Embryonen]	Holczabek, W. (Hrsg.) (1982): Beiträge zur gerichtlichen Medizin Band XL. Wien, S. 23–27.
1983	„Arztrechtliche Aspekte zur extrakorporalen Befruchtung beim Menschen" [künstliche Befruchtung]	Wittern, R. (Hrsg.) (1985): Sonderdruck Jahrbuch des Instituts für Geschichte der Medizin der Robert Bosch Stiftung, Band 2 (1983). Stuttgart, S. 25–32.
1983	„Rechtsprobleme bei geschädigten Kindern" [Schwangerschaft]	Stark, G. (1983): Schädigende Noxen in der embryofetalen Entwicklung. Sonderdruck aus Wissenschaftliche Information Jahrgang 9, Heft 5 (1983); Milupa AG (Hrsg.) (1983): Schädigende Noxen in der embryofetalen Entwicklung. Symposion in Bad Kissingen, S. 203–215.
09.12. 1983	„Die Anschaffung Mensch – zur Beziehung zwischen Eltern und Retortenkind" [IVF]	Rheinischer Merkur 49 (09.12.1983), S. 30.
23.12. 1983	„Verbrauchende Experimente mit menschlichen Embryonen"	Münchner Medizinische Wochenschrift 125, 51 (1983), S.1189–1191.
1984	„Ethische Überlegungen zur pränatalen Diagnostik"	der kinderarzt 15, 12 (1984), S. 1585.
28.01. 1984	„Implikationen und Weiterungen der extrakorporalen Befruchtung in rechtlicher und ethischer Sicht" [IVF]	Ärztekammer Schleswig-Holstein (Hrsg.) (1984): „Die Allmacht des Arztes" – Eröffnungsveranstaltung der Akademie für medizinische Fortbildung der Ärztekammer, S. 16–27.
10.02. 1984	„Handlungspflicht zur pränatalen Diagnostik"	Münchner Medizinische Wochenschrift 126, 6 (1984), S. 127–136.
01.11. 1984	„Zwischen Fortschritt und Sünde. Die künstliche Befruchtung außerhalb des menschlichen Körpers/Bemerkungen zum Warnock-Bericht" [IVF]	Frankfurter Allgemeine Zeitung 247, 01.11.1984, S. 9–10.
1985	„Gesetz und Recht zum ärztlichen Handeln bei Anfang und Ende des menschlichen Lebens"	Sonderdruck aus Marquard, O./Staudinger, H. (Hrsg.) (1985): Anfang und Ende des menschlichen Lebens. Medizinethische Probleme. Ethik der Wissenschaften, Band 4.
09/1985	„Warum ärztliche Ethik jetzt gefragt ist" [Lebensbeginn und Lebensende]	Das neue Erlangen. Zeitschrift für Wissenschaft, Wirtschaft und kulturelles Leben, Heft 68 (1985), S. 2–5; zitiert im Rundbrief 3/85 (November 1985) Evangelische Akademikerschaft in Deutschland Landesverband Bayern, S. 5–12.
09/1985	„Die Verantwortung des Arztes" [Ethos am Lebensbeginn]	Stimme der Familie. Familienbund der Deutschen Katholiken 32, 9 (1985), S. 104–106.
11/1985	„Das Lebensrecht anerkennen ist eine sittliche Handlung" [Beginn des Lebens]	Medizin heute 11 (1985), S. 25.

02./03. 11.1985	„Indikationen zum Schwangerschaftsabbruch in der Praxis“	Schriftenreihe der Juristen-Vereinigung Lebensrecht e.V. zu Köln, NR. 2, Referate der öffentlichen Veranstaltung vom 02./03.11.1985 in Köln, S. 68ff.
1986	„Die Trennung von Abstammung und Elternschaft“ [Samen/Eizellspende]	Zukunftsethik 2. Sonderdruck aus Ethische Fragen an die modernen Naturwissenschaften. 11 Beiträge einer Sendereihe des Süddeutschen Rundfunks im Herbst 1986. München, S. 38–42.
03.03. 1986	„Tiefkühltechnik birgt Risiken. Zur Geburt des ersten deutschen Kindes, das eingefroren war“ [Embryonen]	Frankfurter Allgemeine Zeitung (03.03.1986).
27.– 29.08. 1986	„Der Wert des menschlichen Individuums in soziobiologischer Sicht“ [Gentechnik]	Gentechnik und Individuum Interdisziplinäre Fachtagung 27. –29.08.1986 Universität Osnabrück. Wiss. Leitung: Prof. Dr. jur. Johannes Baltzer. Sonderdruck, S. 123–132.
23.12. 1986	„Die Zufälligkeit des Entstehens gehört zur menschlichen Freiheit“ [Künstliche Befruchtung]	Die Neue Ärztliche: Allgemeine Zeitung für Klinik und Praxis Nr. 24 (23.12.1986)
1987	„Richtlinien der Bundesärztekammer über extrakorporale Befruchtung und Embryotransfer und über den Umgang mit menschlichen Embryonen“ [Embryonen]	Sonderdruck aus Gentechnologie Chancen und Risiken 13. Braun, V./Mieth, D./ Steigleder, K. (Hrsg.) (1987): Ethische und rechtliche Fragen der Gentechnologie und der Reproduktionsmedizin. Dokumentation eines Symposiums der Landesregierung Baden-Württemberg und des Stifterverbandes für die Deutsche Wissenschaft in Verbindung mit der Universität Tübingen 01.–04.09.1986 in Tübingen. München, S. 48–58.
22.02. 1987	„Bringt die katholische Lehre zur ‚künstlichen Befruchtung‘ neue Gesichtspunkte?“ [IVF]	Sonderdruck aus: Lebensbeginn und menschliche Würde Stellungnahmen zur Instruktion der Kongregation für die Glaubenslehre vom 22.02.1987. Frankfurt/M., München, S. 157ff.
02.06. 1989	„Diskussion zum Referat von Frau Dr. Streletz“ [IVF, Genomanalyse]	Zukunftskongreß „Genomanalyse und Menschenwürde“, Referate und Protokolle der Tagung vom 02.06.1989 in München. SPD-Fraktion im Bayerischen Landtag (Hrsg.) (1989), S. 30–31.
1993	„Überleben des Fötus bei hirntoter Mutter“ [Hirntod und Schwangerschaft]	Zeitschrift für ärztliche Fortbildung und Qualität im Gesundheitswesen 87 (1993), S. 833–862.
1993	„Zusammenhang von Abtreibung und Friedensgesinnung“ [Schwangerschaft und Ethik]	Verein zur Förderung der Psychologischen Menschenkenntnis (Hrsg.) (1993): Mut zur Ethik: Eine Besinnung auf gesellschaftliche Grundnormen und moralische Grundhaltungen im Individuum. Kongress 24.–26.09.1993 in Bregenz. Zürich.

1994	„Klonen“	Rechtsmedizin 4 (1994), S. 47–48.
1994	„Brain-death and pregnancy“ [Hirntod und Schwangerschaft]	ELSEVIER Forensic Science International 69 (1994), S. 243–245.
1994	„Diskussionsbemerkung“ [Ethik allgemein]	Baumgartner, H. M./Becker, W. (Hrsg.) (1994): Band IX. Grenzen der Ethik. Sonderdruck. Paderborn.
22.11. 1995	Laudatio anläßlich der Preisverleihung der Stiftung „Ja zum Leben“ am 22.11.1995 [Schwangerenberatung]	Schwangerschaftskonfliktberatung. Die Birke e.V. (Hrsg.) (1995): Birke Blatt 24. Heidelberg, S. 8–13.
1996	Das Kernproblem der extrakorporalen Befruchtung [IvF]	Zeitschrift für medizinische Ethik 42, 4 (1996), S. 261–266.
12/ 1996	„Kollegialität“ [Berufsethos – Varia]	Der Frauenarzt 37 (1996), S. 1809 ff.
19.04. 1997	Übersetzung einer englischen Fassung „Die Dokumente der päpstlichen Kommission zum Studium der Familien- und Bevölkerungsfragen Dokumente der päpstlichen Kommission für das Studium der Bevölkerung, der Familie und der Geburtenfrage“	Ursprünglicher Artikel erschien in Katholische Wochenschrift National Catholic Reporter 25 (19.04.1967) Kansas City, Mo., USA
1997	„Wer pränatale Diagnostik beginnt, muß wissen wozu“ [PND und Ethik]	Jedes Kind ist liebenswert – Leben annehmen statt auswählen. Eine Initiative der katholischen und der evangelischen Kirche.
08/1997	„Ethische Reflexionen zum geklonten Schaf“ [Klonen]	Klinik & Forschung Band III, Heft 1 (1997), S. 30–32.
03.–05. 10.1997	„Klug werden aus dem Widerspruch im BVerfG“ [Verhütung, Abtreibung]	5. Medizinisch-ethische Klausur- und Arbeitstagung 03.–05.10.1997 in Schwarzenfeld. Deutsche Gesellschaft für Gynäkologie und Geburtshilfe (Hrsg.) (1997): Pränatale Medizin im Spannungsfeld von Ethik und Recht. S. 102–103
05.10. 1997	„Ärztliche und mütterliche Autonomie“ [Schwangerschaftsabbruch]	5. Medizinisch-ethische Klausur- und Arbeitstagung 03.–05.10.1997 in Schwarzenfeld. Deutsche Gesellschaft für Gynäkologie und Geburtshilfe (Hrsg.) (1997): Pränatale Medizin im Spannungsfeld von Ethik und Recht, S. 104–107.
15.11. 1997	„Für die Zwecke der Menschen erzeugt“ [Klonen/UNESCO-Erklärung]	Schwäbische Zeitung Nr. 264 (15.11.1997)
23./24. 07.1999	„Embryonen zu Müll gemacht“ [Embryonenforschung]	Ärztezeitung Jahrgang 18, Nr. 137 (23./24.07.1999), S. 2.
12/2000	Zeugung auf Probe, Tötungsabsicht inbegriffen. Sind Gene Teufelswerk – oder ethische Herausforderung? [Genetik und Ethik]	Die Tagespost 12 (2000), S. 7.
22.02. 2001	„Strenger Embryonenschutz und liberale Abtreibungsregelung“	Die Tagespost Nr. 23 (22.02.2001)

08.05. 2001	„Abtreibung: Kann Polen eine lebensschützende Mentalität in Europa einbringen?“	Die Tagespost Nr. 55, S. 9. (08.05.2001)
29.05. 2001	„Von außen weht ein neuer Wind…“ [IVF]	Die Tagespost Nr. 64, S. 9 (29.05.2001)
31.05. 2001	„Was eigentlich ist Präimplantations-diagnostik? PID und PND bitte nicht verwechseln“	Die Tagespost Nr. 65, S. 12 (31.05.2001)
08.06. 2001	„Der Notstand: Wohin mit verwaisten Embryonen?“ [Embryonen]	Frankfurter Allgemeine Zeitung (08.06.2001)
07./08. 07. 2001	„Die Grenze des Erlaubten – Wachsamkeit geboten, auch wenn es bisher nur um Einzelfälle geht“ [embryonale Stammzellen]	SonntagsZeitung Nr. 27, S. 3 (07./08.07.2001)
24.07. 2001	„Wieder zeigt Gründel den Weg zur Abwägung der Güter – Forschung an Embryozellen und Präimplantationsdiagnostik: Eine Tagung der Katholischen Akademie in Bayern sammelte Argumente für eine begrenze Zulassung“ [Embryonen, PID]	Die Tagespost Nr. 3, S. 5 (24.07.2001)
04.08. 2001	„Nach welchem Bild wollen wir Menschen perfektionieren? Die biopolitische Debatte findet ihr Niveau – in einem Interview mit Professor Wolfgang Frühwald“ [Genetik/Ethik]	Die Tagespost (04.08.2001)
16.08. 2001	„Bushs gelungener Ritt auf der bioethischen Rasierklinge. Ist es erlaubt, mit Zellen getöteter Embryos zu arbeiten? Das Votum des Präsidenten zur Stammzellforschung bleibt im Rahmen des moralisch Vertretbaren“ [Embryonen]	Die Tagespost Nr. 98, S. 6 (16.08.2001)
19.10. 2001	„Strenger Embryonenschutz und liberale Abtreibungsregelung“	Die BIRKE e.V. (19.10.2001)
11.11. 2001	„Wohin mit verwaisten Embryonen? Die bessere Alternative zur Forschung ist die Adoption“ [Embryonen]	Der DOM. Kirchenzeitung für das Erzbistum Paderborn Nr. 45, S. 3 (11.11.2001)
19.01. 2002	„Vor sechzig Jahren – Eine Ausstellung zur ‚Wannsee-Konferenz‘ in Berlin“ [Embryonen, Geschichte]	Die Tagespost (19.01.2002)
05.02. 2002	„Der Lebensschutz bleibt eine dringende Aufgabe“ [Embryonen, embryonale Stammzellen]	Die Tagespost (05.02.2002)
25.01. 2003	Schussfahrt abwärts – Über den verzweifelten Versuch, die im Grunde nicht zu rechtfertigende PID von Fall zu Fall doch zuzulassen. Ein Kommentar zum Votum des „Nationalen Ethikrates“	Die Tagespost Nr. 10, 4 S. 9 (25.01.2003),

23.08. 2003	„Eine Güterabwägung ist hier nicht möglich“. Überschrift „Zu einem Beitrag über die Forschung mit Embryo-Stammzellen“	Die Tagespost (23.08.2003)
03.07. 2004	„Kinder auf dem Weg in eine erfüllte Welt – Wer die Entwicklung der Jüngsten fördern will, muss Grenzen ziehen: Auch Kultur bedarf des Umweltschutzes, nicht nur die Natur“ [Erziehung, Demographie]	Die Tagespost 79, 27 (2004) (03.07.2004)
25.11. 2004	„Der Wolf kommt im Schafspelz“ [Embryonen]	Die Tagespost 141, S. 9. (25.11.2004)
04.06. 2005	„Weit jenseits des Rubikon – Eine juristische Untersuchung über das Klonen von Menschen, in der die kirchliche Position fehlt“ [Klonen]	Die Tagespost 66, 22 (2005) (04.06.2005)
22.10. 2005	„Ein Augiasstall voller Worte wird ausgemistet – Manfred Spieker zur Kultur des Todes im verleugneten Rechtsstaat“ [Lebensbeginn allgemein]	Die Tagespost 126, 42, S. 21. (22.10.2005)
13.12. 2005	„Die Vernutzung des Lebens nicht zulassen“ [PID]	Die Tagespost 148 (13.12.2005)
2006	Rezension: Der verleugnete Rechtsstaat – Ein Augiasstall voller Worte wird ausgemistet [Schwangerschaftsabbruch und Recht]	CA – Confessio Augustana Das lutherische Magazin für Religion, Gesellschaft und Kultur I (2006)
2006	„Die Ratio des Embryonenschutzgesetzes“	Zeitschrift für Lebensrecht 15, 1 (2006), S. 1–32.
04.06 2006	„Schwangerschaftsabbruch – Wer hilft den Müttern[?]“ [Schwangerschaftsabbruch]	Magazin der Akademie für Psychotherapie und Seelsorge – Psychotherapie und Seelsorge 2 (2006).
05.04. 2006	„Über ethische Stolperstufen – Bloß nicht blindlings ins Klonabenteuer“	Frankfurter Allgemeine Zeitung 81 (2006), S. N2 (05.04.2006).
08.04. 2006	„Kinder, Kinder – Die Zukunft fordert ein Leben unter veränderten Bedingungen. Eine Tagung des Theologischen Instituts für Studien zu Ehe und Familie in Gaming/Österreich“ [Ehe und Familie]	Die Tagespost 42, 14 (2006), S. 10.
05.05. 2006	„Stufenmodell bedarf ethischer Überprüfung“ [Klonen]	Deutsches Ärzteblatt 103, Heft 18 (05.05.2006), S. A1213–A1214.
03.01. 2007	„Kinder sind eine Gabe – Hieronymus Bosch regt zum Nachdenken über menschliches Leben an“ [Extrakorporale Befruchtung]	Die Tagespost 1 (2007), S. 10 (03.01.2007).

03.03. 2007	„Bloßer Narzissmus – Eine Philosophie der Geburt preist das Ungeborensein" [Geburt]	Die Tagespost Nr. 27, 9 (03.03.2007)[12]
08.11. 2007	„Ethik der Krokodilstränen – Eine Schweizer Stellungnahme zur Präimplantationsdiagnostik (PID) zeigt, warum übermütigen Menschheitsbeglückern Einhalt geboten werden muss. Und zwar schnell" [PID]	Die Tagespost Nr. 134 (08.11.2007)
31.05. 2008	„Gegen die Preisgabe des Menschen – Adrienne Weigl zum Umgang mit menschlichen Embryonen"	Die Tagespost (2008), S. 12 (31.05.2008)
16.10. 2009	„Fremde Kinder haben mehr Schutzrechte" [Adoption, gleichgeschlechtliche Paare]	Frankfurter Allgemeine Zeitung, S. 10 (16.10.2009)
15.02. 2013	„Theoretische Ungewißheit – Die ‚Pille danach' im Spannungsfeld zwischen Medizin und Moral/Offene medizinische Fragen"	Junge Freiheit Nr. 7 (2013)
02.02. 2018	„Versuchsperson auf Bestellung – Die chinesischen Klonerfolge werfen ethische Fragen auf/Droht nach dem Affen nun der Retortenmensch?"	Junge Freiheit Nr. 6, 18, S. 22 (02.02.2018)
o. J.	„Was keine Abtreibung gewesen wäre – Zum Fall der neunjährigen Brasilianerin. Kritische Schwangerschaften, bei denen das Leben von Mutter und Kind auf dem Spiel steht, sind gottlob selten geworden"	(nicht bekannt)
o. J.	„Unterbringung manifest AIDS Erkrankter in Psychiatrischen Einrichtungen. Medizinische und juristische Überlegungen anhand einer Kasuistik" [Medizinrecht mit Themen-Bezug]	(nicht bekannt)

Aus den Tabellen zu Vorträgen[13] und Veröffentlichungen wird ersichtlich, dass sich Hans-Bernhard Wuermeling mit vielen verschiedenen Aspekten des Themenfelds Lebensbeginn beschäftigt hat.[14]

12 Genereller Hinweis: Bei manchen Beiträgen ließen sich die genauen Seitenzahlen – etwa bei Zeitungsartikeln, die nur als Ausschnitt vorlagen – nicht ermitteln. Genauere bibliographische Daten zu den Publikationen finden sich in der aufsteigend chronologischen Literaturliste am Ende des vorliegenden Aufsatzes.

13 In Bezug auf Vorlesungen mit Berührungspunkten zum Thema Lebensbeginn siehe den Beitrag von Andreas Frewer im vorliegenden Band zur Reihe „Ärztliche und Bioethik".

14 Zu einer vergleichenden Betrachtung der Themengebiete Lebensbeginn und Lebensende siehe auch den Aufsatz von Maria Rupprecht im vorliegenden Band mit den parallelen Diagrammen.

Diagramm 2: Publikationen von Wuermeling zur Ethik am Anfang des Lebens (75)

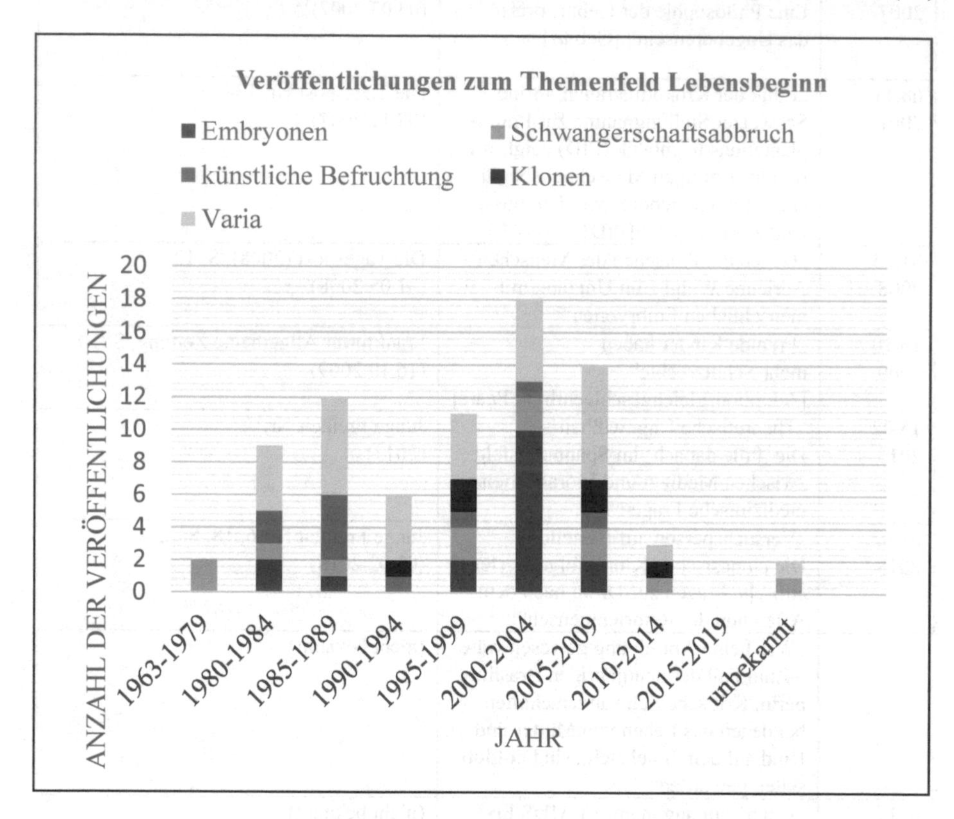

Es lässt sich zeigen, dass er sich den Themen während seiner gesamten Laufbahn relativ gleichermaßen gewidmet hat. Zu bestimmten Meilensteinen der ethischen Entwicklungen (Gesetzesentwicklungen, neue Technologien etc.) finden sich vermehrt Artikel sowie Stellungnahmen von Wuermeling zu ebendiesen Fragestellungen, jedoch lässt er die anderen Themen auch nicht gänzlich beiseite.

Nachfolgend findet sich eine Auswahl seiner Gedanken zum Thema Embryonenschutz und Ethik, das nicht nur für sich allein ein umfangreiches Feld ist, sondern vielmehr auch zahlreiche andere Gebiete des Themas „Lebensbeginn" tangiert. Dabei finden sich im Gesetzestext des Embryonenschutzgesetzes schon die Bereiche Klonen, In-vitro-Fertilisation, Präimplantationsdiagnostik sowie Embryonenforschung und Gentherapie. Diese stellen wie oben dargestellt bereits einen Großteil der Themen dar, mit denen sich Wuermeling zum Themenfeld „Lebensbeginn" umfassend befasst hat.

ECKPUNKTE UND MEILENSTEINE DES EMBRYONENSCHUTZGESETZES

Das „Gesetz zum Schutz von Embryonen (Embryonenschutzgesetz – EschG)“[15] umfasst 13 Paragraphen, ist am 01.01.1991 in Kraft getreten und wurde vor über zehn Jahren zuletzt geändert.[16]

> „2011 wurde es lediglich um die Regelungen zur Präimplantationsdiagnostik erweitert und gilt ansonsten bis heute unverändert. Für die Reproduktionsmedizinerinnen und -mediziner wird es zunehmend zu einem Dilemma.“[17]

In diesem Punkt findet sich bereits die erste Kritik, die in den letzten Jahren von verschiedenen Ärzteverbänden und Organisationen an den Gesetzgeber herangetragen worden ist und immer noch wird. Ein Gesetz, welches 2021 seinen 30. Geburtstag feierte, ohne dass in dieser Zeit große Anpassungen stattgefunden haben, obwohl sich in der Medizin und Forschung für dieses Gebiet enorm viel und schnell verändert hat, müsste dringend überarbeitet werden. Die gesellschaftlichen Veränderungen tragen auch dazu bei, dass einige gesetzliche Bestimmungen, wie beispielsweise die Regelungen zur Eizellspende, dringend überdacht und ggf. angepasst werden müssten.[18] Neue Formen der Familie gewinnen zunehmend an Akzeptanz, und das klassische Bild der Familie wurde um einige weitere Formen ergänzt, was auch in der Familienplanung und Reproduktionsmedizin neue Fragen zur Diskussion aufwirft. Dabei ist die Reproduktionsmedizin heute nicht nur für kinderlose Paare wichtig geblieben, sondern gewann an Aufmerksamkeit, um beispielsweise homosexuellen Paaren mit Kinderwunsch, diesen zu verwirklichen. Diese Entwicklungen schaffen zusätzlich zu den bereits vorhandenen und immens diskutierten ethischen Fragestellungen auch weitere Punkte, die von moralischer und ethischer Sicht immer wieder in einem neuen Kontext und angepasst an das Zeitalter betrachtet werden müssen.

Doch was umfasst das Embryonenschutzgesetz genau? In den bisherigen 13 Paragraphen finden sich vor allem Regelungen, wer in welchem Umfang mit Embryonen arbeiten darf (§ 1, § 2, § 9 ESchG), es regelt die Präimplantationsdiagnostik (§ 3a) sowie die Thematik des Klonens (§ 6) und der Erbgutveränderung (§ 5). Zudem beschäftigt sich ein Paragraph in drei Sätzen mit der Erklärung, wie genau sich der Begriff „Embryo“ definiert (§ 8).[19] Aus ethischer Sicht könnte gerade darüber weitaus länger und intensiver diskutiert werden, wie oben bereits genannt. Ab wann spricht man von einem „Mensch“, ab wann von einer „Person“, einem „Individuum“, das einen eigenen Geist und eine Seele besitzt sowie umfangreichen gesetzlichen Schutz benötigt. Natürlich müssen in Gesetzen Sachverhalte prägnant und unmissverständlich dargestellt werden, ob dies aber gerade bei der Definition eines sich entwickelnden Menschen so einfach und kurz dargestellt werden kann,

15 ESchG – Gesetz zum Schutz von Embryonen.
16 Ebd. Vgl. zum Kontext auch Berg et al. (1992) und Wuermeling (1992).
17 Deutsches Ärzteblatt (2020). Zum Regelungsbedarf siehe u.a. auch Merrem (2021).
18 Deutschlandfunk (2020). Vgl. Taupitz (2003) und LEOPOLDINA/UNION (2019).
19 ESchG. Zu weiteren Kontexten vgl. auch Jungfleisch (2005) und Merrem (2021), S. 27–37.

könnte fraglich sein. Andererseits sollte natürlich auch darüber diskutiert werden, inwieweit eine Anpassung von Nöten ist, um der Forschung zum Wohle der Allgemeinheit weitere Freiheiten und Möglichkeiten einzuräumen oder auch um neuen Familienformen Gehör zu verschaffen. Besonders diese Fragestellung, ab wann menschliches Leben beginnt sowie vollumfänglichen gesetzlichen Schutz genießt, stellt bei den meisten Themen des Bereichs „Lebensbeginn“ eine zentrale Frage dar, die dann ethische und wissenschaftliche Diskussion erfordert.

Die Liste an Fragen, die sich nach wie vor auftun, ist hier außerordentlich lang. Im Folgenden soll es vor allem darum gehen, welche Fragen zur Zeit der Entwicklung für den immer noch gültigen Gesetzestext seitens der damaligen gesetzesgebenden Regierung vorrangig waren, ob diese immer noch genauso viel Gewicht haben und welche Positionen Hans-Bernhard Wuermeling vertreten hat. Dabei werden ausgewählte Zeitungsartikel sowie persönliche Schriften und Vorträge vorgestellt, um seine Thesen zu veranschaulichen.

EXEMPLARISCHE DISKUSSION DER POSITION WUERMELINGS ZUM EMBRYONENSCHUTZ

Anhand ausgewählter Dokumente aus dem Nachlass soll hier eine kurze Darstellung der Position Wuermelings zum Thema Embryonen und Embryonenschutz bzw. Embryonenschutzgesetz gegeben werden. Dabei stützt sich die Argumentation auf eine exemplarische Auswahl und kann zum jetzigen Stand der Forschungsarbeit sowie auch wegen der gebotenen Kürze des Beitrages an dieser Stelle nicht umfangreicher bzw. vollständig beleuchtet werden.

In dem eingangs zitierten Dokument werden durch Hans-Bernhard Wuermeling einige zentrale Punkte des Embryonenschutzgesetzes aus ethischer Perspektive dargestellt. Dabei widmet er sich in seinen Ausführungen nicht nur dem Wohl des Embryos und bezieht dabei Stellung zum Schutze dessen allein, vielmehr werden beispielsweise auch Positionen der werdenden Mütter und Familien sowie allgemeine gesellschaftliche Aspekte beleuchtet, die sich in der Entwicklung des Gesetzestextes als essenziell erwiesen haben.[20]

Zunächst scheinen die weiteren Personengruppen, die mit einbezogen werden, nicht von Anfang an klar, da in dem Begriff eines „Embryonenschutzgesetzes“ primär davon ausgegangen werden könnte, dass es sich dabei um Bestimmungen handelt, die allein das Wohl der Embryonen im Fokus haben sollten. Dies ist im konkreten Fall zwar für die meisten Aspekte gegeben, dennoch öffnet Hans-Bernhard Wuermeling in seinem Vortragsentwurf auch Perspektiven dahingehend, woran und an wen noch gedacht werden muss. Dies zeigt, wie weitreichend seine Überlegungen bei ethischen Diskussionen waren, um den Blick aus verschiedenen Blickwinkeln zu ermöglichen. Ferner stellt er ethische Begründungen in vergleichenden

20 Wuermeling (2005).

Beispielen aus Geschichte und Wissenschaft gegenüber, um dem Zuhörer verständlich die Zusammenhänge zu verdeutlichen.[21] Ob der Vortrag tatsächlich in dieser oder in einer anderen Form bzw. überhaupt abgehalten wurde, ist aus den Unterlagen nicht genau ersichtlich. In dem Text finden sich noch handschriftliche Notizen, was darauf schließen lässt, dass es sich womöglich nicht um die Endfassung des Vortrags handelt. Die zentralen Punkte werden jedoch bereits hier präzise dargestellt.[22]

Ein zusammenfassendes Dokument über das Für und Wider zur Embryonenforschung stellte die Akademie der Ethik in der Medizin vor. Diese hat zum Thema des Embryonenschutzes und des Embryonenschutzgesetzes nach einer Tagung eigens für diese Thematik eine Arbeitsgruppe ins Leben gerufen, der auch Hans-Bernhard Wuermeling angehört hat. Zusammen mit einigen Experten gestaltete er ein Positionspapier, das im Anhang in gesamter Länge wiedergegeben ist, da es die damaligen Diskussionen vorstellt und zudem immer noch relevant ist.[23]

Einleitend mit folgenden Worten stellten die Experten zunächst vor, wie die Arbeitsgruppe und die Stellungnahme entstanden ist:

> „Die Akademie für Ethik in der Medizin e. V. hat sich mit Fragen der Forschung an menschlichen Embryonen befaßt. Anlaß dazu war u. a. die Absicht des Gesetzgebers, ein Gesetz zum Schutz von Embryonen vorzulegen. Die Akademie hat die Arbeitsgruppe ‚Schutz des Embryo' gebildet (Teilnehmerliste siehe Anhang) und sich bei ihrer Mitglieder-Versammlung im Dezember 1988 in Heidelberg über das Thema beraten. Im November 1989 hat sie gemeinsam mit der Akademie der Wissenschaften und der Literatur in Mainz ein Symposion zu ‚Möglichkeiten und Grenzen der Forschung an Embryonen' durchgeführt. Sie legt hiermit die Stellungnahme der Arbeitsgruppe zum Umgang mit menschlichen Embryonen in der Forschung vor."[24]

Die Experten sind sich bei Unterpunkt 4 darin einig, ab wann sie den Beginn des menschlichen Lebens definieren. Ansonsten blieben und bleiben zahlreiche Punkte, zu denen es differenzierte ethische Kontroversen gab, die auch die Frühgeschichte der Medizinethik wie auch der Akademie für Ethik in der Medizin sehr gut illustrieren. Zehn Jahre nach Inkrafttreten des Embryonenschutzgesetzes setzt sich Hans-Bernhard Wuermeling immer wieder kritisch mit verschiedenen Teilthemen des Embryonenschutzes in Vorträgen, Fachveröffentlichungen oder Zeitungsartikeln auseinander.

SCHLUSSÜBERLEGUNGEN

Die Medizinethik vom Ende des 20. Jahrhunderts könnte auch zu Beginn des 21. Jahrhunderts kaum aktueller sein. Themen, die von Hans-Bernhard Wuermeling Zeit seines Lebens diskutiert und in diversen Veranstaltungen und Vorträgen mit

21 Vgl. ebd.

22 Wuermeling (2005).

23 Arbeitsgruppe „Schutz des Embryo" der Akademie für Ethik in der Medizin April 1988– Februar 1990.

24 Ebd.

verschiedenen Diskussionspartnern bearbeitet und verbessert wurden, werden auch heute immer noch genauso intensiv behandelt. Die Felder stellen sich umfang- wie auch facettenreich dar – und werden wohl nie völlig ausdiskutiert werden können. Dies ist auch in einem gewissen Maß gut, denn es lässt Raum für Anpassungen an gesellschaftliche und medizinisch-wissenschaftliche Veränderungen. Dennoch sollten Moral und Werte einer Gesellschaft nicht zu Gunsten der Wissenschaft in Vergessenheit geraten, aber gleichzeitig die Interessen ebendieser sowie oft wenig gehörter Randgruppen berücksichtigt werden, soweit dies möglich ist. Es muss Platz und Zeit für Diskussionen sein, um bestmöglich viele Standpunkte in einer gesellschaftlich akzeptierten Weise vereinen zu können. In einem Zeitalter, in dem sich Vieles so rasant weiterentwickelt und Beständigkeit oft vergeblich gesucht wird, braucht es vor allem Menschen wie Hans-Bernhard Wuermeling, der sich dieser Themen mit Leidenschaft angenommen hat. Wuermeling hat sich Zeit seines Lebens offenen, aber dennoch kritischen Diskursen gewidmet. Er hat sich auf Basis einer konfessionell-katholischen Bioethik und einer kulturell verankerten Anthropologie engagiert dafür eingesetzt, dass Leben eben nicht zu „Labormaterial" wird. Sein Verdienst an den stets kritischen Debatten zur Fassung des Embryonenschutzgesetzes sowie vielen weiteren Diskussionen rund um medizinethische oder auch allgemeinethische Fragestellungen war enorm und bedarf höchster Anerkennung. Dies betrifft nicht nur die Thematik der moralischen Probleme am Lebensbeginn, sondern auch zum Lebensende und vielen weiteren Themen rund um die ärztliche und wissenschaftliche Arbeit. Deshalb sollten auch weiterhin in seinem Sinne Diskussionen geführt werden, die moralische und ethische Fundamente bauen, aus denen sich in Abwägung verschiedener Blickweisen immer differenziertere Positionen entwickeln können – um Fortschritt zu ermöglichen, aber die Wurzeln des Menschen noch angemessen zu berücksichtigen.

ANHANG

AKADEMIE FÜR ETHIK IN DER MEDIZIN

Embryonen-Forschung
[–] zulassen oder verbieten?

Stellungnahme
der Arbeitsgruppe „Schutz des Embryo"
der Akademie für Ethik in der Medizin
zur Embryonen-Forschung [2][25]

25 Die im Folgenden wiedergegebene Stellungnahme der Akademie für Ethik in der Medizin (AEM) wurde orthographisch im historischen Original belassen, daher finden sich einige andere Schreibweisen („daß" statt „dass" etc.). Die Paginierung ist in eckigen Klammern.

1. Anlaß

Die Akademie für Ethik in der Medizin e. V. hat sich mit Fragen der Forschung an menschlichen Embryonen befaßt. Anlaß dazu war u. a. die Absicht des Gesetzgebers, ein Gesetz zum Schutz von Embryonen vorzulegen. Die Akademie hat die Arbeitsgruppe „Schutz des Embryo" gebildet (Teilnehmerliste siehe Anhang) und sich bei ihrer Mitglieder-Versammlung im Dezember 1988 in Heidelberg über das Thema beraten. Im November 1989 hat sie gemeinsam mit der Akademie der Wissenschaften und der Literatur in Mainz ein Symposion zu „Möglichkeiten und Grenzen der Forschung an Embryonen" durchgeführt. Sie legt hiermit die Stellungnahme der Arbeitsgruppe zum Umgang mit menschlichen Embryonen in der Forschung vor. Forschungen, die den Embryo nicht gefährden, sind nicht Gegenstand dieser Stellungnahme. Dasselbe gilt für Forschungen an Embryonen, die im Interesse des jeweiligen Embryos nach den für Heilversuche gültigen Maßstäben unternommen werden. Die Stellungnahme bezieht sich, auch ohne daß das im folgenden jedesmal ausdrücklich gesagt wird, nur auf die fremdnützige Verwendung, d. h. auf die verbrauchende Embryonen-Forschung.
Die Akademie für Ethik in der Medizin ist sich darüber im klaren, daß es angesichts des heute bestehenden Wertepluralismus nicht ohne Verkürzungen gelingen kann, allen Aspekten der ethischen Beurteilung gerecht zu werden. Sie sieht ihre Aufgabe darin, Positionen zu benennen, in denen sich von unterschiedlichen Ausgangspunkten her argumentierende Meinungen wiederfinden können. Sie möchte damit zur Rationalität von Begründungen beitragen, nicht zuletzt auch im Hinblick auf das eingeleitete Gesetzgebungsverfahren.
Die AEM geht dabei von der Überzeugung aus, daß die bei der Embryonen-Forschung betroffenen Werte von so grundsätzlicher Bedeutung sind, daß die anstehende politische [3] Entscheidung nicht ohne eine breite öffentliche Diskussion getroffen werden sollte. Die weitreichenden Konsequenzen dieser Entscheidung für den Umgang mit dem ungeborenen menschlichen Leben und darüber hinaus mit menschlichem Leben überhaupt erfordern es, einen möglichst umfassenden Konsens zu suchen.

2. Ausgangspunkt

Ausgangspunkt der folgenden Überlegungen ist die Auffassung,

- daß der Schutz für ungeborenes menschliches Leben nicht ausreichend ist, da insbesondere Embryonen außerhalb des Mutterleibes rechtlich nicht berücksichtigt sind
- daß der Schutz für ungeborenes Leben auf solche Embryonen auszudehnen und rechtlich festzulegen ist
- daß zu diesem Zweck die Fragen
  -- nach der Begründung ihrer Schutzwürdigkeit
  -- nach dem Beginn ihrer Schutzwürdigkeit und

-- nach dem Ausmaß des ihnen zu gewährenden Schutzes beantwortet werden müssen.

Diese Fragen sind Gegenstand einer weltweit kontrovers geführten Diskussion, die den Pluralismus gesellschaftlicher Wertvorstellungen widerspiegelt. Die in ihr vorgebrachten Argumente bedürfen bei der Begründung der Schutzwürdigkeit, ihres Beginns und ihres Umfanges, der Beachtung.

3. Zur Begründung der Schutzwürdigkeit

Es besteht ein weitgehender Konsens darüber, daß sich die Schutzwürdigkeit des Embryo[s] auf seine Natur als früheste Form einer individuellen menschlichen Existenz gründet. Diejenigen, die in dieser Auffassung übereinstimmen, berufen sich auf das Recht auf Leben und die Achtung der Men[4]schenwürde, die auch vom Grundgesetz der Bundesrepublik Deutschland garantiert werden.

4. Zum Beginn der Schutzwürdigkeit

Weitgehende Übereinstimmung besteht auch darüber, daß die Schutzwürdigkeit des Embryo[s] mit der Bildung des Genoms in seiner definitiven Form beginnt, da in ihm die Entwicklungsschritte zu einer individuellen menschlichen Existenz kodiert sind. Dies ist vor Beginn der ersten Zellteilung mit dem Verschmelzen des männlichen und weiblichen Vorkerns der Fall. Alle in der späteren Entwicklung des Embryo[s] zu beobachtenden Stadien können nicht als Neubeginn eines demgegenüber qualitativ höherwertigen Lebens unstrittig plausibel gemacht werden. Die Entwicklung des menschlichen Lebens ist ein Kontinuum, in dem Grenzen der Schutzwürdigkeit nur aufgrund von Interessen oder Wertzuschreibungen gezogen werden können, die ihre Begründung außerhalb der naturwissenschaftlichen Beobachtung haben. Dies ist für die Rationalität und Akzeptanz zu treffender Entscheidungen von Bedeutung.

5. Zum Umfang der Schutzwürdigkeit

Bei der Bemessung des Umfanges der Schutzwürdigkeit menschlicher Embryonen stehen sich zwei Positionen gegenüber. Die eine fordert mit der Begründung, daß mit der Zeugung das Menschsein beginne, einen ausnahmslosen, uneingeschränkten Schutz. Auch die andere Position geht davon aus, daß der frühe Embryo des Schutzes bedarf. Sie weist jedoch darauf hin, daß [5] sich die prozeßhafte Verwirklichung individuellen personalen Seins in Realisierungsstufen vollzieht.
Solche sehr frühen Realisierungsschritte sind u. a.

- die Beendigung der zellulären Totipotenz und die Möglichkeit zur Mehrlingsbildung

- die Individuation als erste regulative Zuordnung des Zellmaterials zu einer strukturellen Anlage des Individuums.

Erst danach könne vom Beginn des individuellen, zukünftig personalen Lebens gesprochen und für dieses ein uneingeschränkter Rechtsschutz gefordert werden. Diesen Realisierungsschritten entspreche ein abgestufter Rechtsschutz.

6. Zum Rechtsschutz von Embryonen außerhalb des Mutterleibes

Gesetzentwürfe zum Embryonenschutz sehen ein strafrechtliches Verbot der Forschung an und mit extrakorporalen Embryonen vor, das sich auf den „Schutz des Lebens" und die Achtung der Menschenwürde gründet. Der Gesetzgeber hat allerdings mit § 218 a des Strafgesetzbuches deutlich gemacht, daß er die Strafbarkeit der Verletzung dieser Grundwerte aussetzen kann. So hat er mit § 218 a StGB geduldet, daß die Schutzwürdigkeit des Embryo gegen gesundheitliche und/oder soziale Lebensinteressen der Mutter abgewogen und ihnen untergeordnet wird. Güterabwägung ist ein legitimes Prinzip der Ethik wie der Medizin. Hiervon ausgehend könnte auch ein Forschungsziel, das entscheidende prophylaktische oder therapeutische Fortschritte verspricht, als Rechtfertigung dafür angesehen werden, daß die Schutzwürdigkeit einer begrenzten Anzahl früher Embryonen gegen den Nutzen für die Allgemeinheit – hier ausgedrückt in Krankheitsheilung oder Verhütung – abgewogen wird. [6]

7. Argumente

Die bei der Abwägung für oder gegen Forschung an menschlichen Embryonen vorgebrachten Argumente sind in der Arbeitsgruppe erörtert und in gegenseitigem Respekt vor der jeweils anderen Position bedacht worden. Zugunsten der Forschung an menschlichen Embryonen wird unter anderem geltend gemacht:

- Aus naturwissenschaftlicher Sicht ist von einem anderen Verständnis dessen auszugehen, was ein „Embryo" ist, als viele Ärzte und Laien es oft haben. Mit der Befruchtung entsteht noch nicht sofort ein neues „Individuum". Ein Neubeginn liegt erst vor, wenn die eigenen Gene dieser neuen Einheit aktiv werden. Dies geschieht jedoch nicht bei der Verschmelzung von Ei- und Samenzelle, sondern erst allmählich über einen bestimmten Zeitraum in der präimplantatorischen Embryonalentwicklung. Aus diesem Grund sollten früheste Entwicklungsstadien nicht als „Embryonen", sondern als „Präembryonen" bezeichnet werden.
- Embryonen-Forschung ist wünschenswert, denn da die In-vitro-Fertilisation (IvF) als Substitutionstherapie in der Kinderwunschbehandlung zugelassen ist, muß es auch statthaft sein, Forschung zu ihrer Verbesserung zu betreiben.

- Medizinische Grundlagenforschung ist als solche ethisch gerechtfertigt. Irgendwann erlangt sie klinische Relevanz. Das eine ist ohne das andere nicht denkbar.
- Die Forschung noch vor der Implantation ist im Ausland, wo es weniger streitige Diskussionen über diese neue Entwicklung gibt, bereits etabliert. Auch in der Bundesrepublik Deutschland wird sie auf Dauer nicht zu verhindern sein. Ein Fortschritt auf diesem Gebiet ist aber nur durch verbrauchende Embryonen-Forschung zu erreichen. [7]
- Die durch die Grundlagenforschung sowie die bereits erfolgte Anwendung im Ausland erzielten Fortschritte drohen zu einer doppelten Moral im Inland zu führen. Wenn sich in anderen Ländern durch Embryonen-Forschung ein neuer medizinischer Standard durchsetzt, muß er in der Bundesrepublik übernommen werden, weil damit das neue Maß ärztlichen Könnens bestimmt ist, das der Arzt dem Patienten zur Verfügung zu stellen verpflichtet ist. Dann hat man jedoch selber zur Erzielung dieses Fortschrittes nicht beigetragen und bezüglich der Embryonen-Forschung nur „eine weiße Weste“ behalten.
- Vor allem in den USA ist die Debatte in vielen Punkten ohnehin bereits weiter. Dort wird schon die Zulässigkeit der Keimbahntherapie diskutiert. Dabei wird differenziert, ob es sich um die Beseitigung „schlechter Anlagen“, etwa im Sinn schwerer Erbleiden handelt (für sie wird eine Keimbahntherapie nicht ausgeschlossen), oder ob es um eine Manipulation „guter Anlagen“ geht (nur solche Maßnahmen werden abgelehnt).
- Bei der Befürwortung von Forschung an menschlichen Embryonen ist in Rechnung zu stellen, daß allgemein eine höhere Akzeptanz für Maßnahmen im Bereich der Heilkunde besteht als für die rein wissenschaftliche Grundlagenforschung. Aber die Forderung nach Forschungsfreiheit ist nicht als „Freibrief“ zu verstehen. Die therapeutische Zielsetzung bleibt bestehen, auch wenn Erfolge für die klinische Anwendbarkeit nur an einem sehr entfernten Horizont zu erkennen sind.
- Die Entwicklungen der letzten Jahre in Reproduktionsmedizin und Gentechnik beim Menschen haben Schritte ermöglicht, die ethisch nicht gerechtfertigt gewesen sein mögen. Sie stellen aber irreversible Geschehnisse dar. Die Resultate verselbständigen sich und lösen eine Eigendynamik aus. Deswegen sind vor allem die neuen Erkenntnismöglichkeiten, die vielen Menschen zugute kommen [8] können – etwa bei der Krebsbekämpfung –, positiv zu beurteilen und weiterzuentwickeln. In diesem Sinn ist es ein besonders wichtiges Ziel, Optionen für die Zukunft offenzuhalten. Dazu gibt es die Meinung, standesrechtliche Regelungen seien dafür ausreichend. Mehrheitlich wird aber die Ansicht vertreten, zur Sicherung dieser Optionen sei eine gesetzliche Regelung wünschenswert, die Forschungsmöglichkeiten unter definierten Bedingungen zuläßt.
- Wer auf Embryonen-Forschung verzichtet, trägt dazu bei, Leiden von Menschen zu verlängern, denen im Falle positiver Ergebnisse dieser Forschung

hätte geholfen werden können. Nicht eine „aggressive", auf die künftige Verhinderung von Leiden gerichtete Forschungsethik ist rechtfertigungsbedürftig, sondern eine „defensive" Ethik, die de facto Leidensverlängerung bewirkt.

- In dem Dilemma zwischen Forschungsverzicht = Leidensverlängerung und Heilungschancen = Fortschritt auf Kosten von menschlichen Embryonen muß das handlungsleitende Prinzip der Medizin, nämlich Hilfe zu leisten, den Ausschlag geben.
- Embryonen-Forschung mit dem Ziel, künftiges Leid bekämpfen zu können, fügt sich ein in eine Evolution des Leidens. Es hat zu allen Zeiten Bemühungen und Entwicklungen gegeben, die dem Ziel dienten, Leid zu vermeiden. Diese Bemühungen haben auch immer wieder Erfolge gezeigt. Trotzdem ist nicht zu befürchten, daß durch Leidensbekämpfung ein Humanitätsverlust in der Gesellschaft droht. Schon die heute bekannten ca. 4000 Erbleiden ausräumen zu wollen, übersteigt die Vorstellungskraft. Zudem hat stets der medizinisch bewirkten Minderung von Leid das Auftauchen neuer Quellen des Leids gegenübergestanden. Angesichts dieses ständigen Zuwachses stellt sich durchaus die Aufgabe, beseitigbares Leid zu bekämpfen. [9]
- Da das Prinzip der Hilfeleistung seine Grenze findet an dem Prinzip, nicht Schaden zuzufügen, führt der Versuch, Therapiemöglichkeiten zugunsten vieler Menschen in der Zukunft zu entwickeln, indem man relativ wenige Embryonen in der Gegenwart verbrauchender Forschung unterzieht, zu einem unauflöslichen Dilemma. In dieser Lage hat keine Seite einfach die „besseren Gründe", sondern es muß das Toleranzprinzip gelten. Auch der Gesetzgeber ist – zumal in einer pluralistischen Gesellschaft – verpflichtet, diesem Toleranzprinzip Geltung zu verschaffen. Ein Weg, dies praktisch umzusetzen, ist ein grundsätzliches Verbot mit Erlaubnisvorbehalt.

Gegen die Forschung[26] an menschlichen Embryonen werden vor allem folgende Argumente vorgebracht:

- Man darf die In-vitro-Fertilisation (IvF) oder die Forschung an Präimplantations-Embryonen nicht einfach als gegeben hinnehmen und sodann von der Ebene dieser Vorentscheidung aus zugunsten der Embryonen-Forschung argumentieren. Vielmehr gilt es, ethisch zu hinterfragen, ob Einführung und Fortentwicklung dieses Verfahrens überhaupt den Verbrauch menschlicher Embryonen rechtfertigen können. Wenn menschliche Embryonen allein deshalb verbraucht werden sollen, um eine fragwürdige medizinische Therapie zu verbessern, ist dies als Rechtfertigung nicht ausreichend. Aus einer nur tolerierten Möglichkeit darf nicht eine neue praxisbegründende Normalität abgeleitet werden.
- Die deutschen Ärztekammern haben zu Recht Maßnahmen zur Anhebung der Qualität der Methoden nur insoweit erlaubt, als kein unmittelbarer Verbrauch

26 Im Original fett gedruckt und unterstrichen.

von Embryonen eintritt. Die Verbesserungsmöglichkeiten der Methoden von IvF und Embryotransfer (ET) durch Forschungen im Tiermodell sind noch nicht ausgeschöpft. [10]

- Die generelle Aussage, Grundlagenforschung sei als solche ethisch gerechtfertigt, ist nicht hilfreich; denn auch bei ihr müssen Ziele und Mittel unterschieden werden. Man kann sich gerade im Humanbereich durchaus Grundlagenforschung vorstellen, die sich nicht nur wegen ihrer Mittel, sondern auch angesichts ihrer Ziele als unethisch erweist. Die durch Art. 5 Abs. 3 des Grundgesetzes gewährleistete Forschungsfreiheit kann nur innerhalb der Menschenwürdegarantie des Art. 1 Abs. 1 des Grundgesetzes gelten.
- Der Hinweis auf Regelungen im Ausland ergibt allein kein tragfähiges ethisches Argument. Auch für den Gesetzgeber folgt aus der Tatsache entsprechender Forschung in anderen Ländern keine Rechtfertigung, solche Vorhaben zuzulassen, wenn er sich hierdurch in Widerspruch zu anderen, von ihm getroffenen Wertentscheidungen setzt. Die Einheit der Rechtsordnung, die der Gesetzgeber bei jeder Normsetzung beachten muß, basiert – zumindest idealtypisch – auf einer Einheit der Wertentscheidungen.
- Eine Verbesserung der Methode der IvF über den Weg verbrauchender Embryonen-Forschung ist kaum mehr zu erwarten. Seit ca. sechs Jahren werden in etwa dieselben Verfahren angewandt, die in ihrem Entwicklungspotential ausgetestet sind. In der Tierzucht wurde sogar die Präimplantationsdiagnostik im Rahmen des Embryotransfers, wo sie beträchtlichen Gewinn versprochen hatte, wieder aufgegeben. Deshalb gibt es erst recht keinen Grund, menschliche Embryonen zu solchen Zwecken einzusetzen.
- Auch die Entwicklung der Beurteilung der heterologen Insemination ist im Hinblick auf das Auslandsargument lehrreich. Die Bundesrepublik Deutschland hat die künstliche Insemination mit Spendersamen vor fast genau 30 Jahren (62. Deutscher Ärztetag, 1959) als standeswidrig bezeichnet, und der Gesetzgeber hat geplant, sie strafrechtlich zu verbieten. Dieser Purismus stieß im Ausland [11] auf Unverständnis. Der Gesetzentwurf wurde als ein „deutsches Unikum" verspottet. Der 73. Deutsche Ärztetag hat dann 1970 die frühere Verurteilung der heterologen Insemination revidiert, und der Gesetzgeber hat davon abgesehen, das Vorhaben eines strafrechtlichen Verbotes zu realisieren. Heute indessen, nach insgesamt drei Jahrzehnten der Entwicklung immer neuer Methoden der assistierten Fortpflanzung, ist die Diskussion mit großem Ernst genau wieder an diesem Punkt angelangt: der Frage nach einem strafrechtlichen Verbot der heterologen künstlichen Insemination.
- Daß auf unethische Weise erlangte positive Resultate der medizinischen Entwicklung später zum Standard ärztlichen Verhaltens werden, ist kein neues Problem, wie etwa die Pockenimpfung zeigt. Hieraus ergibt sich jedoch keine Rechtfertigung dafür, wegen weiterer, morgen eventuell zu erwartender Erfolge heute unethisch zu handeln. Der Zweck heiligt nicht die Mittel.
- Soweit Maßnahmen an extrakorporal gezeugten Embryonen zugelassen werden sollten, ist es vorzuziehen, nicht von einem nur „grundsätzlichen", sondern

von einem völligen Verbot auszugehen, dafür aber den Heilversuch ohne Fristbeschränkung zuzulassen, obwohl bisher alle medizinischen und technischen Voraussetzungen dazu fehlen. Dies würde der Ziffer 4.3 der „Richtlinien zur Durchführung der In-vitro-Fertilisation mit Embryotransfer“ entsprechen, die durch Beschluß des 91. Deutschen Ärztetages 1988 festgelegt worden sind[27]*).

- Unzutreffend ist die Ansicht einer „aggressiven“ Ethik, wonach die Embryonen-Forschung zu unterlassen, gleichbedeutend damit ist, Leid zu verlängern. Demgegenüber muß betont werden, daß nicht der Erfolg allein zählt. [12] Ethisch ist ein Tun vor allem dann nicht zu begründen, wenn es unvermeidbar Tötungshandlungen umfaßt. Ein Unterlassen ist in einem solchen Fall nicht unethisch.
- Verbrauchende Embryonen-Forschung stellt einen Bruch mit der bisherigen Tradition der Ethik in der Medizin dar, wonach eine absteigende Zulässigkeit der Forschung an Menschen entsprechend ihrer Schutzlosigkeit besteht. Dieses Prinzip führt zum Beispiel zur weitgehenden Einschränkung der Forschung an Kindern. Der extrakorporale Embryo genießt im Augenblick weniger Schutz.
- Soweit ein ethisches Dilemma besteht zwischen der Aufgabe des Heilens und dem Verbot, hierzu alle denkbaren Mittel einzusetzen, muß in der Regel eine pluralistische Gesellschaft – und ebenso deren Gesetzgeber – sich gegenüber beiden Prinzipien offenhalten, sie also nebeneinander gelten lassen. Hier besteht indessen die Gefahr, daß dieser anfängliche Pluralismus innerhalb einiger Zeit de facto zugunsten der Hilfeleistung für zukünftige Leiden verdrängt wird. Ein ursprünglich schmaler Vorbehalt für die Embryonen-Forschung kann sich dann als „Sollbruchstelle“ für deren immer breitere Anwendung erweisen. Diese Ausweitung wird voraussichtlich von einer Entwicklung begleitet, die bestehendes Leid zunehmend als unnötiges Leid verunglimpft („Dieses Kind hätten Sie aber heute so nicht mehr bekommen müssen.“).
- Die Humanität einer Gesellschaft ist keine jederzeit vorhandene Ressource, die es genauso wie Leid immer geben wird. Sie ist vielmehr ein gefährdetes Potential, das in den labilen Prozessen der Selbstkultivierung des Menschen – z. B. in der Balance zwischen Ertragen und Verändern, zwischen Konfliktbereitschaft und Kompromißfähigkeit, zwischen Individualität und Gesellschaftlichkeit – permanent neu gewonnen werden muß. Die Bereitschaft und die Fähigkeit, Leid zu ertragen, bedürfen deswegen gleichwertiger Beachtung wie das Engagement für die Bekämpfung von Leid. Forschung, die diese Balance außer acht läßt, wird reduktionistisch und verletzt die komplexe Struktur des Lebendigen. [13]
- Zu berücksichtigen zugunsten einer Verbotslösung ist ferner, daß es innerhalb der IvF sehr viele „Verlierer“, aber nur wenige „Gewinner“ gibt. Die Gewinner sind Ehepaare mit unerfülltem Kinderwunsch, denen durch die Embryonen-

[27]* Der Embryo ist im Sinne der Deklaration des Weltärztebundes von Helsinki und Tokio [1964/1975 ff] vor ethisch nicht vertretbaren Experimenten zu schützen. [Siehe auch Bundesärztekammer (1985), S. 1692]

Forschung und einer damit einhergehenden Verbesserung der Methoden geholfen werden soll. Verlierer dagegen sind all jene, die sich den Gefahren ausgesetzt sehen, die durch die eingeleiteten Entwicklungen verursacht werden. Aus dieser Überlegung ergibt sich im Sinn einer utilitaristischen Ethik ein gewichtiges Argument dafür, nicht alles zu tun, um die Leiden der relativ Wenigen zu lindern.

8. Folgerungen

Vergegenwärtigt man sich die Argumente für und gegen Forschung an menschlichen Embryonen, ist zu erkennen, daß sich Positionen gegenüberstehen, die untereinander nicht konsensfähig sind. Die Diskussion wird von beiden Seiten mit großer emotionaler Beteiligung geführt. Die Befürworter hoffen darauf, durch Erkenntnisgewinn in Zukunft bessere Therapiemöglichkeiten entwickeln zu können. Die solche Forschung Ablehnenden argumentieren aus der Sorge, daß dabei Grundwerte menschlichen Zusammenlebens gefährdet und Entwicklungen eingeleitet werden, die auf die „schiefe Ebene" führen. Beide Positionen haben ihr Recht. Beide können mit Erfahrungen – gerade auch aus der deutschen Medizingeschichte – belegt werden. Beide Positionen sind nicht kompromißfähig.
Befürworter der Embryonenforschung schlagen vor, der Gesetzgeber solle diese Forschung nur „grundsätzlich" verbieten, d. h. die Möglichkeit von Ausnahmen vorsehen. Die Voraussetzung für eine solche Ausnahme sollen als erfüllt gelten, wenn eigentlich unter das Verbot fallende Maßnahmen durch eine vom Gesetzgeber mit entsprechender Zuständigkeit ausgestattete Behörde und/oder einzusetzende Kommission zugelassen werden. Dagegen wenden Gegner der Embryonen-Forschung ein, der Gesetzgeber entscheide bei der Einräumung eines Erlaubnisvorbehaltes nur formal und ohne Kenntnis der real in Betracht [14] kommenden Sachverhalte und der damit konkret verbundenen Wertkonflikte. Die materielle Entscheidung werde in die Zukunft verschoben und an ein Gremium delegiert, das nicht durch demokratische Wahl zu solchen Grundsatzentscheidungen legitimiert ist. Damit zeigt sich, daß auch der Versuch eines Kompromisses auf der Verfahrensebene die Positionen einander nicht näherbringt. Vielmehr wiederholt sich dasselbe Für und Wider der ethischen Argumentation.
Der ethische Konflikt ist auch durch ein Moratorium nicht zu lösen. Auch für den Gesetzgeber ist das ethische Problem nicht lösbar; er ist jedoch als einziger legitimiert, darüber zu entscheiden, zu welchem praktischen Umgang mit diesem Dilemma unsere Gesellschaft finden soll.

Geschäftsstelle der
AKADEMIE FÜR ETHIK IN DER MEDIZIN e. V.
Humboldtallee 11, 3400 Göttingen
Telefon (05 51) 39-96 80
Telefax (05 51) 39-95 54

Anhang zur Stellungnahme der Arbeitsgruppe
„Schutz des Embryo" zur Embryonen-Forschung

Die Arbeitsgruppe ist zusammengetreten am
22./23. April 1988 in Eibelstadt bei Würzburg
11./12. Nov. 1988
02. März 1989
16. Juni 1989
08. Febr. 1990, jeweils in Mainz [15]

In der Arbeitsgruppe mitgearbeitet haben folgende
Mitglieder der Akademie für Ethik in der Medizin

Dr. med. Gisela Bockenheimer-Lucius, Oberursel
Prof. Dr. med. Eberhard Buchborn, München
Prof. Dr. jur. Erwin Deutsch, Göttingen
Ministerialrat Dr. jur. Wolfram Eberbach, Bonn
Ministerialdirigent Prof. Dr. med. Christoph Fuchs, Mainz
Brigitte Heerklotz, Köln
Dr. med. Wolfgang Müller-Hartburg, Wien
Dr. med. Helmut Piechowiak, Regensburg
Prof. Dr. med. Helga Rehder, Lübeck
Prof. Dr. theol. Johannes Reiter, Mainz
Präsidentin Dr. med. Ingeborg Retzlaff, Lübeck
Klinikpastor Udo Schlaudraff, Göttingen
Prof. Dr. med. Paul Schölmerich, Mainz
Prof. Dr. med. Traute Schroeder-Kurth, Heidelberg
Prof. Dr. med. Hans Peter Wolff, Salzburg
Prof. Dr. med. Hans-Bernhard Wuermeling, Erlangen

An einzelnen Sitzungen haben als Gäste teilgenommen

Dr. jur. Günter Brenner,
Generalsekretär der Akademie der Wissenschaften und der Literatur, Mainz
Ministerialrat Detlev von Bülow, BMJ, Bonn
Prof. Dr. agr. Hans-Wilhelm Michelmann,
Abt. für Reproduktionsmedizin, Göttingen
Prof. Dr. med. Dr. rer. nat. Gerhard Thews,
Präsident der Akademie der Wissenschaften und der Literatur, Mainz

LITERATUR

Anonymus (2020): Embryonenschutzgesetz: Das Dilemma der Reproduktionsmedizin. In: Deutsches Ärzteblatt (2020). Online verfügbar unter https://www.aerzteblatt.de/archiv/215480/Embryonenschutzgesetz-Das-Dilemma-der-Reproduktionsmedizin (28.07.2021).

Anonymus (2021): Träger der Paracelsus-Medaille. Online verfügbar unter https://www.bundesaerztekammer.de/aerztetag/geschichteauszeichnungen/traeger-der-paracelsus-medaille/ (27.07.2021).

Arbeitsgruppe „Schutz des Embryo" der Akademie für Ethik in der Medizin (1988–1990): Embryonen-Forschung [–] zulassen oder verbieten? Göttingen.

Ärztekammer Schleswig-Holstein (Hrsg.) (1984): Die Allmacht des Arztes. Eröffnungsveranstaltung der Akademie für medizinische Fortbildung der Ärztekammer. Kiel.

Baltzer, J. (Hrsg.) (1986): Gentechnik und Individuum. Interdisziplinäre Fachtagung 27.–29.08. 1986. Universität Osnabrück. Sozialpolitik und Recht, Band 14. Köln Berlin. S. 123–132.

Baumgartner, H. M./Becker, W. (Hrsg.) (1994): Grenzen der Ethik. Band IX. Paderborn.

Berg, D./Hepp, H./Pfeiffer, R./Wuermeling, H.-B. (Hrsg.) (1992): Würde, Recht und Anspruch des Ungeborenen. Klausur- und Arbeitstagung. München.

Braun, V./Mieth, D./Steigleder, K. (Hrsg.) (1987): Ethische und rechtliche Fragen der Gentechnologie und der Reproduktionsmedizin. Dokumentation eines Symposiums der Landesregierung Baden-Württemberg und des Stifterverbandes für die Deutsche Wissenschaft in Verbindung mit der Universität Tübingen. 01.–04.09.1986 in Tübingen. München.

Bundesärztekammer (1985): Aktuelle Medizin. Zur Fortbildung. Richtlinien zur Durchführung von In-vitro-Fertilisation (IVF) und Embryotransfer (ET) als Behandlungsmethode der menschlichen Sterilität. In: Deutsches Ärzteblatt 82, 22 (1985), S. A1691–A1698 (29.05.1985).

Deutsche Gesellschaft für Gynäkologie und Geburtshilfe (Hrsg.) (1997): Pränatale Medizin im Spannungsfeld von Ethik und Recht. 5. Medizinisch-ethische Klausur- und Arbeitstagung 03.–05.10.1997. Schwarzenfeld.

Deutschlandfunk (2020): Diskussion über neues Embryonenschutzgesetz – Raus aus der Grauzone. Online verfügbar unter https://www.deutschlandfunk.de/diskussion-ueber-neues-embryonenschutzgesetz-raus-aus-der.724.de.html?dram:article_id=486854 (28.07.2021).

ESchG – Gesetz zum Schutz von Embryonen (2021): Online verfügbar unter https://www.gesetze-im-internet.de/eschg/BJNR027460990.html (28.07.2021).

Holczabek, W. (Hrsg.) (1982): Beiträge zur gerichtlichen Medizin. Band XL. Wien.

Jungfleisch, F. (2005): Fortpflanzungsmedizin als Gegenstand des Strafrechts? Eine Untersuchung verschiedenartiger Regelungsansätze aus rechtsvergleichender und rechtspolitischer Perspektive. Berlin.

Korzilius, H. (2012): Hans-Bernhard-Wuermeling. Berater in Grenzfragen. In: Deutsches Ärzteblatt 109, 21 (2012), S. A–1101/B–947/C–939.

LEOPOLDINA/UNION (2019): Fortpflanzungsmedizin in Deutschland – für eine zeitgemäße Gesetzgebung. Stellungnahme. Halle (Saale).

Marquard, O./Staudinger, H. (Hrsg.) (1987): Anfang und Ende des menschlichen Lebens. Medizinethische Probleme. Ethik der Wissenschaften, Band 4. München.

Merrem, M.–T. (2021): Reformbedürftigkeit des Fortpflanzungsmedizinrechts. Baden-Baden.

SPD-Fraktion im Bayerischen Landtag (Hrsg.) (1989): Zukunftskongress „Genomanalyse und Menschenwürde". Referate und Protokolle der Tagung vom 02.06.1989. München.

Süddeutscher Rundfunk (1986): Ethische Fragen an die modernen Naturwissenschaften. 11 Beiträge einer Sendereihe des Süddeutschen Rundfunks im Herbst 1986. München.

Taupitz, J. (Hrsg.) (2003): Rechtliche Regelung der Embryonenforschung im internationalen Vergleich. Unter Mitarbeit von Manuela Brewe. Veröffentlichungen des Instituts für Deutsches,

Europäisches und Internationales Medizinrecht, Gesundheitsrecht und Bioethik der Universitäten Heidelberg und Mannheim, Band 12. Heidelberg.

Verein zur Förderung der Psychologischen Menschenkenntnis (Hrsg.) (1993): Mut zur Ethik. Eine Besinnung auf gesellschaftliche Grundnormen und moralische Grundhaltungen im Individuum. Kongress 24.–26.09.1993 in Bregenz. Zürich.

Wittern, R. (Hrsg.) (1985): Jahrbuch des Instituts für Geschichte der Medizin der Robert Bosch Stiftung, Band 2. Stuttgart.

Wuermeling, H.-B. (1964): Medizinisch indizierte Schwangerschaftsunterbrechung und katholische Morallehre. In: Deutsche Zeitschrift für die gesamte Gerichtliche Medizin 55, 3 (1964), S. 261–264.

Wuermeling, H.-B. (1968): Kontrazeptive und abortive Wirkung intrauteriner Einlagen im Tierversuch. In: Münchner Medizinische Wochenschrift 110, 47 (1968), S. 2748–2751.

Wuermeling, H.-B. (1981): Muß die Medizin, was sie kann? In: Wissenschaftliche Information 7, 7 (1981), S. 151–155.

Wuermeling, H.-B. (1982): Das Verfügen über Keimzellen zur technischen Reproduktion und Art. 1 Abs. 1 GG. In: Holczabek (1982), S. 23–27.

Wuermeling, H.-B. (1983a): Die Anschaffung Mensch – zur Beziehung zwischen Eltern und Retortenkind. In: Rheinischer Merkur 49 (1983), S. 30 (09.12.1983).

Wuermeling, H.-B. (1983b): Rechtsprobleme bei geschädigten Kindern. In: Stark (1983): Schädigende Noxen in der embryofetalen Entwicklung. In: Wissenschaftliche Information 9, 5 (1983), S. 203–215 (Sonderdruck).

Wuermeling, H.-B. (1983c): Verbrauchende Experimente mit menschlichen Embryonen. In: Münchner Medizinische Wochenschrift 125, 51 (1983), S. 118–119.

Wuermeling, H.-B. (1984a): Ethische Überlegungen zur pränatalen Diagnostik. In: Der Kinderarzt 15, 12 (1984), S. 1585.

Wuermeling, H.-B. (1984b): Handlungspflicht zur pränatalen Diagnostik. In: Münchner Medizinische Wochenschrift 126, 6 (1984), S. 127–136.

Wuermeling, H.-B. (1984c): Implikationen und Weiterungen der extrakorporalen Befruchtung in rechtlicher und ethischer Sicht. In: Ärztekammer Schleswig-Holstein (1984), S. 16–27.

Wuermeling, H.-B. (1984d): Zwischen Fortschritt und Sünde. Die künstliche Befruchtung außerhalb des menschlichen Körpers. Bemerkungen zum Warnock-Bericht. In: Frankfurter Allgemeine Zeitung 247 (1984), S. 9–10 (01.11.1984).

Wuermeling, H.-B. (1985a): Arztrechtliche Aspekte zur extrakorporalen Befruchtung beim Menschen. In: Wittern (1985), S. 25–32.

Wuermeling, H.-B. (1985b): Das Lebensrecht anerkennen ist eine sittliche Handlung. In: Medizin heute 11 (1985), S. 25.

Wuermeling, H.-B. (1985c): Die Verantwortung des Arztes. In: Stimme der Familie. Familienbund der Deutschen Katholiken 32, 9 (1985), S. 104–106.

Wuermeling, H.-B. (1985d): Indikationen zum Schwangerschaftsabbruch in der Praxis. In: Schriftenreihe der Juristen-Vereinigung Lebensrecht e.V. zu Köln 2. Referate der öffentlichen Veranstaltung vom 02./03.11.1985 in Köln, S. 68.

Wuermeling, H.-B. (1985e): Warum ärztliche Ethik jetzt gefragt ist. In: Das neue Erlangen. Zeitschrift für Wissenschaft, Wirtschaft und kulturelles Leben 68 (1985), S. 2–5

Wuermeling, H.-B. (1986a): Der Wert des menschlichen Individuums in soziobiologischer Sicht. In: Baltzer (1986), S. 123–132.

Wuermeling, H.-B. (1986b): Die Trennung von Abstammung und Elternschaft. In: Süddeutscher Rundfunk (1986), S. 38–42.

Wuermeling, H.-B. (1986c): Die Zufälligkeit des Entstehens gehört zur menschlichen Freiheit. In: Die Neue Ärztliche. Allgemeine Zeitung für Klinik und Praxis 243 (23.12.1986).

Wuermeling, H.-B. (1986d): Tiefkühltechnik birgt Risiken. Zur Geburt des ersten deutschen Kindes, das eingefroren war. In: Frankfurter Allgemeine Zeitung (03.03.1986).

Wuermeling, H.-B. (1987a): Bringt die katholische Lehre zur „künstlichen Befruchtung" neue Gesichtspunkte? In: Lebensbeginn und menschliche Würde. Stellungnahmen zur Instruktion der Kongregation für die Glaubenslehre vom 22.02.1987. Frankfurt a.M., München, S. 157ff.

Wuermeling, H.-B. (1987b): Gesetz und Recht zum ärztlichen Handeln bei Anfang und Ende des menschlichen Lebens. In: Marquard/Staudinger (1987), S. 101– 108.

Wuermeling, H.-B. (1987c): Richtlinien der Bundesärztekammer über extrakorporale Befruchtung und Embryotransfer und über den Umgang mit menschlichen Embryonen. In: Braun et al. (1987), S. 48–58.

Wuermeling, H.-B. (Hrsg.) (1988): Leben als Labormaterial? Zur Problematik der Embryonenforschung. Düsseldorf.

Wuermeling, H.-B. (1989): Diskussion zum Referat von Frau Dr. Streletz. In: SPD-Fraktion im Bayerischen Landtag (1989), S. 30–31.

Wuermeling, H.-B. (1992): Behandlungsanspruch des schwerstgeschädigten oder gefährdeten Neugeborenen und des Ungeborenen aus ethischer Sicht. In: Berg et al. (1992), S. 158–166.

Wuermeling, H.-B. (1993a): Brain-death and pregnancy. In: Forensic Science International 69 (1994), S. 243–245.

Wuermeling, H.-B. (1993b): Überleben des Fötus bei hirntoter Mutter. In: Zeitschrift für ärztliche Fortbildung und Qualität im Gesundheitswesen 87 (1993), S. 845-847.

Wuermeling, H.-B. (1993c): Zusammenhang von Abtreibung und Friedensgesinnung. In: Verein zur Förderung der Psychologischen Menschenkenntnis (1993).

Wuermeling, H.-B. (1994a): Klonen. In: Rechtsmedizin 4 (1994), S. 47–48.

Wuermeling, H.-B. (1994b): Kollegialität. In: Der Frauenarzt 37 (1996), S. 1809–1811.

Wuermeling, H.-B. (1994c): Schwangerschaftskonfliktberatung. Laudatio anläßlich der Preisverleihung der Stiftung „Ja zum Leben" am 22.11.1995. In: Birke 24 (1994), S. 8–13.

Wuermeling, H.-B. (1994d): Diskussionsbemerkung. In: Baumgartner/Becker (1994).

Wuermeling, H.-B. (1996): Das Kernproblem der extrakorporalen Befruchtung. In: Zeitschrift für medizinische Ethik 42, 4 (1996), S. 261–266.

Wuermeling, H.-B. (1997a): Ärztliche und mütterliche Autonomie" 5. Medizinisch-ethische Klausur- und Arbeitstagung 03.–05.10.1997 in Schwarzenfeld. In: Deutsche Gesellschaft für Gynäkologie und Geburtshilfe (1997), S. 104–107.

Wuermeling, H.-B. (1997b): Ethische Reflexionen zum geklonten Schaf. In: Klinik & Forschung 3, 1 (1997), S. 30–32.

Wuermeling, H.-B. (1997c): Für die Zwecke der Menschen erzeugt. In: Schwäbische Zeitung 264 (15.11.1997).

Wuermeling, H.-B. (1997d): Klug werden aus dem Widerspruch im BVerfG. In: Deutsche Gesellschaft für Gynäkologie und Geburtshilfe (1997), S. 102–103.

Wuermeling, H.-B. (1999): Embryonen zu Müll gemacht. In: Ärztezeitung 18, 137 (1999), S. 2 (23./24.07.1999).

Wuermeling, H.-B. (2000): Zeugung auf Probe, Tötungsabsicht inbegriffen. Sind Gene Teufelswerk – oder ethische Herausforderung? In: Die Tagespost 12 (2000), S. 7.

Wuermeling, H.-B. (2001a): Strenger Embryonenschutz und liberale Abtreibungsregelung. In: Die Tagespost 23 (2001) (22.02.2001).

Wuermeling, H.-B. (2001b): Abtreibung: Kann Polen eine lebensschützende Mentalität in Europa einbringen? In: Die Tagespost 55 (2001), S. 9 (08.05.2001).

Wuermeling, H.-B. (2001c): Von außen weht ein neuer Wind… In: Die Tagespost 64 (2001), S. 9 (29.05.2001).
Wuermeling, H.-B. (2001d): Was eigentlich ist Präimplantationsdiagnostik? PID und PND bitte nicht verwechseln. In: Die Tagespost 65 (2001), S. 12 (31.05.2001).
Wuermeling, H.-B. (2001e): Der Notstand. Wohin mit verwaisten Embryonen? In: Frankfurter Allgemeine Zeitung (08.06.2001).
Wuermeling, H.-B. (2001f): Die Grenze des Erlaubten – Wachsamkeit geboten, auch wenn es bisher nur um Einzelfälle geht. In: SonntagsZeitung 27 (2001), S. 3 (07./08.07.2001).
Wuermeling, H.-B. (2001g): Wieder zeigt Gründel den Weg zur Abwägung der Güter – Forschung an Embryozellen und Präimplantationsdiagnostik: Eine Tagung der Katholischen Akademie in Bayern sammelte Argumente für eine begrenze Zulassung. In: Die Tagespost 30 (2001), S. 5 (24.07.2001).
Wuermeling, H.-B. (2001h): Nach welchem Bild wollen wir Menschen perfektionieren? Die biopolitische Debatte findet ihr Niveau – in einem Interview mit Professor Wolfgang Frühwald. In: Die Tagespost 31 (2001) (04.08.2001).
Wuermeling, H.-B. (2001i): Bushs gelungener Ritt auf der bioethischen Rasierklinge. Ist es erlaubt, mit Zellen getöteter Embryos zu arbeiten? Das Votum des Präsidenten zur Stammzellforschung bleibt im Rahmen des moralisch Vertretbaren. In: Die Tagespost 33 (2001), S. 6 (16.08.2001).
Wuermeling, H.-B. (2001j): Strenger Embryonenschutz und liberale Abtreibungsregelung. In: Die BIRKE e.V. (19.10.2001).
Wuermeling, H.-B. (2001k): Wohin mit verwaisten Embryonen? Die bessere Alternative zur Forschung ist die Adoption. In: Der DOM. Kirchenzeitung für das Erzbistum Paderborn 45 (2001), S. 3 (11.11.2001).
Wuermeling, H.-B. (2002a): Vor sechzig Jahren – Eine Ausstellung zur „Wannsee-Konferenz“ in Berlin. In: Die Tagespost (19.01.2002).
Wuermeling, H.-B. (2002b): Der Lebensschutz bleibt eine dringende Aufgabe. In: Die Tagespost (05.02.2002).
Wuermeling, H.-B. (2003a): Schussfahrt abwärts – Über den verzweifelten Versuch, die im Grunde nicht zu rechtfertigende PID von Fall zu Fall doch zuzulassen. Ein Kommentar zum Votum des „Nationalen Ethikrates“. In: Die Tagespost 10, 4 (2003), S. 9 (25.01.2003).
Wuermeling, H.-B. (2003b): Eine Güterabwägung ist hier nicht möglich. Zu einem Beitrag über die Forschung mit Embryo-Stammzellen. In: Die Tagespost (23.08.2003).
Wuermeling, H.-B. (2004a): Kinder auf dem Weg in eine erfüllte Welt. Wer die Entwicklung der Jüngsten fördern will, muss Grenzen ziehen: Auch Kultur bedarf des Umweltschutzes, nicht nur die Natur. In: Die Tagespost 79, 27 (03.07.2004).
Wuermeling, H.-B. (2004b): Der Wolf kommt im Schafspelz. In: Die Tagespost 141 (2004), S. 9 (25.11.2004).
Wuermeling, H.-B. (2005a): Das deutsche Embryonenschutzgesetz (01.01.1991). NL HBW.
Wuermeling, H.-B. (2005b): Stufenmodell bedarf ethischer Überprüfung. In: Deutsches Ärzteblatt 103, 18 (2006), S. A1213–A 1214 (05.05.2006).
Wuermeling, H.-B. (2005c): Weit jenseits des Rubikon. Eine juristische Untersuchung über das Klonen von Menschen, in der die kirchliche Position fehlt. In: Die Tagespost 66, 22 (2002) (04.06.2005).
Wuermeling, H.-B. (2005d): Ein Augiasstall voller Worte wird ausgemistet – Manfred Spieker zur Kultur des Todes im verleugneten Rechtsstaat. In: Die Tagespost 126, 42 (2005), S. 21 (22.10.2005).

Wuermeling, H.-B. (2005e): Die Vernutzung des Lebens nicht zulassen. In: Die Tagespost 148 (2005) (13.12.2005).
Wuermeling, H.-B. (2006a): Die Ratio des Embryonenschutzgesetzes. In: Zeitschrift für Lebensrecht 15, 1 (2006), S. 1–32.
Wuermeling, H.-B. (2006b): Über ethische Stolperstufen – Bloß nicht blindlings ins Klonabenteuer. In: Frankfurter Allgemeine Zeitung 81 (2006), S. N2 (05.04.2006).
Wuermeling, H.-B. (2006c): Kinder, Kinder – Die Zukunft fordert ein Leben unter veränderten Bedingungen. Eine Tagung des Theologischen Instituts für Studien zu Ehe und Familie in Gaming/Österreich. In: Die Tagespost 42, 14 (2006), S. 10.
Wuermeling, H.-B. (2006d): Der verleugnete Rechtsstaat – Ein Augiasstall voller Worte wird ausgemistet. In: CA – Confessio Augustana. Das lutherische Magazin für Religion, Gesellschaft und Kultur I (2006) (Rezension).
Wuermeling, H.-B. (2006e): Schwangerschaftsabbruch – Wer hilft den Müttern. In: Psychotherapie und Seelsorge, Magazin der Akademie für Psychotherapie und Seelsorge 2 (2006).
Wuermeling, H.-B. (2007a): Kinder sind eine Gabe – Hieronymus Bosch regt zum Nachdenken über menschliches Leben an. In: Die Tagespost 1 (2007), S. 10 (03.01.2007).
Wuermeling, H.-B. (2007b): Bloßer Narzissmus – Eine Philosophie der Geburt preist das Ungeborensein. In: Die Tagespost 27, 9 (03.03.2007).
Wuermeling, H.-B. (2007c): Ethik der Krokodilstränen – Eine Schweizer Stellungnahme zur Präimplantationsdiagnostik (PID) zeigt, warum übermütigen Menschheitsbeglückern Einhalt geboten werden muss. Und zwar schnell. In: Die Tagespost 134 (2007) (08.11.2007).
Wuermeling, H.-B. (2008): Gegen die Preisgabe des Menschen – Adrienne Weigl zum Umgang mit menschlichen Embryonen. In: Die Tagespost (2008) S. 12 (31.05.2008).
Wuermeling, H.-B. (2009): Fremde Kinder haben mehr Schutzrechte. In: Frankfurter Allgemeine Zeitung (2009), S. 10 (16.10.2009).
Wuermeling, H.-B. (2013): Theoretische Ungewißheit. Die „Pille danach" im Spannungsfeld zwischen Medizin und Moral/Offene medizinische Fragen. In: Junge Freiheit 7 (2013) (ohne S.).
Wuermeling, H.-B. (2018): Versuchsperson auf Bestellung – Die chinesischen Klonerfolge werfen ethische Fragen auf/Droht nach dem Affen nun der Retortenmensch[?]. In: Junge Freiheit 6 (2018), S. 22 (02.02.2018).
Wuermeling, H.-B. (o.J.): Was keine Abtreibung gewesen wäre – Zum Fall der neunjährigen Brasilianerin. Kritische Schwangerschaften, bei denen das Leben von Mutter und Kind auf dem Spiel steht, sind gottlob selten geworden [ohne Datum/Seite].

DANKSAGUNG

Abschließend ein herzliches Dankeschön an Herrn Prof. Dr. med. Andreas Frewer, M.A., Kerstin Franzò, M.A. und das Team der Professur für Ethik in der Medizin sowie natürlich an die ganze Familie Wuermeling und Frau Prof. Dr. Dr. h.c. Hanna-Barbara Gerl-Falkovitz, die sowohl diesen Buchbeitrag als auch die Dissertation und Arbeit am Nachlass ermöglichten.

Der vorliegende Artikel ist im Rahmen einer kumulativen Publikationsdissertation an der Friedrich-Alexander-Universität Erlangen-Nürnberg unter Betreuung von Prof. Frewer (Professur für Ethik in der Medizin) entstanden.

„ÄRZTLICHE UND BIOETHIK"
VORLESUNGEN VON HANS-BERNHARD WUERMELING ZU GRENZFRAGEN DES LEBENS

Andreas Frewer

EINFÜHRUNG

Im Nachlass von Hans-Bernhard Wuermeling sind rund 150 Hörkassetten erhalten.[1] 89 beziehen sich auf Vorträge in der öffentlichen Reihe „Ärztliche und Bioethik", die Wuermeling seit dem Jahr 1979 an Montagabenden hielt. Um Punkt 20:00 Uhr hatte der Erlanger Rechtsmediziner zu Vortrag und Gedankenaustausch über Fragen der Medizinethik in den Institutshörsaal (Universitätsstraße 22) eingeladen.[2] Dies erfolgte in einer Zeit, als im Rahmen des Medizinstudiums noch keine verpflichtende Lehre zu Fragen der Ethik in der Medizin stattfand.[3] Nur punktuell waren es in Deutschland wenige und besonders engagierte Persönlichkeiten, die aus eigenem Interesse sowie mit Blick auf den Bedarf an kritischer Diskussion hier Angebote für Medizinstudierende wie auch die Öffentlichkeit machten. Wuermeling gehört zweifellos zu den besonders engagierten Pionieren dieser Zeit; er ist sehr wahrscheinlich sogar die Person, die in Bezug auf die Geschichte der Medizin- und Bioethik in der zweiten Hälfte des 20. Jahrhunderts nicht nur mit die frühesten[4] Einladungen zum medizinethischen Diskurs aussprach, sondern auch derjenige Fachreferent, der mit dieser Reihe wohl die meisten Vortragsveranstaltungen zur (Bio)Ethik organisierte.[5] Zunächst bot er Beiträge in loser Folge an, dann ergab sich ein wöchentlicher, später letztlich der meist zweiwöchige Rhythmus während des

1 Der gesamten Familie Wuermeling und speziell Frau Prof. Dr. Dr. h.c. Barbara Gerl-Falkovitz sei herzlich gedankt für die Schenkung des Nachlasses von Hans-Bernhard Wuermeling an die Professur für Ethik in der Medizin der Friedrich-Alexander-Universität Erlangen-Nürnberg.

2 Die Universitätsstraße ist die zentrale Achse der FAU mit vielen akademischen Gebäuden. Der Hörsaal befindet sich im ersten Stock und fasst etwa bis zu 100 Personen. Bei den Montagabenden waren in der Regel ca. 20 bis 50 Personen anwesend, wobei der Autor dies selbstverständlich nur für die selbst miterlebten Abende Ende der 1980er Jahre sagen kann (regelmäßig im Zeitraum 1987–1989, punktuell in den 90er Jahren). Besondere Termine wie etwa die Gastvorlesung von Hans Jonas (30.01.1983) hatten sicher ein weitaus größeres Auditorium. Im gleichen Hörsaal fanden zudem die vom Autor organisierten Gastvorträge von Prof. Seidler (29.01.1991) oder von Prof. Böhler (21.07.1993) statt, vgl. Frewer (1996) mit ausgewählten SEM-Vorträgen und Frewer (1998) mit der Jonas-Gedenkvorlesung sowie Frewer (2019a).

3 Zur Vorgeschichte der Akademie für Ethik in der Medizin siehe den Anfang des vorliegenden Bandes sowie u.a. Schlaudraff (1987), (2006) und Akademie für Ethik in der Medizin (2011).

4 Ein Vorbild für Wuermeling war dabei wohl insbesondere sein Freiburger Lehrer Franz Büchner (1895–1991), der ebenfalls öffentliche Vorträge zu gesellschaftlich wichtigen Themen hielt. Zur Entwicklung der Medizinethik siehe Frewer (2000) und Frewer/Neumann (2001) etc.

5 An dieser Stelle muss auch auf die zahlreichen weiteren Vorträge Wuermelings bei Tagungen oder im Kontext der Foren der Katholischen Ärztearbeit in Deutschland verwiesen werden. Punktuell gab es zudem internationale Fachreisen, etwa nach Frankreich, Italien, Kroatien, Portugal, Österreich und in die USA (u.a. Philadelphia, Washington und New York) und englische Fachbeiträge, vgl. etwa Wuermeling (1994b) und (2001).

Semesters. Wuermeling stellte die Abendveranstaltungen sukzessive auch unter ein Rahmenthema und gab auf diese Weise den Einzelvorträgen einen roten Faden. Es haben sich mehrere dieser Semesterprogramme erhalten, zwar erstaunlicherweise nicht im Nachlass des Gründungspräsidenten der „Akademie für Ethik in der Medizin“, aber in den Programmheften des „Studentenverband Ethik in der Medizin“ (SEM),[6] der ebenfalls von Erlangen aus ab Ende der 1980er Jahre eine Verbreitung zunächst in Süddeutschland erreichte,[7] später dann auch in anderen deutschen Universitätsstädten einige Aktivitäten entfaltete. Es ist zwar auf der einen Seite erstaunlich, dass Wuermeling die Programme nicht systematisch zusammengestellt und gesammelt hat, denn auf der anderen Seite ist sein Interesse an der Dokumentation der Abende doch ganz eindeutig: Er nahm seine Beiträge auf Kassette auf, einzelne gab er in der Folge offenbar an sein Sekretariat, denn eine kleine zweistellige Zahl ließ er dann auf Basis der Tonbandaufnahmen transkribieren (nach aktuellem Stand gibt es elf abgetippte Vorträge). Diese Übertragung der Mitschnitte in Texte, die noch auf Schreibmaschinen angefertigt wurden, stammen ganz sicher nicht von ihm, denn es war eine Fülle nicht nur formaler, sondern auch inhaltlicher Fehler vorhanden. Die transkribierenden Personen – stilistisch ist von mindestens zwei oder mehr Sekretariatskräften auszugehen – waren auch keineswegs in Themen der Medizinethik bewandert oder des Englischen mächtig, denn hier ergaben sich zusätzlich erhebliche Abweichungen des Textes vom gehaltenen Vortrag (Beispiel „Bowe“ statt „Brave“ New World etc.) – so konnten teils völlig unverständliche Begriffe oder ganze sinnentstellte Passagen in den abgetippten Manuskripten entstehen. Dies mag auch der Grund sein, dass aus dem wahrscheinlich vorhandenen Plan Wuermelings, aus diesen Transkripten möglicherweise einzelne Beiträge zu verwenden oder auch insgesamt eine Auswahl zu einem Textbuch zusammenzustellen, zu Lebzeiten letztlich nichts geworden ist. Man muss dabei natürlich auch berücksichtigen, dass dies alles zu einer Zeit geschah, in der sogar die heute nicht mehr marktrelevanten Hörkassetten noch relativ neu waren und teils auch noch keine (Personal-)Computer existierten. Jede Textbearbeitung war ein erheblich aufwändiges Unterfangen. Grundsätzlich ist zudem anzumerken, dass die Diskrepanz zwischen einem gesprochenen Vortrag, der sich bei Wuermeling wohl in aller Regel nicht auf ein komplett ausformuliertes Redemanuskript stützte, sondern auf Basis handschriftlicher Notizen einen Vortrag in weitgehend freier Rede entstehen ließ, natürlich nicht mit einem schriftlich konzipierten und verbesserten Text zu vergleichen ist. So sehr wohl die Fähigkeit Wuermelings ausgeprägt war, frei zu formulieren und seine Zuhörenden mit einem lebendigen Vortragsstil einzunehmen, so sehr wurde doch die Dokumentation im Sinne eines Text(band)es auf diese Weise erschwert. Da Wuermeling eine Edition der Vorträge aber ganz offensic htlich explizit anstrebte, sind die hier vorliegenden Artikel sicher in seinem Sinne. Es sollte dabei natürlich nicht um eine „sklavische“ Rekonstruktion jedes gesprochenen Wortes gehen, sondern um zwei Dinge, die den Gebrauch der Vorträge nochmals erleichtern bzw. seinen Wert steigern: Durch eine geringfügige sprachliche Glättung konnte – jenseits allzu zahlreicher Markierungen mit „sic“ oder berichtigender Klammerkonstruktionen „[…]“ – eine deutlich bessere Lesbarkeit bei vollständiger Erhaltung der gleichen inhaltlichen Aussagen erreicht werden. Jeder,

6 Vgl. Frewer et al. (1990) sowie Frewer (1991), (1993) und (1994).

7 Zunächst gab es Regionalgruppen in Erlangen und Freiburg, dann auch in Heidelberg und Würzburg sowie später Berlin und Hamburg. Kongresse fanden u.a. in Bonn und Aachen statt.

der selbst einmal Vorträge von sich mitgeschnitten hat und die teils akzidentellen Ereignisse eines bunt gemischen Hörsaals kennt, weiß, wie schwer es ist, eine druckreife Rede zu halten, die identisch in einen fertigen Text überführt werden kann. Zweitens wird der „Wert" der vorliegenden Rohmanuskripte durch die eingefügten kommentierenden Ergänzungen und Erläuterungen in Fußnoten erhöht. Die abgetippten Texte hatten selbst keinerlei Verweissystem, Anmerkungen oder Endnoten etc. – alle hier vorliegenden Kommentare und Literaturhinweise wurden vom Herausgeber im Sinne einer besseren Verständlichkeit und als Brücke in die aktuellen Debatten angefügt.

Der erste in den 89 Kassetten erhaltene Vortrag datiert vom 20. März 1979: Es ist noch eine einzelne Vorlesung zum Thema „Pflicht zur Gesundheit[?]" [1]. Spätestens ab dem Wintersemester 1979/80 stellte Hans-Bernhard Wuermeling die Vorträge jeweils zu einem Programm mit Obertitel „Ärztliche und Bioethik" zusammen, von denen er aber auch nicht immer alle per Kassette mitschnitt, sondern nur einen Teil. Die Gesamtzahl der Beiträge im Zeitraum der rund 15 Jahre bzw. 30 Semester bis in die 1990er Jahre (seine Emeritierung war 1995/96) wäre bei vollständiger Dokumentation rein rechnerisch sicher noch höher gewesen bei vier bis acht Vorträgen pro Zyklus und wenig Pausen. Es gab aber sicher jedoch auch gewisse Überschneidungen und Wiederholungen bei einzelnen Themen, die dem Rechtsmediziner und Medizinethiker – zunächst als begabter Amateur und „Hobby-Philosoph", später zunehmend auf Basis eines reichen Erfahrungsschatzes und viel Lektüre – besonders am Herzen lagen, sodass er sie mehrfach oder in Variationen vortrug, aber möglicherweise aus diesem Grund nicht alle mitgeschnitten hat.

„ÄRZTLICHE UND BIOETHIK"
EINE VORLÄUFIGE CHRONOLOGIE DER VORLESUNGSREIHE

Wintersemester 1979/80

05.11.1979: Hippokrates (ÄB 1) [2]
03.12.1979: Legitimation ärztlichen Handelns (ÄB 4/5) [3]
10.12.1979: Teil 2+3 (ÄB 5) [5]
14.01.1980: Suicid [Vorlesung vom …] [6]
21.01.1980: Euthanasie (ÄB 7) [7]
04.02.1980: Euthanasie II [„Vorlesung Nr. 8"] [8]
25.02.1980: Reproduktive Techniken [Teil I [9] und Teil II, ohne Datum]

Sommersemester 1980

09.06.1980: Kontrollinstanzen ärztlichen Handelns – Berufsgeschichte [10]
16.06.1980: Kontrollinstanzen ärztlichen Handelns – Der Arzt im Strafrecht [11]
07.07.1980: Kontrollinstanzen ärztlichen Handelns – Prüfungsfragen und Untersuchungen [12]

Wintersemester 1980/81

03.11.1980: Pränatale Diagnostik (1. Teil). WS [19]80/81, 1. Vorl.
17.11.1980: Pränatale Diagnostik (2. Teil). WS [19]80/81, 2. Vorl. [13]
01.12.1980: Bevölkerungsfragen (ÄB 2) [14]
15.12.1980: Bevölkerungsfragen und Religionen
19.01.1981: Geschlechtlichkeit zwischen Arzt und Patient
02.02.1981: Cloning
16.02.1981: Ärztliches Experiment [15]

Sommersemester 1981

11.05.1981: SPD-Papier Humane Grenzen und heterologe Insemination.
29.06.1981: Neuere katholische Aussagen zur Kontrazeption [16]
06.07.1981: Borgia Anfang [17] und [18]
13.07.1981: Transplantation [19]

Wintersemester 1981/82

02.11.1981: Die Deklaration von Lissabon und über die Rechte des Patienten [20]
16.11.1981: Humane Grenzen technischer Reproduktion [21]
01.12.1981: Bevölkerungsfragen I
14.12.1981: Arzt und Seelsorger [22]
11.01.1982: Schuld und Schuldgefühle [23]
25.01.1982: Die ärztlichen Tugenden – Tauglichkeit zum Arzt. Bilden oder Testen
08.02.1982: Medizinische Experimente und ärztliche Ausbildung [24]

Sommersemester 1982

10.05.1982: In-vitro-Fertilisation – Die ethische Diskussion [25]
24.05.1982: Hospital – Krankenhaus [26]
21.06.1982: Tierschutz [30]
12.07.1982: Triage [27]
19.07.1982: Doctor's Dilemma [28]
26.07.1982: Euthanasie – Attali[8] [29]

Wintersemester 1982/83

15.11.1982: Bewahrungspflicht [31]
06.12.1982: Bewahrungspflicht [32]
13.12.1982: DDR – Solidarität mit Behinderten und Sterbenden [33]
10.01.1983: DDR – Tod und Suizid [34]
31.01.1983: Gastvortrag Jonas „Ärztliche Kunst und menschliche Verantwortung"

8 Jacques Attali (*1943), französischer Intellektueller und Präsidentenberater.

Sommersemester 1983

20.06.1983: Politische Medizin [35]
04.07.1983: Utopien [36]

Wintersemester 1983/84

14.11.1983: Rechtliche Bedeutung ärztlicher Ethik
11.01.1984: Keimbahnspannung [37]
24.01.1984: Algorithmisierung [38]

Sommersemester 1984

09.07.1984: Recht auf Fortpflanzung
07.05.1984: Sterben als Therapie – Hackethal[9] [39]
16.07.1984: Patiententestament [40]

Wintersemester 1984/85

05.11.1984: Darwins Evolutionslehre und das ärztliche Denken
10.12.1984: Sozialdarwinismus [41]
11.02.1985: Zufall oder geplante Notwendigkeit [?]

Sommersemester 1985

06.05.1985: Euthanasie in den Utopien I
20.05.1985: Hoche und Binding I[10]
18.06.1985: Hans Jonas
24.06.1985: „Ich klage an“ [NS-Propagandafilm zur „Euthanasie“ 1941]

Wintersemester 1985/86

18.11.1985: Soziobiologie
23.11.1985: Soziobiologie Wilson [42]
02.12.1985: Lorenz und Eigen 1[11] [43]
02.12.1985: Lorenz und Eigen 2 [44]
15.12.1985: Altruismus [45]
20.01.1986: Inzest beim Menschen [46]
27.01.1986: Soziobiologie – Gen-Kultur
17.02.1986: Auswirkungen soziobiologischen Denkens in der Medizin

9 Julius Hackethal (1921–1997). Chirurg und umstrittener Autor medizinkritischer Bücher.
10 Karl Binding (1840–1920), Strafrechtler in Leipzig, und Alfred Hoche (1865–1943), Psychiater in Freiburg, publizierten im Jahr 1920 ihre Schrift „Die Freigabe der Vernichtung lebensunwerten Lebens“. Vgl. Binding/Hoche (1920).
11 Nobelpreisträger Konrad Z. Lorenz (1903–1989) und Manfred Eigen (1927–2019).

Sommersemester 1986

05.05.1986: Assistierte Fortpflanzung
21.06.1986: Qualität und Quantität, Eugenik und Demokratie
30.06.1986: Lebensrecht
14.07.1986: Kontrazeption, 1. Bd. [47]
14.07.1986: Kontrazeption, 2. Bd. [48]
28.07.1986: Sterilisation

Wintersemester 1986/87

01.12.1986: Recht des Menschen auf Unwissenheit [49]
01.12.1986: Informieren oder Schweigen? [50]
26.01.1987: Vita sexualis / sexualethische Vorstellungen [51]
09.02.1987: Medicus curat, natura sanat – der Arzt pflegt, die Natur heilt [52]
23.02.1987: Heidegger [53]

Sommersemester 1987

04.05.1987: England [54]
11.05.1987: Warnock[12] [55]
18.05.1987: Elterliche Entscheidung über Behandlung des Kindes / General Medical Council / Illich[13] [56]
29.06.1987: Ärztliche Ethik in England / Bioethik [57]

Wintersemester 1987/88

30.11.1987: Ödipus [58]

Sommersemester 1988

02.05.1988: Produktive Gesundheitsziele [59]
12.08.1988: Sophokles, Antigone/Stefan Zweig, Amok (Not mit einer Leiche) [60]

Wintersemester 1988/89

27.11.1988: Embryonenschutz & Abtreibung – ein Widerspruch? [61]
20.02.1989: Hackethal, Arztpflicht [62]

12 Helen Mary Warnock (1924–2019), britische Philosophin und Ethikerin.
13 Ivan Illich (1926–2002), Soziologe und Medizinkritiker.

Sommersemester 1989

22.05.1989: Grund für die Schweigepflicht [63]
29.05.1989: Schweigepflicht [64]
24.07.1989: Recht auf Nichtwissen bei genetischer Diagnostik [65]

Wintersemester 1989/90

‚Nov. 1989': Verfügung über den eigenen Körper beim Lebenden [66]
04.12.1989: Verfügung über Organe nach dem Tod [67]
14.12.1989: Prof. Bernardi [68]
18.12.1989: Todesfeststellung [69]
05.02.1990: [Thema unklar, nicht beschriftet; Tonbandkassette beschädigt] [70]

Sommersemester 1990

18.06.1990: Utilitarismus [71]
[ohne Datum] [Quellen zu Medizinethik] [84]

Wintersemester 1990/91

Ärztliche und Bioethik
Das Recht des Stärkeren in der Medizin
Zur Praktischen Ethik von Peter Singer[14]

05.11.1990: Über Peter Singer. Helga Kuhse's Aufsatz im Dt. Ärzteblatt. [72]
Was Ethik ist, und warum man moralisch handeln soll.
(Singer, Kap. 1 und 10)
19.11.1990: Gleichheit und ihre Implikationen, Tierschutzethik.
(Singer, Kap. 2 und 3) [73]
03.12.1990: Verwerflichkeit des Tötens. Tiere töten (Singer, Kap. 4 u. 5) [74]
17.12.1990: Abtreibung (Singer, Kap. 6) [75]
07.01.1991: Lebens- oder Todesurteil nach der Geburt (Kuhse u. Singer) [76]
21.01.1991: Euthanasie (Singer, Kap.7)
04.02.1991: Arm und reich (Singer, Kap. 8) [77]
18.02.1991: Zwecke und Mittel (Singer, Kap. 9)

Sommersemester 1991

Juni 1991: Brave New World [78]

14 Peter Albert David Singer (*1946), Philosoph und Bioethiker aus Australien, derzeit in den USA. Vertreter des Präferenzutilitarismus, siehe u.a. Singer (1994).

Wintersemester 1991/92

Ärztliche und Bioethik
Die Medizin in den Utopien

04.11.1991: Utopien und Paradigmata
18.11.1991: Plato, Der Staat
02.12.1991: Campanella, Der Sonnenstaat; Bacon, Neu-Atlantis; Swift, Gullivers Reisen, zu letzterem Hans Jonas, Burden and Blessing of Mortality
16.12.1991: Das Ingoldstädter Todesgrab; Schnabel, Insel Felsenburg
20.01.1992: Thomas Morus, Utopia, mit Gastvorlesg. Dr. Safferling, Erlangen [79]
03.02.1992: Orwell, 1984; Huxley, Schöne neue Welt Rob. Hugh Benson, Der Herr der Welt
17.02.1992: Leo A. Nefiodow, Der fünfte Kondratieff: Von der Industrie- zur Informationsgesellschaft

Sommersemester 1992

Ärztliche und Bioethik
Ethische Aussagen in Richtlinien der Bundesärztekammer

11.05.1992: Organtransplantation
18.05.1992: Sterbehilfe
15.06.1992: Genetische Beratung
29.06.1992: Hirntod
06.07.1992: Pränatale Diagnostik
20.07.1992: Extrakorporale Befruchtung

Wintersemester 1992/93

Ärztliche und Bioethik
Die Erklärungen des Weltärztebundes und ihr ethischer Kontext

16.11.1992: Das Genfer Gelöbnis und die Internationale Standesordnung
30.11.1992: Sterbehilfe und Definition des Todes
14.12.1992: Biomedizinische Forschung (Helsinki-Deklaration)
11.01.1992: Schwangerschaftsabbruch, Familienplanung, Bevölkerungsexplosion, In-vitro-Fertilisation
25.01.1992: Die Rechte des Patienten, Hungerstreik, Folter, Computer und Arztgeheimnis
08.02.1992: Organtransplantation, Organhandel
15.02.1992: Gesundheitspolitik, Umweltschutz, Sport

Sommersemester 1993

Ärztliche [und[15]] Bioethik
Die Medizinethik in den europäischen Organisationen

10.05.1993: Die GCP-Richtlinien (Good Medical Praxis)[16]
17.05.1993: Dänische Ethikkommission
07.06.1993: Die französischen „Familien“
21.06.1993: Vorreiter Holland, Nachhut Italien
05.07.1993: Prädiktive Medizin, ein europäisches Programm
19.07.1993: Entwurf einer europäischen Medizinethik

Wintersemester 1993/94[17]

Ärztliche und Bioethik
Theologische und säkulare Beiträge zur Medizinethik

08.11.1993: Worauf sich Ethik gründen kann,
Versuch einer theologischen und einer säkularen Antwort
22.11.1993: Aktuelle ethische Entwürfe: Albert Schweitzer,
Helmuth Thielicke, Johannes Paul II, Hans Jonas
06.12.1993: Utilitaristische Ethik, z.B. Peter Singer
20.11.1993: Muß wer arm ist früher sterben?
Verteilungsgerechtigkeit im Gesundheitswesen
10.01.1994: Euthanasie im alten und im neuen Europa
24.01.1994: Die christliche Antwort: Sterbebegleitung
mit und ohne Hospiz, Patientenverfügung
07.02.1994: Lebensbeginn: gezeugt oder geschaffen?
21.02.1994: AIDS: mit neuer Seuche in den alten Tod[18]

15 Hier fehlte im Originalprogramm das „und“, sodass „Ärztliche Bioethik“ resultierte.
16 Gemeint ist hier „Good Clinical Practice“ als Standard angemessener klinischer Behandlung.
17 Diese letzte Vortragsreihe mit einem theologisch-medizinethischen Schwerpunkt war – neben den Gastvorträgen – die einzige in gemeinsamer organisatorischer Leitung von Wuermeling zusammen mit einer zweiten Person: Dekan Dr. Manfred Seitz (1928–2017), Erlanger Theologe.
18 Wichtiger Hinweis: Stand der Auswertung der Archivalia ist hierbei der 10. Mai 2022. Für die Zusendung von historischen Programmzetteln (sechs sind bereits vorhanden) zur Komplettierung der Reihe „Ärztliche und Bioethik“ wären die Forschungsgruppe und der Autor des vorliegenden Beitrags dankbar. Möglich ist auch, dass Wuermeling nur für die thematisch enger zusammenhängenden Vortragszyklen (ab WS 1990/91) ein eigenständiges Gesamtprogramm erstellte, da dies auch im Semesterprogramm des Studentenverbands Ethik in der Medizin (SEM) abgedruckt wurde.

ANLAGEN: BEITRÄGE ZU LEBENSBEGINN UND LEBENSENDE

HANS-BERNHARD WUERMELINGS VORTRAG „ÄRZTLICHE UND BIOETHIK: IN-VITRO-FERTILISATION“[19]

Zunächst wollen wir uns die Rechtfertigung der Akteure selbst ansehen, die nämlich in den verschiedensten Diskussionen, in Pressekonferenzen, auf einer Akademietagung im Gespräch Argumente vorgebracht haben, deren erstes Argument und wichtigstes Argument, das was auch im Film außerordentlich deutlich zum Ausdruck kommt: der außerordentlich intensive Kinderwunsch der beteiligten Paare. Es wird uns von Ärzten, die in der Sterilitätsbehandlung tätig sind, immer wieder gesagt, dass man sich die Intensität dieses Wunsches und die Belastung, die durch die Sterilität eines Paare hervorgerufen wird, überhaupt nicht vorstellen könne. Nun, dieser Kinderwunsch ist selbstverständlich eine notwendige Voraussetzung dafür, dass eine solche Maßnahme ethisch gerechtfertigt ist. Die Intensität des Kinderwunsches ist dagegen aber nur ein sogenanntes relatives Argument. Ein relatives Argument, das bedeutet, es ist nur wirksam im Zusammenhang mit einer oder in einer Güterabwägung. Eine Güterabwägung ist aber nur da zulässig, wo es gilt abzuwägen zwischen Verhaltensweisen, die nicht absolut sittenwidrig sind. Beispielsweise wäre – um das jetzt sehr extrem auszudrücken, was ich damit meine – wegen eines allzu großen oder sehr großen Kinderwunsches keineswegs gerechtfertigt, nun irgendjemanden umzubringen, damit man ein Kind bekäme. Es gibt also sittliche Grenzen, absolute sittliche Grenzen, die nicht überschritten werden können. Wenn es aber angesichts des Kinderwunsches nur darum geht, bestimmte Risiken einzugehen etwa, dann ist durchaus die Möglichkeit gegeben abzuwägen und sich zu fragen: Welches Gut ist nun wichtiger, das Gut etwa der Gesundheit des Kindes oder mein Kinderwunsch? – oder ähnliche Dinge mehr. Also der Kinderwunsch ist Voraussetzung für die Sittlichkeit des Handelns und im Übrigen [ein] nicht gerade klein gewichtiges, sondern sehr gewichtiges Argument für das Handeln des Arztes.[20]

19 Vorlesung vom 10.05.1982. Mit vollem Titel: „In-vitro-Fertilisation – Die ethische Diskussion“. Hinweis zum historischen Kontext: Am 16. April 1982 kam in Erlangen das erste deutsche IvF-Baby zur Welt; international war dies erst das fünfte Kind nach Louise Brown 1978 in Großbritannien, der Vortrag war also nur wenige Wochen später und bildete damit den Auftakt für die Vortragsreihe „Ärztliche und Bioethik“ im Sommer 1982. Zu Beginn der Aufzeichnung ist eine nicht ganz vollständige Passage, die sich auf einen erwähnten Film zum Thema bezieht: „[…] gezeigt, der besteht zu der Abtreibungspraxis in unserem Lande. Dennoch ist natürlich bei einem solchen Film, bei einem solchen Tatbestand, zu fragen […].“ Welchen Film Wuermeling hier meinte, ist nicht sicher zu klären. Aus den weiteren Ausführungen erscheint wahrscheinlich, dass es sich wohl um einen (Fernseh-)Beitrag handelt, der die Techniken und Abläufe darstellte. Trotz intensiver Recherche konnte in den Medienarchiven keine diesbezüglich spezifisch passende Sendung gefunden werden, auch wenn es sicherlich auf mehreren Kanälen seinerzeit umfangreiche Berichte zur IvF gegeben hat; in dem hier vorliegenden Sendungsmitschnitt wurde offenbar auch das Thema Schwangerschaftsabbruch angesprochen. Zu Hintergründen siehe insbesondere Bockenheimer-Lucius et al. (2008) sowie Wuermeling (1988) und (2010).

20 Statt „klein gewichtiges“ wäre besser „gering(er) gewichtetes“ Argument (dies nur als Beispiel).

Ein weiterer wichtiger Gedanke, der vorgebracht wird, ist: So unnatürlich ist das ja gar nicht, was hier geschieht. Es handelt sich ja in Wirklichkeit nicht um ein Reagenzglas-Kind in dem Sinne wie das bei Faust etwa der Fall ist, als dessen Wagner als Alchimist im Glase ein Kind erzeugt. In Faust II gibt es ja die Szene, wo auch das Gespräch mit diesem Kind erscheint. Vor zwei Jahren war das Bild von Wagner mit der Phiole und dem Kind da drin auf einer Sondermarke der deutschen Bundespost erschienen. Wir alle haben die verwendet, diese Dinger, diese Bilder. Demgegenüber wird also gesagt, wir erzeugen ja das Kind nicht, etwa so wie Prometheus, der hier Kinder, Menschen schafft nach seinem Ebenbild, sondern es geht ja im Grunde genommen seinen alten Gang. Es werden die notwendigen Keimzellen der beiden Partner benutzt dazu – und ohne die geht es auch gar nicht. Alles, was wir herstellen ist ein „Bypass“, ist eine Umgehungsstraße, wie das im Film gezeigt worden ist, und den Bypass zu durchlaufen braucht der Embryo zwei Tage oder brauchen Eizelle und später Embryo insgesamt zwei Tage, dies ist doch in Wirklichkeit kein großer Eingriff. Ja, man könnte sich bei dieser Argumentation sogar auf diejenige Autorität berufen, deren Ablehnung der In-vitro-Befruchtung bisher die schärfste und eindeutigste gewesen ist, nämlich die der katholischen Kirche. In einer Ansprache an einen Ärztekongress im Jahre 1949 hatte nämlich Pius XII[21] zwar die künstliche Befruchtung grundsätzlich und vollständig abgelehnt, dann aber den folgenden Satz angeschlossen: Damit, also mit dieser Ablehnung, wird jedoch nicht notwendigerweise die Anwendung gewisser künstlicher Hilfsmittel verworfen, die einzig dazu dienen, den natürlichen Akt zu erleichtern oder dem normal vollzogenen Akt zu seinem Ziel zu verhelfen. Mit einer etwas großzügigen Auslegung dieses Satzes könnte man zu dem Ergebnis kommen, nun etwas Anderes tun wir ja auch nicht, als den natürlichen Akt, der zwischen den beiden Ehegatten natürlich vor sich geht, zu anderer Zeit vor sich geht, und normal vollzogen wird, zu seinem Ziel, nämlich zu dem Ziel der Befruchtung, zu verhelfen. Eine solche Auslegung wäre aber, wenn man diese katholische Stellungnahme in ihrem Kontext kennt, sicher nicht angemessen, denn so ist das nicht gemeint gewesen; insbesondere legt die katholische Stellungnahme bisher jedenfalls immer noch Wert darauf, dass der einzelne Akt als Einheit auch in seiner Zielsetzung gesehen wird und lässt sich davon nicht abbringen. Also das Argument, wir schaffen nur einen Bypass, wir machen nur eine Umgehung, im Grunde sind wir nur Helfer der Natur, das ist nicht etwas absolut Künstliches, wir befinden uns nicht im Bereich von Retortenbabys, das Wort ist falsch, wir helfen der Natur nur nach, so wie das bei einem koronaren Bypass ebenfalls geschieht, wenn ein verstopftes, verschlossenes Gefäß mit einer eingepflanzten Vene überbrückt wird oder wenn wir etwa einen künstlichen Ausgang des Magens schaffen oder sonst etwas. Das sind alles Bypässe, die in der Medizin üblich sind und gegen deren Sittlichkeit keinerlei Einwendungen erhoben werden. Dies ist ein Argument, das in sich zweifellos richtig und stimmig ist.

21 Papst Pius XII (*1876–1958), bürgerlich Eugenio Maria Giuseppe Giovanni Pacelli. Er war von 1939 bis zu seinem Tod 260. Bischof von Rom und Oberhaupt der römisch-katholischen Kirche sowie das zweite Staatsoberhaupt der Vatikanstadt. Kritik an ihm entzündete sich insbesondere zum Umgang mit der NS-Diktatur und an der von ihm gemachten „Frischzellenkur“.

Die Diskussion aber darüber, ob nun bei diesem so erzeugten Kinde vielleicht vermehrt Missbildungen zu erwarten sind, diese Diskussion ist, wie wir aus dem Film gesehen haben, und wie wir aus den Äußerungen der Beteiligten wissen, mit großem Ernst geführt worden. Schadet das, was hier getan wird, in irgendeiner Weise dem Kinde? Eine Reihe von Behandlern der Sterilität, zum Beispiel diejenigen in der Schweiz, die Sterilitätsbehandlung mit heterologer Insemination machen, also künstlicher Samenübertragung mit Verwendung von Samen eines ehefremden Mannes, allgemein eines anonymen, ehefremden Mannes, diese Behandler, diese Ärzte stehen auf dem Standpunkt, dass, wenn schon solche Mittel angewendet werden, um einem Menschen ins Leben zu verhelfen, dass man dann auch mit allen Mitteln vermeiden müsse, dass dieses Kind nun geschädigt zur Welt kommt. Das heißt nach Auffassung dieser Leute, dass man in jeder Hinsicht vor der Geburt, bereits vor der Geburt, prüfen müsse, ob nicht etwa Missbildungen aufgetreten sind und – wenn das der Fall ist – die Schwangerschaft entsprechend abbrechen müsse. So wird zum Beispiel in Bern in jedem Fall einer heterologen Insemination eine Amniozentese gemacht, d. h. eine Punktion der Eiblase, und das Gewinnen von Samenflüssigkeit, von Amnionflüssigkeit, wobei die Amnionflüssigkeit hinsichtlich ihrer Zellen und ihrer chemischen Zusammensetzung untersucht wird, um Missbildungen aufzudecken. Findet man solche, dann wird die Schwangerschaft abgebrochen. Es läge nahe, angesichts des prinzipiell ja unbekannten Risikos, unbekannt großen Risikos der Missbildungen beim Menschen bei diesem Verfahren – extrakorporale Befruchtung – sich zu sagen: wir müssen in solchen Fällen besonders vorsichtig sein und auch wir müssen jetzt eine Amniozentese machen, wir müssen also vorgeburtlich schon prüfen, ob nicht Missbildungen schon vorliegen, um den Eltern die Enttäuschung eines missgebildeten Kindes nach all diesen Mühen zu ersparen. Diese Praxis wird hier in Erlangen nicht angewendet und zwar aus dem folgenden Grunde, das hat sehr persönliche Gründe, so wie ich mir das habe von Herrn Trotnow[22] sagen lassen. Als Herr Trotnow bei Lopata[23] in Australien war, hatte dieser eine der ersten extrakorporalen Schwangerschaften zu betreuen und machte eine Amniozentese, das heißt eine Fruchtwasserpunktion zur Überprüfung auf Missbildungen, und im Gefolge dieser Fruchtwasserpunktion kam es dann zu einem Abgang der Frucht, der wohl dadurch hervorgerufen worden war – zum Abgang einer Frucht übrigens, an der Missbildungen nicht entdeckt werden konnten.

22 Siegfried Trotnow (1941–2004), Gynäkologe und Reproduktionsmediziner am UK Erlangen. Er hatte entscheidenden Anteil an der Etablierung der In-vitro-Fertilisation in Deutschland. Trotnow beschäftigte sich ab 1978 – am 25.07.1978 kam in Oldham (England) Louise Brown zur Welt, das erste in vitro gezeugte Kind – in einer Arbeitsgruppe, die Georg Bregulla Mitte der 1960er Jahre begründet hatte, mit Techniken der künstlichen Befruchtung. Am 16.04.1982 wurde nach mehrjähriger Vorbereitung und zwölf gescheiterten Versuchen das erste deutsche „Retortenbaby" geboren. Im engeren Kreis der Forschungsgruppe waren neben Prof. Trotnow noch die Biologin Tatjana Kniewald und Safaa Al-Hasani. Die Geburt wurde von großer Medienresonanz begleitet, der Junge war u.a. auf dem Titelblatt der Illustrierten „Quick" dargestellt („Das ist es. Das erste deutsche Retortenbaby").

23 Hier ist der australische Pionier der IvF Prof. Alex(ander) Lopata gemeint, der im Juni 1980 zusammen mit Ian Johnston in Melbourne das zweite weltweite Baby („Candice") ermöglichte.

Das war für das Team Lopata so enttäuschend und für Herrn Trotnow so beeindruckend, dass man sich hier gesagt hat: Wir verzichten auf solche Prüfungen vor der Beendigung der Schwangerschaft, jedenfalls auf riskante Prüfungen vor Beendigung der Schwangerschaft, und nehmen lieber das von uns als klein eingeschätzte Missbildungsrisiko in Kauf. Wir haben, so konnte man mir sagen, aufgrund unserer eigenen tierexperimentellen Erfahrungen keine Angst deswegen, und – ich glaube, das ist noch der wichtigere Gesichtspunkt – die großen tiermedizinischen Erfahrungen, die in der Züchtung von Tieren gemacht worden sind mit künstlicher Befruchtung, legen nahe, dass die Missbildungswahrscheinlichkeit nicht erhöht ist. Wir sehen also, dass auch hier im Team bereits eine ethische Diskussion und ethische Überlegung im Gange war. Man hatte seine Erfahrungen, die australischen Eindrücke mitgebracht. Man hat überlegt: Ist mit Missbildungen zu rechnen? Und man hat eine Entscheidung getroffen, indem man abgewogen hat, das Risiko, das Kind durch die Amniozentese selber zu schädigen oder ein etwa missgebildetes Kind zu bekommen. Man hat dieses letztere Risiko als gering eingeschätzt und in Kauf genommen, bisher erfolgreich in Kauf genommen. Wir haben bei dieser Frage, ob das Kind durch die Manipulation, die bei seiner Erzeugung erforderlich ist, etwa Schaden erleidet, aber im Ganzen eine Frage vor uns, die grundsätzlich nicht neuer Art ist, sondern die wir eigentlich noch mit den ethischen Materialien, wenn ich es so sagen soll, beantworten können, die jedem von uns zur Verfügung stehen oder stehen sollten, wenn er sich fragt, ob er Kinder erzeugen soll oder nicht. Wir wissen, dass jeder von uns eine gewisse „genetische Last“ mit sich herumträgt in Form von latenten Anlagen für Erkrankungen. Genetiker haben einmal ausgerechnet und gemeint, dass im Durchschnitt auf jeden Mitteleuropäer sechs solcher Anlagen kämen: rezessive Anlagen, von denen es sehr viele gibt und die eben in verschiedener Häufigkeit in der Bevölkerung verbreitet sind. Und diese rezessiven Anlagen pflanzen sich von Generation zu Generation fort und solange sie rezessiv bleiben, solange sie also bei einem Individuum nur von einem Elternteil her gegeben werden, eingebracht werden, wirken sie sich nicht aus. Nur in dem Fall, in dem zufällig einmal von beiden Elternteilen mit einer Häufigkeit von 1:3 etwa zwei solcher Anlagen in einem Individuum zusammentreffen, in einem solchen Falle kommt es dann zur Manifestation der Erkrankung, unter Umständen auch zur katastrophalen Manifestation einer solchen Erkrankung. Das sind Risiken, die wir alle mit uns tragen und gegen die wir uns gar nicht versichern können. Risiken, die wir in Kauf nehmen, wenn wir Kinder erzeugen. Darüber hinaus gibt es für den Einzelnen auch unter Umständen bekannte Risiken. Einer weiß, dass er Bluter in der Familie hat, dass Schizophrenie in der Familie aufgetreten ist oder erbliche Epilepsie oder gar noch ernstere Erkrankungen, und wir überlegen uns deswegen, ob wir Kinderwunsch auf der einen Seite und Risiko für das Kind auf der anderen Seite miteinander in Einklang bringen können. Wir wägen das gegeneinander ab und wir tun hier bei der extrakorporalen Befruchtung, wenn wir das Risiko des Kindes bedenken, im Prinzip nichts Anderes. Wir nehmen eben in Kauf, dass dabei und dadurch Schäden entstehen und sagen uns, diese Schäden sind wir bereit zu tragen und das müssen wir auch verantwortlich für das Kind sagen, denn diese Schäden sind wir auch bereit mit dem Kind zu tragen, wenn sie auftreten, aber das Dasein des Kindes ist uns und in dem Lebenszusammenhang, in dem wir leben, wichtiger und wertvoller. Eine ausgesprochen ethische Entscheidung, nicht in dem Sinne, dass sie ethisch gut ist, sondern in dem Sinne, dass hier ethisch argumentiert und ethisch nachgedacht werden muss. Ähnliche Überlegungen gelten dafür, dass man sagt, nun zahlreiche von denen auf diese Weise erzeugten Embryonen kommen ja dann gar nicht bis zur Einnistung oder wenn sie auch zur Einnistung kommen, kommen sie doch nicht bis zur Geburt. Ist das ein Gesichtspunkt, ein Verfahren abzulehnen? Ich glaube, es ist es nicht ein Gesichtspunkt, das Verfahren abzulehnen. Ich würde ganz primitiv und einfach sagen, dass jedes Leben irgendwann mit dem Tode endet und wir darum bemüht sind, diesen möglichst weit hinauszuschieben, dass uns das in vielen Fällen nicht gelingt; und wenn wir einem Menschen ins Leben verhelfen wollen und unser Können versagt in einem sehr frühen Stadium dabei, so wird das Tun, was wir da beginnen, deswegen nicht unethisch. Voraussetzung ist bei dieser Überlegung allerdings, dass wir tatsächlich in jedem einzelnen Fall, in dem wir eine solche Befruchtung stattfinden lassen, die Absicht und die Möglichkeit haben, die befruchtete Eizelle in das Milieu zu überführen, wo es sich entwickeln kann und, dass wir solche Befruchtungen nicht vornehmen, um die befruchtete Eizelle, um den frühen Embryo, dann seinem Schicksal zu überlassen und ihm die Entwicklungsmöglichkeiten nicht zu geben. Wir sind auf diese Weise mitten in die ethische Diskussion eingetreten und sollten hier noch einhalten und eine Nuance, einen Zug in den Argumentationen und Darstellungen vortragen, der im Film nicht zum Ausdruck gekommen ist. Die, wie die Amerikaner sagen, „Ernte“ von Eizellen – „Harvesting“ nennen die das – klappt im Normalfall nur so, dass im Allgemeinen nur eine Eizelle heranreift. Es steht also immer nur eine Eizelle zur Verfügung. Es ist außerordentlich schwierig, durch hormonale Untersuchungen den Zeitpunkt festzustellen, zu dem das der Fall ist, und diese Art der Eizellgewinnung ist aus diesem Grunde weitgehend verlassen worden. Es ist wesentlich günstiger und einfacher, dass man durch Hormongaben von außen den Zustand, den Vorgang der Follikelreifung, zeitlich steuert und auf einen bestimmten Zeitpunkt festlegt, dass man also nicht mehr den von der Natur vorgegebenen Zeitpunkt zu erkennen sucht, sondern, dass man aktiv durch Steuerung den Vorgang so in die Hand bekommt, dass die Reifung der Eizelle zu einem bestimmten Zeitpunkt, zu dem man sie dann absaugen kann, eintritt. Bei diesem Verfahren tritt ein Nebeneffekt ein, den man zunächst gar nicht gewollt hat, dann aber als verhältnismäßig angenehm empfunden hat, nämlich es reifen bei dieser „hormonellen Provokation“, wie das heißt, normalerweise nicht nur eine Eizelle heran, sondern es reifen mehrere Eizellen heran, zwei oder auch drei, vielleicht sogar vier; in der Literatur ist auch von fünf oder sechs Eizellen die Rede, und gelegentlich, wenn man Glück hat, kann man also eine größere Zahl als zwei oder drei Eizellen gewinnen. Selbstverständlich wird man in all diesen Fällen versuchen, alle gewonnenen Eizellen der Befruchtung zuzuführen. Und wenn es nun gelingt, bei mehreren Eizellen diese Befruchtung durchzuführen und wenn mehrere Eizellen in jenes Stadium begleitet werden können, zu dem der Embryotransfer möglich ist, dann kommt man natürlich in gewisse Konflikte wegen der Überzahl der vorhandenen Eizellen. Die Praxis hier ist, wie Herr Trotnow uns versichert hat, die, dass man bis zu drei Eizellen regelmäßig, wenn man sie hat, implantiert. Und, dass man vorher die Patientin darüber aufgeklärt hat, dass unter Umständen auch eine Drillingsschwangerschaft herauskommt. Die Konsequenz daraus müsste eigentlich sein, dass man allenfalls bei drei Eizellen den Versuch der Befruchtung macht, ob dies geschieht, weiß ich nicht, das ist eine Frage, die aus der Praxis beantwortet werden müsste; die Antwort hier aus der Praxis ist die, dass man dazu normalerweise keine Gelegenheit hat, mehr Eizellen zu befruchten. Sollte man mehrere haben und mehrere befruchtete haben und sie nicht transferieren wollen, dann kommt man natürlich in die Situation, dass hier ein menschliches Wesen im Keim erzeugt worden ist, das wegen der zu vielen anderen nun verworfen werden müsste oder, wie die Engländer […] in der letzten Zeit versucht haben, für etwaige spätere Fälle eingefroren werden könnte. Das Verwerfen solcher Früchte ist ethisch mit Sicherheit bedenklich, wenn man nicht sogar sagen will, mit Sicherheit abzulehnen, und vielleicht sollte auch ein Beispiel aus der hiesigen Frauenklinik zeigen, wo man hinkommen kann, wenn man ein solches Verfahren, das Verwerfen, nicht ablehnt. Als der Embryotransfer und diese Dinge hier noch keine Rolle spielten, ist es einmal in einer Sterilitätsbehandlung hier in der Klinik gelungen, eine Drillingsschwangerschaft herbeizuführen. Bei der Sterilitätsbehandlung kommt es häufiger zu Mehrlingsschwangerschaften, das hängt mit der gleichen hormonalen Provokation der Follikelreifung zusammen, die dann gelegentlich mehrere Eizellen heranreifen lässt. Aus dem Grunde hat man also bei der Sterilitätsbehandlung, wenn sie gelingt, häufiger als sonst Mehrlingsschwangerschaften. So war es hier einmal zu einer Drillingsschwangerschaft gekommen. Als die Drillinge geboren waren, etwas zu früh geboren waren, war der Mutter dieses Glück nun doch zu viel und sie entschied: Das erste und das letzte behalten wir und das mittlere [Kind] geben wir zur Adoption weg. Die Entscheidung für das mittlere war eine völlig willkürliche, und alle, die an diesen Dingen teilgenommen haben, die Kinderärzte, die Kollegen und Kolleginnen aus der Frauenklinik, die Schwestern, alle waren völlig entsetzt über die Kälte, mit der hier die Mutter zu dem dritten Kind, zu dem mittleren Kind, gesagt hat: „Dich nehme ich nicht an. Dich gebe ich weg". Diese Weggabe war natürlich kein Töten und war aus dem Grunde nicht ethisch in dem Sinne zu verurteilen. Das Eigenartige und Tragische an der Geschichte ist, dass eines der beiden Kinder, das die Frau behalten hat, noch in der Klinik gestorben war und dass das andere im Laufe des ersten Jahres nach der Geburt zu Hause verstorben ist. Die Mutter hat dann mit allen Mitteln versucht, das weggegebene Kind wiederzubekommen, was aus rechtlichen Dingen, wie Sie sich denken können, natürlich nicht gelungen ist. Ich glaube, dass in dieser Einstellung dem Kinde gegenüber, das hier weggegeben wurde, eine Einstellung zum Ausdruck kam, die derjenigen des Verwerfens des überzählig hergestellten Embryos ähnlich ist und grundsätzlich nicht von ihr getrennt werden kann. Zumindest ist es außerordentlich schwer, die Grenze aufzuweisen zwischen dem Verwerfen eines Embryos und dem Nicht-Annehmen eines überzähligen Mehrlings, wenn Sie so wollen.

Wir waren bisher im Vorfeld der ethischen Diskussion geblieben. Die Kernprobleme möchte ich – ein bisschen kürzend – der Schwere nach abhandeln. Ein Einwand, der immer wieder gemacht wird, übrigens nicht nur bei der In-vitro-Befruchtung, sondern auch bei der Insemination, also nicht neu ist: Die Methode der

Samengewinnung ist nicht zulässig, ethisch nicht zulässig; hier haben wir eine historisch sehr belastende Auffassung über die Masturbation, die im Lichte des Totalitätsprinzips gesehen sicher einer anderen Bewertung zugeführt werden kann. Trotzdem ist die Geschichte als ästhetisches, weniger ethisches Moment immer noch in die Diskussion zu bringen, erscheint mir aber nicht von großer Bedeutung. Ein weiteres relatives Argument, das mir auch nicht sehr wichtig erscheint, was gegen das Verfahren vorgebracht wird, ist das, dass die beiden Partner der Zeugung die Identitätsgarantie für ihr Kind nicht mehr übernehmen können. Sie müssen sich auf die Zuverlässigkeit und den guten Willen der beteiligten Ärzte und Mitarbeitenden verlassen, wenn sie der Identität des Kindes gewiss sein wollen. Das Argument erscheint mir nicht besonders gewichtig im Hinblick auf die Eltern, es erscheint mir unter Umständen gewichtig im Hinblick auf das Kind; ein Kind, das weiß, dass es auf diese Weise erzeugt worden ist, wird in der Identitätskrise vor der Pubertät, in der jeder sich einmal fragt „Bin ich eigentlich das Kind meiner Eltern?“, natürlich etwas schwieriger haben, durch diese Krise hindurch zu kommen. Auch das ist nicht so gewichtig, dass man [es] aus dem Grunde ablehnen müsste. Aus dieser Überlegung folgert aber die Forderung, an die bei der extrakorporalen Fertilisation Beteiligten ganz besondere Sorgfalt anzuwenden. Wir haben im Film gesehen, wie das Röhrchen beschriftet wurde, und die Verwechslungsgefahr ist natürlich gering bei solch kleinen Zahlen, wie sie im Augenblick vorliegen. Trotzdem ist es wichtig, hier in diesem Zusammenhang daran zu erinnern, dass ja die Möglichkeit der Kontrolle dieser Identität nach der Geburt besteht. Wir können ja über Blutgruppenuntersuchung meinetwegen die Identität des Kindes oder die Zugehörigkeit des Kindes zu diesen seinen Eltern ausschließen oder umgekehrt mit großer Wahrscheinlichkeit nachweisen. Hier sei ein Hinweis auf die Tiermedizin gestattet. In den großen Besamungsanstalten werden regelmäßig stichprobenartige solche Identitätskontrollen angestellt und zwar deswegen, weil das dort beschäftigte Personal das Gefühl haben soll, dass seine Tätigkeit kontrollierbar ist. Und wenn dieses Gefühl da ist, so wird einfach, das ist menschlich, sorgfältiger gearbeitet. Man sollte sich überlegen, ob man nicht auch im Falle der In-vitro-Befruchtung regelmäßig eine mindestens formale Kontrolle der Abstimmung durchführen sollte, um den Eltern zu zeigen: „Die Dinge sind hier tatsächlich in Ordnung“. Und um den beteiligten Personen zu zeigen: „Ihr seid nicht ohne jede Kontrolle“. Und, wir sind ja alle Menschen, es kann einmal irgendwas unbeschriftet da sein, es kann mal irgendetwas nicht identifizierbar sein, und dann ist der ein oder andere doch in Versuchung, weiterzumachen und zu sagen „Naja, es wird schon niemand merken“ oder „Es wird schon nicht so schlimm sein“. Die Möglichkeit der Kontrolle ist hier, wie Lenin sagt, besser als das Vertrauen. Die Verwechslung oder die Möglichkeit der Verwechslung kann im Übrigen für einzelne Paare ein unerträglicher Gedanke sein, und im Übrigen muss man ja als Rechtsmediziner, der stets misstrauisch ist, sagen, die Gutwilligkeit aller Beteiligten kann man nicht einfach so unterstellen. Es könnte ja auch Menschen geben, die aus Böswilligkeit oder aus Eigennutz solche Verwechslungen vornehmen. Ein wenig noch zur Systematik der ganzen Geschichte: In der Diskussion, insbesondere mit den Beteiligten, besonders auch mit Herrn Gruber, wird uns immer gesagt – bzw. es kam ja auch im Film zum Ausdruck

–, das, was hier geschieht, das ist gar nicht so gefährlich; das, was als Gefahr an die Wand gemalt wird, das kann ja mit anderen Verfahren viel leichter gemacht werden, viel billiger gemacht werden, dazu bedarf es der extrakorporalen Befruchtung nicht. Ich glaube, dass das etwas zu bescheiden argumentiert ist, denn mir scheint in der Tat, dass die extrakorporale Befruchtung zu den bisherigen Möglichkeiten, die durch Insemination gegeben waren, zwei neue dazu geschaffen hat: Das eine ist nämlich, dass in dem Fall, in dem eine Frau keine Eizellen produzieren kann oder in dem Fall, in dem ihre Eizellen unerwünscht sind, weil sie zum Beispiel Konduktorin einer Erbkrankheit ist, die von ihr nur übertragen wird, die sie aber selber nicht bekommt, Bluter etwa, dass in dem Falle die Eizelle durch die Eizelle einer ehefremden Spenderin ersetzt werden kann. Dies ist eine Angelegenheit, die jedenfalls mit einiger Aussicht auf Erfolg nicht auf andere Weise herbeigeführt werden kann. Das Risiko beim Ausspülen erscheint mir etwas zu groß, insbesondere könnte ja das Ausspülen mal nicht gelingen – und dann ist die falsche Frau schwanger, das wäre also eine furchtbare Katastrophe. Das andere, was die neue Technik tatsächlich möglich macht und was überhaupt noch nicht diskutiert worden ist, soweit ich das übersehe, ist der Ersatz der Tragmutter, der wirklichen Mutter, durch die Tragamme [Leihmutter], also durch eine fremde Frau, die aber in diesem Falle nur die Funktion des Austragens des Kindes, nicht die Funktion der Eizellspende übernimmt. Das kann der Fall sein, theoretisch jedenfalls, bei fehlendem Uterus. Das kann der Fall sein, wenn bei der als Mutter vorgesehenen Frau eine Gesundheitsgefährdung durch die Schwangerschaft eintreten würde, oder das kann der Fall sein, wenn eine anderweitige Gefährdung, etwa beruflicher Art, einträte. Hier sind wir dann schon außerhalb des medizinischen Bereiches. Für diesen Fall – und das zwingt wieder zu ganz neuen Überlegungen – für diesen Fall ist kein genetischer Einwand mehr möglich. Das Kind stammt von den Eheleuten, die es sich wünschen. Es wird nur von einer anderen Frau ausgetragen. Genetische Eltern sind die Eheleute, Tragamme ist die andere Frau. Diese Überlegung zeigt, dass wir mit der genetischen Argumentation allein in keiner Weise durchkommen, sondern dass der Gesichtspunkt, der andere Gesichtspunkt, dass bisher auch noch andere Bezüge zwischen den Eltern und dem Kinde da sind, eine Rolle spielt. Eine wichtige Überlegung ist die der Beziehung zwischen Keimzellspender und Kind, die in dieses ganze Problem immer hineinspielt, aber nicht spezifisch für die extrakorporale Befruchtung ist. Diese Beziehung kann – oder ihre Störung kann und muss – von zwei Seiten her gesehen werden: Einmal vom Kinde her und zum anderen vom Spender der Eizelle oder der Samenzelle her. Vom Kinde her, und das wäre an sich breiter auszuführen, ist festzustellen, dass ein jeder Mensch den Anspruch auf Vorfahren, den Anspruch auf Herkunft, den Anspruch auf einen Namen hat. Diese Überlegungen haben 1970 in der Bundesrepublik zur Einführung des neuen Nicht-ehelichen-Rechtes mit seinen großen Fortschritten geführt und begründen auch den Anspruch des Menschen auf die Fürsorge durch seine Erzeuger. Wenn vom Kinde her gesehen also nicht der Vater der Spender des Samens ist oder nicht die Mutter die Spenderin der Eizelle ist, wenn also eine andere genetische Herkunft in die Ehe eingebracht worden ist, dann ist diese Beziehung zwischen Keimzellspender und Kind gestört, dann ist dem Anspruch des Kindes auf Herkunft, auf Wissen über seine Herkunft und auch auf die Fürsorge durch seinen Erzeuger nicht genüge getan. Hierüber hat im Frühjahr dieses Jahres in Baden, im Parlament des Europarates, eine intensive und sehr von Verantwortung getragene Debatte stattgefunden. Die andere Seite dieser Angelegenheit nämlich, die Sicht vom Spender her, wird normalerweise übersehen. Ist er Samenspender bei der heterologen Insemination etwa, dann gibt er seinen Anspruch auf das Kind und die Beziehung zum Kinde auf. Man kann dahingestellt sein lassen, ob man einen solchen Anspruch überhaupt aufgeben kann oder darf. Ich möchte aber den folgenden Sonderfall betrachten, nämlich den, dass er nichts von der Tatsache der Verwendung seines genetischen Materials, also seines Samens, zur Erzeugung eines Menschen weiß. Sie werden zunächst fragen: „Ja kann man sich denn so etwas überhaupt vorstellen, ist denn das überhaupt mit der Praxis vereinbar und hast du Dir das nicht mit Deinen gerichtsmedizinisch schlechten Gedanken ausgedacht?“ Nun, das ist zweifellos nicht nur mit den schlechten Gedanken ausgedacht, sondern es entspricht der Praxis bei der heterologen Insemination, gewisse Schwierigkeiten in der Beschaffung geeigneter Spender dadurch zu überwinden, dass das Spendersperma bei mehreren Frauen zur Insemination verwendet wird. Es ist also eine quantitative Überschreitung des Verwertungsrechtes durch den Arzt, der solche Manipulation macht, eingetreten, die sicher zu missbilligen ist. Wenn ich mich also schon bereiterkläre, für eine anonyme heterologe Insemination Samen zur Verfügung zu stellen, dann meine ich damit natürlich, dass ich das in einem Falle oder einmalig tue und ich meine nicht, dass dann also jetzt eine ganze Generation von Nachkommen bei inseminierten Müttern in einer Stadt aufwächst. Solche Dinge sind in Japan tatsächlich beobachtet worden. Das Zweite, was eingewendet werden muss, von einem „böse denkenden Rechtsmediziner“, ist, dass Samen eines Mannes zur heterologen Insemination ja auch ohne sein Wissen, nicht nur mit ungenügendem Wissen, sondern auch ohne sein Wissen verwendet werden kann, wenn er etwa im Rahmen einer Sterilitätsuntersuchung Sperma zur Untersuchung abgibt an einer Stelle, die im Übrigen um Sperma verlegen ist und es zu einer heterologen Insemination gebraucht, ohne, dass er etwas davon weiß. Das ist durchaus im Bereich des Möglichen. Ganz sicher ist aber im Bereich des Möglichen, dass jene, angeblich selten, aber doch tatsächlich durchgeführten Befruchtungsversuche, die nicht zum Embryotransfer angestellt wurden, also nicht zum Zweck des Embryotransfers angestellt wurden, sondern zu dem Zweck die Entwicklung der befruchteten Eizelle in vitro zu beobachten. Sicher ist, dass in solchen Fällen Sperma verwendet worden ist, dessen Spender von solchen Versuchen nichts wusste. Eizellen ebenfalls. Sie würden sagen: „Das ist aber doch nicht denkbar, denn einer Frau kann man ja doch die Eizelle nicht wegnehmen ohne dass sie etwas davon weiß“. Die Literatur über die Untersuchungen an menschlichen Eizellen, die es seit etwa 1939 gibt und die Literatur über die Versuche künstlicher Befruchtung zeigt in einigen wenigen Fällen, die etwas darüber geschrieben haben, dass es durchaus Praxis war, Eizellen bei Frauen zu entnehmen, bei denen aus anderen Gründen eine Laparoskopie oder Laparatomie gemacht worden ist, also eine Eröffnung der Bauchhöhle operativ oder durch Einbringen einer Optik. Das Timing, das dazu notwendige Timing, also die Hormonuntersuchung zur Feststellung der Zeit des bevorstehenden Eisprungs oder gar die hormonale Provokation wurden dann als Operationsvorbereitungsmaßnahmen getarnt. Solche Eizellen sind nicht zum Transfer verwendet worden, darüber ist jedenfalls mir nichts bekannt. Solche Eizellen sind aber für Befruchtungsversuche verwendet worden. 1958 bereits erschien hier in Deutschland das Buch eines amerikanischen Gynäkologen, Sheckles, Forum humanum,[24] in dem zahlreiche Abbildungen solcher auf diese Weise gewonnenen Eizellen enthalten und auch Befruchtungsvorgänge fotografisch abgebildet waren, und einige von diesen Bildern zeigen auch angeblich befruchtete Eizellen, von denen man aber auch nach heutigen Wissen sagt, dass das wohl keine echten Befruchtungsvorgänge gewesen sind. Dennoch hat hier seitens der Untersucher die Absicht bestanden, Eizellen zu befruchten, nur zu Untersuchungszwecken und nicht zum Embryotransfer. Wir wollen einstweilen davon absehen, ob dies an sich eine gerechtfertigte Sache und eine gerechtfertigte Handlung ist, wir wollen nur zu diesem Zeitpunkt bereits feststellen, die Verwendung von Eizellen von Menschen oder Spenderinnen, die davon nichts wissen und die das vielleicht auch nicht wollen, weil sie davon nichts wissen können, ist mit Sicherheit nicht sittlich vertretbar. Wenn man versucht herauszukriegen, warum nicht, dann ist das etwas schwierig. Was ist eigentlich verletzend in diesem Fall für die Spenderin der Eizelle? Man könnte ja sagen, an sich wird sie einer natürlichen Verwendung, ihrer eigentlichen Zweckbestimmung zugeführt, und jemand, dem das geschieht, der kann sich doch eigentlich nicht beschweren. Nun, ich glaube, dass durch die genetische Beziehung zwischen dem Eizellenspender oder der Eizellenspenderin und dem Samenspender und dem Kind ein Verhältnis der Verantwortung entsteht, soweit sich das im menschlichen Bereich abspielt – ein Verhältnis der Verantwortung, das nicht delegierbar ist. Die absichtliche Herbeiführung der Unmöglichkeit, diese Verantwortung wahrzunehmen, verstößt mit Sicherheit gegen die Menschenwürde. Ich halte diese Praxis mit für die bedenklichste in der Entwicklung des jetzigen Verfahrens und sehe darin auch eine erhebliche Vertrauensstörung zwischen dem Patienten allgemein und der Medizin. Ich sage nicht, dass diese Dinge hier gemacht worden sind, ich habe mich auf die Literatur bezogen, die in dieser Hinsicht außerordentlich umfangreich ist, und die ich hier mit einer Doktorandin zusammen weitgehend daraufhin durchgesehen habe. Diese Tatsache hat für mich eine Rückwirkung in der Beurteilung der Organentnahme für die Transplantation. Ich muss mich fragen, ob eine Medizin, die mit dem genetischen Material der ihr anvertrauten Menschen so umgeht, berechtigt ist, ohne die Menschen zu fragen, aus ihren Leichen Organe zu entnehmen und sie anderweitig zu verwenden. Ich bin mit dieser Frage selber noch nicht fertig. Schließlich ist der Versuch mit den Embryonen selbst, der eben schon angesprochen wurde, infrage zu stellen. Voraussetzung für den Erfolg, der hier erzielt worden ist, waren eben nicht nur Tierversuche, sondern waren auch mindestens einzelne Versuche mit menschlichen Embryonen. Die Tatsache, dass diese stattgefunden haben, scheint mir das Verfahren zu belasten. Damit ist aber auch keine neue Frage angesprochen, sondern eine allgemeine ethische Frage: Darf man Erkenntnisse der Wissenschaft verwenden, die auf unsittliche Weise gewonnen

24 Diese Quelle ist einem bestimmten amerikanischen Gynäkologen nicht sicher zuzuordnen. Zum Kontext von Wuermelings Überzeugungen siehe die Publikationen (1988) und (1994a).

wurden? Wir alle tun das dauernd. Ein, wenn auch geringer Teil, der in Nürnberg seinerzeit verurteilten Versuche der Nazis, sind Bausteine für den heutigen Stand der Medizin geworden, und neuere historische Forschungen haben ergeben, dass eben solche grausamen Versuche, wie sie in Japan an Gefangenen gemacht worden sind, um medizinische Möglichkeiten aus Kontakten, die vielfach mit Qual und Tod der Gefangenen endeten, zu wesentlichen Ergebnissen geführt haben und dass die Amerikaner nach dem Kriege sich diese Ergebnisse eingehandelt haben und sie ausgewertet haben und dafür bezahlt haben mit der Straffreiheit der an diesen Versuchen beteiligten Personen.[25] Dies ist also kein absolutes Argument gegen das Verfahren, wir müssen uns nur dessen bewusst sein, dass das Verfahren durch diese Versuche mindestens einen Schönheitsfehler hat. Vorzug der hiesigen Dinge ist, dass man sich ganz wesentlich auf Tierversuche gestützt hat. Herr Professor Prova [?][26] hat zu mir gesagt, wir haben gehandelt wie Herr Barnard,[27] der mit der Herzoperation eben auch keine Experimente am Menschen gemacht [hat]. Außerordentlich gut gelungen ist [es], und das kann man nicht einfach zeigen, wenn man so etwas nicht praktiziert. Diese Störung der Gatteneinheit und Technisierung des Vorgangs ist aber das, was am allerschwersten begründbar und beweisbar ist, was aber auch am allerschwersten zu widerlegen ist für den, der es wegen dieser Störung ablehnt. Rationalem Denken ist dieser Bereich schlecht zugänglich. Meine persönliche Einstellung dazu ist: Ich respektiere, wenn jemand sagt „Ich finde nichts dabei, wenn in meiner Ehe ein Kind auf diese Weise erzeugt wird“, und ich respektiere es ebenfalls, wenn jemand sagt „Dieses Verfahren kommt für mich nicht in Frage, weil ich mich damit nicht abfinden kann“. An dieser Stelle muss ich Sie nun fast allein lassen, dennoch sollte die in ihrer Intensität intensivste katholische Stellungnahme in ihrem Kernpunkt doch noch mitgeteilt werden, zumal sie zu einer gewissen Überlegung Anlass gibt. Ich gehe dabei auf die Äußerung von Kardinal Höffner[28] zurück, die er anlässlich der Geburt des ersten in-vitro erzeugten Kindes in England gemacht hat. Diese Stellungnahme geht aus von der untrennbaren Einheit von Gattenliebe und Zeugung von Kindern, von jener Lehre, von jener katholischen Lehre also, die zum millionenfachen Exodus aus der katholischen Kirche geführt hat, weil diese Lehre nämlich nicht nur die In-vitro-Erzeugung von Kindern zu verbieten scheint, sondern weil sie ganz ausdrücklich alle sogenannten künstlichen Mittel der Empfängnisverhütung verurteilt, also untrennbare Einheit von Gattenliebe und Erzeugung von Kindern. Aus dem gleichen Grunde wird die In-vitro-Befruchtung verurteilt. Der Wortlaut der Erklärung Pius XII aus dem Jahre 1956, in dem dies formuliert wird, lautet folgendermaßen: Die künstliche Befruchtung

25 Siehe Frewer et al. (1999) zu Fragen der „Tainted science“.

26 Ein Akademiker dieses Namens ist für die Medizin bzw. Tierversuche nicht auffindbar.

27 Christiaan N. Barnard (1922–2001), Chirurg aus Südafrika, Pionier der Herztransplantation. Am 03.12.1967 wurde unter seiner Leitung in Kapstadt die weltweit erste Verpflanzung eines Herzens durchgeführt. Der Patient überlebte den Eingriff allerdings nur 18 Tage; nächste Operationen waren jedoch erfolgreicher.

28 Joseph Kardinal Höffner (1906–1987), Theologe. Bischof von Münster (1962–1969), Erzbischof von Köln (1969–1987) und Vorsitzender der Deutschen Bischofskonferenz (1976–1987).

überschreitet die Grenze des Rechts, das die Eheleute durch den Ehekontrakt erworben haben, nämlich des Rechts, ihre natürliche sexuelle Fähigkeit im natürlichen Vollzug des ehelichen Aktes voll auszuüben. Der Ehekontrakt erteilt ihnen nicht das Recht auf künstliche Befruchtung, denn ein solches Recht ist in keiner Weise in dem Recht auf den natürlichen ehelichen Akt ausgedrückt und kann von diesem nicht abgeleitet werden. Noch weniger kann man sie aus dem Recht auf das Kind als erstem Zweck der Ehe ableiten. Der Ehekontrakt verleiht dieses Recht nicht, weil sein Gegenstand nicht das Kind, sondern die natürlichen Akte sind, die im Stande und dazu bestimmt sind, neues Leben zu erzeugen. Daher muss man von der künstlichen Befruchtung sagen, dass sie das Naturgesetz verletzt und dem Recht und der Sitte widerspricht. Im Ergebnis können wir, zumal in dem Zustand, in dem wir jetzt sind, wo wir diese Erfolge sehen, dem zumindest in dieser Einfachheit und Schlichtheit sicher nicht zustimmen, aber eines scheint mir mit diesen Formulierungen angeregt [zu] sein, nämlich die Frage, die der Überlegung wert ist und die ein jeder sich ja für sich selber einmal vorlegen könnte: Muss eine Ehefrau aufgrund des Eheversprechens, das sie ihrem Mann gegeben hat, dulden, dass notfalls eine Laparotomie durchgeführt wird, mit all dem, was wir hier im Film und im Prinzip gesehen haben, und muss der Mann, wenn es auf andere Weise nicht zur Erzeugung kommt, die Samengewinnung auf diese von ihm vielleicht verabscheute Weise dulden oder mitmachen? Ist das in einem normalen Eheversprechen enthalten? Und: Bringt nicht die Tatsache, dass es ein solches Verfahren gibt, auf alle diejenigen Paare oder Partner, die in einer sterilen Ehe leben, einen ungeheueren Druck, in dem Sinne Konformitätsdruck, in dem Sinne, dass sie sich gezwungen fühlen, einer solchen Prozedur zuzustimmen? Nehmen Sie analog dazu Folgendes zur Kenntnis, was in der Nierentransplantation Praxis ist: In den Vereinigten Staaten werden, ich glaube, knapp die Hälfte der Nierentransplantationen mit Nieren von Lebenden, und zwar von engen Verwandten, durchgeführt, die ihre Nieren spenden für den Sohn, für die Mutter, für den Vater, für den Bruder, für die Schwester. Die Erfolge der Nierentransplantation sind deswegen in den Vereinigten Staaten wesentlich besser. Die haben eine bessere Kompatibilität ihrer Gewebe, Antigene, die Abstoßungsreaktionen kommen seltener oder später. Das Verfahren ist also besser, als das, was wir betreiben mit der Transplantation von Leichennieren, wo die Kompatibilität des HLA-Systems nicht so gut klappt. Trotzdem verzichten wir hier in Deutschland, und zwar freiwillig, auf die Transplantation unter Lebenden, weil wir hier der Auffassung sind, die Entnahme einer Niere bei einem Menschen setzt ihm einem besonders hohen Risiko aus. Wenn er später an der einen Niere erkrankt, an der verbliebenen Niere erkrankt, ist ihm viel weniger zu helfen, als wenn er zwei Nieren, als wenn er noch zwei Nieren hätte. Und dieses Risiko kann man zwar im Einzelfall von irgendjemanden akzeptieren, dass er das übernimmt aus Liebe zum Kind, aus Liebe zum Vater oder zur Mutter, also zu den Verwandten. Wenn aber dieses Verfahren bei uns Gang und Gäbe wäre, üblich ist, dann würden Tausende von Menschen unter einen sehr erheblichen moralischen Druck – unter Umständen auch „Familienratsdruck" – gesetzt, nun eine solche heroische Handlung mehr oder weniger freiwillig vorzunehmen. Und wir würden mit einer an sich guten, praktischen, nützlichen, Fortschritt bringenden medizinischen Maßnahme das Maß an

Freiheit der Menschen verhindern. Dies hat bei uns in diesem Bereich zu einem Verzicht auf möglichen Fortschritt geführt. Eine Analogie zu dem Verfahren, das wir hier und heute besprochen haben, liegt mindestens nahe. Ich verzichte jetzt darauf, die Besprechung der Problematik des Klonens und der totalen extrakorporalen Schwangerschaft hier zu besprechen. Das würde auch viel zu weit führen und bringt auch in der ethischen Diskussion im Prinzip nicht weiter. Die mir direkt bewussten ethischen Fragen im Zusammenhang mit der In-vitro-Befruchtung glaube ich, angesprochen zu haben, sicher nicht vollständig. Ein „Ja" oder ein „Nein" einfacher Art ist nicht zu sprechen. Wenn es aber gelungen ist, die meist nur scheinbar neuen Fragen in bekanntere Zusammenhänge zu bringen, dann wäre das bereits eine große Erleichterung für das Gespräch der Menschen untereinander und für unser Gespräch miteinander, ohne das es den Menschen nie möglich war und nie möglich sein wird, zu erkennen, wie das Rechte zu tun sei. In diesem Sinne sollte die Diskussion, wenn's nicht schon allzu spät wäre, eröffnet sein, und ich bitte Sie, zu verzeihen, dass es nun etwas oder bedeutend länger geworden ist, als wir eigentlich vorhatten. Ich meine aber, wir sollten uns noch nach zwei Minuten, in denen die gehen können, die gehen möchten, zu Fragen zusammensetzen. Dankeschön fürs Zuhören.

HANS-BERNHARD WUERMELINGS VORTRAG „ÄRZTLICHE UND BIOETHIK": HANS JONAS (LEBENSENDE)[29]

Ich möchte Ihnen heute eine Stimme im Gespräch um die Euthanasie[30] vorstellen, die sich im Jahre 1984, Ende 83, Anfang 84, erhoben hat.[31] Nämlich Hans Jonas hat zu der Frage „Das Recht zu sterben" Stellung genommen in einem Artikel in der früheren Zeitschrift „Scheidewege".[32] Zunächst will ich Ihnen die Zeitschrift vorstellen, das Ding sieht grafisch so aus[33] – als Zeitschrift ist das natürlich ein bißchen viel. Dieses war früher eine Vierteljahresschrift, die sich nannte „Vierteljahresschrift für skeptisches Denken". Es ist eine der wenigen philosophischen Zeitschriften, die ein Normalverbraucher auch weitgehend lesen kann. Sie hatte deswegen eine verhältnismäßig gute Verbreitung. Finanziell ging es ihnen aber so schlecht, daß sie sich vor einiger Zeit, nämlich mit dem Beginn des Jahres 84, also mit ihrem 14. Jahrgang, umstellen mußten, und sie erscheinen jetzt nur noch als Jahrbuch. Dies hat wiederum den Nachteil, daß Jahrbücher im Zeitschriftenlesesaal der Uni-Bibliothek nicht ausliegen. Sie können also nicht im Vorbeigehen einmal in die „Scheidewege" hineingucken, wie man das früher leicht tun konnte, sondern Sie müssen sich das ausleihen, und zur Zeit hab ich's mir längere Zeit ausgeliehen. Deswegen konnten es Interessierte auch nicht bekommen. Dies nur als technische Vorbemerkung. In diesem Jahrbuch also ist der Aufsatz, den es heute zu besprechen

29 Vorlesung vom 18.06.1985. NL HBW. Reihe: „Ärztliche und Bioethik" (s.o.).
30 Der Kontext dieses Vortrags war eine Auseinandersetzung mit Problemen am Lebensende.
31 Wuermeling meinte den Jahreswechsel 1984/85 der Zeitschrift Scheidewege.
32 In: Scheidewege 14 (1984/85), S. 7–27.
33 Siehe die Titelseite der Zeitschrift „Scheidewege" im vorliegenden Band auf S. 42 (Abb. 1).

gilt, erschienen. Ich muß den Jüngeren unter Ihnen und denen, die nicht schon längere Zeit an der Vorlesung teilnehmen, aber auch noch Hans Jonas vorstellen, einen sehr alten Herrn,[34] der vor einigen Jahren einmal auch in diesem Raum, im Rahmen dieser Vorlesung, eine Vorlesung – Gastvorlesung – gehalten hat. Damals über „Ärztliche Kunst und menschliche Verantwortung".[35]

Hans Jonas ist ein jüdischer Philosoph, der aus Mönchengladbach stammt, auch noch an seiner rheinischen Mundart erkennbar, der in Marburg seine Philosophie studierte und zwar mit den Fächern Philosophie bei Heidegger,[36] Theologie des Neuen Testaments bei Bultmann[37] und Kunstgeschichte bei Hamann,[38] also lauter großen Namen der damaligen Zeit. Seine Habilitationsschrift über „Gnosis und spätantiker Geist" erschien im ersten Teil noch unter Heidegger, der zweite Teil konnte nicht mehr erscheinen, da Heidegger in jener Zeit der Versuchung des Nationalsozialismus, jedenfalls anfangs, zum Opfer gefallen ist und den jüdischen Schüler fallen ließ. Dieser hielt sich an Aristoteles, der gesagt hat: Menschen, die ihre Mutter schlagen, bedürfen nicht der Argumente, sondern der Schläge, und wanderte damals nach Palästina aus, und die Schläge teilte er aus, indem er sich der dortigen, damals jüdischen Brigade anschloß, die für die Befreiung Palästinas, wie sie es nannten, also für die Gründung des Staates Israel, eintrat. Er hatte sich damals geschworen, nicht anders als Soldat einer siegenden Armee jemals wieder nach Deutschland zu kommen – und das geschah auch. Als Mitglied der jüdischen Brigade innerhalb der englischen Armee kam er gegen Kriegsende zum ersten Mal wieder nach Deutschland. Erst lange nach dem Krieg erhielt er die Berufung an die New School of Social Research in New York, an der sich sehr viele deutsche, zum Teil auch jüdische Soziologen und andere Wissenschaftler während des Krieges betätigt hatten, und hat dann dort spät wieder mit seiner Philosophie begonnen, nachdem er die wichtigsten Jahre seines Lebens praktisch als Artillerieoffizier zugebracht hatte.

Die Philosophie, die er jetzt begann, war nur in sehr mittelbarem Sinne die Fortsetzung seiner alten Untersuchungen über die Gnosis und den spätantiken Geist. Er versuchte eine Philosophie der Biologie. Diese ist zusammengefaßt in dem in den 70er Jahren erschienenen Band „Organismus und Freiheit. Ansätze zu einer philosophischen Biologie",[39] und jeder, der biologisch oder medizinisch arbeitet, sollte eigentlich versuchen, auf diesem Wege einen Zugang zu den philosophischen Fragen seines Faches zu gewinnen. Was ihn aber in Deutschland besonders bekannt

34 Zum Zeitpunkt dieser Aussage ist Hans Jonas 82 Jahre alt, Wuermeling selbst 58 Jahre.

35 Der Vortrag von Jonas in der Montagsreihe „Ärztliche und Bioethik" fand am 31.01.1983 statt. Hierzu gibt es einen Mitschnitt auf Kassette im Nachlass Wuermeling und ein Transkriptionsprojekt an der Professur für Ethik in der Medizin der FAU Erlangen-Nürnberg.

36 Martin Heidegger (1889–1976), Philosoph und Existentialontologe. Mit seiner Seinslehre wollte er die Philosophie und Phänomenologie neu begründen.

37 Rudolf Bultmann (1884–1976), evangelischer Theologe und Professor für Neues Testament in Marburg. In seinem Werk trat er insbesondere für eine Entmythologisierung des Neuen Testaments ein. Editorische Notiz: Im Original-Transkript des damaligen Sekretariats „Buldmann" [sic], was klar darauf hindeutet, dass Wuermeling diese Texte seines Sekretariats nicht mehr korrigiert hat. Zur Verbindung Jonas-Bultmann siehe Großmann (2020).

38 Hier ist der Marburger Kunsthistoriker Heinrich Richard Hamann (1879–1961) gemeint. Er war u.a. Begründer des Bildarchivs Foto Marburg und ist Namensgeber für einen Preis zur Kunstgeschichte.

39 Jonas (1973).

gemacht hat, ist das auf deutsch verfaßte, in Israel geschriebene Buch, das überschrieben worden ist [mit] „Das Prinzip Verantwortung“, und wenn jemand heute in Deutschland ein Buch schreibt, das im Titel mit „Das Prinzip“ beginnt, dann hat natürlich jeder das „Prinzip Hoffnung“ von Bloch im Ohr, und gegen dieses Prinzip Hoffnung ist das Buch „Das Prinzip Verantwortung“ durchaus auch geschrieben. Es soll in diesem Titel bereits zum Ausdruck gebracht werden, daß das verantwortliche Eintreten für die Welt und für die Menschen in dieser Welt das Wesentliche sei und nicht, daß die mehr passive Hoffnung das Prinzip des Lebens sein könne. So etwa könnte man die Tendenz dieses Buches überschreiben. Das Buch ist häufiger sichtbar gewesen in der Hand des Altbundeskanzlers Schmidt,[40] der es auch häufig verschenkt hat. Die Verbindungen zwischen der SPD und Hans Jonas sind offenkundig. Hans Jonas hat beim letzten Katholikentag in München einen Vortrag gehalten und er ist abends zum Abendessen nicht etwa eingeladen worden vom Kardinal oder Erzbischof von München oder vom Herrn Kultusminister Maier[41] als Präsident des Katholikentages oder sonst jemandem, sondern es ist ein führender Sozialdemokrat gewesen, der für die Abrüstungsfragen Verantwortliche, der ihn zum Abendessen eingeladen hat, zu dem die Kontakte da waren. Auf dieser Seite, auf der linken Seite des Parlamentes ist man offensichtlich für einen Philosophen wie Hans Jonas etwas offeneren Ohres als auf der rechten Seite, wenn man das einmal vorsichtig so ausdrücken soll.

Hans Jonas hat einen Aufsatz geschrieben, der in unsere Thematik hinein gehört mit der Überschrift: Das Recht zum Sterben oder Das Recht zu sterben. Und ich will Ihnen im Wesentlichen in dieser Vorlesung den Aufsatz referieren und am Schluß mit einem Zitat aus jener Vorlesung, die er erstmals hier im Hause gehalten hat, Ihnen ein bißchen noch die Erklärung dafür geben, wie Jonas zu dieser Auffassung kommt. Sie können, soweit Sie Mediziner sind, aus diesem Referat keine unmittelbaren Handlungsanweisungen entnehmen, aber Sie können zu der Frage des Rechtes zu sterben, und – wie Jonas zeigen wird – des Rechtes zu leben, und den Reflexionen darüber ein Stück weit Position gewinnen, um sich einen eigenen Standpunkt zu erarbeiten.

Hans Jonas beginnt damit zu sagen, daß es doch sehr sonderbar sei, daß wir heute von einem Recht zu sterben sprechen, wenn doch seit je alles Reden von Rechten überhaupt auf das fundamentalste aller Rechte bezogen sei, nämlich auf das Recht zu leben. Leben selbst, so sagt er, existiere ja gar nicht kraft eines Rechtes, sondern kraft eines Naturentscheides oder, noch besser gesagt, kraft einer Naturgegebenheit. Jonas sagt wörtlich: Daß ich lebend da bin, ist eine schiere Tatsache, deren einzige natürliche Ermächtigung die Ausstattung mit den angeborenen Fähigkeiten der Selbsterhaltung ist. Aber, so sagt er, unter Menschen bedarf diese Tatsache, daß einer lebt, daß einer nun einmal da ist, der Sanktion eines Rechtes, denn zu leben heiße, so meint Jonas, Anforderungen an die Umwelt zu stellen, und das Anforderungen-Stellen-an-die-Umwelt wird beantwortet von dieser Umwelt dadurch, daß diese Anforderungen erfüllt werden. Das Stattgeben, das diese Anforderungen gewährt, enthält, so sagt er, ein Element des Willens. Der Einzelne

40 Helmut Heinrich Waldemar Schmidt (1918–2015), SPD-Politiker und Bundeskanzler (1974–1982) einer sozialliberalen Koalition.

41 Hans Maier (*1931) aus Freiburg. Politikwissenschaftler, Publizist und Politiker; bayerischer Kultusminister (1970–1986).

will dem Anderen das Lebensrecht zuerkennen auf Grund seiner eigenen Forderung, daß er es selber zuerkannt bekommt, und hierin liege der Keim aller Rechtsordnung. Die grundlegende Bedeutung der Anerkennung des Lebensrechtes des Anderen als Keim aller Rechtsordnung wird zunächst von ihm dargestellt. Aber nun geht es weiter. In dem Augenblick, sagt er, in dem das Sterben eines Menschenwesens unter die menschliche Kontrolle kommt und die eigene Stimme dessen, der da stirbt, nicht die einzige ist, die dabei gehört werden muß, also auch noch andere Stimmen dabei gehört werden müssen – Ärzte etwa, Angehörige, Krankenschwestern, Verwaltungen u.s.w. – dann wird das Recht zu sterben eine real prüfungswürdige und umstreitbare Angelegenheit, wie Jonas sagt. Zunächst zieht er das Beispiel des Selbstmordes heran, bei dem ja das Recht zu sterben ebenfalls eine Rolle spiele, sowohl strafrechtlich als auch sittlich. Aber er sagt, eine totale Vergleichbarkeit zwischen jenem Recht zu sterben, von dem wir im Rahmen von Euthanasie sprechen, und dem „Recht" des Selbstmörders, eine solche totale Vergleichbarkeit gebe es nicht. Die Situation des todkranken Patienten, der passiv den Tod verzögernden Techniken der modernen Medizin ausgesetzt sei, sei eine andere als die des Suizidanden oder des Selbstmörders. Es sei ein Unterschied zu machen zwischen dem Dem-Tod-nicht-Widerstehen, auf der einen Seite und dem Sich-Töten auf der anderen Seite oder zwischen – jetzt von der anderen Person, von dem Handelnden außerhalb des Sterbenden – zwischen dem Sterben-Lassen, indem man dem Vorgang seinen Lauf läßt, und dem Den-Tod-Verursachen, also dem Töten. Er sieht ein neuartiges Problem. Er sagt, die moderne medizinische Technik, wo sie nicht mehr heilen, wo sie nicht mehr lindern kann oder eine zusätzliche, wie immer kurze Frist lohnenden Lebens erkaufen kann, vermöge doch vielfach das Ende jenseits des Punktes hinauszuzögern, wo so ein verlängertes Leben für den Patienten selbst noch etwas wert ist, wo er es noch wünschen kann, wo er überhaupt noch werten kann. Er meint, die Medizin betreibe hier eine Behandlung, die nichts anderes tue als den Organismus in Gang zu halten, ohne den Zustand in irgendeinem Sinne zu verbessern, von Heilung ganz zu schweigen. Diese Auffassung, die Jonas hier bringt, über jene Art von Medizin, die nicht mehr heilt, sondern nur noch am Leben erhält, ist ein wenig getrübt von Idealisierungen, so meine ich jedenfalls, denn es gibt in der Medizin vielfach eine nicht heilende, sondern lediglich prothetische Behandlung. Also lediglich Versorgung mit Prothesen. Das gilt nicht nur für den Zustand nach Amputation, bei dem man eine Beinprothese etwa ansetzt, mit der der Mensch die Funktion des Gehens weiter ausüben kann, ohne daß durch diese Versorgung mit einer Prothese jemals daran gedacht wird, daß es eine Heilung gibt in dem Sinne, daß das Bein wieder wächst. Eine andere Form der prothetischen Behandlung ist beispielsweise die Insulinbehandlung des Diabetes. Wenn man einem Patienten, der Insulin nicht mehr produzieren kann, der also einen insulinpflichtigen Diabetes hat, dieses Insulin laufend zuführt, dann kann man damit die Zuckerkrankheit nicht heilen. Man kann das Pankreas nicht mehr dazu bringen, Insulin zu produzieren. Im Gegenteil, viele Insulinbehandlungen werden dazu führen, daß diese Produktion erst recht lahmgelegt wird infolge der Regulationen, die dabei ausgelöst werden. Aber es gelingt dem Menschen auch ohne die Insulinproduktion seines eigenen Pankreas zu leben. Das Insulin wird ihm gleichsam als Prothese zugeführt. Eine ähnliche Prothese haben wir, wenn wir einen Herzschrittmacher einsetzen. Wir versorgen das Herz laufend mit elektrischen Impulsen, die seinen Schlag auslösen, die seine Tätigkeit auslösen, Impulse, die dieses Herz nicht mehr oder nicht mehr in der erforderlichen Regelmäßigkeit oder Anpassungsfähigkeit geben kann. Auch dies ist eine reine Prothese, die nicht der Heilung dient, sondern eben nur dem Weiterleben dient. Jonas sagt nun hier, wo die Behandlung nichts Anderes tut, als den Organismus in Gang zu halten, ohne den Zustand in irgendeinem Sinn zu verbessern, da sei von Heilung nicht mehr die Rede, und vergleicht diesen Zustand eben mit dem, daß der Tod durch Verlängerung des bestehenden Leidens oder Minimalzustandes nur hinausgeschoben werde. Jenes Hinausschieben des Todes gibt es also nicht nur bei einem Minimalzustand von Leben, sondern gibt es auch bei einem Nahezu-Normalzustand von Leben, und es wird dann für uns eine ganz normale Angelegenheit.

Also die prothetische Behandlung selbst ist es nicht, die uns Probleme auferlegt, sondern es ist die prothetische Behandlung im Falle des Minimalzustandes, die uns Probleme auferlegt. Hier ist der Arzt und das Hospital, sagt er, bedroht vom Gespenst des Tötens durch Abbruch der Behandlung. Für den Patienten sei es das Gespenst des Selbstmordes mit dem Verlangen nach dem Abbruch. Für andere sei es das Gespenst der Mitschuld am einen oder anderen mit barmherziger Zulassung. In der Tat, so meint er, könne man hier von einem neuartigen Recht zu sterben reden, das auf den Plan getreten ist. Und zwar wegen der neuartigen, lediglich inganghaltenden Behandlungstypen fiele dieses Recht offenbar unter das allgemeine Recht, Behandlung überhaupt entweder anzunehmen oder abzulehnen. In dieser Allgemeinheit, würde ich sagen, ist es nicht ganz richtig, sondern es wäre nur zu subsummieren darunter, wenn man als Grundlage jene minimale Lebensformen ansieht, in denen dieses Recht zu sterben ein kritisches wird. Er unterscheidet dann zwischen legalen und moralischen Rechten und ebenfalls Pflichten zu sterben. Zunächst das Recht, eine Behandlung abzulehnen. Legal, sagt Jonas, besteht in einer freien Gesellschaft überhaupt keine Frage, daß jeder, Minderjährige und Geisteskranke ausgenommen, gänzlich frei darin ist, ärztlichen Rat und ärztliche Behandlung für jederlei Krankheit zu suchen oder nicht zu suchen, und jedermann sei ebenso frei darin, von einer Behandlung jederzeit zurückzutreten. Es gäbe davon eine einzige Ausnahme, nämlich diejenige, wenn die Krankheit eine Gefahr für andere darstellt, etwa als Infektionskrankheit. Nur in diesen Fällen – bei gewissen Geisteskrankheiten auch, nur in diesen Fällen, also Geisteskrankheiten, die gemeingefährlich sind – können Isolierung, vorbeugende Maßnahmen wie Impfung, obligatorische Behandlung mit Zwang eingeführt werden; ohne eine direkte Indikation des öffentlichen Interesses sei aber die Krankheit des Einzelnen gänzlich seine Privatangelegenheit. Er miete, so meint Jonas, ärztliche Hilfe im freien Vertrag und das sei, so glaubt er, die legale Lage hier und allgemein in jedem nichttotalitären Staat. Legal also sei niemand verpflichtet, sich untersuchen und behandeln zu lassen – die ganz wenigen Ausnahmen gemeingefährlicher Erkrankungen, von denen abgesehen. Moralisch aber, im Gegensatz zu legal, moralisch sei diese Sache gar nicht so eindeutig. Der Einzelne könne Verantwortung haben für andere, deren Wohlfahrt von ihm abhängt – als Versorger einer Familie etwa, als Mutter kleiner Kinder, als maßgeblicher Träger einer öffentlichen Aufgabe –, und solche Verantwortungen beschränken zwar die Freiheit, ärztliche Behandlung in Anspruch zu nehmen oder nicht in Anspruch zu nehmen, legal nicht, aber sie beschränkten diese Freiheit sittlich. Es sei, ähnlich wie bei der sittlichen Beurteilung des Selbstmordes, hier die Frage zu stellen, ob man nicht die Pflicht habe, das in seinen Kräften Stehende zur Lebenserhaltung zu tun oder nicht zu tun. Er vergleicht noch einmal mit dem Suizid und sagt, daß beim aktiven Selbstmordversuch ein Handeln des Anderen, das zu verhindern, berechtigt sei, ja daß der Andere sogar verpflichtet dazu sei, so etwas zu tun. Er spricht von einer Gegengewaltsamkeit im Augenblick selbstmörderischer Gewaltsamkeit und sagt, dies sei etwas, was die Person nicht zum Weiterleben zwinge, sondern nur die Frage, ob Weiterleben oder nicht für sie sich neu offenstellt. Das heißt also, die Freiheit zur Entscheidung über Weiterleben oder nicht neu offenstellt. Wenn jemand in der suizidalen Situation ist, so scheint er anzunehmen, ist er nicht mehr frei, dann kann er nicht mehr frei über sich entscheiden – das entspricht ja auch ärztlicher Auffassung, die den Suizidanden generell als geistig gestört ansieht. Und die Medizin nimmt ihr Recht zum Handeln lediglich aus der Tatsache, daß sie durch ihr Handeln den Menschen wieder in seine Freiheit zu leben oder nicht zu leben hineinstellt. Etwas offenbar Anderes sei es aber, einen hoffnungslos Kranken und Leidenden dazu zu zwingen, sich weiterhin einer Erhaltungstherapie zu unterziehen, die ihm ein Leben erkauft, das er nicht des Lebens für wert erachtet. Niemand habe das Recht, geschweige die Pflicht, dies jemanden in lang hingezogener Verneinung der Selbstbestimmung aufzuzwingen. Selbstverständlich sei ein gewisses Maß aufschiebender Hemmung geboten, um das Unwiderrufliche, hier auch ein glänzender Ausdruck von Jonas, um das Unwiderrufliche gegen Voreiligkeit abzuschirmen. Ein sicher sehr gut gewählter Ausdruck, für den ich ein sehr schönes Beispiel anzubringen in der Lage bin. Prof. Gessler[42] erzählte mir einmal von einer jungen Patientin, deren Leben nur durch eine Dialyse, der sie sich dreimal wöchentlich unterziehen mußte, erhalten werden konnte. Und wie das bei solchen chronischen Behandlungen häufig ist, die Patienten verzweifeln gelegentlich an der Situation, in der sie sich befinden, an der Abhängigkeit, in der sie leben müssen oder mit der sie leben müssen. Und jene junge Patientin erklärte ihm eines Tages, sie lasse sich jetzt an dieses Gerät nicht mehr anschließen, sie habe die Nase voll davon und sie mache das nicht mehr mit und er möge bitte ihre Freiheit und ihr Recht zu sterben achten und sie in Ruhe lassen. Prof. Gessler hat die junge Patientin am Arm gepackt und sie mit Gewalt – sanfter Gewalt, wie er sagte – auf das Bett gezwungen und den Anschluß an das Dialysegerät hergestellt und hat sie wieder dialysiert.[43] Sie hat das auch ein paar Stunden über sich ergehen lassen und hat Prof. Gessler am nächsten Morgen gesagt, sie danke ihm dafür, daß er entschlossen zugepackt habe. Man sei eben manchmal überfordert und dann bedürfe man eben auch einer solchen „gewalttätigen Hilfe“ des Arztes. Hans Jonas sagt dazu, ohne diese Geschichte nun konkret zu kennen, aber offensichtlich aus einem gewissen Einfühlungsvermögen dahinein, ein gewisses Maß aufschiebender Hemmung ist geboten, um das Unwiderrufliche gegen Voreiligkeit abzuschirmen. Ein voreiliger Entschluß, eine Therapie aufzugeben, der unwiderrufliche Folgen haben kann, gegen den muß eben abgeschirmt werden. Aber, sagt er, über eine solch kurze Verzögerung hinaus kann nur der innere Zug der Verantwortung, ich muß mich für die und für die aufsparen, das Subjekt durch seinen eigenen Willen davon abhalten, das zu tun, was zu tun es für sich allein wählen würde. Ich darf an dieser Stelle gerade

42 Ulrich Gessler (1922–1990) war Professor für Nieren- und Hochdruckkrankheiten an der FAU Erlangen-Nürnberg. Als Pionier der Nephrologie (Nierenheilkunde) war er maßgeblich am Aufbau einer flächendeckenden Dialyseversorgung und eines Nierentransplantationsprogramms in Nordbayern aktiv. Franz-Volhard-Preis 1981.

43 Dieser deutliche Paternalismus als ärztliche Bevormundung oder gar „Zwangsmaßnahme“ ist sicher ethisch diskutierbar.

bei der Formulierung, um das Unwiderrufliche gegen Voreiligkeit abzuschirmen, darauf hinweisen, daß Hans Jonas in glänzender Weise – fast in dichterischer Weise – über die deutsche Sprache verfügen kann. Wer kann sowas so glänzend ausdrücken, wie dieser Satz hier: das Unwiderrufliche gegen Voreiligkeit abschirmen. Ich finde das eine glänzende Ausdrucksweise. Der Tod, sagt er, muß die unbeeinflußteste aller Wählbarkeiten sein. Das Leben darf seine Fürsprecher haben, sogar von der Selbstsucht und gewiß von der Liebe her. Er meint dann, daß die Koppelung der beiden gegensätzlichen Rechte, des Rechtes auf Leben und des Rechtes zu sterben, zu einem Paar, diesen beiden Rechten zusichern, daß keines von ihnen in eine unbedingte Pflicht gewandt werden kann, weder in die zu leben noch in die zu sterben. Sie spüren aus dem Ganzen, was hier gesagt wird, daß eine ungeheuere Achtung vor der menschlichen Freiheit vorhanden ist; daß auf der anderen Seite mit großer Weisheit die Voreiligkeit des Menschen gesehen wird, daß er in gewissen Phasen einfach nicht mehr kann und dann u. U. auch einer bevormundenden Hilfe bedarf. Er fügt dann als weiteres Beispiel an den bewußten unheilbaren Patienten im Endstadium. Und das ist der eigentliche Fall, mit dem er sich bei seiner Auseinandersetzung über das Recht zu sterben beschäftigt.

Ich will das hier wörtlich vorlesen, weil das Szenario, das er entwirft, für die weiteren Ausführungen von Bedeutung ist. Man stelle sich folgende Szene vor: der Doktor sagt, vielleicht nach einer ersten oder zweiten Operation: Wir müssen nochmals operieren. Der Patient sagt: nein. Der Doktor: Dann wirst du bestimmt sterben. Der Patient: So sei es. Da eine Operation die Zustimmung des Patienten erfordert, scheint dies die Sache zu beenden und weder ethische noch legale Probleme aufzuwerfen. Doch die Wirklichkeit ist nicht ganz so einfach. Die Weigerung des Patienten muß vor allem anderen auf derselben befähigenden Bedingung basiert sein wie seine Zustimmung. Sie muß wohl unterrichtet sein, um gültig zu sein. Der Patient muß über seinen Zustand wirklich Bescheid wissen, wenn er ein solches Urteil über das fällt, was mit ihm geschehen soll. Tatsächlich ist ja auch die Zustimmung nur dann wohl unterrichtet, wenn der sich Entscheidende außer dem Pro auch das Kontra kennt, die ungünstigen und riskanten Aspekte, worauf sich ein Nein stützen könnte. Also ist das Recht zu sterben, wenn es von dem kompetenten Subjekt selbst und nicht von einem Stellvertreter für ihn ausgeübt werden soll, unzertrennlich von einem Recht zur Wahrheit, und dieses Recht zu sterben wird im Effekt aufgehoben durch Täuschung. Und nun wirft er wieder ein und sagt: Nun ist aber eine solche Täuschung fast ein Teil der ärztlichen Praxis, und das nicht nur aus humanen, sondern oft auch direkt aus therapeutischen Gründen. Wir kennen ja rechtlich gesehen das therapeutische Privileg des Arztes, nämlich das Privileg, dem Patienten nicht die Wahrheit oder nicht gar sogar die Unwahrheit zu sagen, um ihn vor der eigenen Verzweiflung über die Situation und damit vor der Unmöglichkeit jeder weiteren Therapie zu schützen. Jonas fährt fort: Man denke sich obigen Dialog erweitert durch folgende Fragen des Patienten, nachdem der Doktor eine nochmalige Operation für nötig erklärt hat: Was wird sie mir im Erfolgsfall verschaffen? Ein wie langes Weiterleben und was für eins? Als Dauerpatient oder mit Rückkehr zu einem normalen Leben? In Schmerzen oder frei davon? Wie lange bis zum nächsten Anfall des Leidens mit Wiederkehr der jetzigen Notlage?

Er sagt dann allerdings: Man behalte im Auge, daß wir von einem Unheilbaren der Sache nach [nicht wissen]: Was wird sie seinem Seelenzustand antun für den kostbaren Überrest seiner gezählten Tage, ob er sich nun für oder gegen einen Aufschub entscheidet? Wünscht er sich gar im Innersten die gnädige Täuschung? Und noch quälender: Könnte nicht vielleicht die schlimme Wahrheit der ärztlichen Einschätzung selbst erfüllend sein, indem sie die seelischen Reserven des berühmten Lebenswillens untergräbt, womit der Patient den therapeutischen Maßnahmen zuhilfe kommen könnte, so daß sein „Ich-gebe-auf“ tatsächlich die Prognose verschlechter[t]? Hoffnung, sagt Jonas, ist schließlich eine Kraft für sich, und sie mehr zu betonen als ihr Gegenteil dient nicht nur der Überredung zur Therapie, sondern sehr wohl auch der realen Verbesserung ihrer Aussichten. Kurz: Könnte nicht die Wahrheit dem Patienten tatsächlich schädlich und die Täuschung ihm in irgendeinem Sinne subjektiv und objektiv nützlich sein? So finden wir uns denn beim Meditieren über das Recht zu sterben – so führt uns Jonas weiter – mit der viel älteren und wohlbekannten Frage konfrontiert: Sollte der Arzt es sagen? Die Frage erhob sich in der Tat schon vor der hier vorgestellten Situation praktischer Entschließungen. Hätte von allem Anfang an der Arzt dem Patienten überhaupt mitteilen sollen, daß sein Zustand klinisch unheilbar ist und sogar final in dem Sinne, daß er bestenfalls kurze Aufschübe zuläßt? Er wehrt sich hier gegen schnell fertige Antworten. Er sagt, daß schnell fertige Antworten Unempfindlichkeit gegen die Komplexität des Problems und gegen die Unschärfe der Grenzzonen beweisen.

Er sagt: Ich für meine Person wage die Grundsatzthese. Letztlich sollte die Autonomie des Patienten geehrt werden, also nicht durch Täuschung darum gebracht werden, ihre eigene, bestunterrichtete Wahl zu treffen, wenn es ums Letzte geht. Es sei denn, er möchte getäuscht werden. Und hier sagt er: Das herauszufinden ist ein Teil der Kunst des wahren Arztes, der nicht in der medizinischen Ausbildung erlernt wird. Ich glaube, es ist ganz wichtig, diesen Satz hier vorzutragen. Herauszufinden, ob der Patient getäuscht werden möchte, ist die Kunst des wahren Arztes, und sie ist nicht in der medizinischen Ausbildung lernbar. Der Arzt muß die Person seines Patienten richtig einschätzen. Es ist das keine geringe Leistung der Intuition. Wenn er sich davon überzeugt hat, daß der Patient die Wahrheit wirklich will – daß er das sagt, besagt es noch gar nicht –, dann ist der Arzt moralisch und auch durch seinen Vertrag gebunden, die Wahrheit zu geben. Tröstliche Täuschung aber, wenn sie erkennbar gewünscht werde, sei fair, ebenso ermutigende Täuschung von direktem therapeutischen Nutzen, die sowieso eine Situation voraussetzt, wo es noch nicht um die äußerste Wahrheit geht. Sonst aber und besonders, wo es eine Wahl zu treffen gelte, sollte das Recht der reifen Person auf volle Enthüllung, wenn ernsthaft und glaubhaft verlangt, in extremis das letzte Wort haben, gegenüber der Barmherzigkeit und jederlei vormundschaftlicher Autorität, die der Arzt im Namen des vermeint[lich]en Besten seines Patienten haben möge.

Ich habe Ihnen versprochen, Sie kriegen hier keine direkten Handlungsanweisungen für Ihr ärztliches Handeln. Sie haben hier die Argumente dafür gehört, daß es ein Verschweigen aus Barmherzigkeit gibt, da wo der Patient getäuscht werden will. Und Sie haben hier genauso hart von ihm die Forderung gehört, daß in extremis, wo einer ernsthaft und glaubhaft verlangt zu wissen, die Wahrheit gegenüber der Barmherzigkeit den Vortritt haben müsse, und daß jederlei vormundschaftliche Autorität, die der Arzt im Namen des vermeint[lich]en Besten seines Patienten haben möge, hintanzustehen habe. Es sind diese Worte geradezu die Abwehr jedes einfachen Rezeptes in dieser Angelegenheit – und Sie werden in Ihrer medizinischen Ausbildung solche einfachen Rezepte mit Sicherheit gehört haben. Es gibt

Kollegen, die Ihnen erzählen: Ich habe noch keinen Patienten gesehen, der die Wahrheit vertragen hat. Man kann dazu natürlich sagen: Dieser Arzt, der diesen Satz spricht, verträgt die Auseinandersetzung über die Wahrheit mit einem Patienten nicht. Darum hat er noch keinen Patienten gesehen, der die Wahrheit vertragen hat. Aber auch dies wäre zu allgemein. Ich glaube, herauszufinden, ob der Patient getäuscht werden möchte oder nicht, ist ein Teil der Kunst des wahren Arztes, der in der medizinischen, in der fachlichen Ausbildung, also auch hier nicht gelernt werden kann. Aber eines kann man wohl sicher sagen: Voraussetzung dafür, dies herausfinden zu können, ist eine eigene Einstellung des Arztes zu seinem eigenen Leben und zu seinem eigenen Tode. Der Arzt, der die Tatsache seines eigenen Todes vor sich verbirgt, vor sich verdrängt, wird niemals in der Lage sein, bei einem Patienten herauszufinden, ob er wirklich getäuscht werden möchte oder ob er wirklich die Wahrheit wissen möchte. Denn wer die Wahrheit selber nicht ertragen kann und sie verdrängt, sich selber dauernd bewußt täuscht, der wird diese Frage bezüglich eines anderen nie beantworten können. Aus dem Grunde Reflexionen hier mit Hilfe von Philosophen über solche Geschichten, weil sie mit einfachen Rezepten nicht lösbar sind.

Hans Jonas geht aber dann noch einen Schritt weiter. Dies hier, sagt er, betrifft ja keineswegs nur die Situation, wo der Patient über seine Behandlung, über seine Weiterbehandlung entscheiden muß, sondern das Recht auf Enthüllung erstreckt sich jenseits der Erfordernisse informierter Entscheidung auf eine Sachlage, wo gar nichts zu entscheiden ist. Was dann in Frage stehe, sagt er, sei nicht das Recht zu sterben, also nicht eine Angelegenheit im praktischen Feld, sondern das der Menschenwürde anstehende kontemplative Recht auf den eigenen Tod. Eine Angelegenheit nicht im Felde des Tuns, sondern des Seins. Es gebe also nicht ein Recht auf den eigenen Tod in dem Sinne, daß man über Maßnahmen, die andere mit einem treffen wollen, entscheiden kann, sondern es gebe ein der Menschenwürde anstehendes kontemplatives Recht auf den eigenen Tod, das eine Angelegenheit im Felde nicht des Tuns, sondern des Seins sei. Er sagt selber: Selbst bei Abwesenheit therapeutischer Optionen, die ein Recht zu sterben ins Spiel bringen könnten, sei doch das Recht des todgeweihten Patienten auf Wahrheit eben hierüber ein Recht für sich und zwar ein heiliges Recht um seiner selbst willen und ganz abgesehen von seiner praktischen Bedeutung für die außermedizinischen Verfügungen der Person, zu denen ja die Wahrheit etwa Anlaß geben würde. Er meint, daß etwas vom Geiste des katholischen Sterbesakraments hier in ärztliche Ethik übersetzbar sei. Hans Jonas ist Jude und hat mit dem Katholizismus sehr wenig zu tun. Der Arzt sollte bereit sein, den wesentlichen Sinn des Todes für das endliche Leben zu ehren, entgegen seiner modernen Entwürdigung zu einem unnennbaren Mißgeschick. Tod habe also wesentlichen Sinn für das endliche Leben und sei nicht im entwürdigenden Sinne ein unnennbares Mißgeschick. Hier liegt natürlich platonische, auch durch die geistige Tradition der Menschheit weitergetragene Überlegung zugrunde. Plato sagt: Der Mensch gewinnt seine Würde und seine Endgültigkeit, auch sein moralisches Dasein erst durch die Tatsache, daß er irgendwann einmal stirbt. Nur dadurch wird sein Handeln ein endgültiges. – Ich habe Ihnen das ja in einer letzten Stunde an Jonathan Swift[44] noch sehr plastisch dargestellt, der bei diesen Menschen, die überhaupt nie sterben, dieses Nichtendgültige als etwas Erlittenes – in

44 Jonathan Swift (1667–1745), irischer Schriftsteller und Satiriker.

seiner Phantasie vorgedacht und durchgedacht – dargestellt hat. Menschen, die von sich wissen, daß sie nie sterben, können nie etwas endgültig tun; für sie bleibt alles vorläufig, und sie können deswegen auch nicht moralisch, auch nicht unmoralisch handeln. Es ist das eine Erkenntnis, die Hans Jonas schon gehabt hat. Und einer unserer Philosophen hier, Herr Schreiber,[45] hat in einer für ein größeres Publikum bestimmten Vorlesung, die er einmal in Konstanz gehalten hat, die alte platonische Idee in die Gegenwart übersetzt und ebenfalls abgeleitet, daß es ohne das Wissen um den Tod überhaupt kein moralisches, kein verantwortliches Handeln geben könne. Und wenn es heute eine Auffassung gibt, die den Tod zu einem unnennbaren Mißgeschick macht, dann sei das eine Entwürdigung des Lebens und eine Entwürdigung des Menschen. Jonas spricht in diesem Zusammenhang weiter davon, einem Menschen das Wissen um den nicht abstrakt irgendwann einmal bevorstehenden, sondern konkret bevorsteheden Tod zu verweigern, bedeuten ihm das Vorrecht zu versagen, zum herannahenden Ende in ein Verhältnis zu treten, es sich auf seine Weise anzueignen. Sei es – und das läßt er alles zu – sei es in Ergebung, sei es in Versöhnung oder sei es in Auflehnung. Jedenfalls aber in der Würde des Wissens. Anders als der an Stelle Gottes handelnde Priester sei der Arzt in seiner rein weltlichen Rolle nicht befugt, dieses Wissen dem Menschen aufzudrängen, doch müsse er es auf sein wahres Wollen hin mitteilen, sobald er dieses wahre Wollen hinter den Worten erhorcht. Die Wahrheit, sagt Jonas, so müsse er als Menschenfreund bekennen, sei hier noch mehr als sonst nicht jedermanns Sache. Die Wahrheit ist nicht jedermanns Sache. Barmherzigkeit darf die Unwürde des Nichtwissens erlauben, sie darf sie aber nicht eigenmächtig verhängen. Mit anderen Worten: Außer dem Recht zu sterben gibt es auch das Recht, den eigenen Tod im konkreten Bewußtsein seines Bevorstehens, nicht nur im abstrakten Wissen um die Sterblichkeit überhaupt, zu besitzen. Tatsächlich vervollständige sich hierin, und das ist jetzt typisch Jonas – tatsächlich vervollständige sich hierin das Recht zum eigenen Leben, da dies das Recht zum Tod als eigenem einschließt. Hier ist natürlich im Hinterkopf Rilkes[46] Sprechen vom jeweils eigenen Tod, auf den der Mensch ein Recht habe. Damit ist dieses Wissen um den eigenen Tod und um den konkreten, unter Umständen bevorstehenden eigenen Tod gemeint. Dies Recht, sagt Jonas, ist wahrhaft unveräußerlich, wenn auch menschliche Schwäche oft genug vorzieht, darauf zu verzichten, was wiederum ein Recht ist, dem Respekt und Stattgabe durch barmherzige Täuschung zusteht. Jetzt werden Sie wieder sagen, Rezepte gibt das aber nicht. Auf der einen Seite sagt er, das Recht zu wissen, daß der eigene Tod unmittelbar bevorsteht, ist wahrhaft unveräußerlich. Auf der anderen Seite ist der Mensch oft genug schwach, daß er es vorzieht, auf dieses Recht zu verzichten, und er sagt, auch das ist ein Recht. Nun werden Sie als Ärzte, sofern Sie es sind und in dieser Situation stehen, auf die Kunst verwiesen, das Richtige an den jeweils vor Ihnen stehenden Patienten zu erkennen. Eine Möglichkeit, die Sie tatsächlich nur wahrnehmen können, wenn Sie Ihre eigene Rechnung mit dem Tode in irgendeiner Weise gemacht haben. Barmherzigkeit, sagt er, darf nicht zur Anmaßung werden, und damit äußert er natürlich eine Kritik, die an sehr vielen unserer Kollegen ange-

45 Gemeint ist hier eventuell Hans Julius Schneider (*1944), Professor für Philosophie an der Universität Erlangen-Nürnberg (1983–1996) sowie an der Universität Potsdam (1996–2009). Mitherausgeber der Deutschen Zeitschrift für Philosophie.

46 Rainer Maria Rilke (1875–1926), wichtiger Lyriker deutscher und französischer Sprache.

bracht werden könnte. Die Barmherzigkeit ist die Anmaßung dessen, der sich herausnimmt, sich nicht mit dieser Frage auseinandersetzen zu wollen, sich nicht mit dem Patienten, der unter Umständen nicht in Ergebung und Versöhnung, sondern in Auflehnung diesem Tod entgegensieht, zusammen [zu wirken] zu müssen. Den Sterbenden in Nichtachtung seines glaubhaft bekundeten Willens belügen, heißt ihn betrügen um die auszeichnende Möglichkeit seines Selbstseins, Auge in Auge mit seiner Sterblichkeit zu sein, wenn sie in Begriff ist, für ihn wirklich zu werden. Dabei ist eine Voraussetzung die, daß die Sterblichkeit eine integrale Eigenschaft des Lebens und nicht eine fremd-zufällige Beleidigung des Lebens ist. Sterblichkeit ist eine integrale Eigenschaft des Lebens und nicht eine fremd- zufällige Beleidigung desselben. Aus diesen Worten kommt auch wieder die intensive Beschäftigung mit der Biologie zum Ausdruck, deren Auffassungen über Leben und Tod – Tod als Voraussetzung des Weiterlebens – in Jonas' Denken sehr intensiv, aber philosophisch durchgedacht, eingegangen ist.

Zurück zum Recht zu sterben. Angenommen, sagt er, der Patient weiß Bescheid und hat sich gegen die therapeutische Hinausziehung seines todgeweihten Zustandes entschieden und dafür, den Dingen ihren Lauf zu lassen. Indem man ihn durch Offenheit instandgesetzt hat, die Entscheidung zu treffen und ihr stattgibt, ist sein Recht zu sterben respektiert worden. Aber dann erhebt sich ein neues Problem, nämlich, die Wahl des Kranken gegen das Hinausziehen war auch unter anderem eine Wahl gegen das Leiden – schließe also den Wunsch ein, daß ihm Leiden erspart werde. Und er beschäftigt sich dann mit der Frage, wie weit der Arzt Leiden ersparen darf mit irgendwelchen Maßnahmen, die das Leben, die Lebensspanne, verkürzen. Und er fordert sehr temperamentvoll, daß dem Arzt das Recht zustehen müsse, Leiden zu lindern, unter Umständen auch auf Kosten der Länge des Lebens. Sie wissen, daß das das Ergebnis einer moralischen Diskussion ist, die zu Beginn des vorigen Jahrhunderts[47] eingesetzt hat mit der erstmaligen, wie ich etwas karikierend meine, mit der erstmaligen Beschäftigung des Arztes mit dem unheilbar Leidenden und dem Sterbenden überhaupt. In dem Augenblick, in dem reine Linderung hier dem Patienten zugänglich gemacht wurde, merkte der Arzt, daß diese reine Linderung u. U. mit einer Verkürzung des Lebens verbunden war, und die moralische Auffassung dazu hat sich durchgesetzt, daß diese Verkürzung in Kauf genommen werden dürfe und könne, wenn die Linderung erforderlich und verhältnismäßig ist und daß die Grenze zwischen dem Inkaufnehmen der Verkürzung des Lebens für eine Verbesserung seiner Qualität und der aktiven Tötung wegen der minderen Qualität, diese Grenze eine fließende ist, daß sie oft nicht richtig ausgemacht werden kann, das ist klar, und das ist das, was, wie ich Ihnen früher schon berichtete, Hufeland[48] bereits erkannt hat. Er meint, daß der Arzt in diesem Bereich eben in Gefahr sei, an seinem eigentlichen Auftrag vorbei zu arbeiten. Auch Jonas sagt: Die direkte, die absichtsvolle Beschleunigung des Endes, etwa durch tödliche Drogen, könne billigerweise vom Arzt nicht verlangt werden. Irgendeine seiner positiven Maßnahmen mit diesem Zweck dürften von ihm nicht getroffen werden. Nicht nur das Gesetz verbiete es – Gesetze, sagt er, könne man ändern –, sondern es sei verboten aus dem innersten Sinn des ärztlichen Berufes, der niemals dem Arzt die

47 Zur Sicherheit: Gemeint ist hier das 19. Jahrhundert.

48 Christoph Wilhelm Hufeland (1762–1836), Mediziner, Sozialhygieniker und Leibarzt des Königs in Berlin. Begründer der Makrobiotik und mit Lebenskraft-Theorie Vitalismus-Vertreter.

Rolle des Todbringers zuteilen dürfe, selbst nicht auf Verlangen des Subjektes. Euthanasie in diesem Sinne als ärztlicher Akt sei nur diskutierbar in Fällen eines bewußtlos sich hinziehenden, künstlich aufrecht erhaltenen Lebe[n]srechtes. Und hier wird auch die Position von Hans Jonas außerordentlich kritisch. Er sagt, dort, wo kein Bewußtsein mehr vorhanden ist, wo keine Person, wie er sagt, mehr vorhanden ist, wie beispielsweise beim Hirntod, da geht es gar nicht mehr um die moralische Frage von Euthanasie oder nicht, sondern hier geht es um die Beendigung von Maßnahmen, die ja nur noch im vegetativen Sinne lebenserhaltend sind, und diese Beendigung ist ohne moralische Qualität. Er dehnt den Begriff des Todes und des Endes der Person allerdings in deutlicher Weise gegenüber dem aus, was wir als Hirntod-Definition kennen, und gerät damit in eine gefährliche Vermischung mit dem Beendigen der Therapie bei hoffnungslosem Zustand. Er wehrt sich dann schließlich noch in ganz besonderer Weise dagegen, daß man Todes-Definitionen im Hinblick auf andere Zwecke trifft. Und er meint, daß das Recht zu sterben und eine fremdnutzenorientierte Todes-Definition in einem krassen Gegensatz zueinanderstehen. Konkret gesagt kritisiert er, daß die Versuche zur Neu-Definition des Todes immer im Zusammenhang mit den Notwendigkeiten der Organe untereinander gemacht worden sind, und dies ist in der Tat ein etwas dunkler Fleck auf der in dieser Hinsicht verhältnismäßig weißen Weste der deutschen Medizin nach dem Zweiten Weltkrieg – daß man sich mit diesen Dingen sehr intensiv beschäftig hat, nicht wegen der Person selbst, um deren Tod es geht, sondern wegen der Frage, ob man ihr als einem vitalkonservierten Ersatzteillager die Organe entnehmen dürfe oder nicht. Aber hier treten eben harte Notwendigkeiten miteinander in Konkurrenz. Man sollte nur ein wenig den besseren Anschein wahren. Die Reflexion von Hans Jonas über das Recht zu sterben will er nicht mit dem Sonderfall beschließen, von dem zuletzt die Rede war, wo also eine Person, um die es geht, gar nicht mehr vorhanden ist oder fast nicht mehr vorhanden ist. Er meint, das gehörte bestenfalls noch eben am Rande zu seinem Thema. Der Fall des Koma-Patienten sei selten und an sich zu extrem, um als Beispiel zu dienen, selbst wenn das Sterbenlassen hier überhaupt noch als ein wenigstens latentes Rechtsinteresse der Person angesehen werden könne. Der wirkliche aktuelle Ort des Rechtes auf Sterben und der Schauplatz der Konflikte und Seelenkämpfe, die dieses gebiert, ist das viel häufigere und – so er wörtlich – schlüpfrige Zwielichtland des bei vollem Bewußtsein terminal Leidenden, der den Tod verlangt, ihn sich aber nicht selber geben kann. Er ist es, also dieser Zustand ist es nicht, der allen Bewußtseinsverlusten Not und ethisch plagende Probleme aufgibt. Gemeinsam sei dennoch beiden Zuständen dies, daß sie jenseits des Raumes der Rechte die Frage nach der letztsinnigen Aufgabe ärztlicher Kunst aufwerfen. Sie zwingen uns zu fragen: Gehört das bloße hinauszögernde Zurückhalten vor der Todesschwelle zu den echten Zielen oder Pflichten der Medizin? Und nun sagt er einige kritische Worte über die Medizin. Nun ist, was die tatsächlich von der willfährigen Kunst bedienten Zwecke betrifft, festzustellen, daß am einen Ende des Spektrums die vormals strenge Definition ärztlicher Ziele sehr gelockert worden ist und heute Dienste, besonders chirurgische aber auch pharmazeutische einschließt, die durchaus nicht medizinisch von einer physischen Notlage her indiziert sind, wie Empfängnisverhütung, Abtreibung, Sterilisierung aus nichtmedizinischen Gründen, Geschlechtsumwandlung, ganz zu schweigen von kosmetischer Chirurgie im Dienste der Eitelkeit oder beruflichen Vorteils. Vielleicht sollte man hier auch die extrakorporale Zeugung hinzunehmen. Hier sei der Dienst am

Leben über die alten Aufgaben des Heilens und Linderns hinaus ausgedehnt worden zu der Rolle eines allgemeinen Leibestechnikers für verschiedenartige Zwecke sozialer oder persönlicher Wahl. Ohne Vorliegen eines pathologischen Zustandes ist es heute für den Arzt genug, daß der Kunde – nicht der Patient, sondern der Kunde – die betreffenden Dienste verlangt und das Gesetz sie erlaubt. Unser Urteil darüber gehört nicht hierher. Doch am oberen, kritisch pathologischen Ende des Spektrums, wo unser Recht zu sterben seinen Platz hat, da steht die Aufgabe des Arztes immer noch unter den hehren und herkömmlichen Zielverpflichtungen. Es sei daher wichtig, die zugrundeliegende Zielverpflichtung auf das Leben selbst zu definieren, und es sei wichtig, von daher zu bestimmen, wie weit die ärztliche Kunst in ihrer Wahrnehmung gehen soll oder darf. Nun haben wir die Regel aufgestellt, daß selbst eine transzendente Pflicht zu leben auf seiten des Patienten keine Nötigung zu leben von seiten des Arztes rechtfertigt. Doch gegenwärtig ist der Arzt selbst zu einer derartigen Nötigung gezwungen, teils durch das Standes-ethos und teils durch geltendes Gesetz und vorherrschende Rechtsprechung. Infolge der zur Regel gewordenen Hospitalisierung des Kranken, speziell des todgeweihten Kranken, sei auch der Arzt, habe er erst einmal den Patienten in die lebenserhaltende Apparatur im Krankenhaus eingeschaltet, sozusagen „miteingestöpselt" und er sei kein freihandelnder Außenstehender mehr.

Es ist notorisch leichter, sagte er, einen Gerichtsbeschluß für Zwangsbehandlung zu erwirken – er weist hin auf das Beispiel der Kinder von Jehovas Zeugen, die eine Bluttransfusion bekommen müßten. Es sei notorisch leichter, einen Beschluß für Zwangsbehandlung zu erwirken als einen Gerichtsbeschluß für einen Abbruch der Erhaltungsprozedur, und er weist hin auf den Quinlan-Fall[49] in den Vereinigten Staaten. Sie erinnern sich möglicherweise, was das für ein Fall gewesen ist. Karen Quinlan war nach Aufnahme von Medikamenten und Alkohol, glaube ich, in ein tiefes Koma verfallen als junges Mädchen und wurde durch künstliche Atmung und Ernährung und andere Hilfsdienste am Leben erhalten. Die Verwandten wollten, daß die künstliche Beatmung abgebrochen werde, und die Ärzte verweigerten sich einem solchen Ansinnen. Dann haben die Verwandten beim Gericht die Genehmigung erreicht, daß die künstliche Beatmung abgebrochen werden dürfe. Danach aber – Ironie der Geschichte – setzte Spontanatmung bei Karen Quinlan ein. Weitere Einstellung lebenserhaltender Hilfsmaßnahmen waren von den Gerichten nicht genehmigt worden, und diese mußten nun nach bestehendem Recht weitergehen, solange der selbstatmende Organismus dank Stoffwechsel seine Vitaltätigkeit fortgesetzt hatte. Hans Jonas hatte hier in der Anmerkung noch geschrieben: bis heute vegetiert der Leib des Mädchens in diesem bewußtlosen Zustand. In der letzten oder vorletzten Woche lasen wir in den Zeitungen, daß Karen Quinlan dann schließlich an einer Lungenentzündung verstorben ist als junge Frau, nachdem sie etwa zehn Jahre dieses Abnabeln von der Beatmungsmaschine überlebt hat. Es sei also, sagt er, notorisch leichter, einen Gerichtsbeschluß für Zwangsbehandlung zu erwirken als einen für den Abbruch der Erhaltungsprozedur. Es war ein Fall, der also typisch für amerikanisches Recht war, der bei uns in dieser Weise nicht möglich wäre. Zur Verteidigung des Rechtes zu sterben muß daher die wirkliche Berufung der Medizin neu bejaht werden, um sowohl Arzt wie Patienten aus ihrer

49 Karen Ann Quinlan, geboren am 29. März 1954, gestorben am 11. Juni 1985 in Morris Township (New Jersey). Siehe Quinlan/Quinlan (1977), Pence (2000) und Frewer (2019b).

jetzigen Knechtschaft zu befreien. Das neuartige Phänomen von Patientenohnmacht gekoppelt mit der Macht todesverzögernder Techniken unter öffentlicher Obhut verlangt eine solche Wiederbejahung der wirklichen Berufung der Medizin. Nun läßt sich, so glaubt er, Einhelligkeit darüber erzielen, daß die Treuhandschaft der Medizin es mit der Ganzheit des Lebens zu tun hat oder mit möglichster Annäherung an die Ganzheit mit seiner Noch-Wünschbarkeit – also das konkret Erfahrbare – die Nochwünschbarkeit. Eine Flamme, also die Flamme des Lebens am Brennen, nicht die Asche am Glimmen zu halten, sei der eigentliche Auftrag der Medizin, so sehr sie auch das Glimmen noch zu hüten habe. Am allerwenigsten sei es die Verhängung von Leiden und Erniedrigung, die nur der ungewünschten [Verzögerung] des Verlöschens diene. Wie sich, sagt er aber dann vorsichtig, solch ein Grundsatzbekenntnis in legal lebensfähige Praxis übersetzen läßt, ist sicher ein schwieriges Kapitel für sich, und wie gut wir unsere Sache dabei auch machen, so wird es ihrer Natur nach doch nicht ohne Zwielichtzonen abgehen, wo im Einzelfall drangvolle Entscheidungen zu treffen sind. Aber ist das Prinzip erst einmal bejaht, so besteht eine bessere Hoffnung, daß der Arzt wieder ein humaner Diener statt eines tyrannischen und seinerseits tyrannisierten Herren des Patienten wird. Und, so sagt er, so ist denn im Letzten der Begriff des Lebens und nicht der des Todes derjenige, der die Frage nach dem Recht zu sterben regiert. Wir sind zurückgebracht zum Anfang, wo wir das Recht zu leben als die Quelle aller Rechte befanden. Richtig und voll verstanden schließt es auch das Recht zu sterben ein. Dieses richtige und volle Verständnis von Leben, das Hans Jonas meint, hat er uns in seiner eindrucksvollen Vorlesung damals hier im Hause nahegebracht, und ich will Ihnen noch ein paar Zeilen aus dem Schluß dieses Vortrages vortragen, die in ganz besonderer Weise zeigen, wie er auch sehr persönlich eine Einstellung zu Leben [entwickelt hat] […].[50]

LITERATUR

Akademie für Ethik in der Medizin e.V. (AEM) (Hrsg.) (2011): 25 Jahre Akademie für Ethik in der Medizin e.V. Göttingen.

Behnken, H. (Hrsg.) (1991): Arztrolle und Arztsein. Wandlungsprozesse im Umgang mit Krankheit und Gesundheit. Loccumer Protokolle 7/90. Dokumentation einer Tagung der Evangelischen Akademie Loccum vom 1.-4. März 1990. Rehburg/Loccum.

Binding, K./Hoche, A. (1920): Die Freigabe der Vernichtung lebensunwerten Lebens. Ihr Maß und ihre Form. Leipzig.

Bockenheimer-Lucius, G./Thorn, P./Wendehorst, C. (Hrsg.) (2008): Umwege zum eigenen Kind. Ethische und rechtliche Herausforderungen an die Reproduktionsmedizin 30 Jahre nach Louise Brown. Göttinger Schriften zum Medizinrecht, Band 3. Göttingen.

Frewer, A. (1991): Ziele und Arbeitsgebiete des Studentenverband Ethik in der Medizin. In: Behnken (1991), S. 102–103.

Frewer, A. (Hrsg.) (1993): Ethik im Studium der Humanmedizin. Lehrsituation und Reformperspektive an deutschen Universitäten. Teil I. Erlangen, Jena.

Frewer, A. (Hrsg.) (1994): Ethik im Studium der Humanmedizin. Lehrsituation und Reformperspektive an deutschen Universitäten. Teil II. Erlangen, Jena.

Frewer, A. (Hrsg.) (1996): Zur ethischen Kultur der Humanmedizin. Erlanger Vorlesungen zur Ethik in der Medizin. Anthologie zum fünfjährigen Bestehen des Studentenverbandes Ethik in der Medizin. Erlanger Studien zur Ethik in der Medizin, Band 3, Erlangen, Jena.

50 Hier endete die Tonbandaufnahme der Vorlesung bzw. des Abendvortrags.

Frewer, A. (Hrsg.) (1998): Verantwortung für das Menschliche. Hans Jonas und die Ethik in der Medizin. Erlanger Studien zur Ethik in der Medizin, Band 6. Erlangen, Jena.
Frewer, A. (2000): Medizin und Moral in Weimarer Republik und Nationalsozialismus. Die Zeitschrift „Ethik" unter Emil Abderhalden. Frankfurt/M., New York.
Frewer, A. (2019a): Hans-Bernhard Wuermeling (1927–2019): Arzt – Rechtsmediziner – Gründungspräsident der „Akademie für Ethik in der Medizin". In: Ethik in der Medizin 31, 2 (2019), S. A8–A12.
Frewer, A. (Hrsg.) (2019b): Fallstudien zur Ethik in der Medizin. Beratungsbeispiele aus Ethikkomitees. FEM 1 (2019). Würzburg.
Frewer, A./Gress, M./Schäuble, B. (1990): Der Studentenverband Ethik in der Medizin (SEM). In: Ethik in der Medizin 2 (1990), S. 94–95.
Frewer, A./Oppitz U.-D. et al. (Hrsg.) (1999): Medizinverbrechen vor Gericht. Das Urteil im Nürnberger Ärzteprozeß gegen Karl Brandt und andere sowie aus dem Prozeß gegen Generalfeldmarschall Milch. Mit einem Beitrag von T. von Uexküll und einem Vorwort. Erlanger Studien zur Ethik in der Medizin, Band 7. Erlangen, Jena
Frewer, A./Rödel, C. (1992): Person und Ethik. Ethik im Studium der Humanmedizin. In: Ethik in der Medizin 4 (1992), S. 208–210.
Frewer, A./Rödel, C. (Hrsg.) (1993): Person und Ethik. Historische und systematische Aspekte zwischen medizinischer Anthropologie und Ethik. Erlanger Studien zur Ethik in der Medizin, Band 1. Erlangen, Jena.
Frewer, A./Rödel, C. (Hrsg.) (1994): Prognose und Ethik. Theorie und klinische Praxis eines Schlüsselbegriffs der Ethik in der Medizin. Erlanger Studien zur Ethik in der Medizin, Band 2. Erlangen, Jena.
Großmann, A. (Hrsg.) (2020): Rudolf Bultmann. Briefwechsel mit Hans Jonas 1928–1976. Mit einem Anhang anderer Zeugnisse. Tübingen.
Hoff, J./In der Schmitten, J. (Hrsg.) (1994): Wann ist der Mensch tot? Organverpflanzung und „Hirntod"-Kriterium. Reinbek bei Hamburg.
Jonas, H. (1985): Das Recht zu sterben. In: Scheidewege 14 (1984/85), S. 7–27.
Jonas, H. (1994): Brief an Hans-Bernhard Wuermeling. In: Hoff/In der Schmitten (1994), S. 21–27.
Pence, G. E. (2000): Classical cases in medical ethics. Accounts of cases that have shaped medical ethics, with philosophical, legal, and historical back-grounds. 3rd edition. Boston, Mass.
Quinlan, J./Quinlan, J. D. (1977): Karen Ann. The Quinlans Tell Their Story. New York.
Schauer, A. J./Schreiber, H.-L./Ryn, Z./Janusz, A. (Hrsg.) (2001): Ethics in Medicine. Göttingen.
Schlaudraff, U. (Hrsg.) (1987): Ethik in der Medizin. Berlin u.a.
Schlaudraff, U. (2006): „Nun gründen wir mal". Zur Vor- und Frühgeschichte der Akademie für Ethik in der Medizin. In: Ethik in der Medizin 18 (2006), S. 294–302.
Singer, P. (1994): Praktische Ethik. 1. Auflage 1979. Stuttgart.
Wellmer, H.-K. (2006): Die Akademie für Ethik in der Medizin unter der Präsidentschaft von Hans-Konrat Wellmer (1992–1998). In: Ethik in der Medizin 18 (2006), S. 302–305.
Wittwer, H./Schäfer, D./Frewer, A. (Hrsg.) (2010): Handbuch Sterben und Tod. Geschichte – Theorie – Ethik. 1. Auflage. Stuttgart.
Wuermeling, H.-B. (Hrsg.) (1988): Leben als Labormaterial? Zur Problematik der Embryonenforschung. Düsseldorf.
Wuermeling, H.-B. (1993): Sind Anfang und Ende der Person biologisch definierbar – oder wie sonst? In: Frewer/Rödel (1993), S. 101–110.
Wuermeling, H.-B. (1994a): Von der Prognose zur prädiktiven Medizin. In: Frewer/Rödel (1994), S. 73–77.
Wuermeling, H.-B. (1994b): Brain-death and pregnancy. Vgl. Pubmed.ncbi.nlm.nih.gov/7860009/.
Wuermeling, H.-B. (2001): Bioethics, Rooted in "Weltethos" or in Christian Culture? In: Schauer (2001), S. 17–22.
Wuermeling, H.-B. (2010): Abtreibung – rechtsmedizinisch. In: Wittwer et al. (2010), S. 297–299.

ETHISCHE PROBLEME AM LEBENSENDE GRENZFRAGEN VON STERBEN UND TOD IM WERK HANS-BERNHARD WUERMELINGS

Maria Rupprecht

EINLEITUNG

Die Themenfelder Tod und Sterben waren für Hans-Bernhard Wuermeling Zeit seines Lebens immer präsent und relevant. Nicht nur im Rahmen seiner beruflichen Tätigkeit als Rechtsmediziner, sondern auch als Medizinethiker war er mit komplexen und weitreichenden moralischen Grenzfragen am Ende des menschlichen Lebens konfrontiert. Schon deshalb war ihm ein sachlicher und angemessener Umgang mit dem Tod und den Verstorbenen wichtig. Dies zeigt sich beispielsweise darin, dass er auch seinen Kindern, vor allem den drei Söhnen, bereits früh zeigen wollte, wie relevant dieses Themenfeld ist und sie deshalb schon in deren Jugend zu seinen beruflichen Tätigkeiten (Obduktionen, Rechtsmedizin) mitnahm, um ihnen einen respektvollen und angebrachten Umgang mit diesem komplexen Gebiet zu vermitteln.[1] Schwerpunkte, mit denen er sich befasste, waren neben dem ärztlichen Berufsethos, Patientenverfügungen und Vorsorgevollmacht insbesondere Themen wie Hirntod[2] und Sterbehilfe.[2] Durch die rasante Entwicklung des medizinischen Fortschritts in den letzten Jahrzehnten und die immer weiter reichenden diagnostischen und therapeutischen Möglichkeiten sind Ärzt:innen zunehmend mit den neu entstandenen problematischen Fragestellungen in der Patientenversorgung konfrontiert. Wenn der Tod immer weiter hinausgezögert werden kann, wo sind dann die Grenzen zu setzen? Viele Menschen entwickeln deshalb Ängste vor einem „Kontrollverlust und dem „Ausgeliefertsein“ an „Apparatemedizin“ oder einen „anonymen Tod“. Wo sind die Grenzen des Lebens und vor allem wo befinden sich die Grenzen bei der Achtung der Menschenwürde am Ende eines Lebens?[3] Während in manchen Phasen der Geschichte religiöse, kulturelle und gesellschaftliche Normen vorgegeben und viele Situationen bereits dadurch vorentschieden waren, so lässt sich dies auf unsere heutige Zeit mit den immer komplexer werdenden Fragestellungen nicht mehr so einfach anwenden. Normen und Gesetze dienen zwar als Orientierungsrahmen, und die Autonomie des Patienten sowie die Abwendung von Schaden sind zentrale Ziele, jedoch gestaltet sich die Entscheidungsfindung bei

1 Interview mit Hanna-Barbara Gerl-Falkovitz (27.07.2020), Minute 7, 8 und 13.
2 Korzilius (2019).
3 Frewer/Winau (2002), S. 10.

Grenzfragen am Lebensende in jedem Einzelfall oftmals schwierig.[4] Es gibt sozusagen keine allgemeine Lösung, die auf jeden angewendet werden kann; man muss letztendlich jeden Fall individuell und separat prüfen.

MORALISCHE FRAGEN VON STERBEN UND TOD

Wie verhält sich die Medizin bei der Betreuung eines Patienten am Lebensende ethisch richtig? Wie kann das ärztliche Berufsethos im klinischen Alltag umgesetzt werden? Wie kann die Würde des Menschen bis zum Schluss gewahrt werden? Wie lange soll ein zu Ende gehendes menschliches Leben durch technische Geräte künstlich verlängert werden? Dürfen Apparate abgeschaltet und somit der Tod eines Patienten herbeigeführt werden? Und um noch konkreter zu werden: Wie verhält man sich ethisch gesehen korrekt bezüglich aktiver und passiver Sterbehilfe? Diese und viele weitere Fragen und Situationen sind Bestandteil ärztlichen Alltags. Zu vielen solcher Grenzfragen hat Hans-Bernhard Wuermeling substanziell Stellung bezogen. Grundsätzlich sei bei einer Entscheidungsfindung zu bedenken, dass der Wille von Patient:innen immer über dem ärztlichen Expertenwissen steht. Kann der eigene Wille nicht mehr geäußert werden, so gilt der unausgesprochene Wille des Patienten (zum Beispiel in Form einer Patientenverfügung), der ggf. auch durch Gespräche mit Nahestehenden eruiert werden kann. Zudem müsse man die individuelle Belastbarkeit des Patienten, die Zumutbarkeit medizinischer Eingriffe bzw. Therapie, die Verfügbarkeit therapeutischer Mittel und die Einstellung der menschlichen und gesellschaftlichen Umgebung miteinbeziehen.[5] Zum besseren Überblick[6] über das Wirken Wuermelings sind im Folgenden drei Tabellen und drei Statistiken eingefügt, die eine Übersicht über Veröffentlichungen, Vorlesungen und Vorträge zum Thema Lebensende geben. Die Daten wurden aus dem Nachlassmaterial gewonnen, das der Professur für Ethik in der Medizin der Friedrich-Alexander-Universität nach seinem Ableben vermacht wurde – diese Materialien haben jedoch keinen Anspruch auf Vollständigkeit. Wie in den Aufstellungen ersichtlich, war das Themenfeld Sterbehilfe über den gesamten Zeitraum seiner Tätigkeit immer wieder relevant und eines der Schwerpunkte des Rechtsmediziners. In den Vorträgen Wuermelings findet sich Material zu diesem Gebiet in jedem der letzten Jahrzehnte. Dies lag sicherlich auch an den gesetzlichen Anpassungen und Regelungen, die über die Jahre immer wieder erfolgten. Was die Veröffentlichungen (Buchbeiträge, Zeitungsartikel, Zeitschriftenbeiträge etc.) betrifft, so wird ersichtlich das vor allem Mitte der 1980er-, Mitte und Ende der 90er Jahre sowie vor allem von 2003 bis 2010 das Hauptaugenmerk und der Schwerpunkt Wuermelings bei diesem Thema lag. Er wurde auf diese Weise zu einem der Pioniere des Faches

4 Frewer/Winau (1997), S. 24–25.

5 Frewer/Winau (1997), S. 33.

6 Zahlreiche weitere Publikationen von und zu Hans Bernhard Wuermeling enthalten Themen zum Schwerpunkt Lebensende: Vgl. Wuermeling (o.J.a–c), (1979), (1987), (1991a/b), (1992a–c), (1993), (1994 a–c), (1995), (1996a/b), (1997a–d), (1999b), (2000), (2011), (2015), (2017), (2020a–c) sowie Jonas (1994), Pohl (2008), Schweidler (2011) und Schneider/Loetterle (2019).

Medizinethik, was im vorliegenden Beitrag in Bezug auf die Fragen am Lebensende punktuell beleuchtet werden soll.

EIN ÜBERBLICK ZU VORTRÄGEN, VORLESUNGEN UND VERÖFFENTLICHUNGEN WUERMELINGS ZUM LEBENSENDE

Tabelle 1: Publikationen von Wuermeling zum Themenfeld Lebensende (71)

Datum	Titel der Veröffentlichung	Kontext
1968	Juristische und medizinisch-naturwissenschaftliche Begriffsbildung und die Feststellung des Todeszeitpunktes	Sonderdruck Münchener medizinische Wochenschrift
1975	Euthanasie	Vortragsdokumentation zum 7. Freiburger Chirurgengespräch
1981	Die Begutachtung des Anästhesiezwischenfalls aus rechtsmedizinischer Sicht	perimed Fachbuch Verlagsgesellschaft, Manuskript zur Veröffentlichung
1983	Wissen Sie, was Sie tun? – Offener Brief an Buchhändler	Münchener medizinische Wochenschrift
1983	Ethik in der Medizin	Münchener medizinische Wochenschrift
1984	Gesetz und Recht zum ärztlichen Handeln bei Anfang und Ende des menschlichen Lebens	F. Schöningh Verlag, Manuskript zur Veröffentlichung
1984	Patiententestamente	Münchener medizinische Wochenschrift
1984	Ethische Gesichtspunkte zur Patientenverfügung	Münchener medizinische Wochenschrift
1984	Rechtliche Relevanz von Patientenverfügungen	Münchener medizinische Wochenschrift
1984	Verbindungen zum Euthanasie- und Suizidproblem	Münchener medizinische Wochenschrift
November 1984	Ärztliche Hilfeleistung bei Suizidanten – Der Bundesgerichtshof zum Krefelder Urteil	Zeitschrift für interdisziplinäre Fortbildung Nervenheilkunde
September 1985	Warum ärztliche Ethik jetzt gefragt ist	das neue Erlangen; Zeitschrift für Wissenschaft, Wirtschaft und kulturelles Leben
April 1986	Der sterbende Mensch – Zum rechtlichen Regelungsbedarf aus ärztlicher Sicht	Dokumentation der CDU-Bundesgeschäftsstelle
April 1988	Gefährliches Nachdenken über anenzephale Neugeborene als Organspender	Ärzteblatt Baden-Württemberg
Mai 1990	Nutzen-Risiko-Abwägung in der antibakteriellen Chemotherapie	Zeitschrift „Infection“
1991	Töten oder sterben lassen? Die Verantwortung des Arztes	Buchbeitrag in „Verantwortung für das menschliche Leben. […]“

		Schriften der Katholischen Akademie Bayern
1992	Sind Anfang und Ende der Person biologisch definierbar – oder wie sonst?	Buchreihe „Erlanger Studien zur Ethik in der Medizin“
17.10.1992	Das Kind in der toten Mutter – Ethische und rechtliche Überlegungen zu dem Fall an der Universitätsklinik Erlangen	Zeitungsartikel in Frankfurter Allgemeine Zeitung
November 1993	Überleben des Fötus bei hirntoter Mutter	Zeitschrift für ärztliche Fortbildung
05.11.1993	Der vollständige und endgültige Ausfall der Hirntätigkeit als Todeszeichen des Menschen – Anthropologischer Hintergrund	Deutsches Ärzteblatt
16.12.1994	Brain-death and pregnancy	Forensic Science international
16.12.1994	Brain-death as an anthropological or as a biological concept	Forensic Science international
19.08.1995	Menschen wollen in verzweifelten Situationen nicht am Leben gehalten werden – Der Erlanger Rechtsmediziner Hans-Bernhard Wuermeling zu den Schweizer Richtlinien für die Sterbehilfe/Anstoß für die Diskussion in Deutschland	Zeitungsartikel in Frankfurter Rundschau
06.12.1995	Medizinethik – zwischen Forschung und Konkretion	Dokumentation zur 1. Fachkonsultation der ev.-luth. Kirche in Bayern und der Ev. Akademie Tutzing, Fragen zur Medizinethik
September 1996	Töten oder Sterben lassen?	Ärzteblatt Baden-Württemberg
September 1996	Garantie eines Minimums an Menschenrechten – Der Entwurf der Menschenrechtskonventionen zur Biomedizin soll in Europa klare Grenzen setzen und bestimmte Menschenrechte garantieren	Zeitschrift Politische Ökologie
1997	Sicheres Kriterium	Zeitschriftenbeitrag in „Standpunkte. Das evangelische Magazin für Baden“
1997	Die Erosion schreitet voran	Zeitschriftenbeitrag in AGL Arbeitsgemeinschaft Lebensrecht, Presseschau
1997	Töten oder Sterbenlassen? Zur Frage der Patientenverfügung	Vortragsdokumentation in „Angermüller Gespräche Medizin – Ethik – Recht“
22.04.1997	Lebensverlängerung um jeden Preis? Die christliche Patientenverfügung	Menschenwürde – Markt und Management. Dokumentation zum Bundeskongress des Deutschen Evangelischen Verbandes für Altenarbeit
Mai 1997	Zuletzt ist der Arzt immer allein –	Zeitschriftenbeitrag in HNO-Information

	Nicht um jeden Preis behandeln, nicht alles verrechtlichen: Die Schweizer Richtlinien zur Sterbehilfe	
Juli 1997	Zur Utopie des ärztlichen Dienstes für die Gesundheit des einzelnen Menschen und des gesamten Volkes	Zeitschriftenbeitrag in Arbeitsmedizin, Sozialmedizin, Umweltmedizin
1997	Der Richtlinienentwurf der Bundesärztekammer zu ärztlicher Sterbebegleitung und den Grenzen zumutbarer Behandlung	Zeitschrift Ethik in der Medizin 9, 2 (1997), S. 91–99
01.08.1998	Vom Recht, am Sterben nicht gehindert zu werden	Zeitungsartikel in Die Tagespost
03.08.1998	Missverständlich	Zeitungsartikel in Die Welt
September 1998	Organtransplantation ethisch unbewältigt	Zeitschriftenbeitrag in Arzt und Wirtschaft
Oktober 1998	Die Grundsätze der Bundesärztekammer zur ärztlichen Sterbebegleitung	Hospiz-Rundbrief
24.11.1998	Todesgeilheit angefacht	Ärztezeitung
1999	Leben. Sterben. Euthanasie	Zeitschriftenbeitrag in dialog spezial. Dialog. Informationen zu Ehe und Familie
1999	Ars dimittendi	Zeitschriftenbeitrag in Imago Hominis
März 1999	Töten oder Sterbenlassen – Zwischen Euthanasie und Sterbebegleitung	Zeitschriftenbeitrag in Christophorus
10.09.1999	Gebotenes Sterbenlassen	Deutsches Ärzteblatt
09.10.1999	Verzicht auf Lebensverlängerung um jeden Preis	Zeitungsartikel in Die Tagespost
2000	Wann ist der Mensch tot? Der Sinn von sicheren Todeszeichen	Buchbeitrag in „Zum Umgang mit der Leiche in der Medizin"
2000	Selbstbestimmung bis zuletzt: Zur ökumenischen „Christlichen Patientenverfügung"	UNA SANCTA Zeitschrift für ökumenische Begegnungen
2001	Die Patientenverfügung und ihre Sicherung	Hospiz-Rundbrief
2001	Triage	Zeitschrift für medizinische Ethik
2003	Die Menschenwürde ist kein Scherzartikel	Zeitschriftenbeitrag in epd Dokumentation (Landesdienst Bayern) und „nachrichten [sic] der Evangelisch-Lutherischen Kirche in Bayern"
2003	Öffentliche Leichenöffnung	Bayerisches Ärzteblatt
2003	Patientenverfügung – Eigene Entscheidung, eigene Vorausentscheidung und Fremdentscheidung zur Frage: Weiterleben um jeden Preis?	Beiträge zu einer neuen Kultur von Leben und Sterben lassen, Vortragsdokumentation
16.08.2003	Im Durchschnitt 23 Minuten, todsicher	Zeitungsartikel in Die Tagespost

26.02.2004	Pflicht zu leben? Recht zu sterben?	Zeitungsartikel in Die Tagespost
20.04.2004	Autonomie am Lebensende nicht gesetzlich verordnen	Zeitungsartikel in Die Tagespost
28.08.2004	Das Leben danach. Zum Tod einer Philanthropin: Elisabeth Kübler-Ross	Zeitungsartikel in Die Tagespost
28.02.2006	Ärzte für das Leben, nicht für den Tod – Eine Podiumsdiskussion der Hanns-Seidel-Stiftung über die Schweizer Sterbehilfe-organisation EXIT	Zeitungsartikel in Die Tagespost
März 2006	Weswegen Euthanasie letztlich unsittlich ist	Beitrag in Caritas Fenster, Kath. Kirche Vorarlberg
23.12.2006	Nachdenken über eine Kultur des Lebens	Zeitungsartikel in Die Tagespost
07.04.2007	Versorgungsplan entschärft Patientenverfügung	Zeitungsartikel in Die Tagespost
Dezember 2007	Töten oder Sterbenlassen?	Zeitschriftenbeitrag in Sonntagsmatineen 2007, Vallendarer Schriften zur Ethik
04.03.2008	Das Leben bis zum Tod begleiten	Zeitungsartikel in Die Tagespost
04.10.2008	Bastler der Kultur des Todes	Zeitungsartikel in Die Tagespost
14.03.2009	„Nicht zum Sterben, sondern zum Leben helfen“	Zeitungsartikel in Die Tagespost
April 2009	Über Töten und Sterbenlassen	Zeitschrift für Lebensrecht
Mai 2010	Sterbehilfe und assistierter Suizid; Wird aus der „Kunst zu sterben“ die „Kunst sterben zu lassen?“	Zeitschriftenbeitrag in Psychotherapie und Seelsorge
16.07.2010	Finale Grenzziehung – eine Debatte über den Hirntod als Voraussetzung für die Transplantationsmedizin zwischen Ethik und Zweckmäßigkeit	Zeitungsartikel in Junge Freiheit [Wochenzeitung, Erstausgabe 1986, mittlerweile rechts-konservativ]
25.02.2012	Im Übergang vom Leben zum Tod – Zur Debatte um das Kriterium des Hirntodes	Zeitungsartikel in Die Tagespost
25.04.2014	Töten geht nicht mit Maß und Form – Debatte: Robert Spaemann und Bernd Wannenwetsch argumentieren gegen die Sterbehilfe	Zeitungsartikel in Junge Freiheit
10.08.2018	Fünf Minuten schneller zum Tod – Neue Richtlinien in der Schweizer Transplantationsmedizin sollen Spendenbereitschaft erhöhen	Zeitungsartikel in Junge Freiheit
unbekannt	Als wär‘s ein Stück von mir…	Zeitungsinterview in Die Woche
unbekannt	The patient‘s living will and the doctor‘s rights and duties	(unklar)

Diagramm 1: Statistik zu den Publikationen Wuermelings zum Thema Lebensende (71)

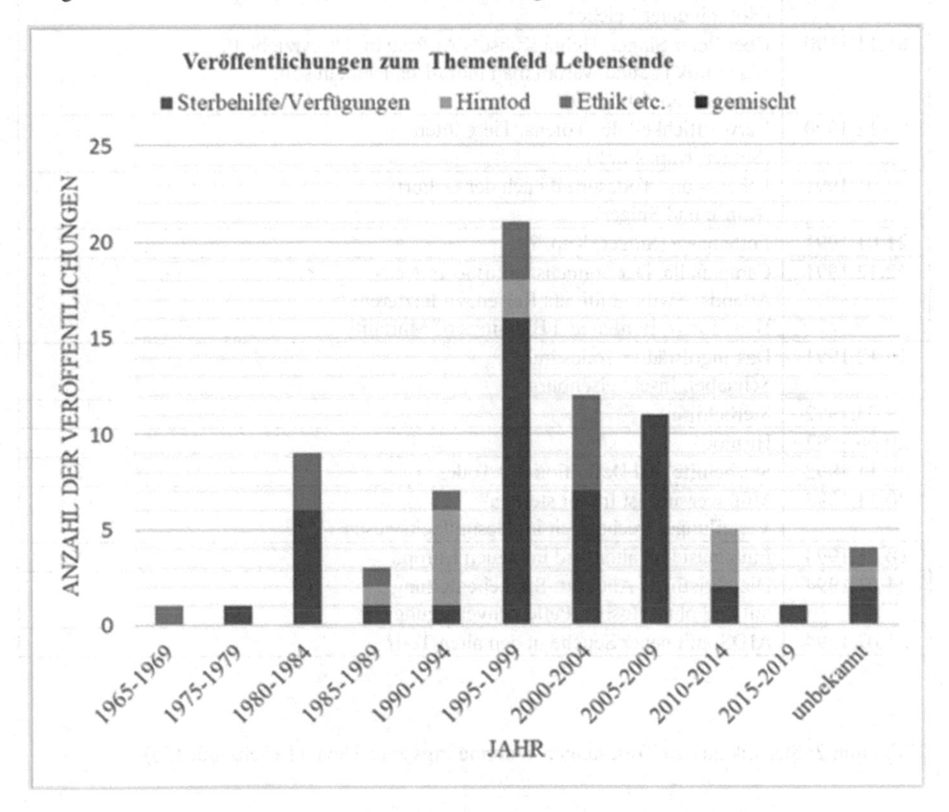

Tabelle 2: Vorlesungen von Wuermeling zum Themenfeld Lebensende (26)[7]

Datum	Titel in der Reihe „Ärztliche und Bioethik“
14.01.1980	Suicid
21.01.1980	Euthanasie
28.01.1980	Euthanasie I
04.02.1980	Euthanasie II
26.07.1982	Euthanasie – Attali
13.12.1982	DDR – Solidarität mit Behinderten und Sterbenden
10.01.1983	DDR – Tod und Suizid
07.05.1984	Sterben als Therapie – Hackethal
16.07.1984	Patiententestament
06.05.1985	Euthanasie in den Utopien
20.05.1985	Hoche und Binding
24.06.1985	„Ich klage an“ [NS-Film zur „Euthanasie“-Propaganda]

7 Hier muss darauf hingewiesen werden, dass die regulären Vorlesungen und Lehrveranstaltungen zur Rechtsmedizin, die natürlich Tod und Sterben in medizinischer Form berühren, nicht aufgenommen wurden, sondern nur Vorlesungen zum Thema „Ärztliche und Bioethik“.

12.08.1988	Sophokles, Antigone/Stefan Zweig, Amok (Not mit einer Leiche)
05.11.1990	Über Peter Singer. Helga Kuhse's Aufsatz im Dt. Ärzteblatt. Was Ethik ist, und warum man moralisch handeln soll. (Singer Kap. 1 und 10)
03.12.1990	Verwerflichkeit des Tötens. Tiere töten (Singer, Kap. 4 u. 5)
07.01.1991	Lebens- und Todesurteil nach der Geburt (Kuhse und Singer)
21.01.1991	Euthanasie (Singer, Kap. 7)
02.12.1991	Campanella, Der Sonnenstaat; Bacon, Neu-Atlantis; Swift, Gullivers Reisen, zu letzterem Hans Jonas, Burden and Blessings of Mortality
16.12.1991	Das Ingolstädter Todesgrab; Schnabel, Insel Felsenburg
18.05.1992	Sterbehilfe
29.06.1992	Hirntod
30.11.1992	Sterbehilfe und Definition des Todes
20.11.1993	Muß wer arm ist früher sterben? Verteilungsgerechtigkeit im Gesundheitswesen
10.01.1994	Euthanasie im alten und im neuen Europa
24.01.1994	Die christliche Antwort: Sterbebegleitung mit und ohne Hospiz, Patientenverfügung
21.02.1994	AIDS: mit neuer Seuche in den alten Tod?

Diagramm 2: Statistik zu den Vorlesungen Wuermelings zum Thema Lebensende (26)

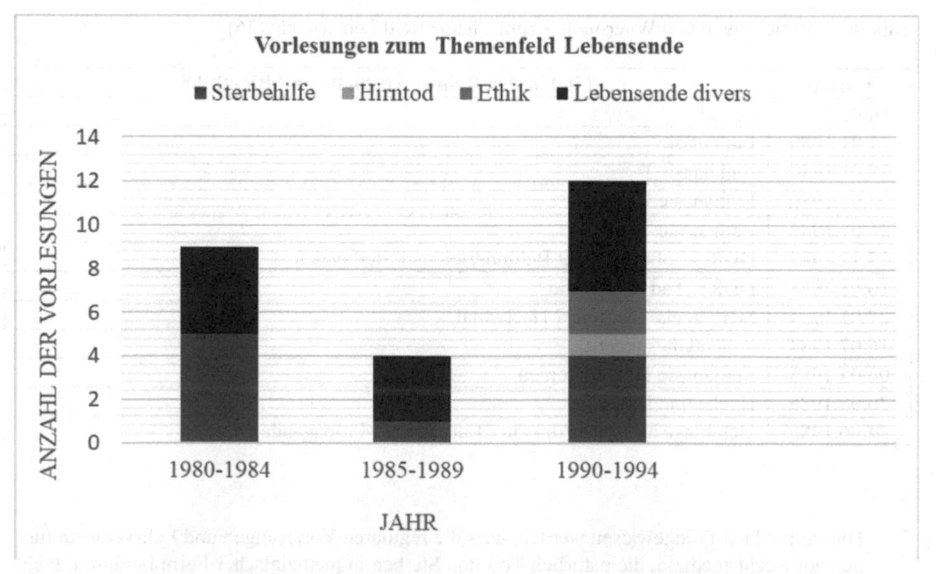

Tabelle 3: Vorträge von Hans-Bernhard Wuermeling zum Themenfeld Lebensende

Datum	Titel des Vortrags	Kontext
26.03.1982	Zur unterstellten Lebensverlängerung durch pflichtgemäßes Handeln beim Vorwurf der fahrlässigen Tötung durch Unterlassen	Vortrag zum 9. Treffen des Arbeitskreises Süddeutscher Rechtsmediziner in Stuttgart
07.10.1986	Drohende Einschränkung des Tötungsverbotes und ärztliche Ethik	Arbeitsgemeinschaft der Wissenschaftlichen Medizinischen Fachgesellschaften (AWMF) Delegiertenkonferenz
12.09.1989	Euthanasie – Aktive und passive Sterbehilfe	Therapiekongress in Karlsruhe
01.06.1991	Töten oder Sterbenlassen? Die Verantwortung des Arztes	Referat auf der Tagung „Verantwortung für das menschliche Leben" der Katholischen Akademie in Bayern (München)
27.07.1991	Das Gebot zu helfen und das Verbot zu töten	Rede anlässlich der Promotionsfeier an der Med. Fakultät (FAU)
31.01.1992	Sind Anfang und Ende der Person biologisch definierbar – oder wie sonst?	Vortrag bei den 1. Erlanger Studientagen zur Ethik in der Medizin
21.05.1992	Role of Ethics Committee in GCP, Ethics Committee View	Vortrag zum 6th Annual Symposium on Good Clinical Practice in Europe (München)
01.10.1993	[Sterbehilfe]	Ausarbeitung einer Tonbandaufnahme des Vortrages vom „Impulstag"
30.05.1997	Töten oder Sterbenlassen – zwischen Behandlungsabbruch und Euthanasie	Kurzfassung des Vortrages auf dem 29. KKV Hirschberg
30.10.1997	Lebensverlängerung bis zuletzt?	Dokumentation zur Beratungsfachtagung „Mut zum Sterben – Grenzlinien des Lebens zwischen Lebensrettung und Hilfe beim Sterben" (Münster)
05.12.1997	Rechtliche und ethische Aspekte der Organtransplantation	48. Nürnberger Fortbildungskongress der Bayerischen Landesärztekammer
11.02.1998	Xenotransplantation im Spiegel von Recht, Ethik und Psychologie	Dokumentation der TK-Fachtagung im Haus der Bayerischen Wirtschaft, Alternativen zur postmortalen Spende, München
21.11.1998	Herkömmliche medizinische Kriterien des Todes und Hirntod	Interdisziplinäre Tagung der Schwabenakademie Irsee
22.02.2000	Über das Recht, am Sterben nicht gehindert zu werden.	Schriftliche Ausarbeitung einer Tonbandaufnahme des Vortrags im Kloster Stiepel
14.12.2000	The new Incertainties about the Beginning and the End of Individual Human Life – their Reasons and how to Meet them	Vortrag am International Symposium „The medicalisation of life", Paris
Juli 2002	Hirntod, Behandlungsverzicht, Euthanasie	(unklar)

04.02.2004	Kann eine Verrechtlichung des Sterbens den Konflikt zwischen dem Willen des Patienten und der Verantwortung des Arztes lösen?	Kurzfassung des Vortrages vom Symposium Medizinischer Ethik in Koblenz
04.02.2004	Töten oder Sterbenlassen	Entwurf zum Vortrag beim Symposium Medizinische Ethik in Koblenz
19.01.2005	Sterbehilfe aktuell	Fortbildungsabend beim Ärztlichen Kreisverband und der Hospiz-Akademie Bamberg
08.08.2006	Jeder weiß, dass er sterben muss. Keiner weiß, wo, wie und wann er sterben wird. Überlegungen zum oft verdrängten Lebensende	Vortrag im Rahmen des Auditoriums Kloster Stiepel
03.11.2007	Heil und Heilung	(unklar) Ort: Parchim
20.07.2008	Welche Wachsamkeit erfordert der medizinische Fortschritt	(unklar) Ort: Bamberg
06.11.2008	Hirntote sind tot/ Braindead(s) are dead.	Konferenz „A gift for life. Consideration on organ donation“ in Rom
12.02.2010	Fragen um Sexualität und Tod. Bioethik und Religionsphilosophie im Gespräch	Vortragswochenende zusammen mit Hanna-Barbara Gerl-Falkovitz im Kloster Weltenburg
02.12.2011	Setz die Neurobiologie die Willensfreiheit außer Kraft – oder sind wir noch frei?	Vortragswochenende zusammen mit Hanna-Barbara Gerl-Falkovitz im Kloster Weltenburg
14.05.2012	Der „wahre“ Tod des Menschen ist unerkennbar. Warum Herz- ebenso wie Hirntod vernünftige Konventionen sind	(unklar) Ort: Losinji (kroatische Insel an der nördlichen Adria)
06.12.2013	Tod – und was kommt danach? Antworten von Religionen und Kulturen	Vortragswochenende zusammen mit Hanna-Barbara Gerl-Falkovitz im Kloster Weltenburg
15.11.2014	[Sterbehilfe]	Fachtagung KÄAD und Ethikinstitut an der Hochschule Vallendar zum Thema „Selbstbestimmung am Lebensende“
12.12.2014	Identität: Der Weg von mir zu mir. Aus rechtsmedizinischer, bioethischer und philosophischer Sicht	Vortragswochenende zusammen mit Hanna-Barbara Gerl-Falkovitz im Kloster Weltenburg
13.01.2017	Brennpunkt Sexualität	Vortragswochenende zusammen mit Hanna-Barbara Gerl-Falkovitz im Kloster Weltenburg
(unbekannt)	Eine Patientenverfügung für Christen? – Zum Abbau von Ängsten bei Patienten, Ärzten und Pflegekräften	(unklar) Ort: Augsburg
(unbekannt)	[Hirntod]	(unklar)

Diagramm 3: Statistik zu den Vorträgen Wuermelings zum Thema Lebensende (32)

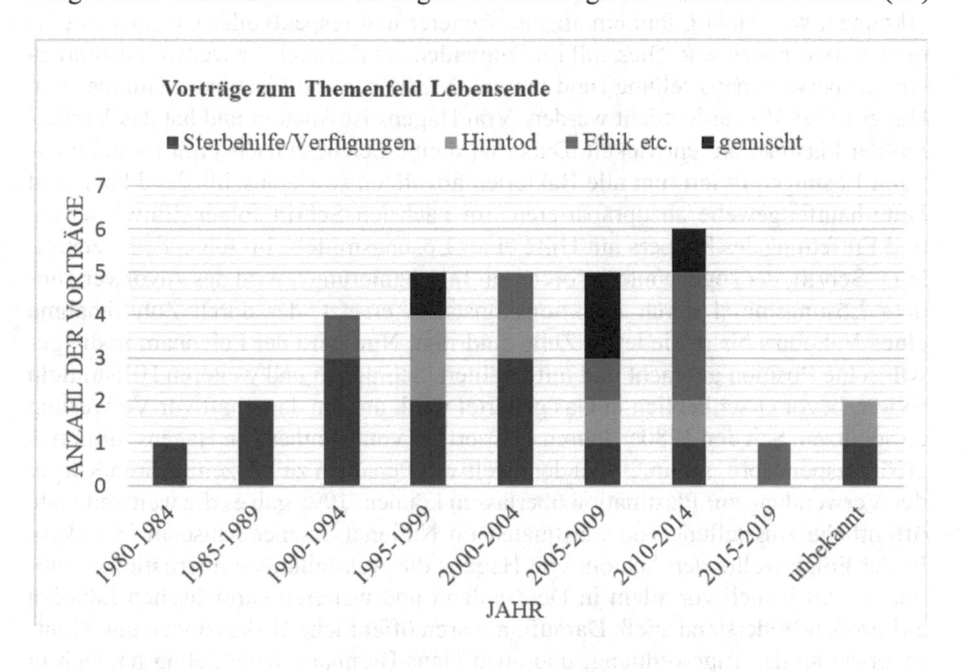

In den folgenden Abschnitten werden nun exemplarisch aus dem sehr großen Feld von ethischen Grenzfragen am Lebensende die Einstellung Hans-Bernhard Wuermelings in Bezug auf das ärztliche Berufsethos und die Wahrung der Menschenwürde dargestellt sowie seine Positionen in Bezug auf einzelne Entwicklungen der letzten 40 Jahre aus dem Themenfeld Sterbehilfe.

MENSCHENWÜRDE UND PIETÄT – IM LEBEN UND AUCH NACH DEM TOD

Ist der Tod eines Menschen eingetreten, so stellt sich die Frage, wie man mit der Leiche eines Verstorbenen umgehen sollte. Laut dem bayerischen Bestattungsgesetz muss eine Leiche nach maximal 96 Stunden bestattet oder auf den Weg dorthin gebracht werden.[8] Durch solche Verordnungen sind vor allem die rechtlichen und hygienischen Fragestellungen beantwortet – doch wie sieht es mit der Menschenwürde und dem angemessenen Umgang mit Verstorbenen aus? Ist eine Leiche nur die fleischliche Hülle eines entschwundenen Menschen oder gebührt auch ihr ähnlicher Respekt, der einem Lebenden entgegengebracht werden sollte? Wie zu so vielen schwierigen und komplexen Themen bezog hier Hans-Bernhard Wuermeling Stellung. Nicht nur im beruflichen Umgang mit Leichen oder in der Art und Weise,

8 Bayerische Staatskanzlei (2021).

wie er beispielsweise seine Kinder an dieses Thema herangeführt hat, kann man erkennen, wie wichtig ihm ein angemessenerer und respektvoller Umgang mit einem Verstorbenen war. Dies soll im Folgenden am Beispiel der weltweit diskutierten Körperweltenausstellung rund um den Mediziner und Plastinator Gunther von Hagens (*1945) verdeutlicht werden. Von Hagens ist Anatom und hat das Verfahren der Plastination[9] entwickelt. Dabei wird eine Leiche zunächst mit formalinhaltigen Lösungen fixiert, um alle Bakterien abzutöten sowie anschließend Haut und Unterhautfettgewebe abzupräparieren. Im nächsten Schritt folgen Entwässerung und Entfettung des Körpers mit Hilfe eines Lösungsmittels. Im folgenden – zentralen – Schritt, der sogenannten „forcierten Imprägnierung", wird das zuvor verwendete Lösungsmittel durch Reaktionskunststoff ersetzt, der durch Zuhilfenahme eines Vakuums bis in die letzte Zelle eindringt. Nun wird der Leichnam in die gewünschte Position gebracht und mit Drähten, Schrauben und weiteren Hilfsmitteln fixiert, bevor er schließlich in Gas gehärtet wird, um ihn dauerhaft vor Verwesung zu schützen. Seit den 1980er Jahren existiert ein von Gunther von Hagens initiiertes „Körperspendeprogramm",[10] bei dem weltweit Personen zu Lebzeiten ihren Körper der Verwendung zur Plastination überlassen können. 1995 gab es die weltweit erste öffentliche Ausstellung von Plastinaten im National Science Museum in Tokyo. In der Folge wollte der Anatom von Hagens die Ausstellungen international etablieren, was jedoch vor allem in Deutschland und weiteren europäischen Ländern auf großen Widerstand stieß. Daraufhin waren öffentliche Diskussionen und Kontroversen an der Tagesordnung, und auch Hans-Bernhard Wuermeling hat sich in mindestens drei Artikeln[11] und öffentlichen Auftritten zu diesem Vorhaben geäußert. Konkret ging es um den Plan des Anatomen, Anfang 2003 im Rahmen seiner Körperweltenausstellung eine öffentliche Sektion in München durchführen zu wollen. Nachdem dies bereits drei Monate vorher, unter größeren öffentlichen Kontroversen und Diskussionen, in London stattgefunden hatte, waren die Gemüter bereits mehr als erhitzt.[12] Nicht nur die breite Öffentlichkeit, sondern auch Fachkollegen und Vertreter des britischen Ärztebundes kritisierten das Vorgehen scharf. Nichtsdestotrotz befand sich Gunther von Hagens auf dem Vormarsch, damit der Allgemeinbevölkerung Zugang zu medizinischem Wissen ermöglicht werden konnte. Um das drohende Vorhaben zu verhindern, äußerten sich deutschlandweit sowohl Politiker, Personen der Kirche als auch Vertreter der Ärzteschaft und verurteilten die Ausstellung und öffentliche Sektionen, mit der Begründung, dass damit nicht nur die Totenruhe gestört, sondern auch Pietät und Menschenwürde verletzt würden. Unter anderem im Deutschen Ärzteblatt äußerte sich Hans-Bernhard Wuermeling zu den Ereignissen, die in Deutschland geplant waren. Zunächst betonte er, dass es bereits seit der Antike menschlicher Brauch sei, die Verstorbenen nach deren Ableben zu bestatten. Es gebe weltweit zahlreiche Beispiele für eine solche

9 Körperwelten (2019).
10 Körperwelten (2020).
11 U.a. „Die Menschenwürde ist kein Scherzartikel" in epd/Landesdienst Bayern und „Öffentliche Leichenöffnungen" im Bayerischen Ärzteblatt. Vgl. Wuermeling (2003a) und (2003b).
12 Rehder (2002).

durchgeführte Totensorge, unter anderem die Pyramiden mit den Grabanlagen im Alten Ägypten oder die Grabanlagen am Ölberg in Jerusalem u.v.m. Daneben sei die Bestattung der Toten auch ein christliches Werk der Barmherzigkeit. Überdies werde die postmortale Betreuung auch heute noch durch die Kriegsgräberfürsorge ersichtlich. Durch die damals bevorstehenden Ereignisse und das neu geplante Bestattungsgesetz, mit dem jeder in der Lage sein sollte mit seiner Leiche oder der eines Angehörigen, relativ nach Belieben zu verfahren, sah Wuermeling den differenzierten kulturellen und ethischen Umgang mit dem Tod schwinden.[13] Er forderte eine aktive Auseinandersetzung mit diesem von ihm bezeichneten „Spektakel“ und „Leichentheater“ sowie eine kritische Betrachtung der finanziellen Bereicherung von Hagens. Dieser verteidigte sich und bekundete, sein Geld angeblich ausschließlich für weitere Forschung und neue Plastinationszentren zu verwenden und nicht selbst daran zu verdienen.[14] Relevanter sei laut Wuermeling jedoch der Umgang mit den guten Sitten. In der Regel sollte jeder Mensch eine gewisse Scheu vor dem Tod empfinden,[15] die scheinbar überwunden sei, sobald man sich an einer Leiche zu schaffen mache. Vor allem aber die Menschenwürde dürfe auch nach dem Tod nicht missachtet werden, da eine Leiche nicht nur die leblose und fleischliche Hülle eines entseelten Körpers darstelle, sondern sie vielmehr die Grundlage eines vergangenen persönlichen Daseins abbilde. Schon allein aus diesem Grund erhalte die menschliche Leiche eine Sonderstellung, durch die sie eine angemessene Bestattung verdiene.[16] Auch wurde die Zustimmung der zu Lebzeiten beschlossenen Körperspende kritisiert. Zwar sei die Befürwortung der Spender eine notwendige und zwingende Voraussetzung, jedoch reiche diese für eine derart ethisch weitreichende Entscheidung nicht aus. Der Rechtsmediziner begründete dies damit, dass ein einzelner Mensch nicht über eine Behandlung verfügen könne, die eine Wirkung auf die übrige Menschheit hätte. Die Verfügung eines Einzelnen dürfe keinen Vorrang vor geltenden Gesetzen und Verordnungen haben. Des Weiteren beschrieb Wuermeling hierbei auch die Diskrepanz zwischen einer öffentlichen Zurschaustellung einer Leiche, wie bei von Hagens, und dem entgegengesetzt einer Leichenöffnung bzw. anatomischen Zergliederung im Rahmen von polizeilichen und gerichtlichen Untersuchungen sowie der pathologisch-anatomischen Lehre. Als entscheidendes Kriterium nannte er hierbei die Öffentlichkeit. Während bei von Hagens Ausstellung die Menschenwürde missachtet und der finanzielle Aspekt überbewertet werde, finde bei wissenschaftlichen und polizeilichen Leichenöffnungen die Untersuchung stets im geschützten Raum statt. Hierbei werde nicht nur die Menschenwürde geachtet, sondern es gelten zudem gute und schwerwiegende Gründe, die ein solches Vorgehen rechtfertigen: Forschung und Lehre, Verbrechensaufklärung, Seuchenprophylaxe, Organtransplantation. Durch den geschützten Raum und die nötige Diskretion zeige der Arzt Respekt vor dem Verstorbenen und erkenne die

13 Wuermeling (2003a), S. 10.
14 Wuermeling (2003b), S. 43.
15 Wuermeling (2003a), S. 11.
16 Ebd., S. 11.

Sonderstellung menschlicher Überreste an.[17] Zudem berief sich Wuermeling nicht nur auf den hippokratischen Eid, sondern auch auf die geltende Vorschrift der ärztlichen Berufsordnung, die es verbiete, ärztliche Handlungen in Gegenwart von nicht-ärztlichen Personen vorzunehmen. Vereinfacht gesagt, gehöre eine solche Leichenöffnung nicht zum Berufsbild eines Arztes und verstoße gegen das ärztliche Berufsethos. Auch weitere Argumente Gunther von Hagens betrachtete der Rechtsmediziner und Medizinethiker kritisch. Dabei wurde etwa gesagt, die Wissenschaft solle demokratischer werden und die allgemeine Öffentlichkeit durch solche Ausstellungen ihr Recht auf Information verwirklicht sehen. Dem entgegen stehe die schon jetzt freie Zugänglichkeit unzähliger Lehrbücher, mit denen jeder nach seinen Bedürfnissen seinen Bedarf an Wissen stillen kann, was öffentliche Leichenöffnungen überflüssig mache. Auch das weitere Argument des Plastinators, dass bereits früher öffentliche Leichenöffnungen vorgenommen wurden, wollte Wuermeling nicht gelten lassen. So seien in der Vergangenheit nur öffentliche Sektionen an Verbrechern durchgeführt worden, um die allgemeine Bevölkerung abzuschrecken und um wenigstens durch den Tod eines Straffälligen noch etwas Positives zu erreichen, da er schon zu Lebezeiten nur nachteilig für die Bevölkerung gewesen sei.[18]Auch wenn es in den vergangenen 20 Jahren weiterhin starke Kritik von verschiedenen Seiten an den öffentlichen Ausstellungen und Leichenöffnungen von Hagens gab, so hat er seine Arbeit und Leidenschaft international etablieren können. Dieses Beispiel und die vielen verschiedenen komplexen beruflichen Situationen, die sich im ärztlichen Alltag ergeben, zeigen deutlich, wie wichtig Hans-Bernhard Wuermeling ein angemessener Umgang mit lebenden und auch den bereits verstorbenen Patienten war.

STERBEHILFE
ZUR GESCHICHTLICHEN ENTWICKLUNG DER EUTHANASIE

Die Themen Sterbebegleitung und Sterbehilfe sind Probleme und Fragen, die nicht erst in jüngster Zeit entstanden sind, sondern über die es bereits seit dem Altertum zahlreiche Beispiele und seit der Neuzeit immer mehr Publikationen gab.[19] Auch die aktive Euthanasie, also die gezielte Lebensverkürzung bei Todkranken und Sterbenden, wird bereits seit der Antike thematisiert. Dies mag überraschen, da in der Frühen Neuzeit die Lebenserwartung niedrig war, was jedoch auf die hohe Sterblichkeit im Säuglings- und Kleinkindesalter zurückzuführen ist. Wer damals das Erwachsenenalter erreicht hatte, der hatte auch gute Chancen etwa 50–60 Jahre alt zu werden. Im Gegensatz zur heutigen modernen und fortschrittlichen Medizin mit ihren zahlreichen Therapiemöglichkeiten, war die Behandlung im Mittelalter bis in die Moderne von enormen ethischen und praktischen Herausforderungen geprägt.[20]

17 Ebd., S.12.
18 Wuermeling (2003b), S. 43.
19 Vgl. Stolberg (2007), U.a. „Cura palliativa“ oder „De mortis cura“ bei Detharding (1723).
20 Bundesärztekammer (2018), S. A 2164. Zur historischen Entwicklung Wittwer et al. (2020).

Das Ausmaß des körperlichen Verfalls, die zum Teil massive äußerliche Entstellung und unter Umständen schwerste Schmerzen und Krämpfe, bei Krebserkrankungen, Schwindsucht[21] oder ähnlich schweren Krankheitsbildern konnten durch die damaligen Mediziner:innen kaum wesentlich beeinflusst werden. Um dem entgegenzuwirken, entwickelten sich seit dem 17. Jahrhundert detaillierte Ratschläge, wie die Qualen der Sterbenden mit palliativen Mitteln gelindert werden könnten. Bei der Wassersucht (vermutlich durch Herz-, Leber- oder Niereninsuffizienz verursacht) wendete man Aderlässe (Entnahme von Blut) oder eine Parazentese an (Ableitung von Körperflüssigkeiten). Gegen Schmerzen, Krämpfe und Atemnot wurden verschiedene Kräuter eingesetzt (Stechapfel, Bilsenkraut etc.). Wichtigste Substanz war damals schon das Opium, welches dem Kranken wenigstens etwas Linderung und Schlaf verschaffte. An der Wende zum 19. Jahrhundert erreichte das Interesse an der palliativen Behandlung Sterbender seinen Höhepunkt. Zahlreiche Dissertationen rund um dieses Thema entstanden in den nächsten Jahrzehnten.[22] Schwerpunkt lag nun vielmehr auf den pflegerischen, emotionalen und seelischen Bedürfnissen der Todkranken, wie der Lagerung, der Gestaltung des Krankenzimmers, der Befeuchtung der trockenen Schleimhäute und der Bedeutung von Gesprächen und körperlicher Berührung. Nichtsdestotrotz fiel es manchen Ärzt:innen schwer, kurative Bestrebungen einzustellen und nur noch eine palliative Behandlung durchzuführen. Es wurde teilweise bis kurz vor dem Tod weiterhin versucht, dem tödlichen Krankheitsverlauf doch noch die entscheidende Wendung zu geben. Deshalb vermieden es damalige Mediziner:innen, selbst wenn der Tod schon absehbar war, den Geistlichen das Feld zu überlassen. Da nach dem damaligen ärztlichen Verständnis stets alles tun musste, um menschliches Leben zu erhalten und zu verlängern, wurden nicht selten drastische Maßnahmen (Aderlässe, Anwendung von starken Arzneimitteln wie Kampfer, etc.) ergriffen, um ein dahinschwindendes Leben zu erhalten.[23] Schon damals wurden Stimmen laut, die durch die ergriffenen Heilungsversuche vor einem „schlechten" Tod (Dysthanasie, Kakothanasie) mahnten, anstelle eines „guten" Todes (Euthanasie).[24] Am Ende des 19. und Anfang des 20. Jahrhunderts war das ärztliche Interesse auf die revolutionären Entdeckungen und Entwicklungen in der Medizin gerichtet. Durch die Fortschritte, die unter anderem in der Bakteriologie, der Anästhesie, der Asepsis, in der Entwicklung neuer Medikamente und auch in der Diagnostik (insbesondere Röntgenstrahlung) gemacht wurden, hielten die Mediziner nun noch mehr an einer kurativen Behandlung bis zum Lebensende fest. Die geschah oft zum Leidwesen der Patienten und Angehörigen.[25] Ab der Mitte des 20. Jahrhunderts veränderte sich die Einstellung zum

21 Schwindsucht (Tuberkulose); diese bakterielle Infektionskrankheit, die vorwiegend die Lunge befällt, jedoch auch andere Organe betreffen kann, war früher weit verbreitet.

22 Zur Geschichte der Palliativmedizin Stolberg (2011). Siehe auch Klohss (1835) mit dem Werk „Die Euthanasie oder die Kunst den Tod zu erleichtern".

23 Bundesärztekammer (2018), S. A 2166.

24 Vgl. „Kakothanasie" bei Hennemann (1830).

25 Vgl. „Sterben…ich bitte darum!" von Nassauer (1911).

Thema Sterbehilfe durch weitreichende Forschungen in diesem Gebiet durch Elisabeth Kübler-Ross,[26] Cicely Saunders[27] und einige weitere Pioniere, die den Hospiz-Gedanken vorantrieben und der modernen Palliativmedizin zum Aufstieg verhalfen. Doch selbst wenn die Leidensminderung ab einem bestimmten Punkt des Krankheitsverlaufes als vorrangig galt, so stellte sich doch schon bald auch die Frage, ob Leiden und damit auch das Leben in einem solchen Falle bewusst verkürzt werden darf. Die ärztlichen Pflichtenlehren und auch der seit hunderten von Jahren existierende hippokratische Eid[28] behandelten dieses Thema, wenn überhaupt, nur entfernt. Dennoch widersprach eine gezielte Lebensverkürzung dem christlichen Tötungsverbot und auch dem genannten Eid. Auch wenn die Haltung der Mediziner zur damaligen Zeit gegen Sterbehilfe sprach, so waren in der allgemeinen Bevölkerung durchaus Praktiken bekannt, die das Leben eines Sterbenden verkürzten. Beispielsweise war es gängige Praxis, dem Kranken das Kissen unter Kopf und Rücken wegzuziehen, um diesen abrupt in eine horizontale Lage zu bringen. Dadurch sollte der Todeskampf („Agonie"), wenn sich die Seele nicht vom Körper trennen wollte, beschleunigt werden. Auf diesem Weg sollte die Seele zum vorbestimmten Zeitpunkt den Weg ins Jenseits finden.[29] Doch auch die Einstellung der Ärzteschaft und der Wandel im ärztlichen Ethos erfolgten im ausgehenden 18. Jahrhundert, weil im Zeitalter der Empfindsamkeit die Aufwertung von Empathie und Mitleid mit den körperlichen Qualen von Mitmenschen und Tieren mehr im Fokus lag. Deshalb war es zunehmend von Interesse, dass einer dem Tode geweihten Person eine gute medizinische Behandlung zugänglich war. Im Jahre 1800 erklärte erstmals ein Arzt[30] öffentlich, dass es in bestimmten Fällen moralisch gerechtfertigt sei, „das Leben eines Sterbenden mit einer erhöhten Dosis Opium zum Verlöschen zu bringen".[31] Damit repräsentierte Kortum zur damaligen Zeit lediglich eine Minderheit von Ärzten, die eine solche Einstellung teilten. Christoph Wilhelm Hufeland,[32] damals der einflussreichste Vertreter der deutschen Ärzteschaft, stellte sich energisch gegen eine solche Einstellung. „Der Arzt", so warnte er, „werde zum gefährlichsten Mann im Staate, wenn er sich anmaße, über Wert und Unwert von Menschenleben zu entscheiden."[33] Auch wenn seit Ende des 19. Jahrhunderts eine breite Diskussion über die „freiwillige Euthanasie" (Tötung auf

26 Psychiaterin und Thanatologin, die sich mit dem Tod und dem Umgang mit Trauer sowie mit Nahtoderfahrungen befasst hat und eine der Begründer:innen moderner Sterbeforschung ist.

27 Saunders war eine englische Krankenschwester, Sozialarbeiterin und Ärztin. Sie ist die Begründerin sowohl der modernen Hospizbewegung als auch Pionierin von Palliative Care.

28 Der sogenannte Eid des Hippokrates, benannt nach dem griechischen Arzt Hippokrates von Kos (ca. 460–370 v.Chr.), ist ein ursprünglich in griechischer Sprache verfasstes Arztgelöbnis und gilt als erste grundlegende Formulierung einer ärztlichen Ethik. Die Urheberschaft des Eides ist ungeklärt.

29 Bundesärztekammer (2018), S. A2167.

30 Carl G. Theodor Kortum (1765–1847).

31 Bundesärztekammer (2018), S. A2167.

32 Christoph Wilhelm Hufeland (1762–1836) war ein Berliner Mediziner, königlicher Leibarzt und Sozialhygieniker.

33 Bundesärztekammer (2018), S. A2167.

Verlangen) einsetzte, so ist dieses Spannungsfeld zwischen Forderung nach Linderung und Sterbehilfe einerseits und ärztlichem Ethos für den Lebensschutz andererseits trotz tiefgreifender kultureller und politischer Veränderungen der letzten zwei Jahrhunderte bis in die Gegenwart weiterhin aktuell.

POSITIONEN WUERMELINGS IN DEN DEBATTEN ZUM THEMA STERBEHILFE

Seit 1979 veröffentlicht die Bundesärztekammer „Richtlinien", ab 2004 „Grundsätze" genannt, zur ärztlichen Sterbebegleitung. Diese werden entsprechend den Entwicklungen in der Medizin (z. B. Palliativmedizin) und in der Rechtsprechung in unregelmäßigen Abständen überarbeitet. Die in Deutschland geltenden Grundsätze wurden damals von den Schweizer Richtlinien der Schweizer Akademie der Medizinischen Wissenschaften fast wörtlich übernommen.[34] Diese besagten, dass es zu den Pflichten eines Arztes gehöre, einen Patienten nicht nur kurativ mit allen Möglichkeiten zu behandeln, sondern ebenso Leiden zu lindern und einem Sterbenden bis zu seinem Tode zu helfen. Dabei seien Behandlung, Beistand und Pflege entscheidend. Die Versorgung betreffend sei nach angemessener Aufklärung der Wille des urteilsfähigen Patienten zu respektieren, auch wenn er sich nicht mit der Empfehlung des Arztes decke. Beim urteilsunfähigen Patienten sei im Interesse des Kranken zu handeln, wobei der mutmaßliche Wille zu berücksichtigen sei. Dieser könne durch Angehörige oder durch einen bestellten Pfleger in Erfahrung gebracht werden. Die letzte Entscheidung liege jedoch noch immer bei der behandelnden Medizin. Bestehe Aussicht auf Besserung, so sollten Maßnahmen zur Heilung und Linderung angewandt werden. Bei infauster Prognose oder irreversiblem Verlauf solle der Arzt oder die Ärztin lediglich die Beschwerden des Kranken lindern. Hierbei seien sie aber nicht verpflichtet, alle lebensverlängernden therapeutischen Möglichkeiten einzusetzen. Zudem solle die behandelnde Medizin dem Betroffenen auch menschlich bis zum Schluss beistehen. Ebenso habe der Sterbende auch Anspruch auf die den Umständen entsprechende pflegerische Versorgung. Im Rahmen dessen solle der Kranke menschenwürdig untergebracht und betreut werden.[35]

1995 wurden die Richtlinien dann zum ersten Mal von der Schweizer Akademie erneuert und dienten abermals als Vorlage für Deutschland. In einem Interview mit der Frankfurter Rundschau vom August 1995 berichtete Hans-Bernhard Wuermeling von den Auswirkungen der Grundsätze auf die Diskussionen zu diesem Thema in Deutschland.[36] Die Schweiz sei erneut ein Vorbild für die Bewegung und Anstoß für die Debatten in unserem Land, so der Rechtmediziner. Die Ängste der Menschen vor einer defensiven Medizin, die primär auf Lebenserhalt und weniger auf Lebensqualität achten würde, seien zunehmend stärker, weshalb eine Anpas-

34 Bundesärztekammer (1979), S. 957.
35 Bundesärztekammer (1979).
36 Interview mit Hans-Bernhard Wuermeling (1995b).

sung der Vorgaben in Richtung einer klareren Stellung, vor allem zur aktiven Sterbehilfe, erforderlich sei. Menschen wollen, laut Wuermeling, in verzweifelten Situationen nicht am Leben gehalten werden, was die zunehmende Verwendung von Patientenverfügungen zeige. Eine entscheidende Neuerung der Schweizer Richtlinien war, dass sie nicht mehr allein für sterbende Patienten, sondern auch für jene gelte, die sich aufgrund zentraler Ausfälle im Gehirn in einem Zustand langanhaltender Bewusstlosigkeit befänden und auf Beatmung, künstliche Ernährung und dauerhafte Pflege angewiesen seien. Somit könne, laut den Vorgaben und einem Urteil des Bundesgerichtshofes im sogenannten „Kemptener Prozess",[37] ein Behandlungsabbruch auch schon vor dem Sterben vorgenommen werden. Dies treffe für den Fall zu, wenn feststehe, dass eine begonnene künstliche Beatmung oder Ernährung unverhältnismäßig sei. Im Rahmen des damaligen Interviews wies Wuermeling auch deutlich auf die emotional schwierigen Situationen hin, in denen das Einstellen einer bereits laufenden Therapie zu Verhungern und Verdursten der Patienten führen könne. Zwar würden die Kranken dies aufgrund der Bewusstlosigkeit nicht mitbekommen, jedoch stelle dies primär ein ethisches Problem für ärztliches Handeln und die Angehörigen dar. Liege kein Patient:innenwille vor oder könne der Kranke diesen auch nicht mehr äußern, so müsse die Ärztin bzw. der Arzt allein entsprechend der Diagnose und mutmaßlichen Prognose sowie durch Einbeziehen der nächsten Angehörigen eine Entscheidung im Sinne des Kranken treffen. Die Intensität und Schwere der Eingriffe und Anstrengungen am Kranken sollten nämlich dem zu erwartenden Erfolg und der Lebenserwartung des Patienten in einem vertretbaren Verhältnis gegenüberstehen. Alles was an „Quälerei" grenze, so der Rechtsmediziner und Ethiker, sei unverhältnismäßig. Verhindere man durch solche Richtlinien und Gesetze Patientenleid, wie im bereits genannten „Kemptener Fall", so werde auch die Furcht der Menschen vor sinnlosen Maßnahmen zur Lebenserhaltung geringer. 1997 legte der Vorstand der Bundesärztekammer, bereits zwei Jahre nach der letzten Fortschreibung der Vorgaben, einen neuen Entwurf einer „Richtlinie der Bundesärztekammer zur ärztlichen Sterbebegleitung und den Grenzen zumutbarer Behandlung"[38] vor. In einem Kommentar äußerte sich Wuermeling zu den relevanten Neuerungen.[39] Die Kernaussage der früheren Texte habe sich nicht geändert, nämlich dass der Arzt auch dem Sterbenden verpflichtet sei, und diese Verpflichtung keineswegs darin bestehe, Leben um jeden Preis zu erhalten, sondern in anderer Weise Behandlung, Beistand und Pflege verlange. Man müsse sich zunehmend mit der Frage der Euthanasie beschäftigen – diese finde immer mehr Akzeptanz, vor allem durch die im benachbarten Holland durchgeführten Tötungen auf Verlangen, die einerseits durch das Einhalten von Formvorschriften und andererseits durch eine gewisse Ratlosigkeit der Ärzte ermöglicht werden, weil es

37 Im September 1994 wurden ein Arzt und der Sohn einer Wachkomapatientin vom Bundesgerichtshof nach Anklage auf fahrlässige Tötung, weil sie besagter Patientin die künstliche Ernährung auf Tee umgestellt hatten, mit dem Ziel eines baldigen, schmerzfreien Todes, vom Vorwurf freigesprochen.

38 Vgl. Deutsches Ärzteblatt 94, 20 (1997), S. A–1344.

39 Wuermeling (o. J.).

für die Behandlung von unheilbar Kranken und Sterbenden nie eine exakte Formulierung für die Ziele der ärztlichen Handlungsweisen gab. Auch sollte man die Urteile der Rechtsprechung, wie im bereits erwähnten Kemptener Prozess, miteinbeziehen.[40] Ebenso müsse der Kreis der Betroffenen erweitert werden. Der Nichteinsatz oder der Abbruch lebenserhaltender Maßnahmen werde nun nicht nur bei Sterbenden, sondern auch bei neurologisch schwer geschädigten Patienten mit einhergehender Bewusstlosigkeit und der Irreversibilität ihres Zustandes relevant. Das Besondere an diesem Richtlinienentwurf von 1997 war, dass er der Öffentlichkeit mit ausdrücklicher Bitte um Stellungnahme vorgelegt wurde und nicht wie üblich von einem Expertengremium ausgearbeitet und anschließend im Vorstand der Bundesärztekammer beschlossen wurde. Allerdings war abzusehen, dass man nicht bei allen Problemstellungen eine eindeutige Lösung herausarbeiten konnte, da es viele kritische Stimmen und Ansichten aus der Bevölkerung gab. Deshalb, so Wuermeling, sei es umso wichtiger, die Richtlinien gut und verständlich zu begründen, unzweideutige Formulierungen zu wählen und die Vorgaben praxisnah zu gestalten, weil man nur so die Akzeptanz, sowohl in der Bevölkerung als auch in der Ärzteschaft, erreichen könne. Eine der drei relevanten Sachverhalte, für die ein Richtlinienbedarf bestehe, sei die Frage nach dem Töten und dem Sterbenlassen für Situationen, in denen ärztliches Handeln, welches den Tod als Folge hat oder haben kann, gerechtfertigt oder gar geboten sei. Des Weiteren solle man sich vergegenwärtigen, was einem Patienten zugemutet werden könne. Und zuletzt spiele der Wille des Kranken die entscheidende Rolle, wenn es darum geht, ob ärztliches Handeln legitim sei.[41] Der Richtlinienentwurf, so Wuermeling, äußerte sich zum Begriff der aktiven Sterbehilfe. Gezielte Lebensverkürzung durch Maßnahmen und Eingriffe, die den Tod beschleunigen oder herbeiführen sollen, wurde als unzulässig bezeichnet. Allerdings lege der Begriff der aktiven Sterbehilfe auch nahe, dass es eine passive gebe. Dieser Ausdruck sei jedoch missverständlich und unbrauchbar, weshalb er auch in dem Entwurf nicht verwendet werde. Dennoch existiere eine Grauzone, die auch durch die geplanten Neuerungen der Richtlinie nicht exakt und klar dargestellt werde. Man müsse auch bedenken, dass nicht nur aktives Handeln, sondern auch das Unterlassen von bestimmtem Maßnahmen, den Tod herbeiführen könne. Deshalb solle man sich die Frage stellen, ob ärztliches Handeln geboten sei und wenn ja, welches. Explizit erwähnt und als hinnehmbar bezeichnet, werde auch die „möglicherweise unvermeidbare Lebensverkürzung", wenn (als Indikation für ein Eingreifen) „die Linderung des Leidens [...] im Vordergrund steht".[42] In diesem Zusammenhang wurde auch der Sachverhalt behandelt, wenn eine bereits begonnene Maßnahme (zum Beispiel die künstliche Beatmung) beendet wird und dadurch der Tod eintritt. Man könne dies durchaus als aktive Tötungshandlung sehen, so Wuermeling, allerdings werde ein solcher Schritt durch einen Arzt erst nach intensiver Überlegung und Abwägung der Situation getroffen und auch nur dann, wenn

40 Ebd., S. 1.
41 Ebd., S. 2.
42 Ebd., S. 3.

sich herausstellt, dass es keine Hoffnung auf Besserung mehr gibt und die begonnene Behandlung sich als unwirksam erwiesen habe. Der Tod war dann bis zum Beenden der medizinischen Maßnahme nur künstlich verhindert worden. Todesursache wäre dann die Schädigung, die zur Beatmung geführt habe und nicht die Beendigung durch den Arzt. Trotz einiger im Entwurf genannter konkreter Situationen, unterscheidet die Richtlinie nicht „zwischen unzulässigem Töten durch Unterlassen und einem zulässigen Unterlassen lebenserhaltender Maßnahmen, dem der Tod folgt".[43] Auch die Tötung auf Verlangen werde im Entwurf behandelt und ebenso wie die aktive Herbeiführung des Todes als unzulässig und juristisch verboten befunden. Auch wenn ein Patient auf sein Lebensrecht verzichte und eine Mitleidstötung als Patientenrecht fordere, wird dies vor allem durch berufsspezifische Gründe abgewehrt. Ärzt:innen seien schon traditionell dem Dienst am Leben verpflichtet. Auch wenn die Frage nach Tötung auf Verlangen sehr umstritten sei, so diene die ärztliche Tätigkeit dem Leben und nicht dem Herbeiführen des Todes und deshalb habe man gegenüber der Medizin keinen Tötungsanspruch. Auch das Thema Suizid wird behandelt. Bei einem Suizidenten, der ja durch seine Handlung offensichtlich auch auf sein Lebensrecht verzichtet, müssen behandelnde Ärzt:innen jedoch eine krankhafte geistige Störung, die zu einer unüberlegten Selbsttötungshandlung führt, ausschließen. Da der wirkliche Wille des Patienten in solch einer Situation in der Regel nicht ergründbar ist, muss ein Lebenswille vermutet werden, weshalb ein Betroffener, der Suizid begehen möchte oder einen Versuch unternommen hat, lebensrettend behandelt werden muss. Davon abzugrenzen ist die Weigerung eines Todkranken, lebenserhaltende Maßnahmen an sich vornehmen zu lassen. Dies solle schließlich von der Medizin akzeptiert werden.[44]

Grundsätzlich, so Wuermeling, müsse eine lebenserhaltende Behandlung daraufhin überprüft werden, ob diese für den Patienten auch zumutbar sei. Selbst wenn jeder das Recht auf Leben habe, so könne man dies nicht immer und unter allen Umständen und um jeden Preis umsetzen. Denn der Anspruch auf medizinische Mittel zum Erhalt eines Lebens müsse sich an Grenzen halten; es sollte eine Verhältnismäßigkeit zwischen angewendeten Mitteln und dem erwarteten Erfolg bestehen.[45] Maßstab und Ziel des täglichen ärztlichen Handelns sollen die Erhaltung und Verbesserung der Lebensqualität sein. Allerdings seien im Richtlinienentwurf eine klare Unterscheidung der Handlungsziele und teilweise der benutzten Mittel, zum Beispiel in Bezug auf künstliche Ernährung und Hydrierung, nicht immer klar erkennbar. Im Rahmen einer palliativen Behandlung und Pflege sei der Erhalt oder die Verbesserung der Lebensqualität anzustreben. Die Forderung an Ärzt:innen laute, „dem Sterbenden so zu helfen, daß er bis zu seinem Tode in Würde zu leben vermag."[46] Darunter fallen vor allem Maßnahmen wie die Bekämpfung von Schmerzen, Atemnot, Durst, Hunger und Angst. Deshalb kann auch bei pallia-

43 Ebd., S. 3.
44 Ebd., S. 4.
45 Ebd., S. 5.
46 Ebd., S. 6.

tiver Behandlung das Zuführen von Ernährung und Hydrierung im Einzelfall erforderlich sein, weil zuvor genannte Empfindungen, vor allem Durst, bis zuletzt wahrgenommen werden könnten. Dies müsse bei jedem Patienten und je nach Situation individuell entschieden werden.[47] Zusammenfassend, so Wuermeling, könne man über den neuen Richtlinienentwurf sagen, dass – wie auch bisher – aussichtslose Maßnahmen zur Lebenserhaltung nicht mehr gefordert sind und der Sterbende Anspruch auf die erforderliche Pflege und Palliation habe. Neu sei enthalten, dass sowohl der betroffene Patient als auch die Angehörigen (wenn dies vom Betroffenen gewünscht ist) über den Zustand informiert werden müssten. Hierbei sei vor allem darauf zu achten, dass Ängste auf beiden Seiten vermieden werden sollten. Außerdem erlaube es die Autonomie eines Kranken, eine angebotene Therapie abzulehnen. Die Ablehnung einer Behandlung könne objektiv nachvollzogen und müsse auch von der Medizin respektiert werden, wenn diese nicht mehr angemessen, vertretbar, vernünftig und dadurch unverhältnismäßig sei. Dies gelte sowohl für den Fall, dass Patient:innen ihren Willen noch selbstständig äußern können, als auch für den Fall einer Bewusstlosigkeit, bei der die Ablehnung gemutmaßt werden könne.[48]

Da es seit der letzten Novellierung der Richtlinien (1997/98) zahlreiche richterliche Urteile zum ärztlichen Verhalten am Lebensende gab, musste eine Überarbeitung der Vorgaben erfolgen. Außerdem forderte auch die Ärzteschaft aktiv, dass sich bezüglich der Assistenz beim Suizid etwas ändere, weshalb im Jahr 2004 die angepassten Leitlinien verabschiedet wurden.[49] Unverändert bleibe die Ablehnung der aktiven Sterbehilfe bestehen. Expliziert neu aufgeführt werden die Themen Ernährung mittels PEG (Perkutane-endoskopische-Gastrostomie), Nahrungs- und Flüssigkeitszufuhr, schwerste cerebrale Schädigungen mit anhaltender Bewusstlosigkeit (vorher: Behandlung bei sonstiger lebensbedrohender Schädigung) und die Wichtigkeit der individuellen Abwägung und Entscheidung in jedem einzelnen Fall. Hervorgehoben wird auch, dass im Zweifelsfall andere Ärzte:innen und Pflegende konsultiert werden sollten und die Bedeutung von Patientenverfügungen an Relevanz zugenommen habe.[50] Da nach wie vor sowohl in der Gesellschaft als auch in der Politik Uneinigkeit bezüglich der Vorgehensweise bei schwerstkranken Patienten herrschte, wurde schließlich am 1. September 2009 das Patientenverfügungsgesetz eingeführt. Dieses wurde, nach Entwurf von Bundesjustizministerin Brigitte Zypries und dem SPD-Abgeordneten Joachim Stünker sowie der Über-

47 Ebd., S. 7.

48 Ebd., S. 8.

49 Vgl. Statement von Prof. Dr. Eggert Beleites, Vorsitzender des Ausschusses für Ethische und medizinisch-juristische Grundsatzfragen der Bundesärztekammer, zur Pressekonferenz am 04. Mai 2004 in Berlin (https://www.dgpalliativmedizin.de/images/stories/pdf/sn/B%C4K%2040504%20 Beleites.pdf). Stand April 2022: In dem für den vorliegenden Buchbeitrag bearbeiteten Nachlassmaterial gab es bisher keine Hinweise auf eine Korrespondenz zwischen Wuermeling und den Verantwortlichen der Bundesärztekammer bezüglich der Richtlinien zur Sterbebegleitung. Mit den Präsidenten der Bundesärztekammer (u.a. Karsten Vilmar) gab es Schriftverkehr zur Beratung.

50 Bundesärztekammer (2004).

nahme von Kernaussagen anderer Fraktionen, mehrheitlich verabschiedet. Hauptaussage war, dass die neue Rechtslage sich an der bisherigen Rechtsprechung orientiere: „Eine von einem einwilligungsfähigen Patienten für den Fall des späteren Verlustes der Einwilligungsfähigkeit errichtete schriftliche Patientenverfügung ist verbindlich.“[51] Dadurch könne der Patientenwille eindeutig festgelegt und im konkreten Fall herangezogen werden, um die Weiterführung einer Therapie oder deren Abbruch zu begründen.

Im Jahr 2011[52] wurden die Grundsätze zur Sterbebegleitung wegen des Dritten Betreuungsrechtsänderungsgesetzes und des Urteils des Bundesgerichtshofs vom 25. Juni 2010[53] erneut angepasst. Auch hierbei wurde die ursprüngliche Struktur der Grundsätze beibehalten: Leben soll erhalten, Gesundheit geschützt, Leiden gelindert und Sterbende sollen angemessen betreut werden. Man betonte, dass die Mitwirkung bei der Selbsttötung keine ärztliche Aufgabe sei. Des Weiteren wurden die Regelungen zu den Vorausverfügungen und dem Willen des Patienten an die gesetzlichen Regelungen angepasst (Patientenverfügungsgesetz 2009). Diese Grundsätze von 2011 gelten noch immer und wurden in den letzten Jahren, u. a. durch Empfehlungen der Bundesärztekammer zu verschiedenen Themen wie Vorausverfügungen und Willensbekundungen bei speziellen Krankheitsbildern, ergänzt und erweitert.[54] Neben den Kommentaren zu den Richtlinien zur Sterbebegleitung der Bundesärztekammer äußerte sich Hans-Bernhard Wuermeling auch in öffentlichen Veranstaltungen im Verlauf seines Wirkens immer wieder zu diesem Thema. In einem Vortrag auf dem Fortbildungsabend des Ärztlichen Kreisverbandes und der Hospiz-Akademie in Bamberg aus dem Jahre 2005[55] zeigte Wuermeling zunächst auf, wie sich das individuelle Lebensalter durch die Fortschritte in der Medizin (Insulin, Antibiotika, Erste Hilfe, Reanimation, Dialyse, Organtransplantation etc.) verändert habe. Wo noch vor einigen Jahrzehnten durch Kindersterblichkeit und Infektionskrankheiten die Menschen zum Teil sehr früh verstarben, werden heute viele Menschen sehr alt. Durch die schon lange bestehenden Kontroversen und Auseinandersetzungen in der Gesellschaft zum Thema Sterbehilfe stelle sich schließlich die Frage, wie man mit Patienten am Lebensende umgehen sollte. Rechtliche und moralische Gesichtspunkte muss man miteinbeziehen, um zu beurteilen, wie eine Gesellschaft generell mit ihren Mitgliedern umgehen darf und soll. „Jedem das gleiche Leben oder jedem sein Leben?“[56] Hätte jeder das gleiche Leben, so Wuermeling, dann könne man durch obiges Zitat eine Tötung nicht ausschließen, weil allen Menschen dann dasselbe Schicksal zu teil werden solle. Könnte jeder sein Leben leben, dann bedeute diese, dass jeder ein Recht darauf habe und dieses

51 Bundesärztekammer (2009).
52 Bundesärztekammer (2011).
53 Ein Anwalt aus Fulda wurde wegen Totschlags angeklagt, weil er den Kindern einer Wachkomapatientin, die in einem Pflegeheim untergebracht war, riet, die liegende Ernährungssonde zu durchtrennen, nachdem die Heimleitung die Ernährung gegen den Willen der Patientin und der Angehörigen fortgesetzt hat.
54 Vgl. https://www.bundesaerztekammer.de/recht/publikationen/ .
55 Wuermeling (2005).
56 Ebd., S. 2.

Lebensrecht bedeute automatisch, dass es mit einem Tötungsverbot einhergehe. Dies sei aber ärztlich nicht so einfach in konkreten Situationen umzusetzen. Der Rechtmediziner weist in diesem Zusammenhang auch auf einen Wiederspruch hin: Bereits seit Hippokrates gelte ein generelles Tötungsverbot, auch wenn ein Sterbender oder Schwerstkranker darum bitte. Auf der anderen Seite jedoch gebe es auch die Vorgabe, unheilbar Erkrankte und Sterbende nicht zu behandeln, da man ärztlich in solch einem Falle nichts mehr tun könne. Wo es nichts zu heilen gebe, da habe die Medizin nichts zu suchen; deshalb verließen damalige Heilkundige den Ort des Sterbens. Wegen dieser strikten Trennung von Patient:innen, die kurativ (die Behandlung zielt auf Lebenserhaltung und Heilung ab) behandelt wurden, und jenen, bei denen man ärztlich nichts mehr ausrichten konnte, war es für die Heilenden schwierig, einen angemessenen Umgang mit denen zu entwickeln, die nur noch palliativ (Schmerzlinderung und Verbesserung der Lebensqualität) behandelt werden konnten. Dadurch entstand eine Unsicherheit im Umgang mit unheilbar Erkrankten, und da es keine Tradition gab, auf die man sich bei der Behandlung eben dieser Patient:innen stützen konnte, musste die Palliativmedizin erheblich weiterentwickelt werden. In diesem Zusammenhang komme man letztendlich auch nicht um die Frage herum, ob es einen Unterschied zwischen Töten und Sterbenlassen gebe. Euthanasiebefürworter, wie etwa Peter Singer,[57] vertreten die Ansicht, dass man auch töten dürfe und manchmal sogar sollte, da auch das Sterben lassen erlaubt sei. Die Gegner jedoch beharren auf dem Lebensrecht eines jeden einzelnen Menschen und argumentieren damit, dass man nicht sterben lassen dürfe, weil ja auch das Töten nicht erlaubt sei. Wie könne man nun den Grundsatz des Lebensrechts auf das Arzt-Patienten-Verhältnis anwenden? Wie bereits erwähnt, hat die Medizin traditionell nicht gelernt, wie man mit Sterbenden umzugehen habe, weil der Tod meist als „Feind“ angesehen wurde, den es zu besiegen galt. Noch bis in die zweiten Hälfte des 19. Jahrhunderts wurde sogar mit Strafe gedroht, wenn nicht bis zum letzten Atemzug alles für die Erhaltung des schwindenden Lebens getan werde.[58] Gerade von rechtlicher Seite her war es schwer und nicht eindeutig geklärt, wann man Heilung und Lebenserhaltung zugunsten der Palliation aufgeben konnte. Aus Angst, ein Abgleiten in Richtung Euthanasie zu riskieren, haben sich die Jurist:innen nur dazu bereiterklärt, dass ein Wechsel von einer kurativen zu einer palliativen Behandlung lediglich dann zulässig sei, wenn der Patient dies ausdrücklich wünsche. Lebenserhaltende Maßnahmen dürfen also nur mit Einwilligung beendet werden, um Patient:innen vor einer Unterversorgung zu schützen. Dem entgegen stehen die Befürchtungen und Ängste der Bevölkerung, durch eine zu defensive Medizin und Überversorgung künstlich am Leben erhalten zu werden und damit Leiden zu verlängern. Im Jahr 2005 war hierzu auch ein Gesetzesentwurf, den Wuermeling in

57 Peter Albert David Singer (*1946) ist ein australischer Philosoph und Bioethiker, der die Euthanasie befürwortet. Er lehrte nach langen Jahren an der Monash University (Australien) in Princeton (USA).

58 Wuermeling (2005), S. 3.

seinem Vortag erwähnt, der damaligen Justizministerin[59] geplant, der keine lebenserhaltenden Maßnahmen gegen den Willen des Patienten beinhalten sollte. Für kommunikationsfähige Betroffene war dies problemlos umzusetzen, doch für den Fall von bewusstlosen und entscheidungsunfähigen Patienten forderte die damalige Ministerin, dass Vorausverfügungen, die ein Patient in der Vergangenheit getroffen habe, uneingeschränkt gelten sollten. Diese bedurften seinerzeit noch keiner schriftlichen Form, seien ohne Aufklärung gültig und galten auch schon bevor der Sterbevorgang eingesetzt habe. Wuermeling äußerte sich dazu kritisch. Eine Vorausverfügung werde in der Regel im guten gesundheitlichen Zustand erstellt und könne die konkrete Krankheitssituation gar nicht vorhersehen. Deshalb würden viele Patient:innen, die zuvor festgelegte Ablehnung von lebenserhaltenden Maßnahmen nochmals revidieren. Im Falle einer Bewusstlosigkeit könne der aktuelle Wille des Kranken aber nicht geklärt, sondern von der Medizin nur gemutmaßt werden. Deshalb müsse überprüft werden, ob auch in der konkret eingetretenen Situation an der Vorausverfügung festzuhalten ist. Dies werde durch den Gesetzesentwurf allerdings verhindert, weil hierbei starr an einer zuvor getroffenen Entscheidung festgehalten werde und keine Möglichkeit bestehe, die aktuellen Befindlichkeiten des Patienten miteinzubeziehen.[60] Des Weiteren verlange das geplante Gesetz keine vorausgehende Aufklärung, wie es sonst für lebenswichtige Entscheidungen gehandhabt werde. Es könne zu unbedachten Entscheidungen kommen, bei denen Kranke die Konsequenzen nicht abschätzen können. Auch der Verzicht auf jegliche Formvorschriften müsse sehr kritisch betrachtet werden. Wenn nämlich ein Patientenwille nur mündlich oder durch Zeugen übergeben werde, dann könne sich die behandelnde Person nicht sicher darauf verlassen. Dies wäre auch im Falle einer strafrechtlichen Verfolgung zum Nachteil für die Ärztin bzw. den Arzt, weil sie die unterlassene Hilfeleistung infolge des Patientenwillens nicht belegen könnten. Zuletzt wurde noch bemängelt, dass der Entwurf nicht nur die Sterbephase miteinschließe, sondern auch Zustände, die den Tod nicht unmittelbar herbeiführen, wie zum Beispiel Patient:innen im Wachkoma. Wuermeling forderte damals, eine Bürokratisierung des Sterbens zu vermeiden. Statt einer solchen gesetzlichen Regelung könne jeder Patient eine Vorsorgevollmacht und Betreuungsverfügung erstellen, in denen im Falle der Willensunfähigkeit ein/e Betreuer:in bzw. bevollmächtigte Person bestimmt werde, der den Kranken gegenüber der Medizin rechtlich vertritt und im Sinne der Patient:innen handelt. Dies werde schließlich noch vom Vormundschaftsgericht geprüft und genehmigt, wenn die Gefahr besteht, dass durch die geplanten Maßnahmen der Tod herbeigeführt werden kann. Durch eine direkte Ansprechperson kann sich der betreuende Arzt bzw. die Ärztin ein genaueres Bild des mutmaßlichen Willens des Betroffenen machen und Entscheidungen im Sinne des Kranken treffen.[61] Diese Anmerkungen und Forderungen des Rechtsmediziners und Medizinethikers wurden dann schließlich mit dem Patientenverfügungsgesetz von 2009 umgesetzt. Auch in bereits sehr fortgeschrittenem Alter war

59 Brigitte Zypries (* 1953) war 2002–2009 Bundesjustizministerin.
60 Wuermeling (2005), S. 4.
61 Ebd., S. 5.

Wuermeling noch immer aktiv an Diskussionen beteiligt und beschäftigte sich bis kurz vor seinem eigenen Tod mit dem Thema Sterbebegleitung und Maßnahmen am Lebensende. In einem Zeitungsartikel aus dem Jahre 2014 setzte er sich mit der Frage nach der Freigabe der Tötung auf Verlangen auseinander. Hierbei nahm er Bezug auf das Werk „Guter schneller Tod?“ von Robert Spaemann (1927–2018) und Bernd Wannenwetsch (*1959),[62] die die Grundfrage nach der rechtlichen und moralischen Beurteilung der Mitleids- und Selbsttötung behandeln; beide argumentieren in ihrem Buch dagegen. Es fehle für solch ein Vorgehen nicht nur jede rechtliche Normierung, zudem sei rein logisch der Suizid ein Fehler, der schon deshalb nicht gutgeheißen werden kann; zu guter Letzt führe die Legalisierung der Tötung auf Verlangen und die moralische Billigung des Selbstmordes zu einer Entsolidarisierung der Gesellschaft, weil der Kranke als schwach erscheine und sein Leben als lebensunwert. „Weil Menschen von Natur aus entstehen und sterben, darf und muß man weder Leben noch den Tod künstlich herbeiführen.“[63] Wuermeling bewertete die Tatsache positiv, dass die Autor:innen sich intensiv mit der damaligen Situation auseinandergesetzt und ihre Meinung in dieser Form vertreten haben.[64] In persönlichen Unterlagen[65] war auch im Jahr 2018 noch immer die Frage für ihn aktuell, wie lang jemand, der bewusstlos war, weiter mit lebenserhaltenden Maßnahmen zu behandeln sei. Neben der apparativen Technik müsse man in den heutigen Zeiten auch die Kapazitäten der Intensivstationen bedenken. Schon deshalb suche man ein Kriterium für die Beendigung solcher Maßnahmen (z.B. künstliche Beatmung), die in keinem Verhältnis mehr zu den erreichbaren Zielen bei der Behandlung Schwerstkranker und Sterbender stehen. Als sicherstes Kriterium, ohne noch expliziter in diesem Beitrag darauf einzugehen, nannte Wuermeling hierbei die Hirntodfeststellung, die in Deutschland die strengsten Vorschriften habe. Wenn der Hirntod richtig definiert und sicher festgestellt werde (multiple Untersuchungen durch zwei erfahrene Mediziner und fest vorgeschriebene zeitliche Fristen), dann bestehe kein Zweifel, dass der Tod bereits eingetreten sei, und deshalb könnten auch daraufhin alle Maßnahmen, die der Lebenserhaltung dienen, eingestellt werden.

Nach wie vor stellen die Grenzfragen am Lebensende nicht nur Mediziner:innen, sondern auch Patient:innen und Angehörige weiterhin vor schwierige Einzelfallentscheidungen. Auch wenn sich über die letzten Jahre die Regelungen und Gesetze immer mehr an konkrete Situationen angepasst haben (z.B. Ernährung am Lebensende, Palliativmaßnahmen etc.), so muss in jeder Situation individuell und nach dem Willen des Patienten entschieden werden. Hans-Bernhard Wuermeling hat sich Zeit seines Lebens und bis ins hohe Alter mit diesen komplexen Problemstellungen auseinandergesetzt und versucht, sein Tun und Verhalten durch ethisch korrektes Handeln zu bestimmen. Er lieferte fundierte Stellungnahmen und hat sich nicht gescheut, auch bei kontroversen Themen eindeutig Position zu beziehen.[66]

62 Robert Spaemann (katholischer Philosoph), gleicher Jahrgang wie Wuermeling sowie freundschaftlich mit ihm verbunden, und Bernd Wannenwetsch (evangelischer Theologe).

63 Vgl. Spaemann/Wannenwetsch (2013).

64 Wuermeling (2014).

65 Wuermeling (2018).

66 Bundesärztekammer (2012).

LITERATUR

Arbeitsgemeinschaft katholisch-sozialer Bildungswerke in der Bundesrepublik Deutschland. Konfliktfeld Humangenetik (Hrsg.) (1991): Humangenetik und Verantwortung. Zur Rolle der Ethik im interdisziplinären Diskurs. Bonn.

Bayerische Staatskanzlei (2021): BestV: Verordnung zur Durchführung des Bestattungsgesetzes (Bestattungsverordnung – BestV) Vom 1. März 2001 (GVBl. S. 92, ber. S. 190) BayRS 2127-1-1-G (§§ 1–36) – Bürgerservice. Verfügbar unter: https://www.gesetze-bayern.de/Content/Document/BayBestV (24.03.2021).

Baumgartner, H. M./Becker, W. (Hrsg.) (1994): Grenzen der Ethik. München, Paderborn.

Bundesärztekammer (1979): Bundesärztekammer: Richtlinien für die Sterbehilfe. Verfügbar unter: https://www.aerzteblatt.de/archiv/144908/Bundesaerztekammer-Richtlinien-fuer-die-Sterbehilfe (02.05.2021).

Bundesärztekammer (2004): Grundsätze der Bundesärztekammer zur ärztlichen Sterbebegleitung. Verfügbar unter: https://www.aerzteblatt.de/archiv/41760/Dokumentation-Grundsaetze-der-Bundesaerztekammer-zur-aerztlichen-Sterbebegleitung (16.05.2021).

Bundesärztekammer (2009): Patientenverfügungsgesetz: Umsetzung in der klinischen Praxis. Verfügbar unter: https://www.aerzteblatt.de/archiv/66178/Patientenverfuegungsgesetz-Umsetzung-in-der-klinischen-Praxis (15.05.2021).

Bundesärztekammer (2011): Grundsätze der Bundesärztekammer zur ärztlichen Sterbebegleitung. Verfügbar unter: https://www.aerzteblatt.de/archiv/80946/Grundsaetze-der-Bundesaerztekammer-zur-aerztlichen-Sterbebegleitung (22.05.2021).

Bundesärztekammer (2012): Hans-Bernhard Wuermeling: Berater in Grenzfragen. Verfügbar unter: https://www.aerzteblatt.de/archiv/126374/Hans-Bernhard-Wuermeling-Berater-in-Grenzfragen (16.05.2021).

Bundesärztekammer (2018): Sterbehilfe: Ein Thema mit langer Geschichte. Verfügbar unter: https://www.aerzteblatt.de/archiv/203257/Sterbehilfe-Ein-Thema-mit-langer-Geschichte (25.04.2021).

Detharding, G. C. (1723): De mortis cura. Rostock.

Frensch, M./Schmidt, M./Schmidt, M. (Hrsg.) (1992): Euthanasie. Sind alle Menschen Personen? Schaffhausen.

Frewer, A. (Hrsg.) (2019): Hans-Bernhard Wuermeling (1927–2019): Arzt – Rechtsmediziner – Gründungspräsident der „Akademie für Ethik in der Medizin“. Verfügbar unter: https://www.aem-online.de/index.php?id=90&tx_ttnews%5Btt_news%5D=167&cHash=9b6cb374dc8540052e4de01be8152461 (23.03.2021).

Frewer, A./Rödel, C. (Hrsg.) (1993): Person und Ethik. Historische und systematische Aspekte zwischen medizinischer Anthropologie und Ethik. Beiträge der I. Erlanger Studientage zur Ethik in der Medizin 1992. Erlanger Studien zur Ethik in der Medizin, Band 1. Erlangen, Jena.

Frewer, A./Rödel, C. (Hrsg.) (1994): Prognose und Ethik. Theorie und klinische Praxis eines Schlüsselbegriffs der Ethik in der Medizin. Beiträge der II. Erlanger Studientage zur Ethik in der Medizin 1993. Erlanger Studien zur Ethik in der Medizin, Band 2. Erlangen, Jena.

Frewer, A./Winau, R. (Hrsg.) (1997): Geschichte und Theorie der Ethik in der Medizin. Grundkurs Ethik in der Medizin, Band 1. Erlangen, Jena.

Frewer, A./Winau, R. (Hrsg.) (2002): Ethische Kontroversen am Ende des menschlichen Lebens. Mit einer Einführung und Dokumenten zur Medizinethik am Lebensende. Grundkurs Ethik in der Medizin, Band 4. Erlangen, Jena.

Gerl-Falkovitz, H.-B. (2020): Zeitzeugeninterview über Leben und Wirken von Prof. Hans-Bernhard Wuermeling. Interview durch Paula Herrmann, Maria Rupprecht und Andreas Frewer (27.07.2020).

Hennemann, W. (Hrsg.) (1830): Kakothanasie. In: Beiträge Mecklenburgischer Ärzte zur Medicin und Chirurgie, Band 1/2, S. 175–180. Rostock, Schwerin.

Hoff, J./In der Schmitten, J. (Hrsg.) (1994): Wann ist der Mensch tot? Organverpflanzung und „Hirntod"-Kriterium. Reinbek.

Jonas, H. (1994): Brief an Hans-Bernhard Wuermeling. In: Hoff/In der Schmitten (1994), S. 21–27.

Klohss, K. L. (1835): Die Euthanasie oder die Kunst den Tod zu erleichtern. Berlin.

Körperwelten (2019): Die Technik der Plastination – von Dr. Gunther von Hagens. Verfügbar unter: https://koerperwelten.de/plastination/technik-der-plastination/ (25.03.2021).

Körperwelten (2020): Körperspende zur Plastination – Institut für Plastination. Verfügbar unter: https://koerperwelten.de/plastination/koerperspende/ (25.03.2021).

Korzilius, H. (2019): Hans-Bernhard Wuermeling †: Rechtsmediziner und Medizinethiker. Verfügbar unter: https://www.aerzteblatt.de/archiv/206040/Hans-Bernhard-Wuermeling-Rechtsmediziner-und-Medizinethiker (23.03.2021).

Koslowski, L. (Hrsg.) (1992): Maximen in der Medizin. Stuttgart.

Kraus, W./Altner, G./Shvarts, M. (Hrsg.) (1999): Bioethik und Menschenbild bei Juden und Christen: Bewährungsfeld Anthropologie. Neukirchen-Vluyn.

Madea, B./Winter, U. J. (Hrsg.) (1994): Medizin – Ethik – Recht. Lübeck.

Marquard O./Staudinger, H. (Hrsg.) (1987): Anfang und Ende des menschlichen Lebens. Medizinethische Probleme. München u.a.

Nassauer, M. (1911): Sterben…Ich bitte darum. München.

Niederschlag H./Proft, I. (2015): Recht auf Sterbehilfe? Politische, rechtliche und ethische Positionen. Ethische Herausforderungen in Medizin und Pflege, Band 7. Mainz.

Pohl, V. (2008): Vatikan: Hirntod in der Diskussion. Die Frage nach dem Ende des Lebens verlange nach ethischen und medizinischen Argumenten. Das betont der Rechtsmediziner und Ethiker Hans-Bernhard Wuermeling. In: Radio Vatikan (07.11.2008).

Rehder, S. (2002). Der Leichenfledderer geht um. In: Die Tagespost 143, S. 9. (28.11.2002).

Sass, H. (1991): Genomanalyse und Gentherapie. Ethische Herausforderungen in der Humanmedizin. Berlin.

Schneider, H./Loetterle, J. (2019): Zum Tod von Prof. Dr. Hans-Bernhard Wuermeling. In: Zeitschrift für Lebensrecht 28, 1 (2019), S. 117–120.

Schweidler, W. (2011): Der Hirntod ist nicht der Tod des Menschen, sondern seine Ursache. Antwort an Hans-Bernhard Wuermeling. In: Zeitschrift für Lebensrecht 20, 2 (2011), S. 53–54.

Spaemann, R./Wannenwetsch, B. (2013): Guter schneller Tod? Von der Kunst, menschenwürdig zu sterben. Basel.

Stolberg, M. (2007): „Cura palliativa". Begriff und Diskussion der palliativen Krankheitsbehandlung in der vormodernen Medizin (ca. 1500–1850). In: Medizinhistorisches Journal 42 (2007), S. 7–29.

Stolberg, M. (2011): Die Geschichte der Palliativmedizin. Medizinische Sterbebegleitung von 1500 bis heute. Frankfurt/M.

von Eiff, A. W. (Hrsg.) (1992): Verantwortung für das menschliche Leben. Die Zeugung des Lebens, das ungeborene Leben, das verlöschende Leben. Schriften der Katholischen Akadamie in Bayern 144. Düsseldorf.

Wittwer, H./Schäfer, D./Frewer, A. (Hrsg.) (2020): Handbuch Sterben und Tod. Geschichte – Theorie – Ethik. 2., aktualisierte und erweiterte Auflage. Berlin.

Wuermeling, H.-B. (1979): Darf der Arzt der Bitte von Angehörigen, dem Patienten eine infauste Diagnose nicht mitzuteilen, nachkommen? In: Münchener Medizinische Wochenschrift 121, 1 (1979), S. 15–16.

Wuermeling, H.-B. (1987): Gesetz und Recht zum ärztlichen Handeln bei Anfang und Ende des menschlichen Lebens. In: Marquard/Staudinger (1987), S. 101–108.

Wuermeling, H.-B. (1991a): Die Richtlinien der Bundesärztekammer. In: Sass (1991), S. 331–334.

Wuermeling, H.-B. (1991b): Medizin und Ethik: Streiflichter zu einem belasteten Verhältnis. In: Arbeitsgemeinschaft katholisch-sozialer Bildungswerke in der Bundesrepublik Deutschland (1991), S. 36–39.

Wuermeling, H.-B. (1992a): Die Grenzen des ärztlichen Handelns. In: Frensch et al. (1992), S. 106–121.
Wuermeling, H.-B. (1992b): Voluntas aegroti suprema lex, rechtsmedizinische Gedanken. In: Koslowski (1992), S. 132–140.
Wuermeling, H.-B. (1992c): Töten oder sterben lassen? Die Verantwortung des Arztes. In: von Eiff (1992), S. 93–102.
Wuermeling, H.-B. (1993): Sind Anfang und Ende der Person biologisch definierbar, oder wie sonst? In: Frewer/Rödel (1993), 1, S. 101–110.
Wuermeling, H.-B. (1994a): Aufgaben, Inanspruchnahme, Prüfungsmassstäbe, Resonanz der Tätigkeit der Ethik-Kommissionen. In: Madea/Winter (1994), S. 27–35.
Wuermeling, H.-B. (1994b): Diskussionsbemerkung. In: Baumgartner/Becker (1994), S. 111–112.
Wuermeling, H.-B. (1994c): Brain-death and pregnancy. Vgl. Pubmed.ncbi.nlm.nih.gov/7860009/.
Wuermeling, H.-B. (1994d): Von der Prognose zur prädiktiven Medizin. In: Frewer/Rödel (1994), S. 73–77.
Wuermeling, H.-B. (1995a): Zuletzt ist der Arzt immer allein. In: Frankfurter Allgemeine Zeitung 184 (1995), S. 27 (10.08.1995).
Wuermeling, H.-B. (1995b): „Menschen wollen in verzweifelten Situationen nicht am Leben gehalten werden“. Interview durch Redakteur Frankfurter Rundschau (Emmrich, M.) (19.08.1995).
Wuermeling, H.-B. (1996a): „Garantie eines Minimums an Menschenrechten“: der Entwurf der Menschenrechtskonvention zur Biomedizin soll in Europa klare Grenzen setzen und bestimmte Menschenrechte garantieren. In: Politische Ökologie 48, 6, (1996).
Wuermeling, H.-B. (1996b): Zur Euthanasie in neuer Dringlichkeit. In: Internationale katholische Zeitschrift Communio 25, 1, (1996), S. 34–40.
Wuermeling, H.-B. (1997a): Behandlungsabbruch und Recht auf Leben. In: Hamburger Ärzteblatt 6 (1997), S. 260–262.
Wuermeling, H.-B. (1997b): Der Richtlinienentwurf der Bundesärztekammer zu ärztlicher Sterbebegleitung und den Grenzen zumutbarer Behandlung. In: Ethik in der Medizin 9, 2 (1997), S. 91–99.
Wuermeling, H.-B. (1997c): Ein Nürnberger Kodex 1997. Zur Medizinethik 50 Jahre nach dem Nürnberger Ärzteprozess. In: Ethik in der Medizin 9, 3 (1997), S. 156–159.
Wuermeling, H.-B. (1997d): Gibt es ein „Recht zum Sterben“? Behandlungsabbruch und Patientenverfügungen. Eine aktuelle medizinische, rechtliche, moralische Debatte. In: Frankfurter Allgemeine Zeitung 116 (1997), S. 10.
Wuermeling, H.-B. (1999b): Passive und aktive Sterbehilfe. In: Kraus et al. (1999), S. 130–132.
Wuermeling, H.-B. (2000): Ein unüberwindliches Hindernis. In: Zeitschrift für Lebensrecht 9, 1 (2000), S. 1.
Wuermeling, H.-B. (2003a): Die Menschenwürde ist kein Scherzartikel. Zur öffentlichen Ausstellung und Öffnung von Leichen. epd Landesdienst Bayern Ausgabe 1, S. 10–13. (02.03.2021).
Wuermeling, H.-B. (2003b): Öffentliche Leichenöffnungen. In: Bayerisches Ärzteblatt 58, 43 (2003). Verfügbar unter: https://www.sgipt.org/medppp/ethik/wuermel.htm (25.03.2021).
Wuermeling, H.-B. (2005): Sterbehilfe aktuell [Dokument aus dem Nachlass, betitelt „Fortbildungsabend Ärztlicher Kreisverband und Hospiz-Akademie. Bamberg am 19.01.2005. Sterbehilfe aktuell“].
Wuermeling, H.-B. (2011): Der Hirntod als vernünftiges Zeichen des Todes der menschlichen Person. Zu Walter Schweidler: Gibt es eine moralische Pflicht zur Organspende? In: Zeitschrift für Lebensrecht 20, 2 (2011), S. 51–53.
Wuermeling, H.-B. (2014): Töten geht nicht mit Maß und Form. Debatte: Robert Spaemann und Bernd Wannenwetsch argumentieren gegen die Sterbehilfe. In: Junge Freiheit 18, 14 (15.05.2021).
Wuermeling, H.-B. (2015): Durch die Hand oder an der Hand eines Anderen sterben? In: Niederschlag/Proft (2015), S. 65–72.

Wuermeling, H.-B. (2017): Lufthoheit über den Petrischalen. In: Zeitschrift für Lebensrecht 26, 3 (2017), S. 122–123.
Wuermeling, H.-B. (2018/2019): In der Schweiz: In fünf Minuten schneller zum Tod. [Dokument aus dem Nachlass, betitelt „In der Schweiz. In fünf Minuten schneller zum Tod. Am 11.04. 2018 an JF [wahrscheinlich „Junge Freiheit“) + 31.01.2019“]
Wuermeling, H.-B. (2020a): Abtreibung – rechtsmedizinisch. In: Wittwer et al. (2020), S. 372–374.
Wuermeling, H.-B. (2020b): Leiche – medizinisch. In: Wittwer et al. (2020), S. 148–151.
Wuermeling, H.-B. (2020c): Todesursachen. In: Wittwer et al. (2020), S. 130–133 [posthum].

DER FALL DES „ERLANGER BABY" ALS SPIEGEL HISTORISCHE KONTROVERSEN ZUR MEDIZINETHIK UND PROBLEME DER PERSPEKTIVE

Andreas Frewer

EINFÜHRUNG

In der Medizinethik gibt es „Schlüsselfälle": Besonders beachtete medizinische Ereignisse, die erheblichen Einfluss auf die gesellschaftliche Debatte in einem wichtigen Segment moralischer Bewertungen haben oder die gesamte Entwicklung eines Bereichs inspirieren. Diese besonderen Kasuistiken werden zu paradigmatischen Fällen[1] – und manchmal sind es sogar alle diese Aspekte simultan zusammen. Zweifellos gehört der Kasus des „Erlanger Baby"[2] (1992) zu den Fallberichten, die soziale Diskussionen initiierten und wichtige Impulse zur Institutionalisierung des Fachgebiets Medizinethik gaben. Im Jahr 2022 liegen die Ereignisse genau drei Dekaden zurück – ein Grund mehr, mit diesem zeitgeschichtlichen Abstand nochmals auf einzelne Aspekte des damaligen Falles und ausgewählte moralische Bewertungen zu blicken. Dies soll im Folgenden mit einer kurzen Skizze der Ereignisse begonnen und dann mit Blick auf spezifische Kontroversen aus heutiger Perspektive vertieft werden. Im Rahmen der Jahrestagung der Akademie für Ethik in der Medizin (AEM) zum Thema „Die Zukunft der Menschlichkeit im Gesundheitswesen" wurde im Herbst 2021 an der Universität Erlangen-Nürnberg (FAU) zusammen mit der Akademie das Fachforum „Zukunft und Herkunft der Medizinethik" veranstaltet. Dort wurden das „Erlanger Baby" und die weitere Entwicklung moralischer Diskussionen ebenfalls thematisiert. Wie stark umstritten aber auch heute noch einige Grundannahmen des Falls sind, zeigt der vierte Abschnitt des vorliegenden Beitrags, in dem Diskussionslinien der Jahrestagung aufgegriffen und punktuell vertieft werden. Abschließend steht eine kritische Reflexion fachlicher Perspektiven, die auch für andere Bereiche der Medizinethik berücksichtigt werden sollten. Die persönliche Position von Expert:innen zur Medizinethik und ihre Interaktion spielt hier eine bisher nicht ausreichend betrachtete Rolle, wie an Archivalia und wenig bekannten Dokumenten deutlich wird. Insofern ist das Wiederaufgreifen zentraler Fallstudien – „key cases revisited" – von Bedeutung für eine kritische Fallkultur und differenzierten Erkenntniszuwachs.[3]

1 Siehe insbesondere die Einführung in Frewer (2019) sowie „Classical Cases" bei Pence (2000).

2 Das ist der Terminus, unter dem dieser Fall seither übergreifend diskutiert wird. Streng genommen sollte aus medizinischer wie auch moralischer Sicht von dem „Fetus" im Erlanger Fall gesprochen werden, da es sich um die frühe intrauterine Entwicklungsphase handelte. Die Bezeichnung „Baby" oder „Erlanger Kind" kann bereits eine klare ethische Wertung beinhalten.

3 Siehe u.a. Levine (1989), Ackerman/Strong (1992), Veatch (1997), Crigger (1998), Horn (1999), Dickenson/Parker (2001), Fulford et al. (2002), Veatch et al. (2015) und Frewer (2019).

ERLANGER EREIGNISSE – EINE KURZE SKIZZE DES FALLS

Am 5. Oktober 1992 hatte die 18-jährige Zahnarzthelferin Marion P. einen schweren Autounfall; sie erlitt massive Verletzungen mit einem Schädel-Hirn-Trauma. Per Hubschrauber wurde sie in die Erlanger Universitätsklinik (UKER) gebracht. Dort behandelte man intensiv, diagnostizierte jedoch nach drei Tagen den Hirntod. Die Ärzte überlegten, ob eine Organspende durchgeführt werden könne, aber es wurde eine Schwangerschaft der Patientin festgestellt, zu diesem Zeitpunkt Ende des vierten Monats (13.-15. Woche). Man entschied, die intensivmedizinische Betreuung fortzusetzen, um möglicherweise wenigstens das Leben des werdenden Kindes zu retten. Aus der Perspektive des Erlanger Rechtsmediziners Hans-Bernhard Wuermeling stellte sich das Geschehen in dieser Form dar, wie der lange Brief an den Philosophen Hans Jonas und seine Frau Lore noch im gleichen Monat dokumentiert:

> „[…] hatte ich meine Kollegen in Erlangen rechtlich und ethisch zu beraten, als eine 18 Jahre alte Frau nach einem Verkehrsunfall schwer hirnverletzt der künstlichen [Be]Atmung bedurfte. Die Schwierigkeit bestand darin, daß ihr Gehirn nach wenigen Tagen, was nicht voraussehbar war, vollständig abstarb. Normalerweise hätte man dann die Beatmung eingestellt. In diesem Falle aber lag eine Schwangerschaft im vierten Monat vor. Das Kind war unversehrt, um die 17 cm groß, mit normalem Herzschlag. Es bewegte sich im Ultraschallbild regelrecht. Die Beatmung ist nicht eingestellt worden."[4]

Das Vorgehen der Ärzte am Erlanger Universitätsklinikum geriet aber in die Kritik: Der Chirurg Johannes Scheele (*1947)[5] hatte Kontakt mit den Eltern der verunglückten Marion. Die Kommunikation entwickelte sich offensichtlich schwierig, das Ehepaar P. trat an die „Bild"-Zeitung heran, um ihre Sicht der Dinge in die Diskussion zu bringen. Von der Leitung der Erlanger Klinik wurde ad hoc ein „Ethik-Konsilium" mit fünf Professoren[6] der Medizinischen Fakultät eingerichtet; sie sollten das Vorgehen beraten sowie die Öffentlichkeit informieren. Wuermeling wurde zum Sprecher dieser Gruppe von Ordinarien. Intern berichtete er mit Datum 25. Oktober 1992:

> „Leider geriet der Fall (durch die besorgten Eltern der Toten) an die Presse, und seither gibt es einen Medienrummel, wie ich ihn noch nicht erlebt habe. Der Fall ignoriert zwei Tabus in unserer Gesellschaft: das eine ist der Tod, von dem jeder weiß, daß er tabuisiert wird. Das andere aber ist die Tatsache, das[s] wir ‚aus dem Weibe Geborene' […] sind, was viel heimlicher tabuisiert wird als der Tod – umso aufgeregter die Reaktion der Öffentlichkeit."[7]

4 Brief von Hans-Bernhard Wuermeling an Lore und Hans Jonas vom 25.10.1992 (NL HBW).

5 Johannes Scheele studierte in Würzburg und München Medizin. Die Facharztausbildung zum Chirurgen absolvierte er am Klinikum Bayreuth und am Universitätsklinikum in Erlangen. 1976 wurde er dort auch zum Dr. med. promoviert und 1982 an der FAU habilitiert. Zum Zeitpunkt des „Erlanger Baby"-Falls war er 45 Jahre alt und damit ein doch erfahrenerer Chirurg. Später erhielt er einen Ruf nach Jena. Nach Problemen dort – 2003 wurde ihm vorgeworfen, es habe bei Transplantationen Unregelmäßigkeiten gegeben – wechselte er 2004–2009 auf eine Stelle an die RHÖN-Kreisklinik Bad Neustadt. Danach war er in der Allgemein- und Viszeralchirurgie am Klinikum Bad Hersfeld tätig, bis er 2017 wieder als Chef der Klinik für Allgemein- und Viszeralchirurgie an die Klinik in Bad Neustadt zurückkehrte. Quellen: MF FAU, HB und u.a. zwei Pressemeldungen der Rhön-Klinikum AG (01.03.2017).

6 An anderer Stelle gibt es die Angabe, dass dieser Kreis des Konsils noch größer war (s.u.).

7 Ebd. Siehe den Beitrag zum transatlantischen Dialog zur Medizinethik im vorliegenden Band.

In der Klinik wie auch in der gesamten Republik diskutierte man das richtige Vorgehen in diesem Fall: Grundlegende Dimensionen von Schwangerschaft, Recht auf Leben, Würde des Sterbeprozesses, medizinische „Macht“, Umgang mit einem sterbenden bzw. verstorbenen Körper, Transplantation, Hirntod, gesellschaftliche Implikationen und weitere Fragen – kurzum: es ging „um Leben und Tod“ sowie bei vielen Argumentationen über die Frage nach der Menschenwürde. Wuermeling versuchte den Korrespondenzpartnern diesen Fall in seiner Genese chronologisch und strukturiert zu berichten sowie in der Öffentlichkeit das Vorgehen zu erklären.[8]

Die Debatten zur Medizinethik problematisierten im Speziellen Folgendes: Die Würde des Sterbens für die Mutter und das Recht eines ungeborenen „Kindes“ (bzw. Fetus) standen im Fokus der öffentlichen Kontroversen über die moralische Zulässigkeit wie auch Grenzen ärztlichen Handelns in diesem Fallbeispiel. Hinzu kamen die Grundsatzfragen von Hirntod und Transplantationsmedizin verbunden mit Problemen von Schwangerschaft wie auch feministischen Perspektiven: Alice Schwarzer (*1942) kritisierte in der Frauenzeitschrift „Emma“ das Vorgehen als „Männermacht über Frauenkörper“, „Gebärmaschine“ und „Menschenversuch“. Der ehemalige Erlanger Chirurg Julius Hackethal (1921–1997) – u.a. mit Vorschlägen zur Sterbehilfe selbst eine polarisierende Person in zahlreichen Konflikten – erstattete gar Anzeige gegen die behandelnden Ärzte der eigenen Klinik und führte als Gründe „Körperverletzung“, „Vergiftung“ und „Misshandlung von Schutzbefohlenen“ an. Moniert wurde in der Öffentlichkeit auch immer wieder das Verhalten der Ärzte bei der Entscheidungsfindung: Sie hätten sich an die „Ethikkommission“ der Fakultät wenden sollen, stattdessen sei nur in einem kleinen exklusiven Kreis von – lediglich männlichen – Wissenschaftlern ohne Einbeziehung der Pflege hinter verschlossenen Türen über das weitere Vorgehen entschieden worden. Man vermisste Transparenz und demokratisch legitimierte Gremien. Die Ethikkommission ist – in der Öffentlichkeit scheint dies wenig bekannt – satzungsgemäß nur für Humanexperimente und Fragen der Forschung zuständig; in diesem Fall war es jedoch kein Experimentieren. Ein Klinisches Ethikkomitee existierte zum damaligen Zeitpunkt noch nicht in Erlangen. Die Informationspolitik war sicherlich von diversen Schwierigkeiten überlagert: Die Eltern der hirntoten Schwangeren fühlten sich offenbar nicht ausreichend beraten und in einzelnen Situationen von den Ärzten übergangen, was den Vater von Marion P. dazu brachte, sich an Presse und Populärmedien zu wenden. Journalist:innen bedrängten die Klinik und die Angehörigen; sogar lokale Demonstrationen artikulierten das Unwohlsein in der Öffentlichkeit beim Vorgehen im Fall des „Erlanger Baby“. An die Klinikwände wurden diffamierende Parolen geschmiert – u.a. „Leichengymnastik“ oder „Jetzt Menschen- statt Tierversuche“ – und sogar vermeintliche Parallelen zur Zeit der NS-Medizin gezogen.

8 „Aber ich sollte der Reihe nach berichten und nicht vorgreifen.“ Hier folgten Passagen zu Hirntod und Anthropologie, der Harvard-Definition des „irreversiblen Komas“ (1967), die Wuermeling als pragmatisch kritisierte und internationale Stimmen wie etwa die von Papst Pius XII (1876–1958) oder auch die Meinung von Hans Jonas (1903–1993). Wuermeling schrieb: „Praktisch ist aber die Hirntodthese von Harvard besser als die dahinterstehende ‚Philosophie‘: die Kriterien nämlich, die die Harvard-Leute für ihr ‚irreversible Coma‘ aufgestellt haben, erscheinen mir mittlerweile durchaus brauchbar, sofern sie tatsächlich den Tod des ganzen Gehirns meinen.“ Brief von Wuermeling an Familie Jonas vom 25.10.1992 (NL HBW). Siehe auch den ausführlicheren Beitrag zu Jonas und Wuermeling im vorliegenden Band.

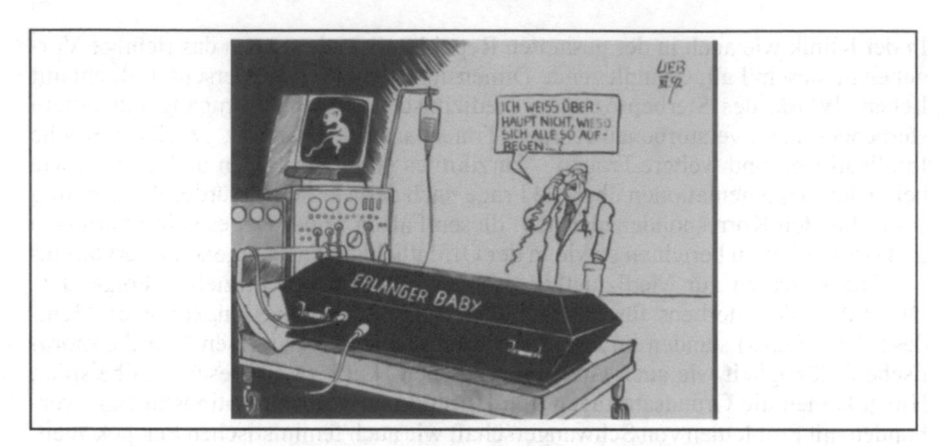

Abb. 1: „Ich weiss überhaupt nicht, wieso sich alle so aufregen...?“. Karikatur zum „Erlanger Baby“ – Das Ungeborene als „Alien“ im Sarg? Quelle: „Der Spiegel“ 11 (1992).

Das angerufene Amtsgericht Hersbruck setzte einen Betreuer für Marion P. ein und kam am 16. Oktober 1992 zu dem Entschluss, dass bei einer Güterabwägung zwischen dem postmortalen Persönlichkeitsschutz der toten Frau und dem selbständigen Lebensrecht eines Ungeborenen hier das Recht auf Leben Priorität habe. Die Schwangerschaft wurde mit intensivmedizinischen Maßnahmen weitergeführt. In den folgenden Wochen verschlechterte sich jedoch der Zustand der hirntoten Patientin. Die Versorgung gestaltete sich schwierig, ein verletztes Auge musste entfernt werden. Auch über das intrauterine Erleben des Kindes wurde in Öffentlichkeit und Fachwelt viel spekuliert. Schließlich starb der Fetus am 16. November 1992 bei einem Spontanabort etwa in der 19. Schwangerschaftswoche; alle medizinischen Maßnahmen am Klinikbett wurden daraufhin eingestellt.

Die „Akademie für Ethik in der Medizin“ veranstaltete ein eigenes Forum zu diesem Fall und brachte einen Band mit Kommentaren von Beteiligten heraus.[9] Eine überaus breite und vielstimmige Debatte in der Öffentlichkeit führte dazu, dass die Gesellschaft für deutsche Sprache den Ausdruck „Erlanger Baby“ zu einem der „Wörter des Jahres“ wählte. Wichtige Hintergründe bildeten dabei die Debatten über Kriterien des Hirntodes und ein menschenenwürdiges Sterben sowie ethische Voraussetzungen und rechtliche Legitimität der Transplantationsmedizin. Erst 1997 wurde letztlich das erste (gesamt)deutsche Gesetz zur Organverpflanzung verabschiedet, seinerzeit spielten Unsicherheiten wie auch gesellschaftliche Kontroversen zu diesen Themen eine noch wesentlich größere Rolle als in der Gegenwart.

9 Vgl. Bockenheimer-Lucius/Seidler (1993). Siehe auch die Beiträge von Birnbacher (1993a), Schöne-Seifert (1993), Hilgendorf (1993) und (1996), Kiesecker (1996), Beermann (1997), Gruber (2001), Echinger (2014) und Frewer (2016). Eine plakativ-bildorientierte Deskription ohne ethischen Tiefgang bietet Leven (2018), der sich dabei insbesondere auf die Dissertation von Echinger (2014) aus der Medizinethik stützt, diese aber mehrfach falsch zitiert als „Eichinger“ (u.a. Endnote 182, S. 663 sowie im Literaturverzeichnis auf S. 679, linke Spalte, Zeile 1) und damit auch das Abschreiben eines nicht korrigierten Schreibfehlers aus der Chronik zum 200. Jubiläum der Klinik belegt. Zur „Neuauflage“ („Oops, they did it again“) einer schwangeren Koma-Patientin vgl. Beckmann et al. (2009), Engel et al. (2009), Frewer (2009) und das Ende des vorliegenden Artikels.

DIE „GEBURT“ DES INTERDISZIPLINÄR-AKADEMISCHEN DISKURSES ZEITGENÖSSISCHE POSITIONEN ZUM „ERLANGER FALL“

In der Zeitschrift „Ethik in der Medizin“ erschienen in Heft 5 (1993)[10] mit dem Titel „Kontroverse. Hirntod und Schwangerschaft“ Beiträge des Diskussionsforums der Akademie für Ethik in der Medizin (AEM) vom Dezember 1992 in Mainz. Dort waren in einer außerordentlichen Veranstaltung AEM-Expert:innen zum „Erlanger Fall“ zu Wort gekommen. Die Veröffentlichung der Kurzreferate war als vorläufige Information gedacht bis eine Gesamtdokumentation des Treffens vorlag. „Die behandelnden Ärzte“ bildeten mit ihrem Bericht den Auftakt der Beiträge und stellten folgende Punkte für ihre Entscheidung in den Mittelpunkt:

> „Nachdem der ‚Ganzhirntod‘ und damit der Tod von Marion Ploch festgestellt war, stellte sich die Frage des weiteren Vorgehens. Hierzu erschienen aus medizinischer Sicht drei Aspekte wesentlich:
> 1. Der derzeitige Zustand der Schwangerschaft.
> 2. Die Aussichten, diese Schwangerschaft solange aufrecht zu erhalten, bis der Fötus außerhalb des Uterus lebensfähig sein würde.
> 3. Die Gefahr bleibender Schäden im Falle der Geburt eines lebenden Kindes.“[11]

Im Rahmen einer ca. 90 Minuten dauernden Besprechung hatte seinerzeit das Ärzteteam initial diese Entscheidungen getroffen:

> „1. Die apparative Unterstützung von Marion Ploch sollte über das derzeit bestehende Ausmaß (maschinelle Beatmung) nicht eskaliert werden, zumindest nicht in der Frühphase der Schwangerschaft. So war entgegen verschiedenen Presseberichten beispielsweise nie daran gedacht, eine Herz-Lungen-Maschine oder eine künstliche Niere einzusetzen.
> 2. Eine medikamentöse Unterstützung sollte ebenfalls nur zurückhaltend angewandt werden. Insbesondere war nicht vorgesehen, bei etwaigen Kreislaufinstabil[i]täten [sic] mit massiver medikamentöser Einflußnahme gegenzusteuern.
> 3. Sämtliche Untersuchungen von Marion Ploch und dem Fötus sollten auf das aus ärztlicher Sicht für die Steuerung der Therapiemaßnahmen notwendige Maß beschränkt bleiben. Begleitende wissenschaftliche Untersuchungen wurden grundsätzlich abgelehnt, um schon formal den Verdacht eines Experimentes oder eines persönlichen Profilierungsbestrebens einzelner Ärzte zu vermeiden.
> Da die Bemühungen, das Leben des Fötus zu erhalten, allein zu diesem Zweck und nicht zur Gewinnung von wissenschaftlichen Erkenntnissen erfolgten, waren sie nicht als ‚Versuch‘ oder ‚Experiment‘ im Sinne der Deklaration von Helsinki zu sehen; daher war die Einschaltung der Ethik-Kommission nicht geboten.
> 4. Hinsichtlich der Meinungspolitik waren zwei Phasen vorgesehen. In den ersten Tagen sollte durch zwei Vertreter der Gruppe, Herrn Prof. Scheele und Herrn Prof. Wuermeling, umfassend Auskunft gegeben werden. Nach einer noch nicht genau festgelegten Zahl von Tagen (maximal eine Woche) sollte auf eine zurückhaltende Informationspolitik seitens der Klinik in Form von wöchentlichen kurzen Kommuniques übergegangen werden.
> 5. Beim Gericht sollte die Errichtung einer Pflegschaft für das ungeborene Kind beantragt werden. Unmittelbar nach dieser Besprechung fand ein ausführliches Gespräch zwischen den beiden benannten Vertretern und den Eltern von Marion Ploch statt, um die ärztlichen and ethisch-rechtlichen, Überlegungen zu erläutern. Die Eltern erklärten sich mit dem gewählten Vorgehen einverstanden und gaben zu erkennen, daß sie selbst die Pflegschaft für das ungeborene Kind übernehmen wollten.

10 Neben dem Editorial wurden auf den Seiten 24–41 mehrere Stellungnahmen aus verschiedenen Fachgebieten wiedergegeben (siehe die folgenden Auszüge). Dies war nicht die „Geburt“ medizinethischer Debatten; zu Weimarer „Ausspracheforen“ in der „Ethik“ u.a. Frewer (2000).

11 Die behandelnden Ärzte (1993).

Es sei hier ausdrücklich darauf hingewiesen, daß im Rahmen dieses Gespräches kein Druck auf die Eltern ausgeübt wurde; eine solche Druckausübung hätte angesichts der möglichen Dauer der Behandlung und der besonders schwierigen psychischen Situation sicherlich selbst in subtiler Form nicht nachhaltig wirksam bleiben können. […]"[12]

Die behandelnden Ärzte"[13]

Für die Neugeborenenmedizin nahmen gleich drei Personen und als erste Stellung: Volker von Loewenich (*1937), Leiter der Abteilung für Neonatologie und Professor am Zentrum der Kinderheilkunde der Universität Frankfurt (Main), Michael Obladen (*1942) von der Neonatologie der Kinderklinik am UK Rudolf Virchow und als Professor der Freien Universität Berlin sowie Herwig Stopfkuchen als Professorin von der Kinderklinik der Universität Mainz. Von Loewenichs Schlussfolgerung für den Erlanger Fall war diese:

„Es gab konkurrierende Gesichtspunkte dafür, ob das Leben des von einer hirntoten Frau getragenen Kindes erhalten werden sollte oder nicht. Die Summe der höherwertigen Gesichtspunkte sprach für den Erhalt des Lebens des noch nicht geborenen Kindes."[14]

Sein Kollege Obladen konstatierte:

„Die traditionellen Kategorien ethischer Betrachtung und Besinnung lassen keine eindeutige Problemlösung für Hirntod und Schwangerschaft zu: Weder von prinzipientheoretischen noch von sozialethischen Ansätzen her läßt sich ableiten, daß der Versuch des Erhaltens der Schwangerschaft bei hirntoter Mutter prinzipiell unethisch sei. Allerdings läßt sich auch nicht herleiten, daß er zum gegenwärtigen Zeitpunkt und im politischen, medizinischen und sozialen Umfeld geboten ist. Die äußeren und logistischen Bedingungen für zumindest eine gewisse Erfolgschance waren erfüllt."[15]

„Psychologie und Praenatalpsychologie" kamen in der Person von Peter Petersen (*1933), Professor für Psychotherapie und Gynäkologische Psychosomatik am Zentrum Frauenheilkunde und Geburtshilfe der Medizinischen Hochschule in Hannover, und Ludwig Janus (*1939), Arzt aus Heidelberg, zu Wort. Zudem gab Detlef Bernhard Linke (1945–2005), Professor an der Neurochirurgischen Universitätsklinik in Bonn, unter der Überschrift „Neurophysiologie" eine Stellungnahme ab, u.a. mit dieser Passage:

„Die unrichtige Gleichsetzung von Tod und Hirntod kann jedoch nicht ohne weiteres aufrechterhalten werden. Im Rahmen der von uns beschriebenen ‚Politik der kleinen Schritte' […][16] wird der Fall von Erlangen Wegbereiter der künstlichen Gebärmutter sein. Für die Klärung solcher Fragen bedarf es nicht nur der Medizinethik, sondern auch der ‚Medizinkultur'."[17]

Eine Stellungnahme für die Philosophie formulierte der Fachvertreter Dieter Birnbacher (*1946), seinerzeit noch als Privatdozent in Essen tätig:

„War die Entscheidung der Erlanger Ärzte ethisch richtig, die Schwangerschaft der tödlich verunglückten Marion Ploch künstlich aufrechtzuerhalten? Die radikalste Kritik kommt von denen, die leugnen, daß Marion Ploch ‚eigentlich' tot ist, dass man sie daran gehindert habe, in Frieden zu sterben und damit ihre Menschenwürde verletzt habe. Aber es gibt keinen Grund, an der Validität des Hirntodkriteriums zu zweifeln. Wenn auch in Marion Plochs Körper – mit

12 Ebd.
13 Ebd.
14 Von Loewenich (1992).
15 Obladen (1992).
16 Hier verwies er noch auf das ein Jahr zuvor erschienene Werk Linke (1991).
17 Linke (1992).

äußerer Unterstützung – Leben war, so war es doch ein Leben aus fremder Hand. Und auch wenn sie noch gelebt hätte, wäre die Weiterführung der Schwangerschaft allenfalls dann eine Verletzung der Menschenwürde gewesen, wenn sie sich vorher ausdrücklich dagegen verwahrt hätte. Bei einem menschlichen Leichnam erschöpft sich die Achtung der Menschenwürde in Pietätspflichten, und die sind nicht verletzt worden. Auch verstieß das Vorgehen in Erlangen nicht gegen ihr Selbstbestimmungsrecht.“[18]

Der spätere Düsseldorfer Lehrstuhlinhaber und Stifter des AEM-Nachwuchspreises resümierte: „Insgesamt muß die Erlanger Entscheidung zur künstlichen Fortführung der Schwangerschaft als ethisch zulässig gelten.“ Andererseits sei es nicht ethisch geboten gewesen.[19]

Für „Katholische und evangelische Theologie“ nahmen zudem Alberto Bondolfi (*1946), seinerzeit noch PD Dr. theol. am Institut für Sozialethik der Universität Zürich, und Martin Honecker (1934–2021), Prof. Dr. theol. an der Universität Bonn, jeweils kurz Stellung.[20] Für Perspektiven zum Recht konnten Hans-Georg Koch (*1948), Dr. jur. am Max-Planck-Institut für ausländisches und internationales Strafrecht in Freiburg, und Monika Frommel (*1946), Prof. Dr. jur. am Institut für Sanktionenrecht und Kriminologie der Universität Kiel gewonnen werden.

Führt man sich übergreifend nochmals das Spektrum der in diesem Schwerpunkt-Forum zu Wort kommenden Expertise vor Augen, so ist neben der Medizinergruppe „Die behandelnden Ärzte“ mit sechs weiteren „(Prof.) Dr. med.“, jeweils zwei Theologen und Juristen sowie nur einem Philosophen das Spektrum auch hier nicht unbedingt sehr ausgewogen. Die Geisteswissenschaften erscheinen zunächst etwas unterrepräsentiert, feministische Perspektiven sind nicht vertreten, Sozialwissenschaften und Pflege fehlen zudem hier noch völlig, auch wenn das in der ausführlichen Dokumentation dann später ergänzt wurde. Das Verhältnis der Geschlechter bei den aufgeführten Expert:innen-Meinungen ist mit ca. „15/10:2“ auch hier noch eklatant auf Seiten der männlichen Personen. Im Band zur Dokumentation des „Erlanger Falls“ war das quantitative Verhältnis von männlichen zu weiblichen Autor:innen dann letztlich (ca. „20/15:5“; ohne Mod./Hrsg.). Das Diktum der Frauenrechtlerin Alice Schwarzer von „Männermacht“ (mit „Größenwahn“), das sie eigentlich dem engeren Kreis der Erlanger Ärzte vorgeworfen hatte – sie hätten sich zum „*Herrn* über Leben und Tod gemacht“[21] – kann in gewisser Weise auch für die frühen Diskurse im Kontext der Akademie für Ethik in der Medizin und ihrer gleichnamigen Zeitschrift gesehen werden; man suchte noch nach angemessenen Formen. Eine im engeren Sinne professionelle und spezialisierte Fachvertretung zur Medizinethik war an diesem Meinungsspektrum nicht beteiligt. So sehr man befürworten kann, dass der medizinethische Diskurs inter- und transdisziplinär geführt werden muss, so wurde doch das im Kern vorhandene fachliche Defizit für dieses Feld hier deutlich. Neue Strukturen mussten für die Ethik in der Medizin entwickelt werden – von der Literaturdokumentation über die Implementierung spezifischer Expertise bis zur Umsetzung in der ärztlichen Ausbildung u.v.m. – auf allen Ebenen waren Leerstellen offensichtlich und Aktivitäten nötig.[22]

18 Birnbacher (1993a). Siehe auch Birnbacher (2011).
19 Ebd. Interessanterweise gab es – drei Jahre nach der „Wende“ – keine einzige DDR-Position.
20 Aus Platzgründen können an dieser Stelle nicht alle Fachstatements zusammengefasst werden.
21 Kursivierung durch den Verfasser.
22 In die Ausbildung wurde es erst Anfang des neuen Jahrtausends integriert, dies zudem im Rahmen des Querschnittsfaches „Geschichte, Theorie, Ethik der Medizin“ (Q2 ab 2002/04).

HANS-BERNHARD WUERMELING UND DAS „ERLANGER BABY“ KONTEXTE DES ZENTRALEN FALLS ZUR MEDIZINETHIK

Schlüssel*person* für die medizinethische Analyse war in der Phase der Debatten um das „Erlanger Baby“ der erste Präsident der Akademie für Ethik in der Medizin, Hans-Bernhard Wuermeling (1927–2019). Der Rechtsmediziner an der Friedrich-Alexander-Universität Erlangen-Nürnberg sah sich einem Ansturm von Interesse und Kritik ausgesetzt, wie der sehr persönliche Brief vom Ende Oktober offenbart:

> „Wütende Proteste erreichen uns besonders von feministischer Seite, weil wir den Körper einer Frau zugunsten ihres Kindes instrumentalisieren. […]. Wütende Proteste erreichen uns, weil die Anwendung solcher Mittel unverhältnismäßig sei. […] Wütende Proteste erreichen uns, weil jene seelischen Wechselwirkungen zwischen Kind und Mutter wegen des Todes der Mutter nicht stattfinden könne[n], ohne die angeblich ein Mensch nicht zum Menschen werden könne[,] sondern seelisch verkrüppele.“[23]

Als Sprecher der Professorengruppe der Klinik stand Wuermeling im Fokus der Aufmerksamkeit und musste mit den öffentlichen Emotionen umgehen:

> „Noch wütender werden die Proteste aber, weil ich nicht nur für die Erstentscheidung, die Beatmung fortzusetzen, sondern auch weiterhin an der Forderung festhalte, daß das angestrebte Ziel, oder besser der erreichbare Erfolg und die dazu aufgewendeten Mittel zueinander in einem vertretbaren Verhältnis stehen müssen. Daraus folgt nämlich, daß nicht nur bei einer Verknappung der Mittel, wie sie in einer Katastrophensituation eintreten kann, sondern auch bei einer Verschlechterung der Prognose für das Kind die Relation zwischen Mittel und erzielbarem Erfolg sich so verschlechtern kann, daß eine Beendigung der Beatmung notwendig wird. […]“[24]

Der Rechtsmediziner wurde als medizinethischer Experte zum Sachverständigen in den Medien: „In dieser Auseinandersetzung musste ich in der letzten Woche sechsmal vor die Fernsehkameras“ sowie „In der kommenden Woche folgen drei weitere Sendungen.“ Besonders heikel war die Auseinandersetzung mit dem Medizinkritiker Julius Hackethal (1921–1997), der ebenfalls in Erlangen tätig war:

> „[…] Streitgespräch mit dem berühmt[-]berüchtigten Prof. Hackethal,[25] einem der Protagonisten der Euthanasie in Deutschland, dessen Buch den Untertitel trägt ‚Mitleidstötung, Patientenrecht und Arztpflicht‘.[26] Er wirft den Ärzten vor, Marion P. sei nicht tot und werde für den wissenschaftlichen Ehrgeiz der Erlanger Ärzte mißbraucht.“[27]

23 Hier folgte noch diese erklärende Passage: „Schöne Gedanken! Doch fehlen mir jene wissenschaftliche[n] Untersuchungen an in künstlichen Brutapparaten aufgezogenen Kindern (im Vergleich mit ihren normal ausgetragenen Geschwistern), die solche Defekte überhaupt und dann als irreparabel nachweisen. Schlimm wird es dann, wenn verlangt wird, die Bemühungen um das Leben des Kindes im Leib seiner toten Mutter einzustellen, weil solche hypothetischen Defekte als Wirklichkeiten betrachtet werden, die eine Mitleidstötung (durch Unterlassen) rechtfertigen sollen.“ Eine komplette Wiedergabe des Briefes findet sich im vorliegenden Band im Artikel zur Korrespondenz Wuermeling-Jonas.

24 Ebd.

25 Hackethal arbeitete als Chirurg in Erlangen und war in einem umfangreichen Konflikt mit dem Leiter der Klinik Gerd Hermann Hegemann (1912–1999). Seine medizinkritischen Bücher waren umstritten, er befürwortete sogar aktive Sterbehilfe. Vgl. übergreifend Schröder (2000).

26 Der Titel des Buches lautet in kompletter Form „Humanes Sterben. Mitleidstötung als Patientenrecht und Arztpflicht. Wissenschaftliche Untersuchung, Erfahrungen und Gedanken eines chirurgischen Patientenarztes“. Vgl. Hackethal (1988).

27 Ebd.

Vor welchem fachlichen Hintergrund argumentierte Hans-Bernhard Wuermeling? Eine Kontextualisierung seiner wissenschaftlichen Entwicklung[28] wie auch die Chronologie der Ereignisse im Jahr 1992 zeigt dabei Hintergründe seiner Ethik. Vom 8. bis 12. Mai 1992 fand eine „Klausur- und Arbeitstagung“[29] in Bayern statt: Die hochkarätige Gruppe von Experten diskutierte den Status des Ungeborenen. Für das Fach Medizingeschichte referierte Prof. Hans Schadewaldt (1923–2009);[30] mit Prof. Hermann Hepp (*1934),[31] Prof. Hans-Dieter Hiersche (1934–2002)[32] und Prof. Dietrich Berg (*1935)[33] waren in Deutschland führende Gynäkologen und Geburtshelfer vertreten; für die Humangenetik Prof. Eberhard Schwinger (*1940–2022),[34] aus den Rechtswissenschaften waren Ministerialrat Dr. Günter E. Hirsch (*1943)[35] und PD Jerouschek (*1950) beteiligt sowie Prof. Zippelius (*1928) aus der Rechtsphilophie und Prof. Hans-Bernhard Wuermeling für die Rechtsmedizin, die beiden Letztgenannten von der Universität Erlangen-Nürnberg. Eine Reihe weiterer bekannter und leitender Personen nahm an den Vorträgen und Diskussionen teil, die dokumentiert wurden: Noch im gleichen Jahr – im Herbst des „Erlanger Falls“ – erschien der Tagungsband im Verlag Urban und Vogel in München. Wuermeling hatte dort mit dem Beitrag „Behandlungsanspruch des schwerstgeschädigten oder gefährdeten Neugeborenen und des Ungeborenen aus ethischer Sicht“[36] einen zentralen Artikel, der – wie der allgemeine Tenor des Bandes[37] – den Lebensschutz in den Vordergrund stellte. Unter den Referierenden wie auch unter den Beitragenden im Buch war *keine einzige* Frau; dies zeigt, wie weit entfernt man noch von einem gender- und diversitätssensiblen Diskurs in der Medizinethik war. Dies macht die damalige Situation selbstverständlich nicht besser, ist aber ein Fakt. Das Lebensrecht und der Schutz des geborenen wie auch des ungeborenen Kindes

28 Siehe auch die Beiträge zum Austausch mit Hans Jonas sowie die Übersicht der Vorlesungen Wuermelings zum Themenfeld „Ärztliche und Bioethik“, die im vorliegenden Band genauer dargestellt werden. Hier kann nur kurz die Situation der Zeit 1988–1992 beleuchtet werden.

29 Tagungsort war das in Nordbayern gelegene Kloster Banz. Diese frühere Benediktinerabtei nördlich von Bamberg wird als Tagungsstätte genutzt und ist im Besitz der Hanns-Seidel-Stiftung (der CSU nahestehende Parteistiftung).

30 Von 1965 bis 1991 hatte Hans Schadewaldt den Lehrstuhl für Geschichte der Medizin an der Heinrich-Heine-Universität, die aus der Medizinischen Akademie hervorgegangen ist.

31 Hepp war für mehr als 20 Jahre Direktor der Frauenklinik der Ludwig-Maximilians-Universität München am Klinikum München-Großhadern.

32 Hiersche war lange (Vize-)Präsident der Deutschen Gesellschaft für Medizinrecht sowie Gründer und Vorsitzender der „AG Medizinrecht“ der Deutschen Gesellschaft für Gynäkologie und Geburtshilfe. Zum Thema sogar zehn Jahre vor dem Erlanger Fall siehe auch Hiersche (1982).

33 Seinerzeit Leiter der Frauenklinik am Städtischen Krankenhaus Amberg, seit seinem Ruhestand 2001 in niedergelassener Praxis für Reproduktionsmedizin in München tätig.

34 Eberhard Schwinger war seinerzeit Lehrstuhlinhaber und Direktor des Instituts für Humangenetik (seit 1979) am Universitätsklinikum Lübeck (jetzt UKSH). Er wirkte u.a. auch langjährig als Vorsitzender des Kuratoriums der „Stiftung für das behinderte Kind“.

35 Seinerzeit im Bayerischen Staatsministerium für Justiz. Richter am Gerichtshof der Europäischen Gemeinschaften (1994–2000) und Präsident des Bundesgerichtshofs (2000–2008). Prof. an der Universität des Saarlandes und Mitglied der Ethikkommission der FIFA etc.

36 Vgl. Wuermeling (1992d). Zu historischen (Schreib-)Kontexten siehe auch Wuermeling (1992a–f).

37 Siehe die Beiträge in Berg et al. (1992).

standen im Mittelpunkt, nicht zuletzt aus konfessioneller Überzeugung des katholischen Experten. 1988 hatte Wuermeling mit dem Buch „Leben als Labormaterial?“ einen Sammelband herausgegeben, der sich am Beispiel der Embryonenforschung ebenfalls in besonderer Weise mit dem Schutz des Lebens an seinem Beginn beschäftigte.[38] Wuermeling war bereits seinerzeit eine anerkannte Autorität für diese Fragen, wie etwa auch der Band der Mainzer Akademie der Wissenschaften aus dem gleichen Jahr 1988 zeigt: Der erste und längste Beitrag des Philosophen Hermann Lübbe (*1926)[39] in diesem Buch bezieht sich gleich zu Beginn auf einen Artikel von Hans-Bernhard Wuermeling.[40] Dies ist in groben Zügen der Hintergrund, vor dem der Rechtsmediziner Wuermeling, seit 1989 „Past-Präsident“ der Akademie für Ethik in der Medizin, in die Diskussionen ging. Die in der Erlanger Medizinethik angefertigte Dissertation von Karolina Echinger hat in zwei längeren Kontakten und Interviews die Positionen Wuermelings im Rückblick nochmals genauer erhoben. Im Austausch der Doktorandin mit Hans-Bernhard Wuermeling machte dieser im Jahr 2011 eine Reihe sehr interessanter Angaben. Auf die Frage „Wie sind Sie zum allerersten Mal mit dem Fall in Kontakt gekommen, wie haben Sie reagiert?“[41] antwortete Wuermeling in den folgenden Stichpunkten:

> „Anruf aus der chirurgischen Universitätsklinik mit Schilderung des Falles und der Bitte um Beratung. Gegen die ursprüngliche Absicht der Klinik, die Hirntote für eine Lebertransplantation zu verwenden, hatten die Angehörigen (Eltern) eingewendet, ihre Tochter sei schwanger; Organentnahme wurde verweigert. Bis dahin war die Schwangerschaft nicht bekannt und wurde nun zum Problem. Auch gegen die Lebendkonservierung der Leiche zugunsten der Leibesfrucht erhoben die Angehörigen zunächst Einwände. Sie wollten nicht, dass man mit ihrer

38 Vgl. Wuermeling (1988). Dieser Band ist auch deshalb bemerkenswert, da er das einzige Buch ist, bei dem Wuermeling als alleiniger Herausgeber fungierte. Im Anhang dieses Bandes im katholischen Patmos-Verlag waren zudem Richtlinien und ethische Orientierungen angefügt. An dieser Stelle können und sollen die Positionen Wuermelings zu ethischen Fragen am Lebensbeginn nicht weiter ausgeführt werden, siehe hierzu die folgenden Zitate zum „Erlanger Baby“ sowie den spezifischen Beitrag von Paula Herrmann im vorliegenden Band.

39 Vgl. Lübbe (1988), S. 5.

40 Vgl. Wuermeling (1987).

41 Die Fragen stammen aus der Dissertation von Karolina Echinger (2011), die vom Verfasser betreut wurde. Da diese Studie gemeinsam entwickelt wurde, aber leider nicht in überarbeiteter Form als Buch erscheinen konnte, seien hier die bisher noch zu wenig bekannten und kaum zitierten Antworten von Wuermeling integriert, da sie am besten über seine Perspektive bei den Ereignissen Auskunft geben. Auch wenn man die zwischenzeitlich entstandene zeitliche Distanz und das damalige Alter Wuermelings (84) generell berücksichtigen sollte, gibt es kaum Anhaltspunkte, dass sich dieser nicht authentisch äußerte, recht genau erinnerte oder Sachverhalte anders als früher dargestellt hat. Einige Ungenauigkeiten ergeben sich durch kleinere orthographische Fehler. Teils ist das auch dem Original der schriftlichen Antworten der Zeitzeugen in der Studie von Echinger geschuldet, die hier nicht durch ein zu häufiges „[sic]“ unterbrochen werden sollen, teils auch der leider nicht vollständigen Sorgfalt bei der Schlussredaktion für die finale Fassung der Dissertation, die die Autorin in einer sehr herausfordernden Lebensphase zu schaffen hatte. Auf diese Weise kam bei den Fragen an die Zeitzeugen im Original etwa auch das Kürzel „K.M.“ (meist „K.E.“) vor; dies bezog sich auf den Mädchennamen der Autorin vor der Heirat. Die Kürzel wurden hier aus diesen Gründen und wegen der Wiederholungen weggelassen; es soll an dieser Stelle aber mit Dank klar gesagt werden, dass die Fragen aus der Dissertation von Echinger (2011) stammen, wobei im vorliegenden Beitrag natürlich die Antworten von Hans-Bernhard Wuermeling besonders im Mittelpunkt stehen.

Tochter ‚experimentiere' wie seinerzeit in Erlangen mit der ersten extrakorporalen Befruchtung [IvF 1982][42] experimentiert worden sei."[43]

Welche ethischen Argumente standen bei der Beurteilung damals im Vordergrund?

„Einerseits ging es darum, das Leben des Ungeborenen zu erhalten, andererseits um die Vermeidung einer Instrumentalisierung der mütterlichen Leiche, nicht zuletzt aber auch um die Frage der Angemessenheit des voraussichtlich Wochen andauernden materiellen und personellen Aufwandes. Schließlich galt es, die möglichen Schäden für das Kind abzuschätzen, wofür nur drei Fälle aus der Literatur und ein unsicherer, mündlich mitgeteilter aus Deutschland zur Verfügung standen. Langfristige Voraussagen gab es nicht. Die Kinder aus den bekannten Fällen wiesen allerdings in ihren frühen Jahren keine Schäden auf. Aus rechtlicher Sicht erschien es wichtig, dass das Abstellen der Beatmung des Leichnams nicht unter das Verbot des Schwangerschaftsabbruches fallen würde, dass aber andererseits keine rechtliche Verpflichtung bestand, eine so ungewöhnliche und aufwendige, möglicherweise vergebliche oder schädliche Maßnahme der Lebenserhaltung dem Ungeborenen geschuldet sei."[44]

Wenn Sie Ihre Reaktion von damals noch einmal Revue passieren lassen, wie würden Sie die Ereignisse einschätzen: Würden Sie heute evtl. anders denken, wie würden Sie handeln?

„Ich wäre heute bei der Einschätzung der Chancen für das Kind optimistischer, bei der Einschätzung der Widerstände aus der Öffentlichkeit wesentlich pessimistischer. Vor wenigen Jahren wurde ich in einem ähnlichen Fall vom behandelnden Gynäkologen um Rat gebeten und erklärte ihm die Rechtslage wie oben. Er war entschlossen, die Beatmung abzubrechen. Eine Bekannte erklärte mir damals, sie sei bereit, die vollen Kosten für die ‚Behandlung' der Leiche der Mutter zu übernehmen und das Kind zu gegebener Zeit – ungeachtet etwaiger Schäden – zu adoptieren. Das teilte ich dem behandelnden Arzt mit. Dieser informierte darüber die Angehörigen, die ursprünglich die Beatmung der Leiche abgelehnt hatten, sie aber nun verlangten. Der Arzt ließ für das Ungeborene einen Pfleger bestellen, der im gleichen Sinne votierte. Nach Kaiserschnitt kam das Kind gesund zur Welt. Der Fall ist leider unveröffentlicht."[45]

Wie beurteilen Sie das Vorgehen der betreuenden Ärzte bei der Entscheidungsfindung?

„Die betreuenden Ärzte haben gut daran getan, sofort eine ad hoc Beratergruppe zusammenzurufen, um den Fall zu beraten. U. a. gehörten der Pädiater, der Gynäkologe und ich als Rechtsmediziner dazu. Als entscheidend hatte ich die Frage der Verhältnismäßigkeit der Weiterbeatmung dargestellt. Der verantwortliche Chirurg bekannte sich dazu, es sei in seinem Hause den Verhältnissen entsprechend, den Aufwand für das Leben des Kindes zu treiben. Wissenschaftliche Interessen waren für ihn nicht maßgebend. Der unmittelbar verantwortliche Oberarzt sah sich sogar unter seinen Fachkollegen angefeindet, weil er ‚Unchirurgisches' betrieb."[46]

Was ist im damaligen Beratungsprozess gut gewesen, was hätte im Verlauf des „Erlanger Falls" ggf. besser gemacht werden können?

„Gut war der geduldige Umgang mit den schwierigen Angehörigen, die schließlich die getroffenen Maßnahmen akzeptierten. (Das Kind hätte in der Großelternfamilie mit kaum älteren Geschwistern aufwachsen können.) Gut war die eindeutige Haltung des Klinikchefs (Chirurgie). Gut war dessen Anordnung, dass nur der unmittelbar verantwortliche Oberarzt und ich öffentlich Stellung nehmen sollten. So erschien von uns beiden sehr schnell eine Erklärung in

42 Siehe auch die Entwicklungen um die deutschlandweit erste In-vitro-Fertilisation an der Erlanger Universitätsklinik (1982).
43 Wuermeling in Echinger (2011).
44 Ebd.
45 Ebd.
46 Ebd.

der FAZ.[47] Es gab im weiteren Verlauf allerdings auch Streit: Infolge der Schädelhirnverletzung kam es zu einer Infektion eines Auges, das operativ entfernt werden musste. Der Ophthalmologe erklärte dazu allerdings, dass er nicht über die Augenhöhle hinaus operieren werde, wenn die Infektion weiter ausgebreitet sei. Der hierüber informierte Neurochirurg sagte dazu, er werde sich gegenbenenfalls weigern, eine Hirnoperation an einer Leiche vorzunehmen, am Ende eine Dekapitation. Das sei nicht zumutbar.[48] Das Maß des für die Ärzte und das Pflegepersonal Zumutbaren ist tatsächlich in die Abschätzung der Verhältnismäßigkeit einzubeziehen."[49]

Kaum ein medizinethisches Thema hat in der öffentlichen Debatte so große Kontroversen hervorgerufen wie das „Erlanger Baby" – welche fachlichen Perspektiven oder Stellungnahmen haben Sie gar nicht nachvollziehen können?

„Jede fachliche Stellungnahme ist für mich nachvollziehbar. Ideologisch begründete Stellungnahmen dagegen nicht. So die Forderung, in jedem Falle ‚alles' für das Leben des Kindes zu tun – und die Forderung, die Leiche der Mutter nicht zu instrumentalisieren, da die Leibesfrucht doch nur Teil der Mutter sei (feministische und pro choice Argumentation)."[50]

Auf die Frage, wie Wuermeling die Kommunikation in dem seinerzeit gebildeten Ad hoc-Gremium beurteile, antwortete er: „Sehr gut, sehr sachlich, sehr schnell und verantwortungsbewusst."[51] Auch die damalige Öffentlichkeitsarbeit der Klinik schätzte er – mit ein wenig retrospektivem Stolz – positiv ein: „Natürlich sehr gut, weil ich daran maßgeblich beteiligt war". Er erwähnte aber auch explizit „die spätere Aufarbeitung durch die Akademie für Ethik in der Medizin (veröffentlicht)".[52] Die Frage „Hat die Erfahrung und die Diskussion ihre Sicht zum Tod und zum Hirntodkriterium verändert?" verneinte Wuermeling – „[t]rotz des eindrucksvollen Briefes des Philosophen Hans Jonas an mich (abgedruckt in Johannes Hoff und Jürgen in der Schmitten, Wann ist der Mensch tot?, Rowohlt 1994 S. 21 ff.)."[53]

Ein Interview mit dem emeritierten, aber fachlich noch aktiven Wuermeling im August 2011[54] konnte einzelne Aspekte nochmals akzentuieren, etwa in Bezug auf

47 Hier ist der Artikel Wuermeling/Scheele (1992) in der Frankfurter Allgemeinen Zeitung (FAZ) gemeint. Wuermeling besaß einen guten Kontakt zur FAZ, insbesondere zum Chefredakteur Rainer Flöhl (1938–2016). Dieser leitete von 1980 bis 2003 u.a. das renommierte Ressort „Natur und Wissenschaft" der FAZ.

48 Diese innerärztlichen Kontroversen der Erlanger Fachkollegen waren bis dato wenig bekannt. Hier ist sicher von intensiveren Auseinandersetzungen „hinter den Kulissen" auszugehen.

49 Echinger (2011).

50 Ebd.

51 Ebd.

52 Ebd. Mit der Veröffentlichung ist Bockenheimer-Lucius/Seidler (1993) gemeint. An dieser Stelle werden natürlich auch die Grenzen der Möglichkeiten einer kritischen Zeitzeugen-Perspektive deutlich.

53 Echinger (2011), S. 181. Auf die abschließende Frage „Möchten Sie noch zu spezifischen Teilbereichen Stellung nehmen?" ergänzte Wuermeling folgende Ausführungen: „Die Verletzung der Schwangeren entstand damals durch einen Wegeunfall. Zuständig war (für die Friseuse) [sic – es handelte sich um eine Zahnarzthelferin, Hinweis A.F.] die Berufsgenossenschaft für Gesundheitsdienst und Wohlfahrtspflege, doch gab es für diese zumindest keine ausdrückliche Einstandspflicht. Der damalige Präsident dieser BG hat ohne langes Überlegen auf telefonische Anfrage hin sofort zugesagt, die Kosten voll zu übernehmen. (Wenn der Hirntod festgestellt ist, existiert der Versicherte nicht mehr, und das Kind kann als noch nicht geboren keine Ansprüche geltend machen.)."

54 Echinger (2011), S. 181.

die Frage „Wie war das Verhältnis zwischen Ihnen in Ihrer Funktion als Arzt und den Eltern von Marion Ploch?“:

> „Die Eltern von Marion Ploch, nachdem der Hirntod festgestellt worden war, wurden von den Chirurgen gefragt, ob sie damit einverstanden seien, wenn man eine Organtransplantation, also eine Organentnahme vorgenommen würde [sic]. Der Arzt[,] der das gemacht hatte, der Herr Scheele, war daran besonders interessiert, da er damals Lebertransplantationen machte[,] und sie bekamen dann die Antwort, das käme überhaupt nicht in Frage und sie sei schwanger. Das wussten sie bis zu diesem Zeitpunkt gar nicht, wir waren zu sehr auf ihre Verletzungen konzentriert, wir hatten darauf nicht geachtet. Daraufhin wurde also von den Ärzten gesagt, na gut, dann kommt eine Transplantation nicht in Frage, aber wir könnten ja jetzt versuchen[,] das Kind zu retten. Dann haben die Eltern befürchtet, dass mit ihrer Tochter experimentiert würde und zwar erinnerten sie sich daran, dass Jahre zuvor [1982] das erste extrakorporal befruchtete Baby hier in Erlangen geboren wurde und sie meinten nun, sie würden hier weiter experimentieren [sic]. Das wissenschaftliche Interesse von Scheele war daran überhaupt nicht da, Scheele ist Chirurg, den interessierte nur die Lebertransplantation, und nachdem die Schwangerschaft bekannt wurde, fühlte er sich verantwortlich für das Wohl des Kindes; wissenschaftlichen Ruhm konnte er sich damit gar nicht erwerben. Man hat ihm das auch von Seiten der Chirurgen regelrecht übel genommen,[55] dass er sich in dieser Angelegenheit so exponiert habe.“[56]

Genauere Angabe ergaben sich in diesem letzten Interview Wuermelings zum Erlanger Fall auch in Bezug auf die Gruppe der konsiliarisch hinzugezogenen Ärzte. Während bis dahin primär von einem Fünfergremium ausgegangen wurde, muss es offensichtlich auch noch eine etwas größere Gruppe und zudem wenigstens punktuell eine etwas stärkere Interdisziplinarität gegeben haben. Wuermeling sagte auf die Frage „Waren sie das erste Mal beteiligt bei der Einberufung des Konsils oder wurden sie schon zuvor hinzugezogen?“ zunächst: „Ich wurde erst zum Konsil hinzugezogen. Und das war[,] wie gesagt, keine Ethikkommission.“ Auf die Zusammensetzung und das Zusammenstellen dieser Gruppe angesprochen – „Das war also spontan zusammengewürfelt?“ – ergaben sich diese erläuternden Hinweise:

> „Ja, aber ganz vernünftig. Bei der Durchsicht dieser Dinge [Akten – Anm. d. V.] habe ich gesehen, dass das Konsil auch kritisiert worden ist. Aus Erlangen die Frauenbeauftragte hatte sich beschwert, dass keine Frau dabei gewesen ist. Sachlich ist dazu zu sagen, dass dieses Konsilium einberufen wurde[;] es bestand aus all denen[,] die ärztlich mit dieser Sache direkt zu tun hatten. Ein Neurochirurg, ein Augenarzt, der Neurologe, der Internist, der Anästhesist, die Chirurgen, die Kinderheilkunde, die Frauenklinik, ein Jurist, ein Theologe und ich als Rechtsmediziner. Es war also eine völlig normale fachliche Entscheidung[,] und die Frage[,] ob jetzt eine Frau dabei sein muss, hat sich keiner gestellt. Wen hatten wir? Eine Kieferchirurgin[57] und eine Medizinhistorikerin,[58] die haben wir beide in dem Moment nicht gebraucht. Das hätten wir vielleicht anders machen sollen, es wurde ja medizinhistorisch [sic].“[59]

Haben Sie vorher von einem anderen Fall gewusst, z.B. dem „Stuttgarter Fall“?

55 Auf die Rückfrage „Auch von den eigenen Kollegen hier in Erlangen?“ präzisierte Wuermeling: „Nein, nein[,] von denen nicht.“ Ebd.

56 Echinger (2011), S. 181.

57 Hierbei handelt es sich um Prof. Dr. Annette Fleischer-Peters (*1929), die von 1972 bis 1997 das Fach Kieferorthopädie an der Erlanger Universitätszahnklinik vertreten hat.

58 Damit ist Prof. Dr. Renate Wittern-Sterzel (*1943) gemeint. Sie erhielt 1985 einen Ruf an die FAU und wurde dort Professorin für Geschichte der Medizin; seit 2008/09 im Ruhestand.

59 Echinger (2011), S. 184. Wenn man von (mindestens) zwei Chirurgen ausgeht (Scheele und Gall), kommen die hier aufgeführten Personen in der Gesamtzahl bereits auf (mindestens) zwölf, also der Gruppenstärke einer „AG Ethikberatung“ (ca. zehn) oder eines Klinischen Ethikkomitees (ca. 20 Personen) schon recht nahe.

„Ja, wir haben den von den Stuttgartern selbst erfahren, die sich an uns gewandt haben und uns gewarnt haben davor, den Fall an die Öffentlichkeit kommen zu lassen. Der Stuttgarter Fall ähnelt unserem nicht haargenau, denn die Stuttgarter haben klugerweise unterlassen, den Hirntod festzustellen. […].“[60]

Wie kam es dazu, dass die Eltern im „Erlanger Fall“ schließlich doch zustimmten?

„Es ging immer ein bisschen hin und her, innerhalb der Familie war das nie ganz klar und eines Tages waren sie dann doch bereit zuzustimmen. Der Punkt war der: Die Mutter war von ihrer Mutter sehr früh geboren worden [im Alter von 16 Jahren], also die Großmutter war verhältnismäßig jung, und die hatten auch noch ein kleineres Kind, es wäre also wie in einer Geschwisterschar aufgewachsen. Es waren also insofern einigermaßen ideale Verhältnisse. Aber es wurde immer wieder der Verdacht geäußert, es werde experimentiert. Wir sind ja sehr weit gegangen mit dem Verbot des Experimentierens. Wir haben das extrem erfüllt. Als das Kind dann ausgestoßen worden war, lag es bei mir im Institut, im Kühlraum[;] wir haben es nicht seziert[,] und ich habe es mir nicht einmal angesehen, ich kann ihnen nicht einmal sagen[,] ob es ein Bub oder Mädel war. Ich hab mich da völlig zurückgehalten[,] um diesen Verdacht auf jeden Fall und für alle Zeiten zu entkräften, dass wir aus rein wissenschaftlichem Interesse gehandelt haben. Das war ja ein großer Streitpunkt in den Medien […].“[61]

Haben Sie sich persönlich in diesem Fall angefeindet gefühlt?

„Also ich hab[e] jetzt den Brief da von der Frauenbeauftragten gelesen[,][62] und da gab es auch einen Brief von der FDP. Natürlich gab es da den ein oder anderen Kommentar, aber das hat mich nicht groß interessiert. Ja[,] es ging also sehr weit, in den Tagen hatte ‚inner wheel‘ [sic][63] eine Veranstaltung, zufällig in dieser Zeit[,] in der ich reden sollte über ein anderes Thema, und es ergab sich natürlich, dass ich auch zu diesem Thema nun Stellung nehmen sollte. ‚Inner wheel‘ hatte für den Nachmittag eine weitere künstlerische Veranstaltung geplant, und der hat gesagt, wenn der Wuermeling da redet, dann komm ich da nicht.“[64]

Auf die Frage nach Drohbriefen, die Wuermeling laut Presse bekommen haben soll, antwortete er: „Nein, hab[e] ich nie bekommen.“ In Bezug auf Graffiti-Parolen an den Klinikwänden gab der Rechtsmediziner noch folgende Passage zu Protokoll:

„Die betrafen Hr. Scheele, nicht mich.[65] Er ist auch öffentlich angegriffen worden. Naja, der Kampf[,] der wurde ja zum Teil von feministischer Seite, von Abtreibungsgegnern geführt, und

60 Ebd.

61 Ebd., S. 184–185.

62 Hierbei handelt es sich um die Sozialpsychologin Prof. Dr. Andrea E. Abele-Brehm (*1950), die 1984 dem Ruf auf den Lehrstuhl für Sozialpsychologie an der Friedrich-Alexander-Universität Erlangen-Nürnberg folgte. Seit 2016 ist sie „Senior Fellow of Psychology“ der FAU. Es liegt nahe, dass der Brief auch in Abstimmung mit der ersten Frauenbeauftragten (1989–1991) der FAU erfolgte, Prof. Wittern (s.o.), die nur ein Jahr vor dem Erlanger Fall das Amt an Abele-Brehm übergeben hatte. Auch hier spiegelt sich die Spannung bei der „Deutungsmacht“ über den Erlanger Fall.

63 „International Inner Wheel“ (IIW) wirkt auf Freundschaft und den Dienst am Nächsten hin. IIW wurde 1924 gegründet und ist nach eigenen Angaben mit 110.000 Mitgliedern in über 100 Ländern aktiv; damit handelt es sich um die größte „Frauen-Service-Organisation“ weltweit. Siehe https://deutschland.innerwheel.de/ (10.03.2022). Das „innere Rad“ bezieht sich auch auf das (Zahn)Rad-Symbol des Rotary Clubs und die Rolle der Frau für „innere Belange“.

64 Echinger (2011), S. 184–185.

65 Hier ist anzumerken, dass sich die Schriftzüge bzw. Schmierereien an der Klinik eher allgemein gegen die Medizin richteten: „Jetzt Menschen- statt Tierversuche“. Ob es ganz direkte und persönliche Diffamierungen gegen Scheele an den Klinikwänden gab, ist nicht bekannt.

solche[,] die behaupteten, dass das Kind im Mutterleib ein Teil der Mutter sei und sonst nichts. Jetzt war die Mutter tot und das Kind im Leib lebte. Das hat die mächtig aufgeregt.[66]

Haben sie das Gefühl, dass das mit der damaligen Emanzipation zu tun hatte?

> „Ich würde das eher im Zusammenhang mit der ganzen Abtreibungsdiskussion sehen. Na, aber ich hab[e] ja eher so einen neutralen Standpunkt vertreten[;] ich hab gesagt, ihr müsst nicht weitermachen, aber ihr dürft weitermachen. Ob ihr nun weitermacht oder nicht[,] hängt von den Verhältnissen ab, wie ihr Chancen, Risiken, Aufwand usw. beurteilt. Das war ja meine Einstellung zu dieser Sache.“[67]

Auf die Frage, ob er in dem Kasus „neutral“ gewesen sei, antwortete Wuermeling: „Im konkreten Fall war ich für die Fortsetzung. Aber grundsätzlich ist zu sagen, man muss die Verhältnisse beurteilen.“[68] Er fügte zudem an: „Im konkreten Fall habe ich mich mit Gall einig gefühlt“.[69] Echinger fragte zudem noch nach der Einschätzung der Risiken und Möglichkeiten: „[…] [W]enn [S]ie gewusst hätten, dass die Chancen so gering sind[,] das Kind weiter zu bringen[,] hätten [S]ie anders entschieden“? Wuermeling antwortete abschließend:

> „Ja, ja. Also wenn ich gewusst hätte, dass es sicher tödlich ausgeht, hätte ich gesagt, macht den Aufwand nicht. Aber wir haben damals nur drei Fälle gekannt. Einen amerikanischen, ein[en] schwedischen und den Stuttgarter.“[70]

TRAGISCHER UNFALL ODER MÖGLICHER SUIZID? NEUE KONTROVERSEN ZUM ALTEN FALL

Die Debatten um das „Erlanger Baby“ sind – wie bei bekannten und kontroversen Kasuistiken häufiger – auch in der jüngsten Gegenwart längst nicht abgeschlossen. Als im Rahmen der Jahrestagung der „Akademie für Ethik in der Medizin“ (AEM) von der Erlanger Professur für Ethik in der Medizin das Fachforum „Zukunft und Herkunft der Medizinethik“ veranstaltet und erstmals die „Wuermeling-Bibliothek“ für Medizinethik in der Öffentlichkeit vorgestellt wurde, ergab sich fast von selbst, dass auch dieser prominente Erlanger Fall thematisiert wurde. Da wegen der Corona-Lage das Forum nur per Zoom-Konferenz veranstaltet werden konnte, entstand ein Austausch mit elektronischen Medien, der u.a. den Vorteil hat, dass alle Aussagen des „Chats“ (Einträge online teilnehmender Personen) erhalten geblieben und exakt belegt sind.[71] Diese neuartige Quelle medizinhistorischer und zeitgeschichtlicher Analyse bietet hierbei auch interessante Einblicke in unterschiedliche

66 Echinger (2011), S. 187–188.
67 Ebd., S. 188.
68 Ebd.
69 Hier ist der Professor der Chirurgie Franz Paul Gall (1926–2018) gemeint. 1977–1994 Lehrstuhl für Chirurgie an der FAU Erlangen-Nürnberg. 1992 Präsident seiner Fachgesellschaft.
70 Echinger (2011), S. 188. Mittlerweile sind über 30 Fälle bekannt – vgl. insbesondere die Beiträge von Weber (1971), Buchsbaum/Cruikshank (1979), Dieminger et al. (1979), Dillon et al. (1982), Brahams (1988), Bernstein et al. (1989) vor dem Jahr 1992 – und siehe unten sowie Kiesecker (1996) und Frewer (2019).
71 Zu Beginn der Veranstaltung wurden alle Teilnehmenden, die sich für die Konferenz offiziell angemeldet hatten, darauf hingewiesen, dass sie auf Wunsch ihre Bildschirme auch auf

Perspektiven auf den Fall. Es gab mit leichter Fluktuation über die Zeit der rund zwei Stunden eine Gesamtzahl von ca. 120 Personen – vom Kindesalter bis zur über 100-Jährigen. Das Forum wurde im Chat vom Autor als Tagungspräsident auch mit einer Nachricht „an alle" eröffnet: Um „11:14 AM" gab es ein „Herzlich willkommen!" an alle Teilnehmenden, das ebenso erwidert wurde von Personen aus allen Teilen Deutschlands – von Süden bis Norden, von Westen bis Osten: vom Bodensee bis Norddeutschland, von Freiburg bis nach Berlin. Auch aus anderen europäischen Ländern[72] gab es Online-Besucher:innen, zwei Mitglieder der Familie Wuermeling meldeten sich sogar aus Brüssel zu dieser Veranstaltung. Der Tagungspräsident (*1966) wie auch der aktuelle AEM-Präsident Prof. Dr. Georg Marckmann (*1966) leiteten dieses Gespräch zur Entwicklung und Geschichte der Ethik in der Medizin. Zeitzeug:innen wie Dr. Gisela Bockenheimer-Lucius (*1946), die langjährige Redakteurin der Zeitschrift „Ethik in der Medizin", aber auch Familienmitglieder wie Prof. Dr. Dr. h.c. Hanna-Barbara Gerl-Falkovitz (*1945) und Dr. Martin Wuermeling (*1958) trugen einzelne Eindrücke und interdisziplinäre Bausteine zur Genese des Fachgebiets zusammen. Die große und weitverzweigte Familie Wuermeling war ein besonderes Charakteristikum für die Veranstaltung und sorgte mehrfach nicht nur für sehr interessante biographische Hintergründe zum AEM-Gründungspräsidenten, sondern auch für harmonisch-heitere Momente; etwa als die noch sehr junge Urenkelin aus Belgien auch bildlich zugeschaltet werden konnte und einmal mehr die über viele Städte verteilte Großfamilie als verbindendes Element deutlich wurde, da es doch im Rahmen der gesamten Tagung auch um „Menschlichkeit" ging.[73] Diese schwungvoll-belebende und menschlich-positive Atmosphäre[74] änderte sich schlagartig, als mit der Fachentwicklung der frühen 1990er Jahre die Rede auf das „Erlanger Baby" kam. Aus Göttingen schaltete sich Claudia Wiesemann (*1958), frühere Präsidentin der AEM, in die Diskussionen ein. Sie meldete sich zwar nicht zu einem Redebeitrag, gab aber in den Chat „an alle" folgende Nachricht:

Schwarz stellen können, wenn sie eine Weitergabe der Informationen nicht wollen. Durch Mitarbeiterinnen der Professur für Ethik in der Medizin an der FAU wurden die Foren, auch in Zusammenarbeit mit der Geschäftsstelle der AEM, als Zoom-Dateien aufgezeichnet. Der Autor des vorliegenden Beitrags hat ebenso eine Kopie des stattgefundenen Gesprächs mit den Chat-Einträgen erstellt; auf diese Weise kann hier auf Originalpassagen zurückgegriffen werden. Unterschieden werden muss dabei zwischen Textnachrichten, die offen an alle Teilnehmenden des Zoom-Forums gerichtet wurden, und lediglich bilateral ausgetauschten Informationen. Im hier vorliegenden Text werden ausschließlich in diesem Chat offen „an alle" gerichtete Nachrichten zitiert. Für Beteiligte, die nicht Personen öffentlichen Interesses sind, werden die Namen abgekürzt.

72 Insgesamt waren zur AEM-Jahrestagung Teilnehmende aus über zehn Ländern angemeldet. Welche Personen genau bei diesem Zoom-Forum dabei waren, kann nicht rekonstruiert werden.

73 Chat-Nachricht A.C. „an alle: 11:25 AM".

74 Siehe auch etwa die Chat-Nachricht J.B. „an alle: 01:25 PM" (am Ende der Veranstaltung): „Das war sehr interessant und spannend, vielen Dank. (In den Genuss des ‚Würmeling-Passes' bin ich als Kind auch noch gekommen. [hier folgte noch ein Smiley])" – Der Begriff „Wuermeling-Pass" hat sich eingebürgert für die Bezeichnung des vergünstigten Bahnausweises für kinderreiche Familien, der durch Hans-Bernhard Wuermelings Vater, Franz-Josef Wuermeling (1900–1986), als Minister im Kabinett Adenauer eingeführt wurde. Hans-Bernhard Wuermeling selbst und seine Frau Hannemarie hatten sieben Kinder (sechs leibliche und ein Pflegekind).

> „Die junge Frau war meines Wissens ungewollt schwanger, ihr Freund wollte das Kind nicht. Der Autounfall war vermutlich ein Suizidversuch. Die Eltern der jungen Frau hatten sich[,] zumindest anfänglich[,] gegen eine Weiterbehandlung der hirntoten Frau ausgesprochen.“[75]

Auf diese Weise wurde Hans-Bernhard Wuermeling ad hoc als Medizinethiker, der den Willen der Betroffenen Marion P. nicht berücksichtigt habe, klar diskreditiert. Im Chat gab es auf den Beitrag keine Reaktion, aber in der Debatte wurde diese völlig neu formulierte grundsätzliche Ablehnung des Vorgehens seitens des Gründungspräsidenten problematisiert. Keiner pflichtete der Göttinger Nachfolgerin bei, es entstand eine Spannung zwischen der grundrechtlich und klinisch-ethisch fundierten Position Wuermelings (siehe die oben formulierten Argumente, die sich auch im Rahmen der angewandten Ethik gut nachvollziehen lassen) und dem – sei es partiell feministisch oder allgemein gegensätzlich orientierten – Zwischenruf von Wiesemann, der zudem vielen Positionen der oben zitierten Expert:innen ethisch deutlich widersprach. Selbstverständlich war im Rahmen des Auftaktsymposiums zur Akademiegeschichte für diese Kontroverse nicht ausreichend Zeit vorhanden, weshalb sie hier im Nachgang nochmals kursorisch aufgegriffen und mit historischen Hintergründen versehen werden soll. Interessanterweise hatte Wiesemann diese „Suizid-Position“ weder im Kontext des Erlanger Falls 1992 oder beim Austauch mit der Doktorandin Echinger im Jahr 2011 formuliert, noch etwa bei Interviews zum 25. Jahrestag des „Erlanger Baby“-Falls auch nur überhaupt erwähnt. Auf die Frage „Welche ethischen Argumente standen für Sie bei der Beurteilung damals im Vordergrund?“ antwortete Wiesemann – seinerzeit 2011 sogar als amtierende Präsidentin der AEM – im Kontext der Befragungen in der Promotionsstudie von Echinger – Folgendes:

> „Da klar war, dass die Mutter sich nicht mehr um ein Neugeborenes würde kümmern können, die Überlebenschancen des Kindes ohnehin schlecht waren, und sich im Laufe der Zeit herausstellte, dass der Vater kein ernsthaftes Interesse am Kind hatte, hielt ich die Entscheidungen der Großeltern für ethisch maßgeblich.“[76]

75 Chat-Nachricht „Von Claudia Wiesemann an alle: 12:23 PM“.

76 Baas (2017a/b). Diese „Suizid-Hypothese“ ist durch die Quellen nicht verifizierbar, aber auch 30 Jahre nach den Ereignissen kaum falsifizierbar. Die Fahrstrecke (Staatsstraße 2239) zwischen den Orten Feucht und Altdorf bei Nürnberg galt laut Zeitzeugen als unfallträchtig. Siehe etwa auch den Artikel „Dieser Ausbau war dringend erforderlich“ vom 02.11.2015 in „Der Bote“ (vgl. https://n-land.de/lokales/dieser-ausbau-war-dringend-erforderlich, 20.01.2022). Auf der Strecke finden sich Waldstücke und Kurven. Die zum damaligen Geschehen dokumentierten Akten sind nicht mehr verfügbar; laut Sachbearbeiterin der zuständigen Polizeidirektion werden diese bei Verkehrsunfällen mit Todesfolge ohne Fremdbeteiligung nur für fünf Jahre aufbewahrt. Der damalige Altdorfer Bürgermeister Friedrich Weißkopf (Amtszeit 1982–1994) konnte zu dem Fall nicht mehr befragt werden, da er bereits im Jahr 2009 verstorben ist. Die Eltern Ploch – Hans (Elektriker) und Gabriele Ploch (zum Zeitpunkt des Unfalls 34 Jahre alt) – möchten seit den zusätzlich schwierigen Erfahrungen mit der Verfilmung im Privatfernsehen (vgl. TV Spielfilm 1994), bei der sie sich ebenfalls nicht ausreichend berücksichtigt gesehen haben, offenbar keine weiteren Angaben zum Tod ihrer Tochter machen. Dies muss natürlich respektiert werden. Eine Obduktion zur Erhebung genauerer forensischer Aspekte ist seinerzeit abgelehnt worden. Eine weitere retrospektive historische Forschung steht auf diese Weise vor erheblichen Hindernissen. Aber selbst wenn es eine suizidale Handlung von Marion P. gewesen wäre, könnte man darüber diskutieren, ob der Fötus im Mutterleib dieser Handlung und den Wünschen der werdenden, aber hirntoten Mutter noch unterliegt. Für Unterstützung der Recherchen danke ich allen beteiligten Personen sowie insbesondere Kerstin Franzò, M.A.

Wiesemann gab dabei an, dass sie zur Zeit des Erlanger Falls „als wissenschaftliche Assistentin am Institut für Geschichte der Medizin der Universität Erlangen[-Nürnberg]" gearbeitet hatte und „kein Mitglied des Gremiums" zur Fallberatung war. Die Hintergründe, wie sie sich aus Zeitzeugensicht und aus den Quellen darstellen, sind jedoch noch weit komplexer und gleichermaßen erhellend für die geäußerten Positionen. Mehrere Zeitzeugen sagen unabhängig voneinander, dass Wuermeling und Wiesemann kein gutes Verhältnis hatten. Selbst im Nachhinein von fast 20 Jahren später äußerte Wuermeling 2011, dass 1992 an der Erlanger Fakultät gar keine Frau für die Beratung im Fall des „Erlanger Baby" geeignet gewesen wäre. Die einzige Medizinhistorikerin, die er zum Zeitpunkt des Geschehens 1992 offenbar im Hinterkopf hatte, aber für nicht hilfreich hielt, war Renate Wittern-Sterzel; ihre Assistentin Wiesemann wird selbst zwei Dekaden später nicht einmal erwähnt. Dies lässt doch aufhorchen. Im Hintergrund steht ganz offensichtlich ein grundsätzlicher Konflikt zwischen Wuermeling und Wiesemann, der bei den jeweiligen Positionen berücksichtigt werden muss. Als die Akademie für Ethik in der Medizin im Jahr 2011 unter Wiesemann ihr 25-jähriges Jubiläum feierte, spielte der Gründungspräsident Wuermeling in der Folge dementsprechend auch keinerlei Rolle. Wiesemann brachte für die AEM eine Broschüre heraus, die kurze Schlaglichter auf Geschichte und Entwicklung der Akademie für Ethik in der Medizin warf.[77] Eine Beteiligung des Gründungspräsidenten, der durchaus auch im höheren Alter noch mit einer ganzen Reihe medizinethischer Publikationen aktiv war, gab es nicht. Zwar wurden Personen aus verschiedenen Gebieten – vom Gründungsmitglied Christoph Fuchs[78] bis hin zu Pflegenden aus einzelnen Feldern und Unterarbeitsgruppen der AEM – beteiligt, die zentrale Persönlichkeit bei der Institutionalisierung jedoch ausgegrenzt. Diese Konstellation erklärt sich wohl durch die gemeinsamen Erlanger Jahre von Wuermeling und Wiesemann. Der Gründungspräsident war offensichtlich in mehrfacher Hinsicht von den Positionen wie auch den Publikationen der Nachwuchswissenschaftlerin Wiesemann nicht angetan, um es vorsichtig auszudrücken. Das sich sehr stark entwickelnde Gebiet bot mit der Einrichtung von akademischen Posten in den 1990er Jahren neue Karriereoptionen. Die Assistenzstelle Wiesemanns am damaligen Institut für Geschichte der Medizin (die Medizinethik kam erst im Jahr 2001 mit in den Namen der Einrichtung) war insbesondere infolge der Aktivitäten des Ende der 1980er Jahre in Erlangen initiierten und zusammen mit Freiburger Studierenden 1990 offiziell gegründeten „Studentenverband Ethik in der Medizin" (SEM) eingerichtet worden. Wuermeling wie auch Wiesemann besuchten sogar beide internationale Bioethik-Kurse am Kennedy-Institut in Washington; zu einer guten bzw. irgendeiner vertieften Zusammenarbeit zwischen ihnen kam es aber nicht. Im Rahmen des Habilitationsvorhabens von Wiesemann eskalierte der bereits längere Zeit schwelende Konflikt, der sich auf unterschiedliche medizinethische Fachpositionen wie auch divergierende persönliche moralische Einschätzungen bezog. In diesem Kontext fand eine grundlegende Kontroverse zur fachlichen Qualifikation wie auch persönlichen Eignung von Wiesemann für das Gebiet „Ethik in der Medizin" statt: Als sie 1995 ihre Ha-

77 Vgl. Akademie für Ethik in der Medizin (2011). Diese Broschüre umfasste lediglich 44 Seiten. Der Fall des „Erlanger Baby" spielte keine Rolle bei den Erinnerungen an die Gründerzeit.

78 Vgl. auch Fuchs (2011).

bilitationsarbeit an der Medizinischen Fakultät einreichte, gab es eine Auseinandersetzung über die Frage, ob die vorgelegten Leistungen zu einer Venia legendi für die Gebiete „Geschichte und Ethik der Medizin“ ausreichen würden. Dabei wurden mit der Dissertation und der Habilitation von Wiesemann die Qualifikationsarbeiten auf den Prüfstand gestellt. Hauptargument Wuermelings war, dass sich Wiesemann am Institut für Geschichte der Medizin auch nur für das Fachgebiet Geschichte der Medizin qualifiziert habe. Genannt wurden die ausschließlich medizinhistorischen Arbeiten zur Promotion und Habilitation; bei beiden Texten wurden zudem grundlegende Mängel beanstandet. Die mit 137 Seiten auch quantitativ dünne Dissertation von Wiesemann – 1991 bei Peter Lang und damit nicht gerade in einem für substanzielle historische Forschung bekannten Verlag erschienen – sei mit zahlreichen strukturellen wie fachlichen Fehlern behaftet. Für den Schwerpunkt zu Wiener Medizin und Politik habe die Autorin nicht nur diverse sachlich-handwerkliche Fehler gemacht (etwa die zentrale Person Kaiser Franz I. wurde mit Franz II. verwechselt, Joseph II. als ‚liberal‘ bezeichnet etc.), sondern schlichtweg weder die historischen Quellen angesehen noch die Sekundärliteratur adäquat bearbeitet. An dieser Stelle soll sich auf schriftlich vorliegende Quellen konzentriert werden. Der Münchner Medizinhistoriker Christian Probst (1935–1994) hatte eine überaus kritische Rezension geschrieben: Wiesemanns These bleibe eine „reine Hypothese, da die Verfasserin Quellenbelege hierzu nicht vorlegt. […]; gesucht hat sie wohl auch nicht danach, denn Archivquellen erscheinen nirgends.“[79] In den Worten des Experten für Medizingeschichte stellten sich folgende zentrale Qualitätsprobleme:

> „Weiter ist anzumerken, daß der größere Teil der Arbeit nicht aus den Quellen, sondern aus Sekundärliteratur erstellt, diese äußerst lückenhaft ist und, soweit benützt, oft nur selektiv gelesen wurde. Für die ausführlichen Rückgriffe auf die ältere Wiener Schule des 18. Jahrhunderts und ihre Forschung wurden z.B. die verschiedenen Monographien, Aufsätze und Dissertationen von J. Boersma, D. Cichon, C. Probst, K. W. Schweppe oder A. Thomae überhaupt nicht benützt, obwohl doch die Mehrzahl von ihnen am selben Institut [Münster] entstanden sind wie die Dissertation Wiesemanns. Kein Wunder also, wenn es der Verfasserin u.a. entgangen ist, daß die medizinischen Konzepte der älteren Wiener Schule weniger die Humoralpathologie als vielmehr die Iatromechanik und der Epidemismus waren. Dagegen wird die Medizin Roeschlaubs sehr ausführlich dargestellt, obwohl ihr befruchtender Einfluß auf die jüngere Wiener Schule ein Postulat ist, das die Verfasserin selbst mit der Darstellung der Zensur und der Ausrottung von Brownianismus und Romantik in Wien entkräftet. Nichts findet man über die Einflüsse der Franzosen auf Rokitansky und Skoda, von Lesky herausgearbeitet, womit deutlich wird, daß die Verfasserin auch deren Arbeiten nur ungenau gelesen hat.“[80]

Der Fachmann kam in seiner völlig vernichtenden Besprechung der Dissertation von Wiesemann letztlich zu folgendem Gesamturteil:

> „Insgesamt macht die Arbeit in ihrer Schwarz-Weiß-Malerei mehr den Eindruck einer […] Konstruktion als einer historischen Analyse. So bestand die Wiener Medizin des Vormärz nicht nur aus Unterdrückung und Zensur (S. 47–96), so war Joseph II. selbstverständlich kein ‚liberaler‘ Herrscher (S. 83), und so regte die Brownsche Lehre von Sthenie und Asthenie – von

79 Probst (1993), S. 128.
80 Ebd.

Wiesemann übersehen (S. 56) – ausgerechnet Metternich zu seinem politischen Konzept vom Gleichgewicht der Mächte an (Lesky).“[81]

Dass diese qualitativ fatale Arbeit von Wiesemann eigentlich ausschließlich zur „österreichischen“ Medizingeschichte von Josef bzw. Joseph Dietl – übrigens 1804 in der Ukraine geboren, 1878 im polnischen Krakau gestorben – war, wurde klar. Die Debatte um eine doppelte Venia bezog dann auch noch die Habilitationsarbeit mit dem Titel „Die heimliche Krankheit. Zur Ideengeschichte des Suchtbegriffs in Deutschland im 18. und 19. Jahrhundert“ (1995) ein. Wiesemann habe mit diesen beiden Themen keinerlei akademische Qualifikation zur Medizinethik erworben.[82] Wuermeling und andere an der Erlanger Fakultät fragten im Habilitationsverfahren daher – durchaus zurecht –, wie auf Basis dieser Studien eine Habilitation für das Gebiet „Geschichte *und Ethik* der Medizin“ erworben werden könne.

Wuermeling hatte das Gebiet Ethik in der Medizin an der FAU wie auch die AEM aufgebaut und war offensichtlich von diesem Nachwuchs für das Fach aus dem Institut für Geschichte der Medizin nicht angetan. Dass Wiesemann ihre Habilitation mit einer Venia für Geschichte *und Ethik* der Medizin nur mit Verzögerungen und zusätzlichen Gutachten erreichen konnte, wird sie sicher gegen Wuermeling eingenommen haben. Dass dieser als einziger Erlanger Experte in einem weltweit Aufsehen erregenden Fall gefragt war und durch die Medien ging, während sie selbst innerhalb der Fakultät wie auch in der Öffentlichkeit in keiner Weise konsultiert wurde, wird für sie sicherlich zusätzlich bitter gewesen sein. Auch durch diese Rahmenbedingungen erklärt sich die Frontstellung von Wuermeling und Wiesemann – und sehr wahrscheinlich auch deren harsche Kritik am Vorgehen im Fall des „Erlanger Baby“: „Ethikprofessorin: ‚Fortsetzung der Beatmung war nicht vertretbar‘“[83] (2017). Die offenbar bis in die Gegenwart reichenden „emotionalen Tönungen“, die dazu führten, dass Wiesemann beim Forum zu Ehren des AEM-Gründungspräsidenten Wuermeling mindestens „Sand ins Getriebe“ einer sich erfolgreich entwickelnden Veranstaltung streuen wollte, wird auf diese Weise wesentlich verständlicher, wenn auch in Bezug auf die geäußerten medizinethischen Argumente keineswegs plausibler.[84]

81 Ebd. Wiesemann war seinerzeit auch nicht auf Listenplatz 1, sondern wurde erst nach längerer Zeit und Absage der erstplatzierten Person berufen. Auch das Einschalten der Frauenbeauftragten durch die kinderlose Wiesemann bei anderen Berufungsverfahren konnte ihr keinen weiteren Ruf in Deutschland einbringen.

82 Vgl. Archiv und Habilitationsbuch der Medizinischen Fakultät der FAU Erlangen-Nürnberg sowie Aussagen beteiligter Zeitzeugen. Ich danke für Hinweise aus der Fakultätsverwaltung, die angibt, dass Einsprüche im Rahmen von Habilitationsverfahren zudem extrem selten seien.

83 Vgl. Baas (2017b).

84 Es ist hier nicht der Raum, diese Aspekte weiter auszuführen, aber es sollte sich in der Folge noch in vielfältiger Form als problematisch herausstellen, eine zweitklassige Wissenschaftlerin später auf eine Professur für *Geschichte* und Ethik *der Medizin* nach Göttingen zu berufen, die so eng mit der Akademie zusammenarbeitet. Wiesemann war dort seinerzeit auch nicht auf Listenplatz 1, sondern wurde erst nach längerer Zeit und Absage des Erstplatzierten berufen. Eine genauere Geschichte der frühen Medizinethik wird nicht ohne die zahlreichen Skandale in Göttingen zu schreiben sein; in Bezug auf die geraume Verspätung (zwölf Jahre!) bei der Einrichtung des Ethikkomitees oder die unbesetzt gebliebene W1-Professur, bewusst verzögerte und zum Teil ethisch fragwürdige Forschung zum Thema NS-Zwangsarbeit, den Umgang

Das Forum zum Gründungspräsidenten endete trotzdem noch sehr harmonisch und vielschichtig interessant, wie es etwa der Leiter eines Hospizes gegen Ende der Veranstaltung formulierte:

> „Ein toller Rückblick auf einen beeindruckenden Menschen! Danke! Toll auch[,] wie er die Familie ‚infiziert‘ hat mit seinen Gedanken. Für die ‚Jüngeren‘, die erst neu im Thema sind[,] ein wunderbarer Überblick auf die Anfänge der Medizinethik in der Region.“[85]

Die Reaktionen waren auch insgesamt außergewöhnlich positiv, etwa seitens des aktuellen Akademiepräsidenten Marckmann,[86] der sich ebenso bei allen bedankte wie eines der Gründungsmitglieder des Studentenverbands Ethik in der Medizin.[87] Der Tenor reichte von „Vielen Dank für die interessanten Einblicke in die (eigene) Geschichte der Medizinethik!“[88] bis zu „Sehr spannende Veranstaltung und eine faszinierende Familie. Vielen Dank“.[89]

MEDIZINETHISCHE „LEKTIONEN“ UND „SPIEGELUNGEN“ SCHLUSSÜBERLEGUNGEN

Das Ärzteteam im Erlanger Fall schloss den Beitrag zur Vorgehensweise seinerzeit mit den folgenden Worten:

> „In der Nacht vom 15. zum 16.11.1992 traten Temperaturen auf, deren Ursache nicht eindeutig zu klären waren. In Frage kamen am ehesten entzündliche Lungenveränderungen. Eine daraufhin außerplanmäßig durchgeführte Ultraschalluntersuchung zeigte den Fetus weiterhin hinsichtlich Wachstum und Bewegungsverhalten unauffällig. Wenige Stunden später kam es in der gleichen Nacht zu einem Spontanabort. Ein sofort hinzugezogener Gynäkologe stellte den Tod des Fötus fest. Daraufhin wurden im Einvernehmen mit den Eltern von Marion Ploch, die zwischenzeitlich vom Gericht zu Betreuern ihrer verstorbenen Tochter bestellt waren, die Beatmung und die anderen Therapiemaßnahmen eingestellt.
>
> Die behandelnden Ärzte“[90]

Das „Erlanger Baby“ war gestorben, Marion P. wurde beerdigt, eine Obduktion oder eine Transplantation nicht vorgenommen. Die intensive Diskussion hatte aber erst begonnen – und dauert bis heute an. Es war nicht nur der schwierigste medizinethische Fall von Hans-Bernhard Wuermeling, der immer wieder dazu gefragt wurde, sondern auch Kristallisationspunkt gesellschaftlicher Debatten, die letztlich auch eine sukzessive Institutionalisierung der Medizinethik bewirken sollten. Der Neonatologe Obladen schrieb seinerzeit noch aus übergreifender Perspektive:

> „Ein Schaden dürfte weder für die Schwangere noch für den Fetus entstanden sein. Der wissenschaftliche Erkenntniswert des Behandlungsversuches ist als gering einzustufen. Ungewöhnlich und dem Niveau der öffentlichen Diskussion abträglich war die Preisgabe medizinischer Einzelheiten eines schwierigen Falles an die Sensationspresse. Dem Ansehen

mit mehreren Formen wissenschaftlichen Fehlverhaltens wie auch die AEM-Aufnahme-Politik, etwa in Bezug auf DDR- und Stasi-Mitglieder, während der Präsidentschaft Wiesemanns etc.

85 Chat-Nachricht A.K. „an alle: 01:00 PM“.

86 Chat-Nachricht G.M. „[…] – herzlichen Dank an alle Teilnehmenden! An alle: 01:01 PM“.

87 Chat-Nachricht G.-H. „an alle: 01:13 PM: Herzlichen Dank …“.

88 Chat-Nachricht S.H. „an alle: 01:17 PM“.

89 Chat-Nachricht Y.M. „an alle: 01:14 PM“. – In bilateralen Chat-Kontakten wurde die Moderation gelobt, es schlossen sich sogar spontan noch „Breakout Sessions“ in Untergruppen an.

90 Die behandelnden Ärzte (1993).

der Medizin hat die daraus resultierende Art der Darstellung in der Öffentlichkeit schweren Schaden zugefügt.“[91]

Die Akademie für Ethik in der Medizin (AEM) hatte ihre erste größere öffentliche Bewährungsprobe und organisierte Formate zu den interdiszplinären Diskussionen. Mit nun 36 Jahren hat sie als Fachgesellschaft ihre ersten Jahrzehnte der Entwicklung durchlaufen und Erfahrungen gesammelt mit Kontroversen und einer – etwa von Bockenheimer-Lucius u.a. geforderten – „Streitkultur“.[92] In jedem Fall ist mittlerweile die notwendige zeitgeschichtliche Distanz von mindestens drei Dekaden für die 1980/90er Jahre und kritische historische Rückblicke auf Kontexte gegeben. Für das 20. Jahrhundert und insbesondere seine zweite Hälfte können nun auch längere Linien nachvollzogen und in ihrem geschichtlichen Umfeld genauer analysiert werden. Der Fall des „Erlanger Baby“ stand dabei mit „an der Wiege“ zur akademischen Institutionalisierung des Fachgebietes Medizinethik. Viele Meinungen der damaligen Zeit spiegeln das zunehmend größer werdende Spektrum des medizinethischen Diskurses und das Ringen um die sinnvolle disziplinäre Breite der Diskussionen wie auch die angemessene Argumentationstiefe der Positionen. Eingangs wurde bereits erwähnt, dass die persönlichen Meinungen von Expert:innen hier eine bisher noch nicht ausreichend betrachtete Rolle in der Medizinethik spielen. Die hier punktuell vorgelegten Dokumente und Diskussionslinien lassen in besonderer Weise deutlich werden, wie sehr ein kritischer Blick auf medizinethische Positionen – und auch partikulare Perspektiven – nötig ist. Aus historischer Sicht ist durch das Einbringen der Archivalien und Autographen nochmals eine andere Akzentuierung und Gesamteinschätzung möglich. Neue Zusammenhänge können auf diese Weise ins Licht einer offen-transparenteren Diskussion gebracht werden, ohne dass „Subtexte“ die Argumente in ihrer Aussagerichtung zu sehr tönen. „Blinde Flecke“ werden auf diese Weise – hoffentlich – weitgehend vermieden.[93]

Die vor 30 Jahren vom mittlerweile verstorbenen Professor für Neurochirurgie Detlef Bernhard Linke prognostizierte Entwicklung – „[…] wird der Fall von Erlangen Wegbereiter der künstlichen Gebärmutter sein“[94] – hat sich bisher ebensowenig bewahrheitet wie Projektionen zu Gefahren oder Entgrenzungen der Medizin.

91 Obladen (1993), S. 31.

92 Siehe u.a. den Beitrag von Gisela Bockenheimer-Lucius im vorliegenden Band.

93 Ebd. Die Problematik von Interessenkonflikten auf mehreren Ebenen ist lange weitaus zu undifferenziert betrachtet worden. In der Zeitschrift „Ethik in der Medizin“ etwa wurde die Angabe zu „Conflicts of Interest“ von Autor:innen erst nach langen Jahren eingeführt. Im „Jahrbuch Ethik in der Klinik“ wurde es ebenfalls erst später eingeführt. Hier war der Band von Frewer et al. (2016) zu „Interessen und Gewissen“ eine wichtige Zäsur. Dass der in der Kontroverse als erster zu Wort kommende Neonatologe Volker von Loewenich z.B. Erlanger Wurzeln und enge Kontakte hatte, war nicht bekannt, wobei es die fachliche Position wohl auch nicht besonders verändert hat. Auch der Verfasser des vorliegenden Textes hat natürlich, dies soll und muss expressis verbis gesagt sein, eine Reihe von besonderen Bezügen zu Erlangen.

94 Linke (1992), S. 36. Die Frage einer Uterus*transplantation* ist in Deutschland hingegen durchaus ein relevantes und ethisch brisantes Thema der letzten Jahre (gewesen), auch mit einem starken Erlanger Bezug. Der Verfasser des vorliegenden Beitrags wurde gebeten, für Kliniken, Ärztekammer und Ministerien Fachstellungnahmen zu verfassen. Dies beinhaltete einige schwierige ethische Implikationen und Probleme auf institutioneller Ebene, vgl. Frewer et al. (2021) sowie auch Porz et al. (2007).

Linkes These – „Für die Klärung solcher Fragen bedarf es nicht nur der Medizinethik, sondern auch der ‚Medizinkultur‘“[95] – ist aber sicher auch heute noch zuzustimmen, denn die Kultur der medizinethischen Reflexion war in ihrer differenzierten Vielschichtigkeit noch zu entwickeln und ist gerade in der Praxis der Medizin weiterhin ein zentrales Desiderat.[96]

Die Münsteraner Medizinethikerin Bettina Schöne-Seifert (*1956), jüngstes AEM-Gründungsmitglied, hatte mit einem Artikel in den Raum gestellt, ob der Fall des „Erlanger Baby“ denn „medizin-ethische Lektionen“ geboten hätte. Sie ist in ihrer Einschätzung eher skeptisch-zurückhaltend,[97] auch wenn die umfangreiche Rezeption und das häufige Aufgreifen der Erlanger Geschehnisse doch eher eine andere Erkenntnis nahelegen. Auf die Frage „Hat die Erfahrung und die Diskussion ihre Sicht zum Tod und zum Hirntodkriterium verändert?“ bekennt selbst die im Jahr 2011 amtierende Präsidentin der AEM Wiesemann, dass der Erlanger Fall „Anlass für mich [war], mich wissenschaftlich und ethisch mit dem Hirntod zu beschäftigen.“ Vom Standort Göttingen äußerte sie: „Durch den Fall wurde mir klar, dass es sich bei dem Tod der Menschen nicht um ein einfaches Faktum, sondern um eine komplexe normative Aussage handelt.“[98] Also doch eine Ethik-„Lektion“?

95 Linke (1992), S. 36.

96 Zu dieser „Kultivierung“ und „Kultur der Medizin“ tragen seitdem eine Fülle neu entstandener Publikationen und Fachbuchreihen bei. Medizinethik ist dabei als Fachgebiet in zahlreichen Verlagen etabliert und mittlerweile stark entwickelt worden. „Praktische Medizinethik“, „Jahrbuch Wissenschaft und Ethik“, „Philosophie und Medizin“, „Jahrbuch Medizin-Ethik“, „Public Health Ethik“, „Geschichte und Philosophie der Medizin“, „Klinische Ethik“, „Jahrbuch Ethik in der Klinik“, „Todesbilder“, „Ars moriendi nova“, „Ethik in der Klinikseelsorge“ etc. und nicht zuletzt „Kultur der Medizin“ (43 Bände seit dem Jahr 2001) fächern die Medizinethik zu Geschichte, Theorie und Praxis in ihrer Vielfältigkeit auf. Zudem haben Datenbanken („EthMed“ und „Belit“), Handbücher und viele lokale Fachbuchreihen an den zunehmenden universitären Standorten die Forschung entscheidend vorangebracht. Schwerpunktprogramme der DFG und des BMBF, zahlreiche Forschungsprojekte, Klausurwochen und andere Instrumente entwickelten und professionalisierten das Fachgebiet. An den meisten deutschen Hochschulen und Universitätskliniken sind Strukturen zur Ausbildung und Beratung für die Medizinethik entstanden. Auch mit Blick auf den internationalen Anschluss konnten einige Anstrengungen unternommen werden. An dieser Stelle ist kein Platz für die Darstellung weiterer Etappen und Ebenen der Institutionalisierung, siehe etwa auch die Homepage der AEM, die Seite des „AK Ethikkommissionen“ und „Ethikkomitees.de“ oder die internationalen Fachgesellschaften sowie die anderen Beiträge zur Geschichte der Medizin- und Bioethik im vorliegenden Band.

97 Das Fazit lautet dort: „Wenn man nicht die Position bezieht, daß ein Lebensrecht des Ungeborenen von uns vergleichbare Anstrengungen zur Rettung seines Lebens verlangt wie etwa bei einem vom Tod bedrohten Kind, dann spechen alle anderen Erwägungen gegen die Erlanger Entscheidung. Sie lag, genau besehen, in niemandes Interesse und verstieß darüber hinaus gegen gewichtige professionale und soziale Interessen. Dabei muß man allerdings betonen, daß der Fall, isoliert betrachtet, die ihm zuteil gewordene öffentliche Schelte keineswegs verdient. Die Folgeschäden des Erlanger Falls werden vielmehr in dessen Präzedenzwirkung und in der Weise liegen, wie der Fall und seine Rechtfertigung öffentlich als Paradigma inhumaner Medizin wahrgenommen werden. Wenn denn doch niemandes berechtigtem Interesse damit gedient war, die Erlanger Tode [sic] zu beatmen – dann hätte hier die Chance für ein umgekehrtes öffentliches Signal gelegen: ein Signal für die Vertrauenswürdigkeit (s.o.) moderner Medizin und der sie betreibenden Ärzte. Man hätte auf ihren Einsatz verzichten sollen.“ Dr. Bettina Schöne-Seifert (seinerzeit noch in Göttingen tätig).

98 Echinger (2011), S. 175.

Bei anderen Passagen des Interviews mit Wiesemann zum „Erlanger Baby“ wird man dabei eher wieder spektisch, spricht sie doch nicht nur unreflektiert sowohl vom Erlanger „Kind“ als auch wiederholt von einem „Experiment“ und repetiert damit ein zentrales moralisches Missverständnis zum Vorgehen der Erlanger Ärzte. Diese falsche Einordnung als „Experiment“ hat bis in die Gegenwart für ungerechtfertigte Beschuldigungen gegen das ärztliche Handeln gesorgt, das sehr viel besser verständlich ist, wenn man die klinischen Abläufe und Automatismen der Intensivversorgung in der Praxis kennt. Die nach dem Erlanger Kasus begonnene Implementierung von Klinischen Ethikkomitees und Ethikberatung im Krankenhaus ist hier ebenfalls ein besonderer Nebeneffekt dieses und vergleichbar dramatischer Fallerfahrungen in Kliniken, die nicht mit naturwissenschaftlichen Methoden oder ärztlichem Paternalismus zu lösen und ein wichtiger Schritt der Professionalisierung sind.

Im Jahr 1999 erschien eine weitere Publikation Wuermelings – dieses Mal zusammen mit seiner zweiten Frau Gerl-Falkovitz: Beide führten die Gedankengänge über die unmittelbare Behandlung des „Erlanger Baby“ hinaus und reflektierten u.a. wichtige Dimensionen wie „Ist ein Kind Zweck (der Eltern)?“ und „Hat ein Kind Sinn?“ im Kontext von Gesprächen der Nürnberger Medizinischen Gesellschaft.[99] Auf die Frage „Wie beurteilen Sie diese Entwicklungen aus medizinethischer Perspektive?“ angesichts des historischem Wandels und der neuen Möglichkeiten in Medizin und Wissenschaft antwortete Wuermeling 2011, also rund zwei Jahrzehnte nach dem Erlanger Fall:

> „Für das Problem Schwangerschaft in hirntoter Mutter sehe ich keinen Wandel der medizinischen Möglichkeiten. Die ethische Einschätzung des Problems könnte heute noch divergenter sein als damals.“[100]

Besonders interessant erscheint auch die etwas deutlichere Beschreibung der Spannung zwischen den Aufgaben des Chirurgen, der die Eltern einer schwerstverletzten jungen Frau differenziert wie auch sensibel über die Prognose aufklären musste und gleichzeitig einen Rollenkonflikt erlebte als an der Organübertragung interessierter Wissenschaftler (siehe das klare obige Zitat „Scheele ist Chirurg, den interessierte nur [sic] die Lebertransplantation […]“). Hier deutet sich nicht nur eine gewisse Differenz im Team der behandelnden Ärzte mit den beteiligten Kollegen im Ethik-Konsil an, die bisher nicht ausreichend gesehen wurde, sondern exemplarisch eine grundsätzlich problematische Prioritätensetzung, die später sogar zu Skandalen bei Organtransplantation an mehreren deutschen Zentren führen sollte. Diese moralischen Zielkonflikte sind für die kommunikative Seite ärztlicher „Breaking bad news“-Gespräche Sprengstoff und für die ethische Gesamtbeurteilung relevant. Und letztlich müssen auch die persönlichen Konstellationen und Animositäten für die praktische Zusammenarbeit an der Erlanger Fakultät klarer gesehen werden. Bestimmte Differenzen führten dazu, dass manche weibliche Person – sei es ganz bewusst oder auch nur unbewusst – gar nicht in Erwägung gezogen wurde bei der Besetzung des damaligen Ethik-Konsils zu Bewältigung und Öffentlichkeitsarbeit im Erlanger Fall. Auch wenn beteiligte Personen dazu meist geschwiegen haben, hat dieser Stachel doch auch noch Jahrzehnte später Konsequenzen, die bis in die

99 Vgl. Gerl-Falkovitz/Wuermeling (1999).
100 Echinger (2011), S. 179.

gesamte Beurteilung und medizinethische Begründungspositionen reichen. Selbstverständlich kann dies im Rahmen des vorliegenden Artikels bei der gebotenen Kürze und mangelnder historischer Distanz nur kursorisch angedeutet werden, aber bereits die auf der Hand liegenden Verbindungen bei den vorliegenden Äußerungen wie auch die Quellen und Zeitzeug:innen sprechen eine deutliche Sprache. Strukturell sollten diese tiefer liegenden Begründungsebenen und spezifischen Sichtweisen oder partiellen „Scheuklappen“ bei Argumentationsmustern mehr Beachtung finden, um der Komplexität der fachlich-ethischen wie auch der persönlich-moralischen Beurteilung besser gerecht zu werden. „Historische Tiefenschärfe als Bedingung reflektierter Medizinethik“[101] hat ein differenzierter Band gefordert.[102] Die Fragen, was die Ethik in bzw. *mit* der Medizin oder was die Medizin *in der Ethik* macht, sind dabei wichtige Anregungen zur Reflexion.[103]

„Ärzte bringen Kind von toter Frau zur Welt“ – „Eine medizinische Meisterleistung oder schlicht Größenwahn?“ fragte die SZ-Redakteurin Christina Berndt 2013 und berichtete, dass Mediziner in Ungarn per Kaiserschnitt ein Baby drei Monate nach dem Hirntod der Mutter erfolgreich entbunden hatten. Berndt greift sogar schon in der Einleitung auf die Erlanger Ereignisse zurück: „Das riskante Unterfangen erinnert an einen deutschen Fall, der damals scheiterte.“ Die tote Mutter von Debrecen wurde in der 27. Woche von ihrem Baby entbunden – und fungierte sogar auch noch als multiple Organspenderin: „Eine Frau ist tragisch gestorben, hat aber fünf Menschen das Leben gerettet“ konstatierte hier „Euronews“ (Videobeitrag).[104] Der SZ-Artikel kam dann auch noch auf den zweiten spektakulären Fall – den „Erlanger Jungen“ – zu sprechen:

> „Im Jahr 2008 gerieten die Ärzte in Erlangen erneut in eine ähnliche Situation. Ausgerechnet am Heiligabend habe er einen Anruf aus einem kleineren Krankenhaus erhalten, erinnert sich der Direktor der Universitätsfrauenklinik, Matthias Beckmann, im Gespräch mit der SZ. Von dort wollte man eine Schwangere, die wegen einer Hirnschädigung im Wachkoma lag, in die Uniklinik verlegen. ‚Das Nächste, was ich tat, war: unseren Ethiker[105] und unseren Anästhesisten zu kontaktieren‘, erzählt Beckmann.“[106]

Wenn die Ärzte bei ethisch schwierigen Fällen sogar *als erstes* einen Ethiker anrufen, hat sich doch schon sehr viel für die Verankerung des Fachgebietes getan.[107]

101 Ebd.
102 Vgl. Bruchhausen/Hofer (2010), hier Bruchhausen (2010), S. 98.
103 Siehe Düwell/Neumann (2005) sowie insbesondere den Beitrag von Schütz im vorliegenden Band. Wenn oben A. Schwarzers Kritik der „Männermacht über Frauenkörper“ zitiert wurde, sollte ebenso das Machtstreben von Frauen zur „Hoheit“ im (Ethik-)Diskurs gesehen werden.
104 Vgl. das Video unter https://www.youtube.com/watch?v=4O9BU6-TrXo (20.01.2022).
105 Die genannte Darstellung stimmt in der Tat nahezu in dieser Form. Der Verfasser des vorliegenden Beitrags war der Ethiker, der hier angerufen wurde. Ein Teil der Beratung, die zwar nicht „*am* Heilig*abend*“, aber wirklich an einem 24. Dezember stattfand (cave: nicht 2008, sondern bereits 2007), war der Vorschlag, für das prozedurale Vorgehen den Dekan der Medizinischen Fakultät (seinerzeit ein Anästhesiologe und früher Mitglied im Ethikkomitee) in die Planung einzubinden, da schnell klar war, dass es im Verlauf ein großes öffentliches Interesse geben würde und einige strukturelle Weichenstellungen im Vorfeld sinnvoll waren.
106 Obladen (1993).
107 Der Verfasser leitete seinerzeit die Geschäftsstelle des Klinischen Ethikkomitees am Universitätsklinikum Erlangen: Die Entwicklung der Klinischen Ethikberatung war und ist sicherlich

Wenn dann auch noch die philosophischen und medizinhistorischen Kontexte von Ethik in der Klinik berücksichtigt werden, ist das Fach doch schon weit gekommen. Nichtsdestotrotz ist diese medizinethische Kultur des Reflektierens in der Klinik immer noch eine sehr zarte Pflanze im Dickicht von Fakultäten und Institutionen. Für die Zukunft der Ethikberatung stellen sich zahlreiche Herausforderungen.[108] Das „Erlanger Baby" wurde mit dem Sterben des Fötus vollständig zur Tragödie, der „Erlanger Junge" (2008) mit dem Überleben des Kindes zu einem dramatischen Erfolg und einem gewissen Beweis, dass in Koma und Hirntod sogar längere Zeitabschnitte der Schwangerschaften vom Körper aufrechterhalten werden können.[109] Diese Priorisierung kann auch anthropologisch-menschheitsgeschichtlich ebenfalls ein hochinteressanter Spiegel[110] sein, was „die Natur" – und die moderne Medizin – selbst in extremen Grenzsituation für das Überleben zu leisten imstande sind.[111] In der Bevölkerung kann das letztlich Faszination für den menschlichen Körper und seinen Lebenswunsch sowie das grundlegend wichtige Vertrauen bewirken, dass ein Menschenleben von Medizin und Ethik keineswegs leichtfertig aufgegeben wird. Und während vor dem „Erlanger Baby" teils noch grundsätzlich gefragt wurde, ob man eine (neue) Medizinethik *überhaupt* brauche,[112] ging es kurz nach dem Fall eher (nur noch) darum, *welche* Ethik als Bioethik tauglich sei,[113] wobei diese basalen Aspekte mittlerweile längst auf einer anderen Ebene angekommen sind.[114] Die

die wichtigste Antwort auf die Herausforderungen dieses und anderer komplexer Fälle in der Medizin. Siehe Frewer et al. (2008), Frewer/Bruns (2013) sowie Frewer (2019).

108 Vgl. insbesondere Frewer et al. (2021) und mit Bezug auf Gefahren für Klinische Ethikkomitees u.a. Frewer/Langmann (2021).

109 Aus medizinethischer Sicht war dieser jüngere Fall sogar durchaus komplexer, da der komatösen 40-jährigen Mutter – auf der Intensivstation phänomenologisch gleichermaßen „rosigschlafend" wie Marion Ploch – das Austragen des Kindes durchaus hätte noch schaden können, im Gegensatz zur bereits (hirn-)toten 18-jährigen Mutter im Fall des „Erlanger Baby". Außerdem gab es hier in Bezug auf Inhalte und Vorgehensweisen durchaus Aspekte, in denen aus den 1990er Jahren zu lernen gewesen ist – und auch gelernt wurde. Siehe Frewer (2009) und Echinger (2011).

110 Wie bei jedem „Spiegel" ist es auch bei den Beiträgen zum „Erlanger Baby" so, dass die Person, die hineinblickt, eben auch nur das erkennen kann, was die Person vor dem Spiegel versteht. Während Leven (2018) einen plakativen Bild-Bericht – „Schneewittchen erwartet ein Kind" – über die Ereignisse um die „Sensation" des Erlanger Babys gestaltet, aber u.a. zugleich (sic) das Stilmittel einer „Antinomie" als Widerspruch zwischen „Sensation" und „Erlangen" gefunden haben will, steht außer Frage, dass die Inhalte wie auch Debatten der damaligen Zeit von vielen Menschen als außergewöhnliches Ereignis empfunden wurden und dass auch international nicht viele gleichartige Fälle existieren. „Sensationen" können zudem natürlich allerorten in der Welt passieren. Und wer Medizingeschichte einigermaßen solide betreibt, sollte wissen, dass schon eine ganze Reihe von besonderen wissenschaftlichen Erkenntnissen und Kasuistiken am UK Erlangen wie auch an der Universität Erlangen-Nürnberg passiert ist. Dies muss noch nicht heißen, dass man „Haus- und Hofhistorie" betreibt sowie in Sozialräumen des Instituts lobende E-Mails von Dekanen eingerahmt aufhängt, wie leider Leven völlig anbiedernd, aber die Anerkennung international relevanter Ereignisse und gleichzeitig eine kritische ethische Diskussion, etwa auch zur NS-„Euthanasie" auf dem Erlanger Klinikgelände, ist zentral.

111 Zu angrenzenden Fragen vgl. u.a. Gehring (2006), Schües (2008) und Goehringer (2021).

112 Vgl. punktuell Baier (1987).

113 So die Titelfrage bei Birnbacher (1993c).

114 Siehe auch Schweizer (2000), Ach/Runtenberg (2002) und Frewer (2011).

Entwicklung von interdisziplinärer Expertise und die Notwendigkeit multiprofessioneller Debatten in der Medizinethik sind im Vergleich zu den frühen 1990er Jahren auf einem anderen Stand.[115] Eine kritische Reflexion der „Macht“ bleibt zentral.

LITERATUR

Ach, J. S./Runtenberg, C. (2002): Bioethik: Disziplin und Diskurs. Zur Selbstaufklärung angewandter Ethik. Mit einem Vorwort von K. Bayertz. Kultur der Medizin, Band 4. Frankfurt/M., New York.

Ackerman, T. F./Strong, C. (1992): A casebook of medical ethics. New York.

Akademie für Ethik in der Medizin (Hrsg.) (2011): 25 Jahre Akademie für Ethik in der Medizin e.V. Göttingen.

Archiv für Sozialpolitik e.V. (1992): Das Experiment der Erlanger Klinik. Pressedokumentation. Frankfurt/M.

Baas, D. (2017a): Leben aus dem Tod? Vor 25 Jahren löste der Fall des „Erlanger Babys“ eine Welle der Empörung aus. In: Evangelischer Pressedienst (epd) (13.11.2017).

Baas, D. (2017b): Ethikprofessorin: „Fortsetzung der Beatmung war nicht vertretbar“. In: Evangelischer Pressedienst (epd-Gespräch). Göttingen.

Baier, H. (1987): Benötigen wir eine Ethik in der Medizin? Der Freiraum des Arztes zwischen Markt, Politik und Recht. In: Bress (1987), S. 131–147.

Beckmann, M. W./Engel, J./Goecke, T. W./Faschingbauer, F./Oppelt, P./Flachskampf, F./Schellinger, P. D./Rascher, W./Schüttler, J./Frewer, A. (2009): Schwangerschaft, Herzinfarkt, Hirnschädigung. Medizinische und ethische Fragen beim Umgang mit Mutter, Kind und sozialem Kontext. In: Jahrbuch Ethik in der Klinik 2 (2009), S. 215–225.

Beermann, A. (1997): Schwangerschaft im Fadenkreuz am Beispiel von Pränataldiagnostik und „Erlanger Fall“. Berlin, Heidelberg.

Berg, D./Hepp, H./Pfeiffer, R./Wuermeling, H.-B. (Hrsg.) (1992): Würde, Recht und Anspruch des Ungeborenen. Klausur- und Arbeitstagung. München.

Berndt, C. (2013): Medizin: Ärzte bringen Kind von toter Frau zur Welt. In: https://www.sueddeutsche.de/gesundheit/umstrittene-medizin-aerzte-bringen-kind-von-toter-frau-zur-welt-1.1818932 (14.11.2013).

Bernstein, I. M./Watson, M./Simmons, G. M./Catalano, P. M./Davis, G./Collins, R. (1989): Maternal Brain Death and Prolonged Fetal Survival. In: Obstetrics and Gynecology 74 (1989), S. 434–437.

Bild (2009): Das Wunder-Baby von Erlangen. Frau im Koma bringt diesen Jungen zur Welt. Titelseite. 15.10.2009. Hamburg.

Birnbacher, D. (1993a): Philosophie. In: Ethik in der Medizin 5 (1993), S. 36–37.

Birnbacher, D. (1993b): Erlaubt, aber nicht geboten. In: Universitas 48 (1993), S. 209–214.

Birnbacher, D. (1993c): Welche Ethik ist als Bioethik tauglich? In: Information Philosophie 5 (1993), S. 4–18.

Birnbacher, D. (2011): Faszination AEM. Geist der Offenheit weht seit 25 Jahren. In: Akademie für Ethik in der Medizin (2011), S. 14–15.

Bockenheimer-Lucius, G./Seidler, E. (Hrsg.) (1993): Hirntod und Schwangerschaft. Dokumentation einer Diskussionsveranstaltung der Akademie für Ethik in der Medizin zum Erlanger Fall. Stuttgart.

Bondolfi, A. (1993): Katholische und evangelische Theologie. In: Ethik in der Medizin 5 (1993), S. 37–38.

Brahams, D. (1988): A baby's life or a mother's liberty: a United States case. In: Lancet 1 (1988), S. 1006.

115 Zu notwendigen multiprofessionellen Diskussionen in der Medizinethik siehe u.a. auch Ach/Runtenberg (2002) und Josuttis (2011).

Braun, V./Mieth, D./Steigleder, K. (Hrsg.) (1987): Ethische und rechtliche Fragen der Gentechnologie und der Reproduktionsmedizin. Dokumentation eines Symposiums der Landesregierung Baden-Württemberg und des Stifterverbandes für die Deutsche Wissenschaft in Verbindung mit der Universität Tübingen. München.
Bress, L. (Hrsg.) (1987): Medizin und Gesellschaft. Ethik – Ökonomie – Ökologie. Berlin u.a.
Bruchhausen, W. (2010): Abschied von Hippokrates? Historische Argumentationen in der bioethischen Kritik am ärztlichen Ethos. In: Bruchhausen/Hofer (2010), S. 75–98.
Bruchhausen, W./Hofer, H.-G. (Hrsg.) (2010): Ärztliches Ethos im Kontext. Historische, phänomenologische und didaktische Analysen. Medizin und Kulturwissenschaft. Bonner Beiträge zur Geschichte, Anthropologie und Ethik der Medizin, Band 6. Göttingen.
Buchsbaum, H. J. (Ed.) (1979): Trauma in Pregnancy. Philadelphia.
Buchsbaum, H. J./Cruikshank, D. P. (1979): Postmortem cesarean section. In: Buchsbaum (1979), S. 236–249.
Crigger, B.-J. (Ed.) (1998): Cases in bioethics. Selections from the Hastings Center report. 3rd edition. New York.
Deutscher Ethikrat (2015): Hirntod und Entscheidung zur Organspende. Stellungnahme. 24.02. 2015. Berlin.
Dickenson, D./Parker, M. (2001): The Cambridge medical ethics workbook. Case studies, commentaries and activities. Cambridge.
Die behandelnden Ärzte (1993): Abschließende Pressemitteilung der Chirurgischen Klinik mit Poliklinik und des Institutes für Anästhesiologie der Universität Erlangen-Nürnberg. In: Ethik in der Medizin 5 (1993), S. 24–28.
Dieminger, H. J./Wolf, H. J./Braune, M. (1979): Zur Indikationsstellung der Sectio caesarea in moribunda. In: Zentralblatt für Gynäkologie 101 (1979), S. 806–808.
Dillon, W. P./Lee, R. V./Tronolone, M. J./Buckwald, S./Foote, R. J. (1982): Life support and maternal brain death during pregnancy. In: Journal of the American Medical Association 248 (1982), S. 1089–1091.
Düwell, M./Neumann, J. N. (Hrsg.) (2005): Wie viel Ethik verträgt die Medizin? Paderborn.
Echinger, K. (2014): Schwangerschaft in Grenzbereichen von Medizin und Ethik. Die „Erlanger Fälle“ 1992 und 2007. Diss. med. Erlangen.
Engel, J./Goecke, T. W./Frewer, A./Schellinger, P./Schild, R. L./Beckmann, M. W. (2009): Maternaler hypoxischer Hirnschaden am Ende des 1. Trimenons. Ethische Entscheidungen und Verlauf über 22 Schwangerschaftswochen. In: Zeitschrift für Geburtshilfe und Neonatologie (2009), S. 213.
Frensch, M./Schmidt, M./Schmidt, M. (Hrsg.) (1992): Euthanasie. Sind alle Menschen Personen? [Vorträge der Kinsauer Sommerakademie 1990] Schaffhausen.
Frewer, A. (Hrsg.) (1998): Verantwortung für das Menschliche. Hans Jonas und die Ethik in der Medizin. Erlanger Studien zur Ethik in der Medizin, Band 6. Erlangen, Jena.
Frewer, A. (2000): Medizin und Moral in Weimarer Republik und Nationalsozialismus. Die Zeitschrift „Ethik“ unter Emil Abderhalden. Frankfurt/M., New York.
Frewer, A. (2008): Ethikkomitees zur Beratung in der Medizin. Entwicklung und Probleme der Institutionalisierung. In: Frewer et al. (2008), S. 47–74
Frewer, A. (2009): Kommentar: Medizinethik/Klinische Ethikberatung. In: Jahrbuch Ethik in der Klinik 2 (2009), S. 231–238.
Frewer, A. (2011): Zur Geschichte der Bioethik im 20. Jahrhundert. Entwicklungen – Fragestellungen – Institutionen. In: Eissa/Sorgner (2011), S. 415–437.
Frewer, A. (2013): Klinische Ethik. Eine Übersicht zu Geschichte und Grundlagen. In: Frewer et al. (2013), S. 17–38.
Frewer, A. (2016) „Erlanger Baby“ und „Erlanger Junge“ – Grenzfragen der Medizinethik. In: 200 Jahre Universitätsklinikum Erlangen, 1815–2015. Köln, S. 400–403.
Frewer, A. (Hrsg.) (2019): Fallstudien zur Ethik in der Medizin. Beratungsbeispiele aus Ethikkomitees. FEM 1 (2019). Würzburg.
Frewer, A./Bergemann, L./Jäger, C. (Hrsg.) (2016): Interessen und Gewissen. Moralische Zielkonflikte in der Medizin. Jahrbuch Ethik in der Klinik (JEK), Band 9. Würzburg.
Frewer, A./Bruns, F. (unter Mitarbeit von May, A. T.) (Hrsg.) (2013): Klinische Ethik. Konzepte und Fallstudien. Freiburg.

Frewer, A./Eickhoff, C. (Hrsg.) (2000): „Euthanasie" und die aktuelle Sterbehilfe-Debatte. Die historischen Hintergründe medizinischer Ethik. Frankfurt/M., New York.
Frewer, A./Fahr, U./Rascher, W. (Hrsg.) (2008): Klinische Ethikkomitees. Chancen, Risiken und Nebenwirkungen. Jahrbuch Ethik in der Klinik, Band 1. Würzburg.
Frewer, A./Fahr, U./Rascher, W. (Hrsg.) (2009): Patientenverfügung und Ethik. Beiträge zur guten klinischen Praxis. Jahrbuch Ethik in der Klinik, Band 2. Würzburg.
Frewer, A./Franzò, K./Langmann, E. (Hrsg.) (2021): Die Zukunft von Medizin und Gesundheitswesen. Prognosen – Visionen – Utopien. Jahrbuch Ethik in der Klinik, Band 14. Würzburg.
Frewer, A./Rödel, C. (Hrsg.) (1993): Person und Ethik. Historische und systematische Aspekte zwischen medizinischer Anthropologie und Ethik. Beiträge der I. Erlanger Studientage zur Ethik in der Medizin 1992. Erlanger Studien zur Ethik in der Medizin, Band 1. Erlangen, Jena.
Frewer, A./Roelcke, V. (Hrsg.) (2001): Die Institutionalisierung der Medizinhistoriographie. Entwicklungslinien vom 19. ins 20. Jahrhundert. Stuttgart.
Frommel, M. (1993): Recht. In: Ethik in der Medizin 5 (1993), S. 40–41.
Fuchs, C. (2011): Ringen um richtige Antworten. Gründungsmitglied Prof. Dr. Christoph Fuchs. In: Akademie für Ethik in der Medizin (2011), S. 9–11.
Fulford, K. W. M./Dickenson, D. L./Murray, T. (Eds.) (2002): Healthcare ethics and human values. An introductory text with readings and case studies. Malden, MA.
Gehring, P. (2006): Was ist Biomacht? Vom zweifelhaften Mehrwert des Lebens. Frankfurt/M.
Gerl-Falkovitz, H.-B./Wuermeling, H.-B. (1999): Über das Erlanger Baby hinaus gedacht: Ist ein Kind Zweck (der Eltern)? Hat ein Kind Sinn? In: Gmelin/Weidinger (1999), S. 123–129.
Gmelin, B./Weidinger, H. (Hrsg.) (1999): Die Rationalität und der Zeitgeist. Atzelsberger Gespräche der Nürnberger Medizinischen Gesellschaft e.V., Band 5. Nürnberg.
Gmelin, B./Weidinger, H. (Hrsg.) (2001): Sprache, Schrift und Denken. Atzelsberger Gespräche der Nürnberger Medizinischen Gesellschaft e.V., Band 7. Nürnberg.
Goehringer, R. (2021): Das Leben will leben. Was Darwin und die Evolutionsbiologie nicht erkannt haben und der Motor, der die Evolution antreibt! Hamburg.
Gruber, M. (2001): Die strafrechtliche Problematik des „Erlanger-Baby-Falls". In: Roxin/Schroth (2001), S. 175–198.
Hiersche, H. D. (1982): Der Kaiserschnitt an der Toten und der Sterbenden aus medizinischer Sicht. In: Der Gynäkologe 15 (1982), S. 89–95.
Hilgendorf, E. (1993): Zwischen Humanexperiment und Rettung ungeborenen Lebens – Der Erlanger Schwangerschaftsfall. In: Juristische Schulung (1993), S. 97.
Hilgendorf, E. (1996): Scheinargumente in der Abtreibungsdiskussion – am Beispiel des Erlanger Schwangerschaftsfalls. In: Neue Juristische Wochenschrift (1996), S. 758.
Honecker, M. (1993): Katholische und evangelische Theologie. In: Ethik in der Medizin 5 (1993), S. 38–38.
Horn, P. (1999): Clinical ethics casebook. Belmont, CA et al.
Jonas, H. (1979): Das Prinzip Verantwortung. Versuch einer Ethik für die technologische Zivilisation. Frankfurt/M.
Jonas, H. (1987): Technik, Medizin und Ethik. Zur Praxis des Prinzips Verantwortung. Frankfurt/M.
Josuttis, U. (2011): „Einsam bist Du klein, aber gemeinsam werdet ihr wirksam sein …". Multiprofessionelle ethische Diskussionen zur Lösung medizinischer Probleme. In: Akademie für Ethik in der Medizin (2011), S. 31.
Kiesecker, R. (1996): Die Schwangerschaft einer Toten. Strafrecht an der Grenze von Leben und Tod – der Erlanger und der Stuttgarter Baby-Fall. Recht & Medizin, Band 34. Frankfurt/M. u.a.
Koch, H.-G. (1993): Recht. In: Ethik in der Medizin 5 (1993), S. 39–40.
Koslowski, L. (Hrsg.) (1992): Maximen in der Medizin. Stuttgart.
Leven, K.-H. (2018): „Schneewittchen erwartet ein Kind" – Das „Erlanger Baby" (1992) im öffentlichen Diskurs. In: Die Medizinische Fakultät der Friedrich-Alexander-Universität Erlangen-Nürnberg (2018), S. 438–451.
Levine, C. (Ed.) (1989): Cases in Bioethics. Selections from the Hastings Center Report. New York.
Linke, D. B. (1991): In Würde altern und sterben. Zur Ethik in der Medizin. Gütersloh.
Loewenich, V. v. (1993): Neonatologie. In: Ethik in der Medizin 5 (1993), S. 28–31.
Lübbe, H. (1988). Anfang und Ende des Lebens. Normative Aspekte. In: Lübbe et al. (1988), S. 5–26.

Lübbe, H./Schölmerich, P./Zippelius, R./Müller, G./Funke, F. (Hrsg.) (1988): Anfang und Ende des Lebens als normatives Problem. Akademie der Wissenschaften und der Literatur. Abhandlungen der Geistes- und Sozialwissenschaftlichen Klasse 12 (1988). Stuttgart.

Marquard, O./Staudinger, H. (Hrsg.) (1987): Anfang und Ende des menschlichen Lebens. Medizinethische Probleme. Paderborn.

Obladen, M. (1993): Neonatologie. In: Ethik in der Medizin 5 (1993), S. 31–32.

Pence, G. E. (2000): Classical cases in medical ethics. Accounts of cases that have shaped medical ethics, with philosophical, legal, and historical backgrounds. 3rd edition. Boston, Mass.

Porz, R./Rehmann-Sutter, C./Scully, J. L./Zimmermann-Acklin, M. (Hrsg.) (2007): Gekauftes Gewissen? Zur Rolle der Bioethik in Institutionen. Paderborn.

Probst, C. (1993): Claudia Wiesemann (1991): Joseph [Josef] Dietl und der therapeutische Nihilismus. Zum historischen und politischen Hintergrund einer medizinischen These. In: Sudhoffs Archiv 77, 1 (1993), S. 127–128.

Roxin, C./Schroth, U. (Hrsg.) (2001): Medizinstrafrecht. Im Spannungsfeld von Medizin, Ethik und Strafrecht. Rieden am Forggensee.

Schäfer, D. (1998): „Ueber Leichenentbindungen" am Ende des 20. Jahrhunderts. Historische Aspekte ethischen Handelns bei toten Schwangeren. In: Ethik in der Medizin 10 (1998), S. 227–240.

Schäfer, D. (1999): Geburt aus dem Tod. Der Kaiserschnitt an Verstorbenen in der abendländischen Kultur. Hürtgenwald.

Schöne-Seifert, B. (1993): Der „Erlanger Fall" im Rückblick: eine medizin-ethische Lektion? In: Ethik in der Medizin 5 (1993), S. 13–23.

Schües, C. (2008): Philosophie des Geborenseins. Freiburg, München.

Schweizer, G. (2000): Moralische Taschenrechner. Die Bioethik ist in Deutschland ein Berufsfeld mit Zukunft. Doch ihr Nutzen im Krankenhausalltag ist umstritten. In: DIE ZEIT 47 (2000), S. 46 (16.11.2000).

SPD-Bundestagsfraktion (1993): Dokumentation „Schwangerschaft nach dem Tod?". Öffentliche Anhörung der SPD-Bundestagsfraktion am 04.03.1993. SPD-Bundestagsfraktion, Dokumente. Bonn.

Thomas, H. (1994): Sind Hirntote Lebende ohne Hirnfunktionen oder Tote mit erhaltenen Körperfunktionen? In: Ethik in der Medizin 6 (1994), S. 189–207.

Toellner, R./Wiesing, U. (Hrsg.) (1997): Geschichte und Ethik in der Medizin. Von den Schwierigkeiten einer Kooperation. Stuttgart.

TV Spielfilm (1994): Das Baby der schwangeren Toten. Deutschland, 94 Minuten. Altersfreigabe: 12 Jahre. https://www.tvspielfilm.de/kino/filmarchiv/film/das-baby-der-schwangeren-toten,1292641,ApplicationMovie.html (15.05.2022).

Veatch, R. M./Haddad, A. M./English, D. C. (Eds.) (2015): Case studies in biomedical ethics. Decision-making, principles, and cases. New York et al.

Vom Bruch, R./Gerstengarbe, S./Thiel, J./Renkert, S. (Hrsg.) (2014): Wissenschaftsakademien im Zeitalter der Ideologien. Politische Umbrüche, wissenschaftliche Herausforderungen, institutionelle Anpassungen. Stuttgart.

Von Eiff, A. (Hrsg.) (1992): Verantwortung für das menschliche Leben. Die Zeugung des Lebens, das ungeborene Leben, das verlöschende Leben. Düsseldorf.

Weber, C. E. (1971): Postmortem cesarean section: Review of the literature and case reports. In: American Journal of Obstetrics and Gynecology 110 (1971), S. 158–165.

Wiesemann, C. (1991): Josef [Joseph] Dietl und der therapeutische Nihilismus. Zum historischen und politischen Hintergrund einer medizinischen These. Marburger Schriften zur Medizingeschichte, Band 28. Diss. med., Univ. Münster (1990).

Wiesemann, C. (1995): Die heimliche Krankheit. Zur Ideengeschichte des Suchtbegriffs in Deutschland im 18. und 19. Jahrhundert. Münster.

Wuermeling, H.-B. (1987): Gesetz und Recht zum ärztlichen Handeln bei Anfang und Ende des menschlichen Lebens In: Marquard/Staudinger (1987), S. 101–108.

Wuermeling, H.-B. (1987): Richtlinien der Bundesärztekammer über extrakorporale Befruchtung und Embryotransfer. In: Braun et al. (1987), S. 44–58.

Wuermeling, H.-B. (Hrsg.) (1988): Leben als Labormaterial? Zur Problematik der Embryonenforschung. Im Anhang: Richtlinien und ethische Orientierungen. Düsseldorf.

Wuermeling, H.-B. (1992a): Die Grenzen des ärztlichen Handelns. In: Frensch (1992), S. 106–121.

Wuermeling, H.-B. (1992b): Voluntas aegroti suprema lex, rechtsmedizinische Gedanken. In: Koslowski (1992), S. 132–140.
Wuermeling, H.-B. (1992c): Töten oder sterben lassen? Die Verantwortung des Arztes. In: Von Eiff (1992), S. 93–102.
Wuermeling, H.-B. (1992d): Behandlungsanspruch des schwerstgeschädigten oder gefährdeten Neugeborenen und des Ungeborenen aus ethischer Sicht. In: Berg et al. (1992), S. 158–166.
Wuermeling, H.-B. (1992e): Redebeitrag in der Fernsehsendung „Talk im Turm“ in SAT 1 (01.11.1992).
Wuermeling, H.-B. (1992f): Stellungnahme. In: Deutsches Allgemeines Sonntagsblatt, S. 62 (06.11. 1992).
Wuermeling, H.-B. (1993a): Sind Anfang und Ende der Person biologisch definierbar, oder wie sonst? In: Frewer/Rödel (1993), S. 101–110.
Wuermeling, H.-B. (1993b): Fallbericht (Rechtsmedizin). In: Bockenheimer-Lucius/Seidler (1993), S. 22–33.
Wuermeling, H.-B. (1993c): Überleben des Foetus bei hirntoter Mutter. [Conference report]. In: Zeitschrift für ärztliche Fortbildung 87, 10–11 (1993), S. 845–847.
Wuermeling, H.-B. (1994): Brain-death and pregnancy. In: Forensic Science International 69 (1994), S. 243–245.
Wuermeling, H.-B. (2001): Der Präzedenzfall und das Gleichnis. In: Gmelin/Weidinger (2001), S. 101–107.
Wuermeling, H.-B./Scheele, J. (1992): Stellungnahme. In: Frankfurter Allgemeine Zeitung (FAZ) (17.10.1992). [Hier zitiert nach: Archiv für Sozialpolitik e.V. (1992), S. 17].

DAS SPANNUNGSFELD VON MEDIZIN, RECHT UND ETHIK AM BEISPIEL DER GEWINNUNG VON SPENDERMATERIAL ZUR HORNHAUTTRANSPLANTATION

Martin J. Wuermeling

Es war Ende der 1980er Jahre, als ich als junger Assistent in der Ophthalmologie nach dem damals in der Klinik für Augenheilkunde bestehenden Rotationsprinzip mit der postmortalen Hornhautentnahme zur Hornhauttransplantation beauftragt war. Damals befanden sich die postmortalen Organ- und Gewebeentnahmen für kurative Zwecke in einem Grauzonenbereich, zumal jeder, der mit derartigen Tätigkeiten beauftragt war, wenigstens für sich selber nach einer rechtlichen und ethischen Rechtfertigung suchte.[1] Dazu hatte ich zur damaligen Zeit die Möglichkeit, die folgenden Überlegungen mit meinem Vater Hans-Bernhard Wuermeling[2] zu diskutieren und schließlich einen kleinen Vortrag vor den Kolleginnen und Kollegen der Universitätsaugenklinik Erlangen zu halten.[3]

Die damals vorhandenen Organspenderausweise wurden kurz vorgestellt und deren juristischer Sinn und Unsinn besprochen. Herausgeber dieser Spenderausweise war der Arbeitskreis Organspende in Neu-Isenburg, der sich vornehmlich mit der Transplantation von Nieren beschäftigte. Er wurde gefördert durch die Bundeszentrale für gesundheitliche Aufklärung im Auftrag des Bundesministers für Jugend, Familie, Frauen und Gesundheit. Mitglieder waren das Kuratorium für Dialyse und Nierentransplantation (KfH), Verband der Ersatzkassen, DRK, ADAC, Bundesverband der Motorradfahrer, Bundesärztekammer und andere. Der Sinn von Organspenderausweisen bestand in der Werbung, der organisatorischen Vorbereitungen zu einer Organentnahme im Fall des Todes und der Schaffung klarer Verhältnisse.

Was sagte der Gesetzgeber dazu? In der Bundesrepublik Deutschland war und ist auch heute das Gesundheitswesen weitgehend Ländersache. In den maßgeblichen Gesetzen, wie zum Beispiel im bayerischen Bestattungsgesetz, fanden sich hierzu allerdings keine einschlägigen Vorschriften. Geregelt war nur das Verfahren mit Anatomieleichen, das aber hierfür nicht anwendbar war. Auf Bundesebene fand sich dagegen im Strafgesetzbuch bei Straftaten, die sich auf Religion und Weltanschauung beziehen, Folgendes:

1 Zur Geschichte der Transplantationsmedizin vgl. u.a. Schlich (1998a) und (1998b).

2 Vgl. u.a. Frewer (2019) sowie die Beiträge im vorliegenden Band.

3 Vortrag am Universitätsklinikum Erlangen. Siehe auch Wuermeling (1988) sowie von der Lippe et al. (1994).

§ 168 StGB: Störung der Totenruhe

(1) Wer unbefugt aus dem Gewahrsam des Berechtigten eine Leiche, Leichenteile oder die Asche eines Verstorbenen wegnimmt, wer daran oder an einer Beisetzungsstätte beschimpfenden Unfug verübt oder wer eine Beisetzungsstätte zerstört oder beschädigt, wird mit Freiheitsstrafe bis zu drei Jahren oder mit Geldstrafe bestraft.

(2) Der Versuch ist strafbar.

Befugnis wäre gleichzusetzen mit Berechtigung, das ist Rechtmäßigkeit. Darüber machte der Gesetzgeber jedoch keine Aussage. Gewahrsam des Berechtigten bedeutete so viel wie derjenige, der in Gewahrsam hatte – zum Beispiel der Pathologe, Gerichtsmediziner, Klinikdirektor oder Angehörige.

Ein besonderer Fall lag vor bei der durch die Staatsanwaltschaft beschlagnahmten Leiche. Wenn dies der Fall war, dann übernahmen hier die Rechtsmediziner persönlich die Verantwortung insofern, als dass am Auge keine für die Ermittlungen wesentlichen Befunde zu erheben waren. Eine Strafverfolgung wäre aus diesen Gründen im Hinblick auf die Tatsache, dass die Leiche beschlagnahmt sei, nicht zu erwarten. Trotzdem konnte rechtlich etwas näher ausgesagt werden. Das Bayerische Oberlandesgericht (OLG) hatte nämlich eine Sektion für rechtswidrig erklärt, die gegen den Willen der Angehörigen durchgeführt worden war.[4] Es hatte aber gleichzeitig erklärt, dass keine Strafvorschrift bestanden habe, nach der die obduzierenden Ärzte belangt hätten werden können. Dennoch war die Feststellung der Rechtswidrigkeit möglicherweise nicht folgenlos. Einmal könnte ein Beamter, der als solcher rechtswidrige Handlungen begehe, disziplinär zur Rechenschaft gezogen werden (Verwarnung, Verweis, Gehaltskürzungen, keine Beförderung). Zum anderen sei jeder für die Folgen rechtswidrigen Tuns haftbar. Gelänge es also zum Beispiel nachzuweisen, dass die Großmutter des Verstorbenen vor Schreck über die bei ihrem Enkel durchgeführte Sektion oder Organspende umfiele und sich dabei einen Dauerschaden zuzöge, dann wäre der rechtswidrig sezierende Arzt oder organentnehmende Arzt für diesen Schaden haftpflichtig – wie gesagt, wenn es gelänge, diesem Zusammenhang nachzuweisen. Eine Rechtfertigung zum Beispiel für eine Hornhautentnahme, könnte unter dem Gesichtspunkt des übergesetzlichen Notstandes dann bestehen, wenn konkret der Bedarf für einen an der Augenhornhaut erkrankten Menschen nachweisbar wäre. Hornhautentnahmen auf Vorrat wären aber sonst nicht zu rechtfertigen.

„Übergesetzlicher Notstand" bedeutet, dass der Gesetzgeber für einschlägige Fälle keine gesetzliche Regelung geschaffen hat. Die Annahme des übergesetzlichen Notstandes muss als Aufforderung an den Gesetzgeber angesehen werden, eine gesetzliche Regelung zu schaffen. Dies war für die postmortale Organentnahme wie für die Sektion versucht worden.

4 Urteil des Bayerischen Oberlandesgerichts.

In den Schubladen der Bonner Ministerien lagen Gesetzesentwürfe, die Regelungen von zwei völlig verschiedenen Typen ins Auge gefasst hatten:

1. Widerspruchslösung
2. Zustimmungslösung

Die Widerspruchslösung ging davon aus, dass die Organentnahme durch einen Arzt für Zwecke der Transplantation (und auch die Sektion für wissenschaftliche Gründe) generell erlaubt sei und vom Verstorbenen und seinen Angehörigen geduldet werden muss. Ausgenommen sind nur die Fälle, in denen der Verstorbene zu Lebzeiten eine Erklärung gegeben hatte, dass an seinem Körper keine Organentnahme (und auch keine Sektion) stattfinden dürfe. Diese Erklärung musste an einer gesetzlich festgelegten Stelle niedergelegt werden; etwa im Personalausweis, sodass der Arzt vor einer beabsichtigten postmortalen Organentnahme (oder Sektion) überprüfen konnte und dann auch musste, ob nicht ein Widerspruch vorliege. Ohne diese Prüfung oder ohne Vorliegen des Personalausweises wäre die postmortale Organentnahme oder Sektion unzulässig.

Schwierigkeiten bereitete bei der Widerspruchslösung, dass das Recht auf körperliche Unversehrtheit nach dem Tod besondere Anstrengungen auslösen müsse und dass die Tatsache des Widerspruches diskriminierenden Charakter haben könnte, weshalb der Widerspruch im Ausweis verdeckt anzubringen wäre. Eine Ausweitung der Widerspruchslösung stellte die Einbeziehung der Angehörigen dar, die – mit oder ohne vorhergehende obligate Information – Widerspruch gegen eine postmortale Organentnahme (und Sektion) einlegen könnten. Insbesondere ist der Kreis der so genannten Angehörigen schwer bestimmbar. Soll die Geliebte oder die getrennt lebende Ehefrau ein Widerspruchsrecht haben?

Die Widerspruchslösung unterwirft den Einzelnen nach seinem Tod einerseits dem Staat, der ihn der Medizin überantwortet. Wem er dort in die Hände fällt, was dann mit ihm geschieht – alles das deckt ein staatlicher Freibrief. Andererseits ist, da der Mensch sich ungern mit seinem Leichnam beschäftigt, nicht mit vielen Widersprüchen zu rechnen, wenn nicht gerade öffentliche Medien von grausigem Handel mit menschlichen Organen berichten. Von ärztlicher Seite wird behauptet, die Versorgung mit menschlichen Organen sei bei der Widerspruchslösung besser gewährleistet, als bei der Zustimmungslösung.

Die Zustimmungslösung geht davon aus, dass postmortale Organentnahme (und Sektion) unzulässig sind bzw. nur dann erlaubt, wenn die ausführliche Zustimmung des Verstorbenen vorliegt. Mit anderen Worten, wenn ein Spenderausweis das Handeln des Arztes rechtfertigt. Die Zustimmungslösung stellt an die Moral des Einzelnen höhere Anforderungen. Er muss nicht nur mit der Organentnahme (oder Sektion) einverstanden sein, sondern er muss diese auch schriftlich bekunden, und wenn er auch noch so sehr die Beschäftigung mit dem eigenen Tod verdrängen möchte, diese Begründung stets bei sich tragen. Dies bei einem maßgeblichen Teil der Bevölkerung zu erreichen, ist viel schwieriger, als bei ein paar Abgeordneten die Zustimmung zu einem Gesetz im Sinne der Widerspruchslösung. Darum wird die Zustimmungslösung meistens von den Ärzten als die unglücklichere angesehen.

Die „beste Lösung“ ist, die Gesetzentwürfe in den Schubladen zu belassen, ohne gesetzliche Grundlage, mit Mut zum Risiko, Organe postmortal zu entnehmen und zu versuchen, sich für Organspenderausweise einzusetzen, die dem entnehmenden Arzt im Einzelfall einen moralischen Rückhalt geben. Der entnehmende Arzt muss sich bewusst sein, dass ein vorliegender Organspenderausweis nicht einklagbar ist, zumindest dann nicht, wenn der Leichnam sich in Gewahrsam dessen befindet, der die Organentnahme verweigert.

Je ländlicher und je konfessionell gebundener die Bevölkerung, desto geringer findet sich eine Bereitschaft zur Organentnahme. Je größer die persönliche Not des Einzelnen, umso selbstverständlicher wird der Organersatz gefordert. Wir sollten als Brücke zwischen Organspender und Organempfänger mit dazu beitragen, die erklärte Bereitschaft zur Organspende zu mehren und zu fördern, eben indem wir unseren Patienten zur Verfügung stehen, wenn wir von diesen auf die Spenderausweise und Broschüren dazu angesprochen werden sollten. Soweit 1989.

Ende der 2010er Jahre, also 30 Jahre später, befasste sich der Gesetzgeber mit der Frage der Zustimmung zur postmortalen Organentnahme. Hierzu nahm mein Vater erneut und wesentlich kritischer Stellung in dem folgenden Zitat unter der Überschrift:

„Organspende. *Qui tacet consentire videtur?*“
Wer schweigt, wird als Zustimmender angesehen?

Zukünftig sollte an Stelle einer Zustimmungslösung eine Widerspruchslösung gelten. Diese soll davon ausgehen, dass Jedermann unterstellt wird, er stimme „freiwillig“ zu, wenn er nicht ausdrücklich widersprochen habe. Als Grund dafür wird fälschlich diese „alte Rechtsregel“ angeführt, nach der der Schweigende als Zustimmender angesehen wird. Zustimmend ist dabei aber nicht der in Sachen seines Körpers einzig Zustimmungsberechtigte selbst, sondern irgendeine sich anmaßende Macht, die Medizin oder der Gesetzgeber oder „die“ Moral.

Der Organ-„Spender“ bleibt bei diesem Verfahren passiv, also erleidend. Handelnd, also aktiv, sind dagegen nur diejenigen, die dem „Spender“ fälschlich Einverständnis unterstellen. Dass das Schweigen zu einem gestellten Antrag aber gerade nicht Zustimmung bedeutet, besagt die normalerweise umgekehrt geltende Regel, dass der Schweigende den Antrag ablehnt: *Qui tacet consentire non videtur*. Der Schweigende ist nicht als Zustimmender zu betrachten.

Zwischen den beiden einander ausschließenden Regeln darf nicht willkürlich gewählt werden. Vielmehr gilt, dass Schweigen eine Zustimmung nie bedeuten oder sie ersetzen kann (gesetzliche Ausnahmen betreffen bestimmte Rechtsverhältnisse). Der Vorschlag einer Widerspruchslösung für die postmortale Organspende ist deswegen abzulehnen, zumal er einer wesentlichen Eigenschaft einer Spende, nämlich ihrer Freiwilligkeit, widerspricht.

Generell ist dankbar anzuerkennen, dass die Transplantationsmedizin einer der kühnsten Fortschritte der Medizin und jeder Förderung und Zustimmung würdig ist. So lange aber weder Staat noch die Ärzteschaft in der Lage sind, die Einhaltung ihrer selbstgeschaffenen Regeln einigermaßen gegenüber Kriminellen durchzusetzen, kann niemandem zugemutet werden, seine Organe für deren hässlichen Eigennutz zur Verfügung zu stellen. Da auch kein Kranker Anspruch auf solche, für ihn illegal beschafften Organe hat, geschieht diesem auch kein Unrecht.

Es ist kein Wunder, dass sich sowohl der Bundesgesundheitsminister als auch der Präsident der Bundesärztekammer in der Angelegenheit Organspende von zwei Seiten arg bedrängt fühlen. Die dem Mangel an Organspenden durch die Widerspruchlösung abhelfen wollen (und zweifellos auch könnten), haben hinter sich Kranke, die ohne Organspende ihren Tod in Kürze befürchten müssen. Das Mitleid mit diesen drängt die Politik mit Macht dazu, sich für die Widerspruchslösung zu entscheiden. Warum soll die lebensrettende Hilfe für diese Notleidenden, nämlich die freiwillige Spende eines Organs eines Toten für einen Todkranken, an irgendwelchen abstrakten Prinzipien scheitern?

Demgegenüber ist hier das entscheidende Prinzip die Autonomie des Menschen, insbesondere das Verbot für den Staat und jede Organisation und überhaupt für Jeden, sich am (lebenden oder toten) Körper eines Menschen ohne dessen ausdrückliche oder sonst wie gesicherte Einwilligung zu vergreifen. Dabei handelt es sich um die Grundregel, die ein friedliches Zusammenleben von Menschen erst möglich macht. Jede Handlung, die dagegen verstößt, stört nicht nur den Frieden der unmittelbar Beteiligten, sondern rüttelt an den Grundlagen menschlichen Zusammenlebens. Und jede Regelung, die solche Handlungen legitimiert, wirkt ebenso. Das ist die Kehrseite der Medaille, die jeder Regelgeber beachten muss.

Steht dieser deswegen vor einem ausweglosen Dilemma? Nein! Nämlich dann nicht, wenn er sich an bewährte Rechtsregeln hält und Schweigen nicht wortverdreherisch als Zustimmung zur Organentnahme umdeutet. Er wird dafür vorläufig einen Rückgang der Spenderbereitschaft in Kauf nehmen müssen; dafür wird er an Vertrauen in die Transplantationsmedizin gewinnen und so auf lange Sicht mehr Kranken helfen als jetzt. Die mit ans Trügerische grenzender Wortverdreherei erschlichene Zustimmung zur Organspende betrügt und betrügt das Volk. Denn: „*Qui tacet non consentire videtur*; wer schweigt, darf nicht als Zustimmender angesehen werden!"

Auch wenn heute die Hornhaut des Auges als ein „Medizinprodukt" – und nicht als Organ – definiert wird, bleibt es nach wie vor eine Frage der Klugheit, dem Staat nicht allzu viel Macht bezüglich der postmortalen Organ- und Gewebeentnahme zu überlassen.

LITERATUR

Frewer, A. (2019): Hans-Bernhard Wuermeling (1927–2019): Arzt – Rechtsmediziner – Gründungspräsident der „Akademie für Ethik in der Medizin". In: Ethik in der Medizin 31, 2 (2019), S. A8–A12.

Schlich, T. (1998a): Die Erfindung der Organtransplantation. Erfolg und Scheitern des chirurgischen Organersatzes (1880–1930). Frankfurt/M., New York.

Schlich, T. (1998b): Transplantation. Geschichte, Medizin, Ethik der Organverpflanzung. München.

von der Lippe, I./Wuermeling, M. J./Naumann, G. O. H. (1994): Akute druckabhängige Veränderung des neuroretinalen Randsaums in einer juvenilen Glaukompapille. Messungen mittels Laser-Scanning-Tomographie und planimetrischer Biomorphometrie. In: Klinisches Monatsblatt für Augenheilkunde 204 (1994), S. 126–130.

Wuermeling, M. J. (1988): Über den immunhistochemischen Nachweis von Blutgruppenantigenen des AB0-Systems an der gesunden, entzündlich veränderten und malignen Bauchspeicheldrüse. Diss. med. Erlangen, Nürnberg.

MEDIZINETHIK, PHILOSOPHIE, KULTUR
EIN LEBEN AN DER SEITE
HANS-BERNHARD WUERMELINGS

Hanna-Barbara Gerl-Falkovitz

Über den eigenen Ehemann schreiben, wenn auch nur über seine berufliche Seite, ist ein vielschichtiges Unternehmen. Wo anfangen, wo enden? Kennengelernt habe ich Hans-Bernhard Wuermeling im Mai 1993 „beruflich“: auf der Jahrestagung der Katholischen Ärztearbeit Deutschland (KÄAD) in Erfurt, deren Programm-Direktor er war. Ich war eingeladen zu einem Referat über das schon damals hoch aufflammende Thema „Mann und Frau“, das ich zuvor in der Monatsschrift „Die politische Meinung“ im Vorfeld der eben anlaufenden Gender-Theorie veröffentlicht hatte – den meisten war diese damals ein Buch mit sieben Siegeln.[1] Aufgrund dieses Artikels hatte mich der mir bis dahin unbekannte Rechtsmediziner angeschrieben. Das damalige Thema begleitet mich bis heute, doch zugleich haben sich die Positionen dazu verschärft, da die Binarität der Geschlechter zwar nicht medizinisch und naturwissenschaftlich, aber soziologisch und anthropologisch (und letztlich auch juristisch mit dem Begriff „divers“) aufgehoben werden soll.[2] Zugleich freilich wächst auch die Kritik. Jedenfalls traf ich im Erfurter Augustinerkloster, einem erlesenen Tagungsort, zum ersten Mal auf meinen zukünftigen Mann. Er trat nach meinem Vortrag auf mich zu und lud mich ein, diese Gedanken nochmals in Dresden anlässlich eines Ausflugs der Medizinischen Fakultät der Universität Erlangen-Nürnberg zu wiederholen. Als Honorar wurde mir ein Besuch von Mozarts Don Giovanni in der Semperoper angeboten. So kam es zu meinem zweiten Vortrags-Auftritt in der Dresdner „Secundogenitur“, wie das schöne Palais für den zweitgeborenen Prinzen auf den Brühlschen Terrassen neben der Hofkirche heißt. Daran schlossen sich weitere briefliche Kontakte an, auch mit dem Vorschlag seinerseits, ein gemeinsames bioethisches Seminar auf der äolischen Vulkaninsel Stromboli zu halten. Das kam im Herbst 1993 zwar nicht zustande, aber ein weiteres Treffen im April 1994 zum 90. Geburtstag des Philosophen Josef Pieper in Münster, den mein Mann wegen seiner Tugendethik schätzte, vertiefte die Bekanntschaft. Im Sommersemester 1994 bot mein Mann eine medizinethische Vorlesung an, in der auch die Ethik Romano Guardinis behandelt wurde. Da ich über Guardini biographisch gearbeitet hatte,[3] wurde ich im Juni 1994 zu einer Gastvorlesung an die Universität Erlangen-Nürnberg (FAU) eingeladen. Sie blieb mir lebhaft in Erinnerung, und danach kam es rasch zu einem persönlichen Austausch.

1 Vgl. Gerl-Falkovitz (1993).
2 Siehe auch u.a. Gerl-Falkovitz (2009) sowie Malo (2018).
3 Vgl. Gerl-Falkovitz (1985) mit der Neuausgabe (2005) sowie den Übersetzungen (1988) und (2012).

Von Anfang an war unsere Beziehung deutlich durch die Freude am Denken, an Philosophie, Ethik, Anthropologie, Kunst und Musik unterlegt, meist auch im Blick auf Grenzfragen der Rechtsmedizin. Nicht allein im Menschlichen, sondern ebenso im Künstlerischen und Gedanklichen trafen wir zusammen. In die große Familie wurde ich nach und nach eingeführt, und im April 1995 erfolgte unsere Hochzeit. Zwei Jahre zuvor war ich auf den neugegründeten Lehrstuhl für Religionsphilosophie und vergleichende Religionswissenschaft an der Technischen Universität Dresden berufen worden, also nur wenige Jahre nach der Wiedervereinigung Deutschlands. Der völlige Neuaufbau des Lehrstuhls unter eingeschränkten Bedingungen (es gab keinen brauchbaren Bibliotheksbestand für mein Fach), zahlreiche Prüfungen und die Konsolidierung des neuberufenen Kollegiums führten zu überbordenden Aufgaben, die viel Kraft forderten, aber auch freisetzten. So waren wir während des Semesters über die Woche getrennt – ich lehrte und lebte in Dresden, und mein Mann vertrat sich noch bis 1996 selbst am Institut für Rechtsmedizin der FAU. Zeitweise planten wir einen einzigen gemeinsamen Wohnsitz ganz in Dresden, was aber (glücklicherweise) nicht zustandekam. Die beiden Orte, Dresden und Erlangen, blieben jeweils für sich anziehend und bedeuteten Abwechslung, auch kulturell, insbesondere was die ungemein spannenden Aufbau-Jahre im deutschen Osten betraf. Monatlich erstand die zerstörte Dresdner Altstadt neu…

Sofort begann eine gemeinsame Arbeit, eigentlich eher ein gemeinsames Unternehmen. Sei es, dass mein Mann mich zu seinen Tagungen mit einlud oder ich ihn zu meinen Konferenzen – häufig bildeten wir mit einem gegenseitigen Referat oder in Beratung und Planung ein Tandem. Auch wo nur einer von uns „auftrat", war der Rückhalt in Diskussion, in Organisation und in Präsenz wunderbar. Reisen wurde großgeschrieben; einmal trafen wir uns auf dem Kölner Flughafen, aus zwei Richtungen kommend und in zwei Richtungen wieder abfliegend. Auch das im Frühling und im Herbst aufgesuchte Refugium auf dem Stromboli wurde zum gemeinsamen Schreiben und Planen genutzt.

ETHISCHES UND PHILOSOPHISCHES

Einige unserer Unternehmungen seien hier exemplarisch skizziert. Von seiner Seite aus: Mein Mann war berufsbedingt und ehrenamtlich in vielen Gremien tätig. Fast immer war ich als Vortragende eingeladen bei den Jahrestagungen der erwähnten KÄAD Ende Januar in Maria Laach. Diese erfolgreichen Tagungen endeten mit seinem Tod 2019. Sie sind jährlich dokumentiert unter dem Reihentitel „Aufträge". Anfänglich lautete die Überschrift der Tagungen „Nachfrage bei…", nämlich bei Philosophie, Literatur, Theologie, Ethik mit beständigem Blick auf Medizin. So kamen große geistesgeschichtliche Entwicklungen zu Wort, die einen deutlichen Einfluss auf Medizin hatten. Ein Beispiel war die Tagung 2006 über Descartes' Trennung von Körper und Geist mit ihren bis heute merklichen dualistischen Folgen, u.a. in der Gender-Theorie.[4] Darwin (2012) und zuvor schon Teilhard de Chardin

4 Vgl. Katholische Ärztearbeit Deutschland (2006).

(2005) führten zur Frage der Evolution, Nicolaus Cusanus zur Frage der Messbarkeit der Welt. Auch die Verbindung von Literatur und Medizin wurde dargestellt anhand von Thomas Manns „Zauberberg“ (2012).[5]

Eine andere jahrelange Kooperation betraf Tagungen und Vorträge im Freundeskreis Mooshausen; als dessen Erste Vorsitzende hatte ich meinen Mann als beständigen Ratgeber und Referenten an der Hand, von 1994 bis 2017. Oder: Ein währendes Großthema landauf landab (z.B. Vaduz 2002) war „Töten oder Sterbenlassen?“, wobei mein Mann die von ihm mit ausgearbeitete Patientenverfügung kommentierte, während ich anhand der klassischen antiken und christlichen Quellen eine „Ars moriendi“ vorstellte.

Als Vertrauensdozenten der Hanns-Seidel-Stiftung (mein Mann an der FAU, ich an der TU Dresden) und bei ärztlichen Fortbildungstagungen waren wir mehrfach auf Kloster Banz tätig. Ein anderer Wirkungsort wurde die Phil.-Theol. Hochschule Vallendar bei Koblenz. 1996 hatte ich dort den Ehrendoktor in Theologie erhalten und wurde wiederholt zu religionsphilosophischen Vorträgen eingeladen, während mein Mann seine Themen entfaltete. Zweimal, 2006 und 2007, nahmen wir gemeinsam an bioethischen Kongressen in Rijeka bzw. Opatija (Kroatien) teil. Ab 2010 führten wir regelmäßig Tagungen in der Akademie Kloster Weltenburg an der Donau durch; die Themen kreisten um Sexualität und Liebe, Klonen und Identität, Sterben und Tod. An der Phil.-Theol. Hochschule „Benedikt XVI.“ in Heiligenkreuz bei Wien hatte ich seit meiner Dresdner Pensionierung 2011 ein „Europäisches Institut für Philosophie und Religion“ (EUPHRat) aufgebaut, während mein Mann einige Male zu bioethischen Themen sprach.

Zwei Beispiele können unsere Zusammenarbeit illustrieren – ein frühes und ein spätes von ungleichem Charakter. 1997 war ich eingeladen, eine Kunstreise nach Oberitalien zu begleiten mit Erläuterungen zur Renaissancephilosophie, die ich von der Dissertation bis zur Habilitation als meinen ersten Forschungsschwerpunkt hatte. Die Reise führte auf der letzten Station nach Brixen, in die Bischofsstadt des Genies Nicolaus Cusanus (1401–1464), mit dem ich mich eingehend beschäftigte. Im Rahmen seiner Unendlichkeits-Theorie hatte er ein Kugelspiel entwickelt, bei dem eine an einer Seite gehöhlte Kugel (deren Schwerpunkt also nicht mehr in der Mitte lag) in eine Spirale zu rollen war und dort in der Mitte ankommen sollte – was sie selbstverständlich kaum je tat.

Mangels einer solchen Kugel kaufte mein Mann einfach einige Südtiroler Äpfel, schnitt ein konkaves Stück heraus, und schon konnten wir unter großem Gelächter und erfolglos auf der rasch am Boden eingezeichneten Spirale spielen…

Im späteren Bericht schreibt er: „Wenn Philosophen von ihren Gegenständen sprechen, den darf man nicht glauben, daß es sich etwa um solche Gegenstände handelt, wie sie ein normaler Mensch versteht […] In seltenen Fällen greifen aber selbst Philosophen nach richtig greifbaren Gegenständen, wahrscheinlich dann, wenn sie sich vor lauter Abstraktion anders nicht mehr zu helfen wissen.“ Der ganze Text ist im Anhang nachzulesen, selbst noch nach Jahren köstlich und aufschlussreich (siehe Anhang 1).

5 Siehe auch Katholische Ärztearbeit Deutschland (2000), (2003), (2005), (2006) und (2012).

Das zweite Beispiel unserer Zusammenarbeit fällt in den November 2012, 15 Jahre später. Mein Mann war zu einer großen Tagung der FEAMC in Rom geladen; dazu legten wir ein gemeinsames Konzept vor: „Biotechnik und Bioethik – Früchte des europäischen Christentums“ (dt., engl., ital.) (siehe Anhang 2).

FREUNDE UND AUSZEICHNUNGEN

Auch der beiderseitige Freundes- und Bekanntenkreis wuchs zusammen. Zu den bekannten Namen zählten Robert Spaemann (der zwei Monate vor meinem Mann verstarb), Hans Maier, Kardinal Karl Lehmann. Die Freundschaft meines Mannes zu Hans und Lore Jonas stammte schon aus den 1980er Jahren. Den 80. Geburtstag von Lore Jonas feierten wir 1996 gemeinsam mit einem Freundeskreis in der Schweiz.

Ein Höhepunkt in der Vita meines Mannes war die Verleihung der Paracelsus-Medaille beim Nürnberger Deutschen Ärztetag 2012, der viele Kollegen-Freunde versammelte und mit einem ausgesuchten Abendessen mit allen Kindern in dem kleinen feinen Restaurant Essigbrätlein in Nürnberg endete.

KULTURELLES

Was besonders schön war: Abgesehen von bestellten Artikeln (FAZ) berichtete mein Mann vielfach über verschiedene Tagungen in unterschiedlichen Zeitungen. Sie dokumentieren in ihrer Fülle die gedrängte medizin-ethische und kulturelle Entwicklung etwa von 1990 bis 2018. Mein Mann verfolgte diese Entwicklung bis zu seinem Tod am 31. Januar 2019 mit großer Aufmerksamkeit, fast bis zum letzten Tag schreibend.

Viele Ordner mit Aufsätzen zu Kunst, Kultur, Ausstellungen, Führungen, Tagungen, Tagungen, manches Gereimte, ja auch Limericks sind nicht in die „Wuermeling-Bibliothek zur Medizinethik“ überstellt worden, sondern bleiben im Familienbesitz, ebenso die 29 Sylvester-Ansprachen auf Radio Vatikan von 1989 bis 2018, die sich meist auf Kunstwerke bezogen und auf ihre Art berühmt wurden. Um es persönlich zu sagen: Ich habe nie jemanden kennengelernt, der vergleichbar breite Interessen hatte, auf Themen sofort anspringen konnte, unternehmungslustig und reisefreudig war, rerum novarum cupidus. Ihm zu begegnen, war eine große Gabe meines Lebens.

ANHANG 1

„CUSANUS UND SEINE HÖLZERNE KUGEL PHILOSOPHISCHES SPIEL AUF DEM BRIXENER DOMPLATZ"[6]

Hans-Bernhard Wuermeling

Wenn Philosophen von ihren Gegenständen sprechen, dann darf man nicht glauben, dass es sich etwa um solche Gegenstände handelt, wie sie ein normaler Mensch versteht, also um Dinge, die man anfassen und hin und her wenden kann und ablegen oder wegwerfen oder gar vernünftig und sinnvoll benutzen. Philosophen sprechen normalerweise nur von abstrakten Gegenständen, denen es an Gegenständlichkeit im Sinne normaler Menschen nachhaltig mangelt. In seltenen Fällen greifen aber selbst Philosophen nach richtig greifbaren Gegenständen, wahrscheinlich dann, wenn sie sich vor lauter Abstraktion anders nicht mehr zu helfen wissen. So griff Occam zum Rasiermesser, Heidegger gar zum Gestell und Schrödinger, aber der war ja von Hause aus Physiker, nach seiner berühmten Katze. Einer, der die ganze Welt im Kopfe hatte, hat sich beim Philosophieren ebenfalls eines Gegenstandes bedient, noch dazu eines Gegenstandes, den er sich selbst zu diesem Zweck ausgedacht und möglicherweise sogar selbst hergestellt hat. Nicht wie andere Philosophen, denen es genügte, sich ihren gegenständlichen Gegenstand nur vorzustellen, sondern wie ein normaler Sterblicher hat Nikolaus Cusanus – von dem hier die Rede sein soll, etwas hergestellt, was man in die Hand nehmen und womit man spielen konnte, ein philosophisches Spielzeug nämlich.

Schon das, womit er spielen wollte, gab ihm Anlass zu philosophischen Erörterungen, noch bevor er überhaupt zu spielen begann. Das Spielzeug ist nämlich eine hölzerne Kugel, die an einer Stelle eine kleine Aushöhlung aufweist, die gleichsam ein Negativ der Kugelwölbung darstellt. Diesem Spielzeug weist er eine dreifache Art des Existierens zu: zunächst habe sie in der Vorstellung ihres Erfinders existiert, auch in der ihres Herstellers, nämlich als Plan in deren Geist. Sie habe aber auch schon als eine Möglichkeit im rohen Holze vorgelegen. Schliesslich habe sie im Prozess der Herstellung, des Drechselns nämlich, in der Bewegung existiert, nämlich von der Möglichkeit zur Wirklichkeit bewegt. Erst am Ende finde sie sich umgrenzt, also definiert, in der Wirklichkeit als hölzerne Kugel mit der und der Grösse und Beschaffenheit, vor, sicht- und handhabbar.

Geist, Materie und Bewegung sind für Cusanus die Elemente der Schöpfung; doch dient nur die Herstellung des Spielzeuges zu solcher Überlegung. Im Spiel geht es um anderes. Gespielt wird in einer auf den Boden gezeichneten Spirale, in deren Mittelpunkt die Kugel zur Ruhe kommen soll, wenn sie in das Spielfeld gerollt wird. Also so etwas wie Boccia? Nein, das wäre zu einfach! Der Schwerpunkt der Cusanus-Kugel, die er Globus nennt, ist nämlich nicht mit ihrem Zentrum identisch und darum weigert sie sich, einfach geradeaus zu rollen. Vielmehr mündet sie nach anfänglichem Kullern mehr oder weniger in eine spiralige Laufbahn ein, je

6 Erstdruck: Die Tagespost Nr. 154 vom 23.12.1997, S. 20.

nach der Intensität des Anschubes, den sie von ihrem Werfer bekommen hat, und von ihrer Positionierung in dessen Hand beim Wurf.

Als wir in Brixen, wo Cusanus Bischof gewesen war, vor dem Dom standen, war die Spirale des Spielfeldes schnell auf den Boden gezeichnet, aber wir hatten doch keine seiner Holzkugeln zur Hand. Da haben wir uns mit schönen großen runden Südtiroler Äpfeln geholfen, die wir an einer Seite höhlten, so dass sie ebenso brav wie des Cusanus Globi kullerten und rollten. Cusanus hat schon damals zu seinem Spiel geschrieben, dass der Lauf des Globus von den Mitspielern mit viel Gelächter verfolgt werde, und daran haben offensichtlich die Jahrhunderte noch nichts geändert: viel Gelächter gab es, wenn Kraft oder Trick oder Behutsamkeit vergeblich waren und die Äpfel ganz woanders hin rollten als sie sollten, und wenn die Annäherung an das Zentrum eher verwundert zur Kenntnis genommen als aus dem anfänglichen Lauf der Kugel vorausgeahnt wurde.

Was aber ist des Cusanus Philosophie von der Geschichte? Einmal macht er den Spielern klar, dass das In-die-Wirklichkeit-Setzen ihrer Vorstellungen, Pläne und Wünsche in gleicher Weise von vorgegebenen Bedingungen, etwa der jeweiligen Form ihres Globus, wie auch von der Übung und Geschicklichkeit des Werfers abhängt. Dann lässt er spielend erlernen, dass es Ziele gibt, die man nicht direkt ansteuern kann, sondern die man überhaupt nur auf Umwegen erreicht.

Letztlich aber ist ihm das Spiel ein theologisches, indem er im Zentrum der Spirale den Spender des Lebens, Jesus Christus, thronen lässt, dem es nahezukommen gilt. Und so fasst er den Sinn seines Spieles selbst zusammen:

„Mit dem irdischen Menschen und seiner Wanderschaft also hat der Globus mit seinem schweren Körper, seiner zur Erde geneigten Seite und der Bewegung, die durch den Antrieb eines Menschen zustande kommt, manche Ähnlichkeit. Denn die menschliche Belegung kann sich nicht in der Rechtheit halten. Infolge ihrer Erdgebundenheit weicht sie schnell davon ab: unbeständig und verschiedenartig schwankt sie immer. Gleichwohl kann sie durch die Übung der Tugend ihren Umlauf im Kreise zum Ziele bringen; und einem guten und beharrlichen Streben hilft Gott, der in der Bewegung gesucht wird, und bringt den guten Willen zur Vollendung. Denn er selbst ist es ja, der den Glaubenden leitet und zum Vollkommenen führt und in seiner allmächtigen Güte dem Unvermögen dessen, der auf ihn hofft, aushilft. Wenn daher der Christ alles tut, was bei ihm steht, so wird er, wenn er gleich merkt, dass sich sein Globus unbeständig bewegt, doch auf Gott vertrauen und nicht zuschanden werden, weil Gott die nicht verlässt, die auf ihn hoffen. Das ist das Geheimnis dieses Spiels …“

Dem Spieler wird spielend klar, dass es Ziele und Erkenntnisse gibt, die nicht anders als auf Umwegen erreichbar sind, und Umwege sind deshalb oft notwendig und keineswegs verloren. Cusanus spricht in seiner Spielanleitung von „Kreisen“. Man wird dieses Wort nicht allzu exakt geometrisch verstehen dürfen, da er ja keine Kreise, sondern eine offene Spirale aufgezeichnet hat. Er verwandelt also die in sich geschlossene Unendlichkeit des Kreises in eine offene Unendlichkeit, und gibt dieser ebenfalls einen Mittelpunkt, in dem er den Schöpfer von allem vorfindet. Die offene Unendlichkeit, die für das Globusspiel eigentlich gar unbedingt nötig gewesen wäre, erscheint wie der Aufbruch aus dem geschlossenen Weltbild des Mittelalters in die unendliche Weite von Raum und Zeit, der das Denken der Neuzeit kennzeichnet.

Unsere Globi, die vom Spiel arg verstaubten Südtiroler Äpfel, haben wir am Brunnen im bebachbarten Herrengarten gewaschen und auf unserer Weiterfahrt mit bestem Appetit verzehrt. Das alte wort „primum vivere, deinde philosophari" (was Bert Brecht grob mit „Erst kommt das Fressen, dann kommt die Moral" übersetzt) haben wir einfach umgedreht, zuerst philosophiert und dann den philosophischen Gegenstand gegessen. Cusanus hätte sicher seine Freude daran gehabt.[7]

ANHANG 2

„BIOTECHNIK UND BIOETHIK FRÜCHTE DES EUROPÄISCHEN CHRISTENTUMS"[8]

Hanna-Barbara Gerl-Falkovitz
Hans-Bernhard Wuermeling

MAGISCH-MYTHISCHE UNHEIMLICHKEIT DER NATUR ALS HEMMUNG FÜR TECHNISCHE NUTZUNG

Der frühen Menschheit waren Welt und Natur geheimnisvoll und überwiegend unheimlich erschienen. Magische, apersonal empfundene Mächte und Gewalten, numina, schienen Leben und Tod zu beherrschen. Jäger und Sammler betrieben das zum Überleben notwendige Töten von Tieren angstbesetzt und mit Abwehrzauber gegen rächende Geister; das Nehmen von Früchten und Pflanzen aus der wilden Natur mußte rituell durch Opfer entschuldet werden. Spätere mythische Gesellschaften bildeten die in der Natur wirkenden Kräfte bereits zu personifizierten Wesen aus, deren hell-dunkles Wirken in Mythen beschrieben wurden: Quell- und Baumgeister, Götter und Dämonen der Höhe und Tiefe, die durch Opfer aus ihrer Ambivalenz freundlich gestimmt wurden. Jede frühe Religion kultivierte eine Scheu vor der Numinosität einer undurchschaubaren Welt; durch Bannung, Zauber, Fluch und Gebet suchte man das Feindliche zu besänftigen und zu überwinden. Von einer Beherrschung der Natur konnte keine Rede sein. Magische Furcht und mythische Deutungen versperrten jede Erkenntnis über die Vorgänge in der Natur und ihre Gesetzmäßigkeit.

7 Das Globusspiel und die Spielanleitung sind erhältlich im Cusanusmuseum in 54470 Bernkastel-Kues.
8 Gerl-Falkovitz/Wuermeling (2013).

JUDENTUM: PARADIGMENWECHSEL MIT DEM SCHÖPFUNGSAUFTRAG AN DEN MENSCHEN

Die Befreiung des Bewußtseins von der Unheimlichkeit der Natur erfolgte erst im Judentum. Mit dem Imperativ des ersten Schöpfungsberichts: „Macht euch die Erde untertan!" (Gen 1) wurde die Gestaltung der Natur für den Menschen zum göttlichen Auftrag. Grundsätzlich darf der Mensch demnach die Natur ohne Ängste und Grenzen gebrauchen; die einzige Grenze ist dem Menschen in sich selbst gesetzt, indem er das Beherrschen in Analogie zur göttlichen Schöpferkraft verstehen muß. Paulus formuliert später das freiheitliche Element, das in diesem Auftrag enthalten ist: „Welt, Leben, Tod, Gegenwart und Zukunft: Alles ist Euer" (1 Kor 3, 22), und fährt fort: „Ihr aber seid Christi, und Christus gehört Gott" (1 Kor 3, 24); Anselm von Canterbury (11. Jh.) bezeichnet in dieser gedanklichen Linie die Macht des Menschen als „Allmacht unter Gott". Diese Entwicklung ist gleichsam ein „religiöser Quantensprung".

Die technische Beherrschung der Natur erforderte über das Handwerkliche hinaus die Kenntnis der Naturgesetze, die zu erforschen und zu nutzen angesichts der gewonnenen Freiheit gegenüber der Schöpfung im Judentum und Christentum möglich wurde. Im späteren Islam kam es zur Frage, ob solche Gesetze nicht im Widerspruch zur Allmacht Gottes stünden, der die Sonne jederzeit an einem andern Ort aufgehen lassen könne. Die arabische Philosophie des Mittelalters geriet über diese Frage in eine Stagnation, weil die Lehre von Naturgesetzen, an die sich auch Gott halte oder halten müsse, in die Nähe der Blasphemie rückte. Gott müsse kraft seiner Allmacht jederzeit von ihnen abweichen dürfen; sie seien deswegen nicht verläßlich. Nach Hans Blumenberg (1920–1996) hat die arabische Naturwissenschaft seit dem 14. Jh. dieser theologischen Zweifel wegen ihren bis dahin führenden Rang verloren; seither habe es von islamischer Seite keine wesentlichen Beiträge zur Kultur der Technik mehr gegeben.

Im Christentum wurde dieses Dilemma durch die Lehre des Thomas von Aquin überwunden. Demnach ist Gott zwar causa prima, Erstursache, hat aber der Schöpfung causae secundae, Zweitursachen, eingeschaffen, die wir als Naturgesetze kennen. Dadurch ermöglichte Thomas theoretisch dem frühen Abendland einen nahezu unermeßlich freien Umgang mit der Natur im Sinne des Genesisauftrags.

Die außerchristliche Welt hat sich die Ergebnisse dieser Forschung und die Möglichkeit der Naturbeherrschung aus dem Erbe des europäischen Christentums angeeignet. Dabei blieb sie allerdings blind gegenüber der theoretischen Voraussetzung, daß der Erforschung und Beherrschung der Natur (und des Menschen) dadurch Grenzen gesetzt sind, daß der Auftrag des Menschen – wie aus der Genesis implizit hervorgeht – ein „hirtliches" Dasein (Heidegger) und kein ausbeuterisches verlangt. Denn der Auftrag der hirtlichen Herrschaft ist eine unmittelbare Folge der Gottebenbildlichkeit, welche die Genesis zuvor unterstreicht.

Kann man diesen Auftrag bereits in dem Sinne verstehen, daß er auch Biotechnik umfaßt? Diese Frage ist zu bejahen, und zugleich ist (Bio-)Technik durch Bioethik eingeschränkt, man könnte auch sagen: ausgeglichen, sogar optimiert.

EINE ZWEITE QUELLE DER ENTMYTHOLOGISIERUNG: GRIECHISCHE PHILOSOPHIE

Um das Verhältnis von Biotechnik und Bioethik tiefer zu fundieren, sei noch auf einen weiteren geschichtlichen Ansatz zur Technisierung der Natur hingewiesen: im antiken Griechenland des 5./4. Jh. v. Chr. Neben der herkömmlichen mythischen Personifikation der Natur in den Göttern steht die philosophische Auffassung von Natur als einer Summe von Naturdingen. Das Ganze der unbegreiflichen „Mutter Natur" wird zu einer Menge der erkennbaren Einzeldinge, zur inneren gesetzmäßigen Regel ihrer Veränderung und technischen Handhabung. Diese Bändigung durch Rationalisierung leiten in der europäischen Geschichte die Griechen ein: eine erste ausdrückliche Entmythologisierung. Über Platons Akademie stand der herausfordernde, ja gegenüber dem alten mythischen Weltbild blasphemische Satz: „Nur wer der Geometrie kundig ist, trete ein.“ Nur wer die bisherige Mutter Gaia, die Erde, zu vermessen im Stande ist, hat das Grundgesetz des Denkens ergriffen, welches Messen, Rechnen und Zählen heißt. Das Furchtlose wird als neue Haltung gefordert: die physis in Bestandteile aufzuspalten, ihre Kausalitäten zu analysieren und von dorther in menschlichen Dienst zu nehmen. Nicht mehr numinose Mächte, sondern vernünftige Zusammenhänge, in vierfache Kausalitäten (Wirk-, Material-, Formal- und Zielursache) unterscheidbar, sind Ansatz einer objektivierten Sicht auf die Natur.

UMSETZUNG IM CHRISTENTUM: DER MENSCH ALS DEUS SECUNDUS EINER CREATIO SECUNDA

Aus dieser Doppelquelle, dem jüdischen Schöpfungsauftrag und der griechischen Rationalisierung, folgt geschichtlich eine doppelte Möglichkeit: Einmal der Impuls ungeheurer Schöpferkraft des Menschen, der zum Umgestalter, Verbesserer, Neuplaner des Gegebenen wird – jenes Denken, das seit der Renaissance das Daseinsgefühl des Menschen in tätiger Erregung hält. Pico della Mirandola, dem sich der Ausdruck der dignitas hominis verdankt, setzt 1486, im Schlüsseljahrhundert der Neuzeit, Adam unerschrocken als „zweiten Gott“ (deus secundus) in die unfertig gedachte Schöpfung ein. Auf der Grundlage des Genesisbefehls wird damit eine unabschließbare „zweite Schöpfung der Welt“ in Angriff genommen. Zugleich wird die griechische „Sachlichkeit“ eingebracht: das Machtgefühl der Rationalität. Es erstreckt sich zunächst auf die äußere Natur (fabrica mundi), nämlich auf räumliche, materielle, den neuentdeckten Gesetzmäßigkeiten unterworfene Dinge. Für diesen Zusammenhang steht der Name Descartes:

> „Es ist möglich, Wissen zu erlangen, das in diesem Leben von großem Nutzen sein wird, und anstelle der spekulativen Philosophie, die jetzt in den Schulen gelehrt wird, können wir eine praktische entdecken, durch die wir in Kenntnis der Natur und des Verhaltens von Feuer, Wasser, Luft, der Sterne, des Himmels und aller anderen Körper, die uns umgeben, diese Entitäten für alle Zwecke, für die sie geeignet sind, einsetzen können, und uns so zum Herren und Besitzer der Natur machen.“[9]

9 Rene Descartes, Discours de la methode, 6.

IN DER FOLGE: DER „VERMESSENE MENSCH“

Aus diesem „Herrschaftswissen“ des autonom schöpferischen Menschen entsprang eine zweite Möglichkeit, die je länger je mehr überhandnahm: Auch die „äußere“ Seite des Menschen selbst wurde rational mit den gewonnenen Methoden erfasst – bildhaft und noch „unschuldig“ ausgedrückt durch den „vermessenen“ Menschen Leonardos und Dürers, auf dessen Körper die Maße des goldenen Schnitts eingetragen sind.[10] Als res extensa wird der Körper im Triumphzug des geometrisch-mathematischen Denkens im 17./18. Jahrhundert schließlich dem Regelkreislauf einer Maschine verglichen – l'homme machine.

Tatsächlich fasst die Neuzeit seit etwa 500 Jahren die Natur als eine Art mechanischer Werkstatt auf. Adam fühlt sich zum Allherrscher ernannt, der die Mitgeschöpfe als anonymes Gegenüber sieht, als Hohlraum seines Austobens, als „Vorwurf“ und „Widerstand“ (die wörtliche Übersetzung von Objekt), den es zu brechen gilt. Francis Bacon, einer der Väter der neuzeitlichen Naturwissenschaft, erklärte, man müsse die Natur auf die Folterbank des Experimentes legen, um ihr die Geheimnisse abzupressen; Kant verwendet das Bild der Richterin Vernunft, die die Natur unter Anklage stellt. Der Forscher muss mit Theorien

> „in einer Hand und mit dem Experiment [...] in der anderen, an die Natur gehen, zwar um von ihr belehrt zu werden, aber nicht in der Qualität eines Schülers, der sich alles vorsagen läßt, was der Lehrer will, sondern eines bestallten Richters, der die Zeugen nötigt, auf die Fragen zu antworten, die er ihnen vorlegt.“[11]

In einem letzten Schritt wurde auch die zunächst ausgesparte Psyche analysiert. Verräterisch sind die noch primitiven Versuche vor allem der französischen Aufklärung, auch die „passiones animae“, seelische Leidenschaften und Vorgänge als chemische oder als Maschinenreaktionen zu deuten.[12] Im 19. Jahrhundert vollzog die neu entstehende Psychologie das Konzept der Naturwissenschaften mit dem Versuch nach, die Regelabhängigkeit aller menschlichen Vollzüge, die Verhaltensschemata des Individuums offenzulegen. Auch der Mensch war damit „erklärt“; er begriff sich, geschweige denn als freier Herr der Natur, nunmehr selbst als Knecht naturgegebener Abläufe. So schlug das Herrschaftsgefühl der frühen Neuzeit um in das Wissen vom menschlichen Funktionieren als eines Naturwesens unter anderen Naturwesen. Herrschaft und Knechtschaft im Selbstgefühl des zeitgenössischen Menschen stehen so in eigentümlichen Zusammenhang, nicht eigentlich in Widerspruch zueinander. Die Neurobiologie als neueste Disziplin unterlegt in einigen führenden Vertretern dieses Empfinden des Erklärtseins („Denken ist nichts als ..., nothing but ...“), durchaus im Stil der Diskussion des 18. Jahrhunderts.

10 Vgl. den doppelsinnigen Titel: Sigrid Braunfels et al. (1973), Der „vermessene Mensch“. Anthropometrie in Kunst und Wissenschaft. München.

11 Immanuel Kant, Kritik der reinen Vernunft. Vorrede zur 2. Auflage, I, 26.

12 Die Literatur griff dieses Thema auf hohem Niveau auf: Goethes Wahlverwandtschaften sind als chemische Elementaranziehungen konzipiert; E. T. A. Hoffmann schuf in der Puppe Coppelia den Automatenmenschen, dessen Auge (Sitz der Seele) einzig die tote Maschine verrät.

Auch der Einwand, die Behauptung durchgängiger Determination sei doch allererst auf den Forscher selbst anzuwenden, stört dabei nicht.

VON DER BIOTECHNIK ZUR BIOETHIK

Mit dieser bisher unbekannten Forschungsfreiheit ergeben sich auch Grenzen für die technische Beherrschung der Natur – ebenso wie der Beherrschung des Menschen. Diese Grenzen liegen implizit bereits im Genesisauftrag eines pflegenden und hütenden Umgangs mit der anvertrauen Schöpfung, insbesondere aber mit dem Menschen selbst, der einen Anspruch darauf hat, gezeugt und nicht nach Plänen und Zwecken von Menschen gemacht zu werden: genitum non factum. Solche Grenzen aber wurden bei der Übernahme der Ergebnisse von Forschung und Technik durch eine nichtchristliche oder agnostische Biotechnik vielfach nicht übernommen, da ihre Voraussetzungen nicht in die ursprüngliche Kultur eingeschrieben waren. Technik läßt sich rasch übernehmen, das zugrundeliegende Menschenbild aber nicht. Wo die theologisch fundierte Anthropologie nicht gekannt oder geleugnet wird, neigen Forscher und Techniker dazu, ihr Handeln allenfalls durch kurzsichtig konsequentialistische Überlegungen begrenzen zu lassen: „Was folgt mehr oder weniger direkt aus meinem Handeln und begrenzt es ethisch?“. Auf dieser Basis lassen sich zwar in gewissem Maße durchaus Kompromisse zwischen Christen und Nichtchristen oder Agnostikern finden; sie betreffen aber eher die Zwecke des Handelns (Präferenzutilitarismus) als dessen Sinn.

Wo aber Sinnfragen zu berücksichtigen sind, werden solche Kompromisse immer schwieriger. Je mehr es dabei um den Menschen selbst geht, um seine Qualitäten und um seine Erschaffung, desto schwieriger ist es, eine im jüdisch-christlichen Denken wurzelnde Bioethik einer nicht christlichen Welt zu vermitteln. Weil die Antwort auf die Frage nach dem Sinn des Daseins letztlich aber das Wohl oder Wehe des Einzelnen und der Menschheit bestimmt, wird es Aufgabe des Christentums sein, einer nur zweckorientierten Bioethik ein Wissen um die Gottebenbildlichkeit des Menschen und die daraus folgenden Selbstbeschränkungen im Umgang mit der Schöpfung mindestens zur Kenntnis zu bringen. Man kann niemanden zum Glauben zwingen. Aber man kann die Offenbarung über die Gottebenbildlichkeit des Menschen plausibel vermitteln. Die nicht ganz so Oberflächlichen werden im Bedarfsfall danach greifen. Schließlich stimmen viele Nachdenkliche – und verbal die meisten Kulturen und Rechtssysteme – der Rede von der Würde des Menschen zu, die letztlich in der Gottebenbildlichkeit verankert ist.

Das neue Bewusstwerden der biblischen Wurzeln von Biotechnik und Bioethik kann auch ein Beitrag des europäischen Christentums zur Neuevangelisierung sein. Entscheidend dazu hilft die Überlegung, dass eine anthropomorphe Theologie, das heißt eine vom Menschen abgenommene Gotteslehre, durch eine theomorphe Anthropologie, also eine auf Gott hin orientierte Lehre vom Menschen, ersetzt wird.

LITERATUR

Braunfels, S./Glowatzki, G./Herzog, K. (Hrsg.) (1973): Der „vermessene Mensch“. Anthropometrie in Kunst und Wissenschaft. München

Gerl-Falkovitz, H.-B. (1985): Romano Guardini 1885–1968. Leben und Werk. Mainz.

Gerl-Falkovitz, H.-B. (1988): Romano Guardini. La vita e l'opera. Trad. di Benno Scharf. Brescia.

Gerl-Falkovitz, H.-B. (1993): Frau und Mann. Gleichheit und Unterschied. In: Die politische Meinung 38, 12 (1993), S. 89–95.

Gerl-Falkovitz, H.-B. (2005): Romano Guardini. Konturen des Lebens und Spuren des Denkens. Veränderte Neuausgabe. Mainz.

Gerl-Falkovitz, H.-B. (2012): Romano Guardini (1885–1968). Sa vie et son oeuvre. Trad. de l'allemand par Jean Greisch et Françoise Todorovitch. Paris.

Gerl-Falkovitz, H.-B. (2009): Frau – Männin – Menschin. Zwischen Feminismus und Gender. Kevelaer.

Gerl-Falkovitz, H.-B./Wuermeling, H.-B. (2013): Biotechnik und Bioethik – Früchte des europäischen Christentums. In: Bioethics and Christian Europe. Proceedings of FEAMC-AMCI Congress Rome. 15.–18. November 2012.

Katholische Ärztearbeit Deutschland (Hrsg.) (2000): Vernunft und Glaube – Nachfrage bei Nikolaus von Kues. Ethische und Juristische Probleme der Patientenverfügung. Gemeinsame Konferenz der Katholischen Ärztearbeit Deutschlands und der St.-Albertus-Magnus-Apothekergilde, 29.–30.01.2000, Maria Laach. Aufträge. Ostfildern.

Katholische Ärztearbeit Deutschland (Hrsg.) (2003): „Was hat Mystik mit moderner Medizin zu tun? – Nachfrage bei Meister Ekkehard“. Gemeinsame Konferenz der Katholischen Ärztearbeit Deutschlands und der St.-Albertus-Magnus-Apothekergilde, 25.–26.01.2003, Maria Laach. Aufträge. Ostfildern.

Katholische Ärztearbeit Deutschland (Hrsg.) (2005): „Schöpfung versus Evolution oder Schöpfung durch Evolution?“ – Nachfrage bei Teilhard de Chardin (1881– 1955). „Armut und Krankheit“. Armutsbekämpfung als Gesundheitsfürsorge. Aufträge. Ostfildern.

Katholische Ärztearbeit Deutschland (Hrsg.) (2006): „Rückfrage bei Descartes –auf der Suche nach der verlorenen Ganzheit“. Gemeinsame Konferenz der Katholischen Ärztearbeit Deutschlands und der St.-Albertus-Magnus-Apothekergilde, 28.-29.01.2006, Maria Laach. Aufträge. Ostfildern.

Katholische Ärztearbeit Deutschland (Hrsg.) (2012): „Zufall und Notwendigkeit oder Gottes Schöpfungsplan? – Nachfrage bei Charles Darwin“. „Christentum und ärztliche Kunst – Nachfrage bei Thomas Mann“. Aufträge. Ostfildern.

Malo, A. (2018): Mann und Frau. Eine anthropologische Betrachtung zur Differenz der Geschlechter. Mit einem Geleitwort von Hanna-Barbara Gerl-Falkovitz. Berlin.

Wuermeling, H.-B. (1997): Cusanus und seine hölzerne Kugel. Philosophisches Spiel auf dem Brixener Domplatz. In: Die Tagespost 154 (1997), S. 20 (23.12.1997).

MEDIZINETHIK IN DER FAMILIE
ERFAHRUNGEN UND ERINNERUNGEN

Monika Muschol

„Der Wünsche Summe und der Weisheit letzten Schluß
Vermag der Vater, der ins Album schreiben muß
In einen Satz dir nicht zu fassen.
So spitz' mit ihm die Ohren, sperr die Augen auf,
Und sieh und höre, spür' der Zeiten Lauf,
In die die Eltern dich entlassen."

24.01.1965

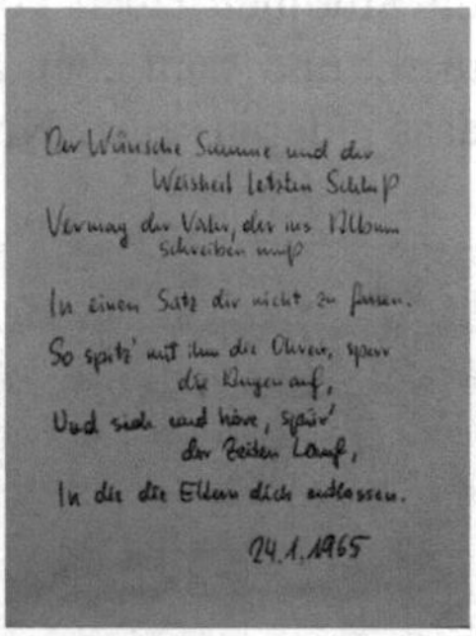
Der Wünsche Summe und der Weisheit letzten Schluß
Vermag der Vater, der ins Album schreiben muß
In einen Satz dir nicht zu fassen.
So spitz' mit ihm die Ohren, sperr die Augen auf,
Und sieh und höre, spür' der Zeiten Lauf,
In die die Eltern dich entlassen.
24.1.1965

Abb. 1: Widmungstext von H.-B. Wuermeling für die Tochter Monika

Als mein Vater mir dieses Gedicht an meinem 10. Geburtstag ins Poesiealbum schrieb, war ich zunächst ein bisschen enttäuscht oder sogar etwas beleidigt. Schließlich war das der Eintrag auf der ersten Seite und ich hätte eher etwas wie „Rosen, Tulpen, Nelken..." erwartet. Aber nein, mein Vater hatte sich ein merkwürdiges Gedicht für mich ausgedacht, nicht einmal seine Schrift konnte ich damals richtig lesen. Das Wort „Schluß" mit dem scharfen „ß" am Ende las ich wie „SchluP", und an die Zeiten, in die die Eltern mich entlassen, habe ich damals noch gar nicht gedacht.

Weit mehr als fünf Jahrzehnte sind seither vergangen und bei der freundlichen Einladung von Prof. Frewer, einen Beitrag zur „Medizinethik in der Familie" zu verfassen, kamen mir diese Zeilen in den Sinn. Dieses Gedicht habe ich schließlich doch verinnerlicht, und mir wurde im „Lauf der Zeiten" immer deutlicher bewusst, dass Vater und Mutter uns Geschwister in ein selbständiges und verantwortungsvolles Leben begleitet haben.

Auf die Frage, wie sich die berufliche Tätigkeit meines Vaters als Rechtsmediziner, der die Ethik immer im Blick hatte, in der Familie gezeigt hat, fiel mir zunächst ein, dass all das, was an Mord, Suizid, Unfällen, Vaterschaftsnachweisen oder gutachterlicher Tätigkeit sein berufliches Leben bestimmt hat, zu Hause am Familientisch – wir sind sieben Geschwister, die anderen alle jünger als ich – keine besondere Bedeutung hatte. Rückblickend betrachtet gibt es jedoch vieles, was als „medizinethische Grundhaltung" nachhallt, weil es eben doch besprochen wurde, jedoch niemals als „Sensation", wie manche unserer Schulfreundinnen und -freunde beim Beruf unseres Vaters vermutet hätten. Wir haben Themen aufgegriffen und mit beiden Eltern diskutiert, denn auch meine Mutter hatte viel Anteil am innerfamiliären Diskurs über ethische Themen. Das ein oder andere, was mir dazu in den Sinn kommt, führe ich gerne aus.

So erinnere ich mich, dass mein Vater in der Zeit um 1968 als ehrenamtlicher Heimleiter der Studentensiedlung in der Sundgauallee in Freiburg gemeinsam mit den dortigen Tutoren eine „Selbstmordkommission“ ins Leben rief, die nach dem Suizid eines Studenten allen 650 internationalen Studentinnen und Studenten der Siedlung bewusst machen sollte, wie wichtig es ist, nicht tabuisierend mit solch einem Tod umzugehen, sondern wach wahrzunehmen, welche Probleme Menschen im Studium haben können: Einsamkeit, Depression, Prüfungsangst, Liebeskummer... und dann eben aktiv auf andere zuzugehen und Gelegenheiten zu schaffen, dass jeder in seiner Not einen anderen finden kann, der für ihn da ist.

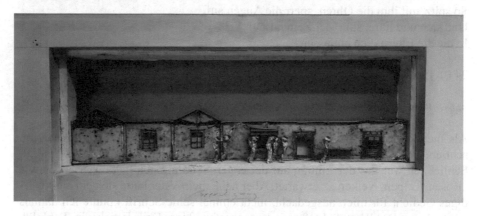

*Abb. 2: Jürgen Brodwolf (*1932), „Beerdigung“. Foto: Markus Wuermeling*

Eines Tages, es mag Anfang der 70-er Jahre gewesen sein, brachte mein Vater ein Kunstwerk mit nach Hause. Es handelte sich um einen Figurenkasten von Jürgen Brodwolf, der so genannte Tubenplastiken enthielt. Er gab uns zunächst einen Einblick in die ihn beeindruckende Technik und diese Idee, aus Farbtuben Figuren zu formen, vorhandene Materialien umzuwidmen – heute würden wir vielleicht von „Upcycling“ sprechen. Doch dann ließ er uns herausfinden, was eigentlich dargestellt war: Aha, da kommen Menschen zusammen, um Abschied zu nehmen von einem anderen Menschen. Ein kleines Grüppchen Trauernder, die sich zusammengefunden haben in einer ganz wichtigen Angelegenheit: Dem Verstorbenen in Würde das letzte Geleit zu geben – „Die Beerdigung“.

Einen Menschen im Sterben zu begleiten war ein Thema, das mein Vater uns in ganz eigener Weise nahebrachte. Er legte auf den Wohnzimmertisch den Katalog einer Ausstellung mit Bildern von Ferdinand Hodler, einem Künstler, der die krebskranke Valentine Godé-Darel – malend bis über den Tod hinaus – begleitete. Wie oft schauten wir uns diese Bilder an und sprachen darüber: die Veränderungen in der Haltung der Liegenden, Kampf und Resignation ihres Körpers, dann ihr Tod und schließlich der entspannte Ausdruck der toten Frau.

Ein Mann, der diese Zeit bei seiner Geliebten zubringt und sie immer wieder malt – wie mag ihr, wie mag ihm dabei zumute gewesen sein? Was hat er sonst noch getan außer sie zu malen?

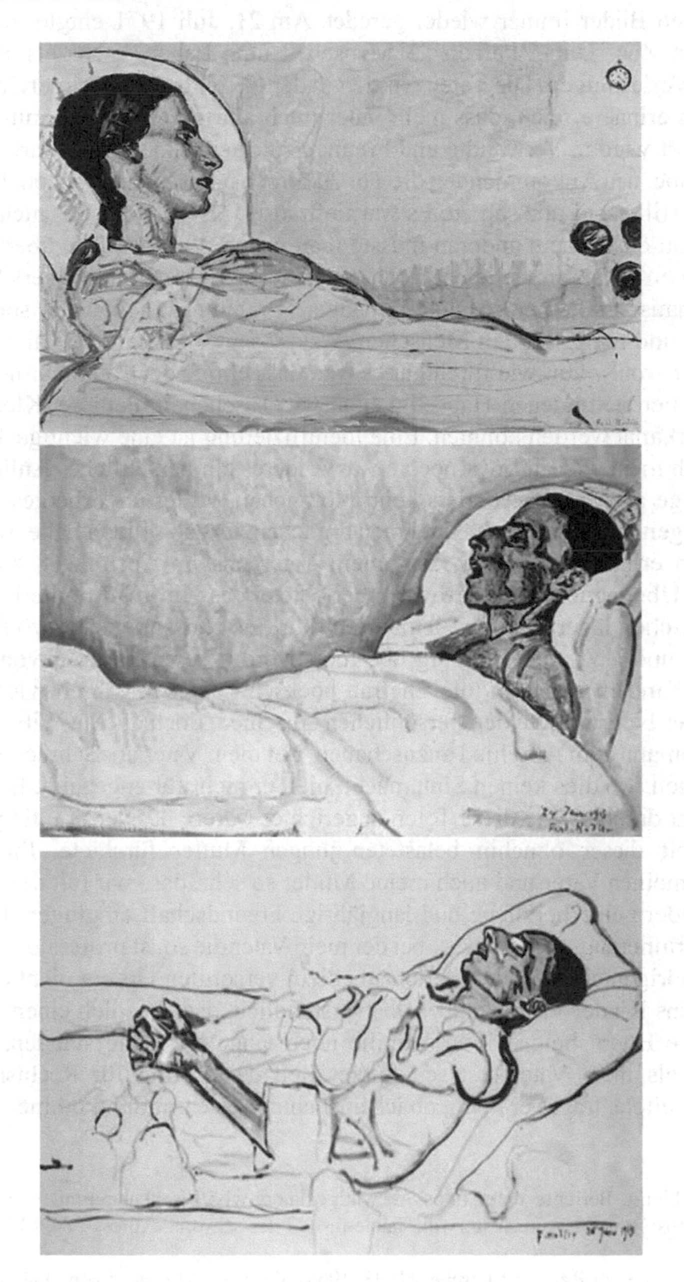

Abb. 3–5: Ferdinand Hodler (1853–1918): Bilder der sterbenden Valentine Godé-Darel

Was braucht ein Mensch, der im Sterben liegt? Wann und wie nehmen wir Abschied von einem Todgeweihten? Was darf, was muss man ansprechen, wenn man weiß, ein geliebter Mensch wird bald sterben? Darüber haben wir anhand dieser beeindruckenden Bilder immer wieder geredet. Am 21. Juli 1971 entgleiste in Rheinweiler ein Zug.[1] Dabei kamen 23 Menschen ums Leben, mehr als 100 erlitten schwere Verletzungen. Die Toten wurden in der Gerichtsmedizin in Freiburg aufgebahrt. Ich erinnere mich, dass mein Vater mich am folgenden Tag mit ins Institut nahm. Dort wurden Verwandte und Freunde zur Identifizierung erwartet. Ich hatte die Aufgabe, neu Ankommenden die Tür zu öffnen und sie zu begrüßen. Im Übrigen stand ich still dabei und sah zu. Es war tieftraurig. „Nein, der ist es nicht, der auch nicht." Von einem zum anderen musste man gehen. War der Tote überhaupt noch zu erkennen? War er vielleicht doch einer der schwerverletzt Überlebenden im Krankenhaus? Es kamen so viele in banger Vorahnung. Mein Vater sprach Anteil nehmend und ruhig mit den Menschen. Was er sagte, verstand ich nicht, doch ich nahm sehr wohl wahr, wie furchtbar es war, dass einige der Toten nur noch anhand der bei ihnen gefundenen Habseligkeiten wie Täschchen, Papiere, Kleidung oder Schuhe erkannt werden konnten. Eine Identifizierung ist eine wichtige Angelegenheit. Doch meinem Vater war noch etwas Anderes ein persönliches Anliegen: Dass Angehörige auch und besonders beim plötzlichen, völlig unvorhergesehenen Tod eine Gelegenheit zum Abschiednehmen brauchen. Es gab seltene Fälle, wo er davon abriet. So erinnere ich mich, dass mein Vater uns im April 1968 zu Hause in folgende Überlegungen einbezog. Er berichtete, dass im Institut die Leichen von drei Menschen lägen, die in Vietnam entführt, erschossen, später völlig entstellt gefunden und jetzt nach Freiburg überführt worden seien. Einer davon war Vater von drei Kindern gewesen, die Ehefrau hochschwanger mit ihrem vierten Kind.[2] Mein Vater befürwortete den persönlichen Abschied, doch als die Witwe überlegte ihren Ehemann zum Abschied anzuschauen, riet mein Vater ab. Schreckliche Bilder einzuprägen, wo dies keinen Sinn macht, hielt er nicht für angezeigt. Er war selbst so entsetzt darüber, wie diese Toten zugerichtet waren, dass er um die psychische Gesundheit dieser ohnehin belasteten jungen Mutter fürchtete. Ihr Schicksal bewegte meinen Vater und auch meine Mutter so sehr, dass wir mit der Witwe und ihren Kindern eine herzliche und langjährige Freundschaft eingingen. Dies ist die einzige Erinnerung, die ich habe, bei der mein Vater die sonst professionelle Distanz zu Angehörigen eines in der Gerichtsmedizin versorgten Opfers nicht eingehalten hat. Für uns Kinder war es ganz selbstverständlich, dass in solch einem tragischen Fall meine Eltern beide dieser Familie noch lange zur Seite standen. An einem Sonntag, als mein Vater erst seit kurzer Zeit das Institut für Rechtsmedizin in Erlangen leitete, fragte er mich, ob ich ausnahmsweise mit ihm kommen könnte, da

1 Siehe hierzu Berichte unter https://de.wikipedia.org/wiki/Eisenbahnunfall_von_Rheinweiler und https://www.20min.ch/story/die-fatale-raserei-des-schweiz-express-584201356641 (20.04.2022).

2 Es ging hier um Raimund Discher (1923–1968), der beim Massaker von Hué getötet wurde. Vgl. u.a. https://de.wikipedia.org/wiki/Massaker_von_Hu%C3%A9 (20.04.2022).

er meine Hilfe bräuchte, weil alle anderen Institutsangehörigen heute nicht erreichbar wären. Ein etwa 40-jähriger Familienvater sei in der Nacht auf dem Heimweg von der Arbeit tödlich verunglückt, als er mit seinem KFZ auf einen unbeleuchteten LKW aufgefahren sei. Auf dem Weg erklärte mir mein Vater, dass viele Menschen den Tod eines Angehörigen nicht glauben, nicht fassen können, wenn sie von ihm nicht unmittelbar Abschied nehmen konnten. Er sagte weiter, dazu brauche man einen Raum gerade auch in der Rechtsmedizin und er habe im Institut einen freundlichen Raum dafür geschaffen. Es sei allerdings nicht so, dass dieses Vorhaben von allen Mitarbeiterinnen und Mitarbeitern mitgetragen würde. Üblich sei es in der Rechtsmedizin auf keinen Fall. Bei dem Verstorbenen angekommen sagte er, dass wir diesen Mann würdig und ansehnlich vorbereiten würden, da es für seine Witwe und die Kinder kein zusätzlicher Schreck werden dürfte, ihn anzuschauen. Sie sollten nicht die schlimmen Verletzungen sehen, weil diese letzte Begegnung sich in der Erinnerung festigt. Also wuschen wir miteinander die Blutspuren aus dem Gesicht und aus den Haaren. Wir überlegten, wie wir die unverletzte Hand platzieren sollten, damit die Familie sie berühren könnte. Die kalte Hand zu spüren ließ für mich jeden Zweifel am Tod verschwinden – das würden nun auch die Angehörigen fühlen können. Ich selbst bemerkte bei mir eine Erleichterung darüber, dass dieser Familienvater seinen Lieben so „präsentiert" werden konnte. Was geschehen ist, bleibt irreversibel, und mein Vater war fest der Meinung, dass diese letzte Begegnung bei allem Schmerz den Angehörigen beim Weiterleben hilft. Er war sich darüber im Klaren, dass es für viele Menschen ein Tabu ist, den Toten noch einmal zu sehen. Er wusste, dass Unsicherheit und Angst oft dazu führen, dies abzulehnen. Um eine solche später oft bereute Scheu zu nehmen, hatte er deshalb nicht gefragt „Wollen Sie Ihren Angehörigen noch einmal sehen?", sondern er fragte „Wann wollen Sie von Ihrem Angehörigen Abschied nehmen?" Damit zeigte auch er Bereitschaft und Entgegenkommen. Dies wurde sehr geschätzt und trug dazu bei, die Gelegenheit zum Abschied mit einer gewissen Selbstverständlichkeit anzunehmen. Doch zurück zu meiner Kinder- und Jugendzeit: Wir Kinder wussten, dass mein Vater seine Habilitationsarbeit über Blutalkoholwerte schrieb. Davon verstanden wir so gut wie nichts, aber eines haben wir alle sehr wohl begriffen: Wer Auto fährt, trinkt keinen Alkohol. Als es in meiner Jugendgruppe, wir waren damals 15-jährig, um das Thema „Rauschgift" ging, war mein Vater bereit uns verschiedene Drogen und deren Wirkung vorzustellen und alle Fragen zu beantworten. Er hatte reichlich echtes Anschauungsmaterial dabei, und es war klar, dass er uns nichts probieren ließ. Doch daheim fragte ich ihn dann unter vier Augen, ob ich nicht vielleicht ein bisschen von irgendwas, sozusagen unter seiner Aufsicht, testen könnte. Seine Antwort ist mir in Erinnerung: Auf keinen Fall, denn wie die Droge im Körper eines Menschen wirkt, sei sehr unterschiedlich, und dieses Risiko sollte ich besser niemals eingehen. Das überzeugte mich, und so war dieses Thema für mich für immer erledigt.

Ein Aspekt von Ethik in der Medizin ist auch folgender: Schenkt ein Arzt dem Ratsuchenden neben der rein medizinischen Hilfe genug Aufmerksamkeit für sein Leiden? Manchmal bedarf es einfühlsamer Tröstung, Beruhigung oder auch liebevoller Zuwendung mehr als medizinischer Versorgung. Dazu fällt mir aus dem familiären Kontext ein Beispiel ein. Mein Vater holte mich unverzüglich aus einem verregneten Sommerlager ab, als ich ihm 12-jährig und von Heimweh geplagt am Telefon sagte, ich hätte schreckliche Schmerzen und das seien wahrscheinlich die Nieren. Ohne weitere Untersuchung setzte er mich ins Auto. Nach kurzer Fahrt fragte er: Wo tut's denn jetzt weh? Ich zeigte ihm die Stelle. Seine Reaktion: Das ist der Ischias, da legst du dich daheim in die warme Badewanne und dann ist das ganz schnell wieder gut. An diese kleine Episode habe ich mich oft und gern erinnert, wenn mein Vater mich in seiner unaufgeregten Art aus einer Misere befreit hat. Große Aufmerksamkeit hatte ich auch am letzten Tag meines ersten Schuljahres erfahren, als mir der Bauch schrecklich weh tat. Die Mutter meinte, ich solle doch aufstehen, aber ich fragte nach dem Vater. Der untersuchte mich in aller Ruhe ganz fachmännisch. Ein tolles Gefühl war das, einen Arzt zum Vater zu haben und jetzt seine Professionalität erfahren zu dürfen. Er äußerte einen Verdacht auf Blinddarm und fuhr mit mir direkt in die Klinik. Wie froh war ich, dass ich tatsächlich operiert werden sollte, das war doch etwas ganz Besonderes. Ich war richtig stolz darauf, dass mein Vater mich ins Krankenhaus begleitet und sogar mit dem Professor persönlich geredet hatte. Nachdem er mir die Notwendigkeit der OP erklärt hatte, blieb ich ganz allein und völlig angstfrei im Krankenhaus zurück. Auch das war ein Stück seiner medizinischen Ethik, dass wir Vertrauen in die medizinische Behandlung von anerkannten Fachleuten haben dürfen. Den hippokratischen Eid hat er mir allerdings erst später erklärt. „Meine Verordnungen werde ich treffen zu Nutz und Frommen der Kranken, nach bestem Vermögen und Urteil; ich werde sie bewahren vor Schaden und willkürlichem Unrecht.“

Zum Schluss ein „medizinethisches Vermächtnis“ zu den Selbstheilungskräften des Körpers: Wie oft hatte ich als Mädchen ein aufgeschürftes Knie vom Rollschuhfahren, eine kleine Schnittwunde oder einen eingezogenen Spreißel. Die Desinfektion wurde sorgfältig ausgeführt, aber das von mir ersehnte Pflaster als Anerkennung meiner mindestens mittelschweren Verletzung blieb aus. Vaters beliebteste Therapie in solchen Fällen lautete: Das Beste ist ein Luftpflaster!

So also mit gespitzten Ohren und aufgesperrten Augen ist mir in der Lebenszeit meines Vaters vieles auf den Weg mitgegeben worden für die Zeiten, in die meine Eltern mich entlassen haben. Doch um eine Einsicht bin ich nicht nur ihm, sondern auch meiner Mutter, Hannemarie Wuermeling († 1991), besonders dankbar: Wir wissen nie genau, wann, wo, warum und wie unser Leben endet, doch das Sterben gehört zum Leben und der Tod ist kein Tabu.

HINWEISE ZU DEN ABBILDUNGEN

1 Poesiealbum Monika Wuermeling.

2 Fotos freundlicherweise zur Verfügung gestellt von Markus Wuermeling, Nußdorf/Überlingen.

3 Dieser Artikel zeigt die obigen Bilder: https://www.aerzteblatt.de/archiv/ 169365/Sterben-in-der-Kunst-Mit-Stift-und-Pinsel-auf-den-Spuren-des-Todes.

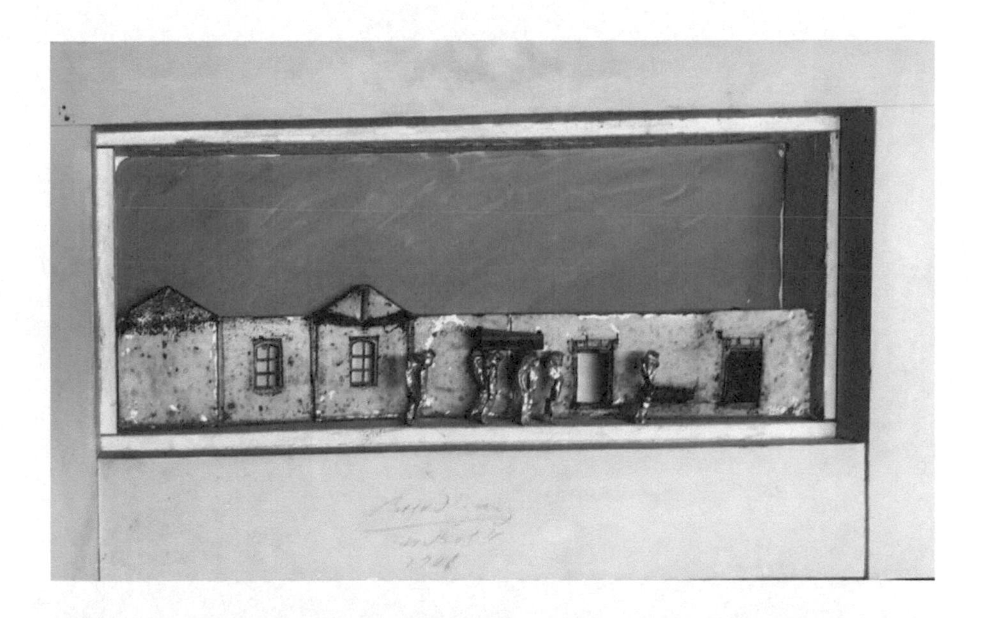

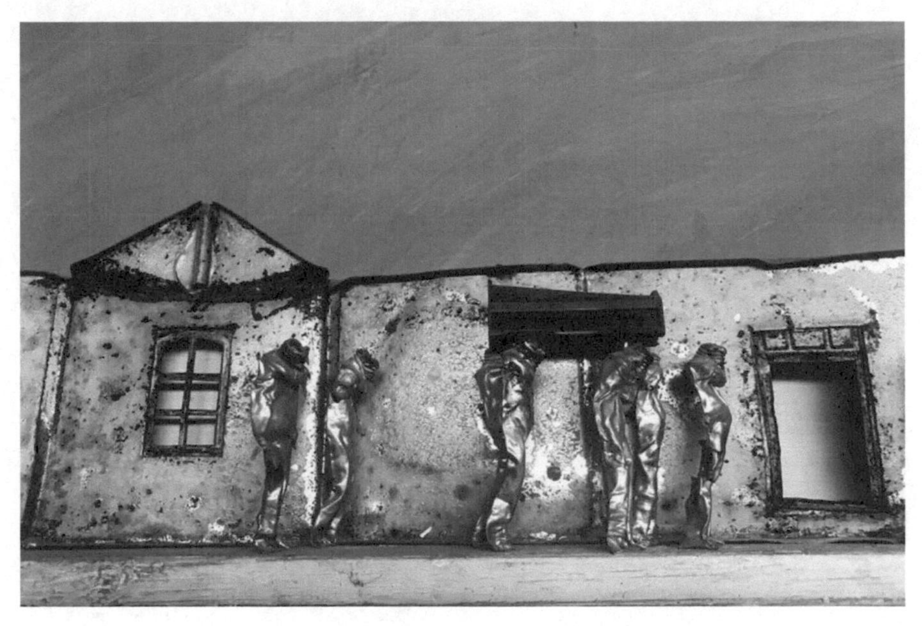

Abb. 6–7: Jürgen Brodwolf, Schweizer Bildhauer und Objektkünstler. „Beerdigung". Fotos: Markus Wuermeling

(MEDIZIN)ETHIK IN DER FAMILIE HANS-BERNHARD WUERMELING – „HALTUNG“

Michael Wuermeling

> „Wer ernsthaft die Wahrheit der Dinge ergründen will, darf sich keiner einzelnen Wissenschaft verschreiben, denn alle Teile der Wissenschaft stehen im Verbund wechselseitiger Abhängigkeit“
> (René Descartes)
>
> „Habt ihr niemals den Gedanken gedacht, es möchte die Welt ein Ganzes sein und es möchte beglückend und heilend sein, das Ganze ahnend zu verehren und ihm in Liebe zu dienen?“ (Hermann Hesse)

Unsere älteste Schwester, Monika Muschol, hat ihrem Beitrag zum obigen Titel einen Eintrag aus ihrem Poesiealbum vorangestellt. Er endet mit den Worten: „… und sieh und höre, spür‘ der Zeiten Lauf, in die die Eltern dich entlassen.“ Was, so möchte man fragen, hat dies mit Medizinethik zu tun? Auch ähneln Monikas Beschreibungen in ihren Aussagen, Farben, in der Kunstbegleitung, der Haltung unseres Vaters sicherlich den Wahrnehmungen unter allen Geschwistern. Was wäre da hinzuzufügen, zu vertiefen, außer der einen oder anderen besonderen Anekdote oder persönlichen Interpretation?

Ich setze eine Klammer um die „Medizin“, um des Versuches der Weite willen, der Einordnung der Denkungs- und Handlungsart unseres Vaters in ein Ganzes – nach meiner Wahrnehmung. Dies Ganze ist Welt. So postulierte er in Zeiten aufkommender Umweltdebatten wiederholt: „Es gibt keine Umwelt – das ist ein Modewort – es gibt die Welt.“ Dieser im Ansatz bereits holistischen Aussage nachspürend konnte ich frühzeitig entnehmen, dass sich auch Medizinethik nur aus einer ganzheitlichen, umfassenden und differenzierenden, ja wissenschaftlich vorurteilsfreien Weltsicht und Lebensweise formulieren und finden lässt, ist sie doch ‚nur‘ Bereichsethik und als solche eine Spezialdisziplin von Ethik, die sich nur durch etwas wie eine aktive enzyklopädische Bildung nähren, entwickeln, formulieren, ja finden kann. Um pluralistisch gesellschaftsfähig zu sein, hat sie sich nicht nur normativ, sondern auch deskriptiv und logisch anzubieten. Und je einfacher, schlichter sie sich erklärt und herleitet, desto eher kann sie sich überdies als mehrheits- und zustimmungsfähig entwickeln.

Nun wäre es vermessen, unseres Vaters Denkungsart, seine Glaubenssätze, seine Zweifel wertend zu untersuchen. Jedoch ist es durchaus spannend, ein paar Spuren, Quellen, Begabungen, die er in seinem und durch sein Weltverständnis und für seine Blicke auf und in die Welt für uns und für mich hinterlassen hat, sichtbar zu machen. Und zwar jene, welche auch sein umfassend gelebtes (Un)Bewusstsein für die Welt als Ganze ethisch prägten oder er eben auch sie selbst an den geistigen und irdischen Orten und Stationen, an denen er war, die ihm Impulse gaben, an denen und durch die er wirkte.

KOMPLEXITÄT UND REDUKTION – RÄUME UND VERNETZUNG

Ethik entwickelt Macht aus sich heraus, sie bedarf keiner Machthaber. Wie bringt man – zumal als intellektuell geprägter, pädagogisch nicht geschulter Vater – seinen Kindern und Heranwachsenden das bei, was ihnen, was uns allen zukommt? Hier einige der Grundsätze von Hans-Bernhard Wuermeling. Nach Marcus Tullius Cicero heißen in dessen Schrift „De Officiis“ die Tugenden:

- Gerechtigkeit (iustitia)
- Mäßigung (temperantia)
- Tapferkeit und Hochsinn (fortitudo, magnitudo animi bzw. virtus) und
- Weisheit oder Klugheit (sapientia bzw. prudentia).

Man könnte das auswendig lernen lassen – unangewendet. Man könnte es auch in Lebenssituationen angepasst umformulieren. So waren wir in manchen Situationen des Konflikts, notwendiger Vorausschau, auch denen des Schmerzes, mit Formulierungen bestimmter Gelassenheit und notwendiger sofortiger Entscheidung konfrontiert. Es wurden nicht gebetsmühlenartig Regeln aufgestellt. Vielmehr ging es darum, Antworten auf das eigene Handeln geben zu können – schlüssige, und diese im Vorhinein begründend, nicht im Nachhinein rechtfertigend. Sie hörten sich anders an als das, was andere zu hören bekamen:

„Gewalt ist keine Methode“
„Wer eine Waffe trägt, muss auch fähig und bereit sein, sie zu benutzen“
„Konflikte löst man nicht durch Beseitigung des Konfliktgegners“
„Das musst Du im Urin spüren, dass das da nicht hingehört“
„Jede Jeck is anders, Kälsche glöwet mir“
„Et kütt wie et kütt“
„Wenn’s nicht besser wird, müssen wir es amputieren“
„Denke die Dinge bis zu Ende“

Viel mehr als solche Äußerungen musste er oft nicht von sich geben; denn es waren Denkanstöße, die leicht zu verstehen und in vielen Situationen anwendbar sind.

STATIONEN BEWUSSTEN ERLEBENS UND ENTWICKELNS

Hans-Bernhard Wuermeling – wenn dieser Name als Autor über einem Artikel stand, konnten wir im Verlaufe der Jahre mehr und mehr erkennen, womit sich dieser Mann beschäftigte, was er las, was er betrachtete, auf sich wirken ließ und durch seine Schriften zusammenführte. Vielfach waren es „Welten“, die so von uns allen in den von ihm gewählten Aspekten oft gar nicht in Zusammenhang gebracht würden, – wir schafften den Bezug nicht, nicht die sinngebende Brücke. Und doch, am Ende, immer wieder am Ende, und mit zunehmendem Alter umso mehr, lebten seine Schriften genau davon – und sie kreisten fast ausnahmslos um das Leben in Würde und um das Recht auf Würde. Letztlich erzählt unser Vater, ohne zu persönlich oder gar anbiedernd zu werden, von seinen Erlebnissen und von seinem ihn leitenden Denken, indem er sie in den roten Faden wissenschafts- und kulturgeprägter Schriftstücke einbindet.

AUSFLÜGE

In den frühen siebziger Jahren luden uns unsere Eltern an einem Wochenende ins Auto ein, und wir fuhren nach Basel. Es fand dort eine Ausstellung statt von einem Künstler, für dessen seinerzeit etwas skurril anmutende Werke unser Vater große Sympathie hatte: Jean Tinguely (1925–1991). Ich konnte mich nicht des Eindrucks erwehren, dass es sich um kreative Weiterverwendung von Altmetall handelte, Bastelarbeiten eben, der Künstler und unser Vater hatten eine Art gemeinsamen Humor. Und auch wenn er sich grenzwertig kritisch zu Joseph Heinrich Beuys (1921–1986) äußerte, so tat er dies fundiert, in umfassender Kenntnis von dessen Werken und Äußerungen – er machte uns mit ihm bekannt.

Die erste Schallplatte, an die ich mich daheim erinnern kann, ist eine Archivproduktion der Kantate „Wachet auf, ruft uns die Stimme …“ (BWV 140) von Johann Sebastian Bach (1685–1750). Was haben Bach und Tinguely nun miteinander zu tun? Doch gar nichts? Am 11. Januar 2001 erschien – nach einem Besuch in der Baseler Oper – in der „Tagespost“ eine Besprechung zu einem ebenda inszenierten Konzert des „Actus tragicus“ BWV 106 anlässlich des 250. Todestags von Bach („Alle Eitelkeiten dieser Welt“). In seiner Besprechung führt uns Hans-Bernhard Wuermeling nicht nur in die Bedeutungsfülle der Texte, den gerechtfertigten Mut des Intendanten zu einer szenenhaften Aufführung des Actus tragicus ein, nein, sein Weg führt uns verbindend auch zu den Basler Totentänzen, ja auch zu Nikolais „Feinem Almanach“ oder zu Holbeins Vorlagen zum Totentanz. An zentraler Stelle stellt er dem Opernbesucher den Spiegel vor: „All dieses ‚Memento mori‘ Bachs hört der Operngast – und muss sich selbst dabei unter den Bewohnern des Hauses auf der Bühne widergespiegelt erkennen als einen, der in steter Wiederholung von Alltäglichkeiten sein Ende nicht bedenkt […].“ Und sein Artikel endet nicht mit den notwendigen Bemerkungen zur musikalischen Leitung etc. – nein, er nimmt den Leser hinaus aus der Oper und dann draußen wieder geistig hinein in den bachverbindenden Gedanken an Tinguely – draußen, „in der geschäft'gen Welt“ – Zuversicht und Trost formulierend:

> „Aus dem Opernhaus in die kalte Winternacht heraustretend wird der Besucher mit Tinguelys unermüdlich repetierendem Maschinenbrunnen konfrontiert, einer zierlich verspielten technischen Vanitas, die nichts als eine in sich zurückfließende Bewegung produziert. Doch nach dem Tod von Basel im Operntheater mit jener Leiche des noch nicht Auferstandenen im Keller fällt im Licht der fahlen Mondsichel ein mitleidiger Schimmer auch auf diese Eitelkeit, wie der Blick der Frau Tod auf das Weltgetriebe im Theater. Und im Plätschern und Rauschen des Brunnens mag für den, der es hören kann und will, verhalten Christi Wort in Bachs Vertonung nachklingen: ‚Heute wirst du mit mir im Paradies sein‘.“

Es ist dies ein Stilelement, ein Muster seines Schreibens, auch seines Lebens und seiner Entwicklung zu einem Experten der Medizinethik, kulturneuronale Netze zu spinnen – Bezüge aus dem Vollen sinnfindend zu schöpfen.

DER ROTE FADEN

Als roten Faden ethischer Orientierungen empfinde ich persönlich manche Literatur, die wir miteinander teilten und über deren Inhalt wir trefflich diskutierten, bei Tisch, auf Autofahrten, auf Urlaubsreisen – und deren Erkenntnisse unser, sein und mein Handeln ganz wesentlich beeinflussten. Verwunderlich mag erscheinen, dass unser Vater, bekannt als Medizinethiker, bereits 1973, kurz nach Erscheinen des Buches von Dennis Meadows „Die Grenzen des Wachstums", dieses bereits gelesen und mir als 12-Jährigem zur Lektüre empfohlen hatte. Es ging schon damals um die Frage, wie und wodurch der Wert und die Möglichkeiten der Freiheit zu bewahren sind – und wo deren Grenzen sichtbar werden, ja gezogen werden müssen. Es ging um Welt und Weltverständnis. Auf dieses Buch folgte mehr oder weniger zeitgleich die Empfehlung des Titels „Small is beautiful" von Ernst Friedrich Schumacher. Den Titel und die Botschaften des Buches brannte er fest nicht nur in sein Denken, sondern auch in sein sicht- und erlebbar genügsames – nicht lediglich pragmatisches, sondern eben weitsichtiges – Konsumverhalten ein. In jugendlichem Eifer mutmaßte ich in Diskussionen gegen Ende der 70er Jahre, dass der Freiheits- und Konsumtrieb der Menschen die Grenzen des Wachstums überschreiten werde – letztlich ermöglicht durch Demokratieversagen. Eine „Lösung" sah ich in der Konzentration der politischen Macht bei weisen Personen. Ein Argument gegen solcherlei autokratische Ideen suchte er mir dadurch zu geben, dass sich viele für weise oder berufen fühlten – und genau dieses Problem meistere, mit notwendigen Kompromissen, die gelebte und durch Bildung sowie Auseinandersetzung ermöglichte Demokratie. Später mussten wir beide feststellen, dass selbst sein ganz besonderer persönlicher Freund – der Philosoph Hans Jonas („Das Prinzip Verantwortung")[1] ihn in logischer Deduktion mit vergleichbarer Fragestellung konfrontierte, ob nämlich nur noch einsichtige Eliten unserem Schicksal die richtige Richtung geben könnten:

> „Mit anderen Worten: Die Frage der Machteliten kommt auf und wie die zu erziehen sind, so dass sie diesen Moloch oder Leviathan oder einfach neutral das Kollektiv richtig leiten, also zuerst einmal selber von der richtigen Einsicht und dem guten Willen beseelt sind. […] das ist eines der Probleme der Staatskunst, die man wieder ganz, ganz ernsthaft und sogar ohne Angst vor eventueller Beeinträchtigung rein egalitärer, demokratisch-parlamentarischer Methoden in Angriff nehmen muss."[2]

Zurück zu Schumachers „Small is beautiful": An einem Beispiel mit Bezug zu seinem oben genannten Buch mag erneut die Synopse von angewandtem gebildetem Werte- und Weltverständnis verdeutlicht werden. Seit 1973 pflegten wir viel Zeit an einem entlegenen, auf den ersten Blick unwirtlichen Ort Europas zu verbringen, der in sich und mit allen seinen Schwierigkeiten der Abtrennung von moderner Infrastruktur ein pädagogischer Mikrokosmos für den Begriff Welt für uns wurde: Ginostra auf der italienischen Vulkaninsel Stromboli. Wasser und Gas waren dort in den siebziger Jahren eine unvergleichliche Kostbarkeit – Strom nicht vorhanden. Jahre später, nachdem sich die Situation etwas verbessert hatte und die Knappheit geringer geworden war, von deren Erfahrung wir jedoch im Überfluss im Geiste geprägt waren und sind, schrieb er in einem Aufsatz über den Gebrauch von Sonnenöfen, mit denen er sonnenscheinabhängig geduldig appetitliche Speisen zubereiten lernte:

> „[…] Sonnenwärme ergießt sich überreichlich auf die Insel. Nur verteilt sie sich so diffus, dass man damit nicht ohne weiteres kochen kann. Da besinnt man sich auf Archimedes, der etwas weiter südlich, nämlich im sizilianischen Syrakus, das Sonnenlicht mit Hilfe von Hohlspiegeln

1 Vgl. Jonas (1979).
2 Vgl. Jonas (1985), S. 297–298.

> so gebündelt haben soll, dass er damit die feindlichen griechischen Kriegsschiffe in Brand setzen konnte. Ob das wirklich so geschehen ist, weiß man nicht; doch gibt es hübsche barocke Gemälde, die das zeigen. Besser verbürgt sind die Experimente, die Freiherr von Tschirndorf zusammen mit Boettger, dem Porzellanerfinder, am Hofe Augusts des Starken in Dresden veranstaltet hat. Er baute riesige Hohlspiegel aus poliertem Kupferblech, mit denen er das Sonnenlicht so konzentrieren konnte, dass er Metalle und Steine zum Schmelzen brachte [...]“.

In seinem Aufsatz beschreibt Hans-Bernhard Wuermeling, wie er selber mit einem Hohlspiegelsonnenofen zu kochen begann, ohne Gas, Holz oder Strom. Er zollte dem Altöttinger Ingenieur seine Hochachtung, diesen Ofen – eigentlich für besondere Regionen Afrikas – konstruiert zu haben, und eben auch sagte er sich und uns:

> „Wieder zuhause erinnert man sich gerne – und freut sich doppelt [an Strom aus der Steckdose, Wasser aus der Leitung und Gas im Herd.] Aber ganz so selbstverständlich sieht man das dann nicht mehr an.“

Selbstverständlich ist ihm bei näherem Betrachten ohnehin nichts gewesen, – oder das Selbstverständliche und die daraus resultierende normative Kraft eröffnete sich durch oft dem eigenen Gefühl widerstrebende, zwingende Logik.

Carsten Bresch war vermutlich einer der ersten Wissenschaftler, die Hans-Bernhard Wuermeling zur geordneten Auseinandersetzung zu Fragen der modernen Medizinethik führten. Sein Buch „Zwischenstufe Leben – Evolution ohne Ziel“ aus den frühen 70er Jahren steht hierfür Pate. Evolution besteht nach dessen Erkenntnissen und in Weiterführung zu Darwins Gedanken im unaufhörlichen Wachstum von Information. Ein stark konträrer Satz zur Feststellung Meadows von den Grenzen des materiellen Wachstums. In meiner Erinnerung war es ganz wesentlich, die Auseinandersetzung mit den Inhalten der fortschreitenden genetischen Forschung, der damit wachsenden Machbarkeit und des Einflusses des Menschen auf eben diese Prozesse, die unseren Vater schon sehr früh veranlassten, sich mit Grenzsituationen des Machbaren, der Frage der Zulässigkeit des Möglichen überhaupt zu befassen, naheliegend dann auch im medizinisch-technischen Bereich – weit in die Zukunft blickend, in Achtung und Ehrfurcht vor der Schöpfung als Ganzes und dem einzelnen Individuum Mensch darinnen. Dabei fehlten auch nicht die wichtigen Wirkungsketten der Wirtschaft und deren Ordnungsmodelle. Bücher in Originalsprache wie Adam Smith's „Ethik der Gefühle“, Schriften von Friedrich August von Hayek, der Vertreter der Freiburger Schule zur Nationalökonomie, insbesondere zur Evolutionsökonomik, „Der fünfte Kondratieff“ von Leo A. Nefiodow, Phänomene wie Amazongründer Jeff Bezos, an denen sich Entwicklung, ja auch das Werden des Informationszeitalters ablesen ließen, beobachtete er immer auch holistisch würdigend, zeigten sie doch gleichermaßen auf, auch als Dilemma, wie aus Chaos Ordnungen entstehen, die wiederum Chaos zu begründen in der Lage waren und sind. Ob es um die ersten Anfänge pränataler Diagnostik ging, um In-vitro-Fertilisation, Hirntoddebatte, ob ihn Triage beschäftigte mit Bezügen zu auf unserer Insel gemeinsam im Kerzenschein gelesener Literatur unter vielen anderen Reinhold Schneiders „Das Erdbeben“ oder „Las Casas vor Karl V.“, ob es die Einfachheit in John Steinbecks „Die Straße der Ölsardinen“ war, wonach ihm der Satz auch später so oft genauso fragend über die Lippen kam: „Wieviel Erde braucht der Mensch?“, ob er gefragt war zum „Erlanger Baby“, zum ersten geklonten Schaf „Dolly“ – er nahm sich der Auseinandersetzung der Themen an, logisch, zwingend logisch, nicht fürchtend auch Menschen, die ihm mit einigen Vorurteilen begegneten wie Peter Singer, Petra Kelly oder auch Alice Schwarzer. Am Ende hatte er auch immer mindestens deren ehrliche Sympathie wie auch die des lesbischen Paares, mit dem er sich einmal nächtens auf einer Schiffspassage bei Rotwein, Käse und Weißbrot lange unterhielt und diese zu unser aller Erstaunen auf unserer Insel ankommend zum Frühstück auf die Terrasse einlud. Immer standen Inhalte zur Diskussion, die sich zu Konglomeraten fassten, welche sich gezielt und passgenau aus ausgewählten Welten von Technik, Natur, Kunstgeschichte, Philosophie, Musik nährten und zu eindeutigen aktuellen und bedenkenswerten Aussagen führten – Richtung, ja Aufrichtung gebend. Reduktion von Komplexität, Modellbildung, welche menschlichem Verhalten Richtung geben konnten, zeichnete seine Geistesarbeit aus.

Ab Anfang der 80er Jahre beschäftigten ihn immer mehr die aufkommenden Fragen, welche Recht und Medizin berührten; Zukunftsthemen der Ethik allemal – wurden zum ständigen Tischgespräch daheim, auch bei Einladungen, für welche er regelmäßig geordnete Wortbeiträge in der Hinterhand bereithielt – zuweilen auch von meisterhaft dichterischer und humoristischer Art. Wir als junge Leute, beeindruckt von seinen Anregungen und Diskussionsbeiträgen, äußerten, dass das heimische Familien- und Gastpublikum für die Strahlkraft und Bedeutung seiner Aussagen vermutlich zu wenig Verbreitungswirkung vorhalte und postulierten, ermutigten, ja drängten ihn, zu seinen priorisierten Themen öffentlich zu werden, Vorträge zu halten, sich in die öffentliche Diskussion einzumischen. Und er tat dies, richtete erste regelmäßige Ethikvorlesungen im Institut für Rechtsmedizin ein, wo ihn mehr und mehr Menschen hören und mit ihm gemeinsam diskutieren konnten. Hans-Bernhard Wuermeling setzte Dinge und Inhalte auseinander wie zu übersetzende lateinische Sätze, ging in inhaltliche Auseinandersetzungen ruhig und unbeirrt hinein – offenen Ohres, erschloss aus der Auseinandersetzung den Sinn, entlarvte Unsinn oder fand kombinierend Orientierung für verantwortbare Lösungsansätze. Es ist mir persönlich wichtig und von nachhaltiger Bedeutung, zu bemerken, auch wenn hier nur am Rande, dass an, für und durch unseres Vaters Wirken in je einzigartiger und hingebungsvoller Weise seine beiden Ehefrauen Hannemarie und Hanna-Barbara, einen befreiend motivierenden, Kraft spendenden, reibungsvollen und wachen Anteil hatten, seine Gedanken bedenkend, verstehend, würdigend, beflügelnd, teilend und befruchtend. Unser Vater sah das Chaos, sah die tatsächlichen und möglichen Abgründe menschlichen Daseins im Verbund mit Natur – mit Welt – ohne je einen Gedanken an Verzweiflung auch nur im Ansatz zu formulieren. Er kannte die Ordnungsmodelle menschlichen Denkens und Handelns und auch das Erfordernis, diese weiterzuentwickeln. Er sah im Chaos die Urkraft und das Potenzial des Lebens und dessen absolute Schutzwürdigkeit. In diesem und über diesem Chaos *ist* (der) Geist – ohne Ende. Wir Menschen ahnen diesen Geist und dürfen an ihm teilhaben. Es ist Gnade. Wir müssen an ihm mit Umsicht und Bildungseifer teilhaben, um das Chaos, das wir selbst immer wieder anrichten, zum Fortbestand unseres Lebens und der Schöpfung gut und immer wieder neu zu ordnen – unser Denken und Handeln am je möglichen und denkbaren Ende ausrichten – „… et respice finem“, auch eben die unbeabsichtigten Folgen anderweitig absichtsgeleiteten Handelns beachtend – wie oft von ihm zitiert. Eine der von Hans-Bernhard Wuermeling meist geliebten Motetten von Johann Sebastian Bach zitiert all dies als Auftrag – er hat ihn uns Nachkommen durch sein Denken und durch sein Wirken ans Herz gelegt – ohne ihn zu predigen:

„DER GEIST HILFT UNSRER SCHWACHHEIT AUF…
denn wir wissen nicht, was wir beten sollen, wie sich‘s gebühret;
sondern der Geist selbst vertritt uns aufs Beste mit unaussprechlichem Seufzen.
Der aber die Herzen forschet, der weiß, was des Geistes Sinn sei; denn er vertritt die Heiligen nach dem, das Gott gefället.“[3]

LITERATUR

Bresch, C. (1977): Zwischenstufe Leben – Evolution ohne Ziel. München.
Hayek, F. A. (1983): Diskussionsbeiträge. In: Riedl/Kreuzer (1983), S. 225–241.
Jonas, H. (1979): Das Prinzip Verantwortung. Versuch einer Ethik für die technologische Zivilisation. Frankfurt/M.
Jonas, H. (1987): Technik, Medizin und Ethik. Zur Praxis des Prinzips Verantwortung. Frankfurt/M.
Meadows, D. (1972): Die Grenzen des Wachstums. Bericht des Club of Rome zur Lage der Menschheit. Stuttgart.
Nefiodow, L. A. (1991): Der fünfte Kondratieff. Wiesbaden.
Riedl, R./Kreuzer, F. (Hrsg.) (1983): Evolution und Menschenbild. Hamburg.
Schumacher, E. F. (1980): „Small is beautiful“. Die Rückkehr zum menschlichen Maß. Reinbek bei Hamburg.
Schneider, Reinhold (1961): Das Erdbeben. Berlin.
Schneider, Reinhold (1962): „Las Casas vor Karl V. Berlin.
Smith, A. (1926): Theorie der ethischen Gefühle. Leipzig.
Steinbeck, J. (1953): Die Straße der Ölsardinen. Zürich.

3 Es war unserem Vater eine große Freude, dass sein Enkel Jonas Wuermeling (*1993) die Tenorpartie für Evangelist und Arien in einer Aufführung von Johann Sebastian Bachs Matthäus-Passion (BWV 244) im April 2019 – nur wenige Wochen nach dem Tod von Hans-Bernhard Wuermeling – übernehmen sollte.

MEDIZINETHIK IN DER FAMILIE WUERMELING
EIN RÜCKBLICK

Markus Wuermeling

Ich erinnere mich an ein schweres Zugunglück auf der Rheintalbahn Anfang der 1970er Jahre. Ein Zug war in einer Kurve zu schnell gefahren und entgleiste.[1] 23 Menschen kamen dabei ums Leben, 121 wurden – zum Teil schwer – verletzt. In dieser Zeit war mein Vater Hans-Bernhard Wuermeling in der Gerichtsmedizin in Freiburg tätig, um mit den Angehörigen die zum Teil schwer entstellten Todesopfer zu identifizieren – ein schwerer Weg, der damals ohne die Kenntnisse von DNA-Vergleichen noch nicht anders machbar war.

Durch die Tätigkeit meines Vaters als Gerichtsmediziner wurde ich schon früh an Situationen herangeführt, die von vielen Menschen eher als grenzwertig bezeichnet würden. Gerade diese haben mein Empfinden und mein Handeln geprägt. Nicht aus Sensationslust haben wir zu Hause über den Beruf meines Vaters gesprochen und schon gar nicht aus Neugierde. Aus Wissbegier habe ich ihn zu Mordfällen, Unglücken, Familientragödien oder unklaren Todesfällen begleitet. Die Ursachen herauszufinden, die Hintergründe, die menschlichen Tragödien sachlich und neutral zu bewerten, waren Sinn und Zweck seiner Arbeit, geleitet von größtem Respekt vor der Würde des Menschen.

Montag, 1. Juli 2002, 23:35 Uhr: Ein nicht enden wollendes Donnergrollen riss die Menschen am nördlichen Ufer des Bodensees, in Überlingen und Umgebung, aus ihrer Nachtruhe. Am Himmel über dem Linzgau war eine Tupolev 154 aus der russischen Republik Baschkortostan mit einer DHL-Frachtmaschine in 11.000 Meter Höhe zusammengestoßen. Dieses Unglück löste in den folgenden Stunden einen Rettungseinsatz im Umland von Überlingen und Owingen am Bodensee aus, den diese Gegend noch nicht erlebt hatte und wohl nie vergessen wird. In der Nacht wurde schnell klar, dass es keine Überlebenden des Unglücks geben würde. Bei einem der größten Flugzeugunfälle in der Geschichte der Bundesrepublik Deutschland kamen 71 Menschen ums Leben, darunter 54 Kinder im Alter von sechs bis 15 Jahren.

Als Ortsbeauftragter des Technischen Hilfswerks (THW) im Ortsverband Überlingen war ich von der ersten Stunde an in die Bergung der Opfer und der Trümmer der beiden Flugzeuge involviert. Unter Beteiligung der Bundesstelle für Flugunfalluntersuchung, von Mitarbeitern des Erkennungsdienstes beim Bundes- und Landeskriminalamtes, Ärzten, Gerichtsmedizinern und Kriminalbeamten bargen Helfer des THW 27 Opfer aus dem völlig zerstörten Rumpf der russischen Tupolew. Weitere Opfer waren während des Unglücks beim Absturz aus dem Rumpf

1 Vgl. zum Unglück vom 21. Juli 1971 auch den Beitrag von Monika Muschol im vorliegenden Band sowie https://de.wikipedia.org/wiki/Eisenbahnunfall_von_Rheinweiler (20.04.2022).

gestürzt und vereinzelt zu Boden gefallen. Es waren Momentaufnahmen einer erschütternden Katastrophe mit Bildern, die den Angehörigen erspart bleiben sollten.

Ein Gremium aus Behördenvertretern Deutschlands und Baschkortostans, Bergungs- und Identifizierungsspezialisten sowie Führungskräften von THW und Feuerwehr entschied gemeinsam, den Angehörigen den Anblick der zum Teil entsetzlich entstellten, zerfetzten Körper ihrer Liebsten nicht zuzumuten. Dennoch konnten wir allen Angehörigen einen Ort der Trauer einrichten: das Heckteil der Passagiermaschine mit den drei daran befindlichen Triebwerken, das in Brachenreute oberhalb Überlingens brennend zu Boden gegangen war. Hier versammelten sich Angehörige, Geistliche, Helfer und offizielle Vertreter unserer Region, um in gemeinsamer Trauer und Anteilnahme der Opfer zu gedenken. Aber Trauer braucht Zeit. Das Bild des Heckteiles ging symbolisch um die Welt und wurde zum Ort der gemeinsamen Trauer.

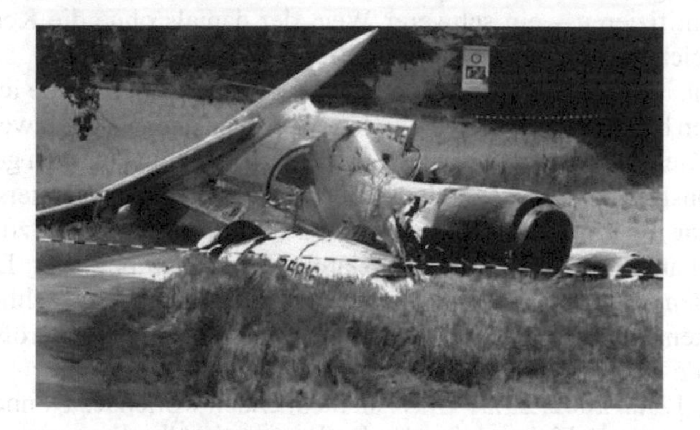

Abb. 1: Trauerort. Hecksektion der Tupolev TU–154M.
Foto: Markus Wuermeling (2002).

Im Rahmen einer Einladung der Angehörigen flogen sechs Monate später Polizisten, Helfer von Feuerwehr, DRK und THW, Dolmetscher und Vertreter der Behörden für zehn Tage nach Baschkortostan. Ein Besuch auf dem baschkirischen Friedhof war ein wichtiger Aspekt unserer Reise. Durch unsere Aufarbeitung der Katastrophe und den respektvollen Umgang mit den Angehörigen und „ihren" Opfern konnten wir das Vertrauen der Angehörigen gewinnen. Alle Opfer wurden identifiziert und in jedem Grab konnten die sterblichen Überreste ihrer Liebsten in der Heimat beerdigt werden. Jedes Opfer erhielt dadurch seine Identität und möglichst viel Würde zurück. Viele Gespräche führten zu Freundschaften zwischen baschkirischen Angehörigen und deutschen Helfern, die auch heute nach 20 Jahren Bestand haben.

Die Entwicklungen seit dem 24. Februar 2022 haben unwillkürlich die Geschehnisse von vor 20 Jahren wieder neu in den Fokus gerückt. Bis heute im Mai 2022 ist es unklar, ob und auf welchem Wege die Angehörigen der Flugunfallopfer zum 20. Jahrestag des Unglückes unsere Region am Bodensee besuchen kommen.

Fehlende Flugverbindungen, dringend notwendige Einladungen für die Visum-Erteilung und eine in vielerlei Hinsicht auf den Kopf gestellte Zeit erschweren die Planung für die Angehörigen; darüber hinaus tut sich die Kommunalpolitik wie auch die Landespolitik mit dem Thema sehr schwer.

So entstehen sperrige Sätze wie „Die Angehörigen sind nicht unwillkommen". Doch damit ist niemandem geholfen. Ich habe in den letzten Wochen des Öfteren mit meinem Freund Aleksander P. in Russland telefoniert, der uns bei unserem Besuch in Baschkortostan als offizieller Dolmetscher zur Seite gestellt war. Auch für ihn ist durch die Entwicklungen eine Welt zusammengebrochen. Freundschaften zwischen Ost und West sind gefährdet, da nicht alle Menschen den gleichen Zugang zu echten Wahrheiten haben. So hat er den Zugang zu seiner Mutter verloren, da sie voll und ganz der offiziellen russischen Darstellung der Wahrheit glaubt. Wir werden den Kontakt aufrechterhalten, und er ist jederzeit hier wieder willkommen, wo auch er schon zweimal zu Gast war.

Im Anschluss an meinen Besuch in Russland im Januar 2003 erzählte ich meiner Familie von den bewegenden Erlebnissen, die mir bei den so gastfreundlichen Menschen in diesem großen Land widerfahren sind. Ich erinnere mich daran, dass ich sagte: Dieser Besuch hat mein Weltbild von der russischen Bevölkerung völlig neu gezeichnet. Davor war es geprägt durch die Zeit des Kalten Krieges, des Eisernen Vorhangs, die Erinnerungen an die Nähe zur DDR-Grenze von Erlangen aus. Die Freundschaft, mit der wir in jedes Haus eingeladen wurden und mit der alles mit uns geteilt wurde, um eine gemeinsame Zeit bei -30° Außentemperatur erleben zu können, zeichnete die Bevölkerung in einem ganz besonderen Maße aus. Aber ich sagte auch: dem russischen Politiker werde ich auch weiterhin mit Vorsicht gegenüber treten. Mir machte dieses Erleben umso mehr deutlich, wie wichtig es gewesen war, auch den Menschen aus 4.000 km Entfernung das größtmögliche Vertrauen uns gegenüber zu ermöglichen, dass wir jedem von ihnen seinen Angehörigen und nicht irgendeinen Leichnam zurückgaben. Darum gebe ich auch die Hoffnung nicht auf, dass es uns trotz aller aktuellen Widrigkeiten auf Dauer wieder gelingen wird, zwischen Ost und West zu einem friedlichen und entspannten Umgang zurückzukehren. Getreu den Worten meines Vaters, der bei jedem Streit – ganz besonders unter uns Geschwistern in der Familie – immer wieder sagte: *Vertragt Euch!*

BILDNACHWEIS

Abb. 1: Foto Markus Wuermeling (2002)

WEITERE QUELLEN

Selbstgefertigter THW-Einsatzbericht vom 10.07.2002 sowie eigene Erinnerungen

DIE GRÜNDUNG VON ZEITSCHRIFTEN UND FACHBUCHREIHEN ZUR MEDIZINETHIK IM 20. UND 21. JAHRHUNDERT[1]

Andreas Frewer

FACHZEITSCHRIFTEN[2]

„Ethik. Sexual- und Gesellschafts-Ethik" (1926–1938) – 13 Jahrgänge. Ethikbund. Vorläufer: „Ethik, Pädagogik und Hygiene…" (1922) / „Sexualethik" (1925)

„Arzt und Christ" (1955–1992) – 37 Jahrgänge (Nachfolger: ZfmE, s.u.)

„Ethik in der Medizin" (ab 1989). Hrsg.: Akademie für Ethik in der Medizin e.V.[3]

„Zeitschrift für medizinische Ethik. Wissenschaft – Kultur – Religion" (ZfmE) (ab 1993). Hrsg. im Auftrag der Görres-Gesellschaft.

FACHBUCHREIHEN IM KONTEXT DER MEDIZINETHIK[4]

„Medizin in Recht und Ethik" (seit 1976) – 30 Bände

„Ethik der Wissenschaften" (seit 1984) – 8 Bände

„Frankfurter Beiträge zur Geschichte, Theorie und Ethik der Medizin" (ab 1988) – 15 Bände

„Medizin-Ethik". Jahrbuch des Arbeitskreises Medizinischer Ethik-Kommissionen in der Bundesrepublik Deutschland (seit 1990) – 30 Bände

„Erlanger Studien zur Ethik in der Medizin" (seit 1992) – 7 Bände

„Angermühler Gespräche Medizin – Ethik – Recht" (seit 1995) – 7 Bände

1 Hier werden – auch aus Platzgründen – primär deutschsprachige Fachjournale und Buchreihen aufgeführt.

2 Andere Formen periodischer Zeitschriftenpublikationen – etwa die Beilage „Medizinische Ethik" im Ärzteblatt Baden-Württemberg (ab 1981) sei hier genannt – können nicht alle wiedergegeben werden. Zur Geschichte der Medizinethik siehe Frewer (2000) etc.

3 Auf Schweizer Publikationsreihen kann nur punktuell hingewiesen werden, siehe etwa die „Folia Bioethica". Hrsg.: Schweizerische Gesellschaft für biomedizinische Ethik (seit 2013) – 38 Hefte u.a. (die SGBE wurde 1989, drei Jahre nach der Akademie für Ethik in der Medizin gegründet).

4 In chronologischer Auflistung. Die Hefte „Medizinethische Materialien" aus dem Bochumer Zentrum für Medizinische Ethik (seit 1987) und die „Berliner Medizinethische(n) Schriften" (seit 1996) sollen hier noch zusätzlich erwähnt werden. Ein Grenzfall in Bezug auf den Umfang sind auch die „Angermühler Gespräche Medizin – Ethik – Recht" und andere Reihen.

„Medizin und Philosophie/Medicine and Philosophy“ (seit 1995) – 16 Bände

„Jahrbuch Wissenschaft und Ethik“ (seit 1996) – 24 Bände

„Kritisches Jahrbuch der Philosophie“ (seit 1996) – 22 Bände

„Schriftenreihe des Instituts für Ethik in der Medizin Leipzig e.V.“ (seit 1998) – 8 Bände

„Schriften des Instituts für Angewandte Ethik e.V. Würzburg“ (seit 1999) – 18 Bände

„Affekt – Emotion – Ethik“. Hrsg.: Institut für medizinische Ethik, Grundlagen und Methoden der Psychotherapie und Gesundheitskultur, Mannheim (seit 2000) – 18 Bände

„Ethik in der Praxis/Practical Ethics“/„Studien/Studies“ (seit 2000) – 50 Bände

„Ethik in der Praxis/Practical Ethics“/„Kontroversen/Controversies“ (seit 2000) – 35 Bände

„Ethik interdisziplinär“ (seit 2000) – 24 Bände

„Studien zur Ethik in Ostmitteleuropa“ (seit 2000) – 18 Bände

„Kultur der Medizin. Geschichte – Theorie – Ethik“ (seit 2001) – 43 Bände

„Ethik in der Praxis/Practical Ethics“/„Materialien/Documentation“ (seit 2002)[5] – 19 Bände

„Medizin – Ethik – Recht“ (seit 2002) – 6 Bände

„Medizin und Gewissen“ (seit 2003) – 3 Bände

„Medizin und Kulturwissenschaft. Bonner Beiträge zur Geschichte, Anthropologie und Ethik der Medizin“ (seit 2003) – 12 Bände

„Mensch - Ethik – Wissenschaft“ (seit 2004) – 5 Bände

„Ethik in den Biowissenschaften“ – Sachstandsberichte des DRZE (seit 2005) – 22 Bände

„Geschichte und Philosophie der Medizin/History and Philosophy of Medicine“ (seit 2005) – 17 Bände

„Studien zu Wissenschaft und Ethik“ (seit 2005) – 8 Bände

„Angewandte Ethik“ (seit 2006) – 20 Bände

„Anthropina: Aachener Beiträge zu Geschichte, Theorie und Ethik der Medizin“ (seit 2006) – 5 Bände[6]

5 Das Anfangsdatum ist hier nicht sicher anzugeben. Band 1 erschien letztlich 2008, Band 4 wohl bereits im Jahr 2002; zudem gibt es weitere Auflagen einzelner Bände etc.

6 Siehe auch die „Aachener Dissertationen zur Geschichte, Theorie und Ethik der Medizin“. Hrsg: Institut für Geschichte, Theorie und Ethik der Medizin der RWTH Aachen (seit 2007).

„Beiträge zur Geschichte, Theorie und Ethik der Medizin“ (seit 2006) – 5 Bände (Fortsetzung der „Frankfurter Beiträge …“ – siehe oben)

„Lebenswissenschaften im Dialog“ (seit 2006) – 26 Bände

„Münchner Beiträge zur Geschichte und Ethik der Medizin“ (seit 2006) – 3 Bände

„Edition Ethik“ (seit 2008) – 22 Bände (Theologie und Ethik, teils zur Medizinethik)

„Jahrbuch Ethik in der Klinik/Yearbook Ethics in Clinics“ (seit 2008) – 15 Bände

„Klinische Ethik. Biomedizin in Forschung und Praxis“ (seit 2008) – 8 Bände

„Medizinethik in der Klinikseelsorge/Medical Ethics in Health Care Chaplaincy“ (seit 2009) – 4 Bände

„Medizin und Menschenrechte. Geschichte – Theorie – Ethik“ (seit 2009) – 7 Bände

„Ars moriendi nova. Geschichte – Philosophie – Praxis“ (seit 2010) – 4 Bände

„Ethische Herausforderungen in Medizin und Pflege“ (seit 2010) – 10 Bände

„Todesbilder. Studien zum gesellschaftlichen Umgang mit dem Tod“ (seit 2010) – 9 Bände

„Ethik im Gesundheitswesen/HealthCareEthics“ (seit 2010) – 2 Bände

„Kölner Beiträge zur Geschichte und Ethik der Medizin“ (seit 2010) – 7 Bände

„Ethik und Praxis“ (AG „Ethik in der Praxis“ der Jungen Akademie) (seit 2013) – 4 Bände

„Wittener Kolloquium Humanismus, Medizin und Philosophie“ (seit 2013) – 8 Bände

„Menschenrechte in der Medizin/Human Rights in Healthcare“ (seit 2016) – 8 Bände

„Angewandte Ethik. Medizin“ (seit 2017) – 5 Bände

„Fallstudien zur Ethik in der Medizin“ (seit 2019) – 1 Band (Nr. 2 in Vorbereitung)

„Menschenrechte und Ethik in der Medizin für Ältere“[7] (seit 2019) – 5 Bände

„Schriften zu Gesundheit und Gesellschaft/Studies on Health and Society“ (seit 2019) – 6 Bände

7 Auf die interdisziplinären Reihen im Spannungsfeld von Medizinethik und Menschenrechten – etwa „Interdisciplinary Studies in Human Rights“ und „Interdisziplinäre Studien zu Menschenrechten“ – kann hier nur hingewiesen werden. Auch die besonders zahlreichen Reihen zum Themenfeld „Medizinrecht“ können hier leider aus Platzgründen nicht aufgeführt werden, siehe etwa die seit 1979 laufende Reihe „Recht & Medizin“, die „Veröffentlichungen des Instituts für Deutsches, Europäisches und Internationales Medizinrecht, Gesundheitsrecht und Bioethik“ oder etwa die „Kölner Beiträge zum Medizinrecht“ u.v.m.

HANDBÜCHER, LEXIKA UND ENZYKLOPÄDIEN[8] (AUSWAHL)

„Encyclopedia of Bioethics" (1978) – Vol. 1–4. Neuauflage (1995) – Vol. 1–5
3. Auflage (2004) und 4. Auflage (2014)

„Lexikon Medizin Ethik Recht" (1989)

„Lexikon Bioethik" (1998) – Band 1–3

„Cambridge World History of Medical Ethics" (2009)

„Handbuch Sterben und Tod. Geschichte – Theorie – Ethik"
(2010, 2. Auflage 2020)

„Handbook of Global Bioethics" (2014) – Vol. 1–4

„Handbuch Bioethik" (2015)

„Handbook of Neuroethics" (2015) – Vol. 1–3

„Encyclopedia of Global Bioethics" (2016)

[…]

EDITORISCHER HINWEIS

Manche Fachbuchreihen wie „Medizinische Ethik im 21. Jahrhundert" (drei Bände, 2000–2002) haben nur einen kurzen Zeitraum bestanden, andere zusammenhängende Publikationen wie u.a. der „Grundkurs Ethik in der Medizin" (vier Bände, 1997–2005) waren nur auf eine bestimmte Anzahl von Bänden und eher für studentische Zwecke intendiert, daher sind sie in den obigen Angaben nicht aufgeführt. Die wichtigen Veröffentlichungen des Nationalen Ethikrates (NER, 2001–2008) bzw. des Deutschen Ethikrates (DER, seit April 2008) sollten ebenfalls erwähnt werden, auch wenn es keine Fachreihen im engeren Sinne sind, aber manche längeren Stellungnahmen oder Dokumentationen fast schon Handbuchcharakter aufweisen.

8 Hier wurden noch ausgewählte englischsprachige Publikationen ergänzt, um für Leser:innen Hinweise auf zentrale internationale Referenzwerke zur Verfügung zu stellen. Zur weiteren Literatursuche siehe auch den „Karlsruher Virtueller Katalog" (KVK), Belit und MedEth etc.

INSTITUTE MIT FACHBEREICH ETHIK IN DER MEDIZIN
EINE ÜBERSICHT ZUM DEUTSCHSPRACHIGEN RAUM

Kerstin Franzò, Andreas Frewer

INSTITUTIONEN IN DEUTSCHLAND

Aachen
Institut für Geschichte, Theorie und Ethik der Medizin
Universitätsklinikum Aachen
Gründung als Institut für Geschichte der Medizin 1981
Institut für Geschichte, Theorie und Ethik der Medizin seit 2005

Augsburg
Professur für Ethik in der Medizin mit Bereich Geschichte der Medizin
Universität Augsburg
Gründungsjahr: 2020 (im Aufbau)

Berlin
Institut für Geschichte der Medizin und Ethik in der Medizin
Charité – Universitätsmedizin Berlin
Gründungsjahr: Institut für Geschichte der Medizin 1930
Institut für Geschichte der Medizin und Ethik in der Medizin seit 2004
Juniorprofessur für Medical Humanities und Medizinethik seit 2017

Professur für Translationale Bioethik (seit 2018)
Berliner Institut für Gesundheitsforschung, Charité und Max-Delbrück-Centrum

Bielefeld
Fakultät für Gesundheitswissenschaften (im Aufbau)
Professuren für Ethik der Medizin sowie Geschichte und Wissenschaftstheorie
(2021 ausgeschrieben)

Bochum
Institut für Medizinische Ethik und Geschichte der Medizin
Ruhr-Universität Bochum
Gründungsjahr Zentrum für Medizinische Ethik 1986
Besetzung der Professur für Medizinische Ethik 2005

Bonn
Institute for Medical Humanities
Universitätsklinikum Bonn
Gründungsjahr: Institut für Geschichte der Medizin 1943
Institute for Medical Humanities seit 2019

Dresden
Institut für Geschichte der Medizin, Technische Universität Dresden
1979: Abteilung für Geschichte der Medizin an der Medizinischen Akademie „Carl Gustav Carus“ Dresden
1990 Institut für Geschichte der Medizin, seit 2004 Lehre im Bereich Ethik/GTE
Professur für Ethik und Geschichte der Medizin und Zahnmedizin seit 2022

Düsseldorf
Institut für Geschichte, Theorie und Ethik der Medizin
Universitätsklinikum Düsseldorf
Gründung: Erste Professur 1914, Medizinische Akademie 1931
Gründungsjahr Institut für Geschichte der Medizin 1963
Institut für Geschichte, Theorie und Ethik der Medizin seit 2016

Erlangen-Nürnberg
Institut für Geschichte und Ethik der Medizin
Friedrich-Alexander-Universität Erlangen-Nürnberg
Gründungsjahr: 1948 als Seminar für Geschichte der Medizin
Institut für Geschichte und Ethik der Medizin seit 2001
Professur für Ethik der Medizin (sProf, seit 2001, ab 2006 kommiss., 2007 neu)

Frankfurt/Main
Dr. Senckenbergisches Institut für Geschichte und Ethik der Medizin
Johann Wolfgang Goethe Universität Frankfurt am Main
Gründungsjahr: Institut für Geschichte der Medizin 1927 (1935 aufgelöst), 1938
Institut für Geschichte und Ethik der Medizin seit 2004

Frankfurt/Oder
Honorarprofessur für Wissenschafts- und Medizingeschichte seit 1998
Medizinethik-Aktivitäten u.a. durch
Interdisziplinäres Zentrum für Ethik an der Europa-Universität Viadrina 1995

Freiburg
Institut für Ethik und Geschichte der Medizin
Albert-Ludwigs-Universität Freiburg
Gründungsjahr: Institut für Geschichte der Medizin 1926
Institut für Ethik und Geschichte der Medizin seit 2005

Gießen
Institut für Geschichte der Medizin
Justus-Liebig-Universität Gießen
Gründungsjahr: 1965 Lehrstuhl für Geschichte der Medizin

Göttingen
Institut für Ethik und Geschichte der Medizin
Universitätsmedizin Göttingen
Gründungsjahr: 1961 Institut für Geschichte der Medizin
Abteilung für Ethik und Geschichte der Medizin seit 1998

Greifswald
Institut für Ethik und Geschichte der Medizin
Ernst-Moritz-Arndt Universität Greifswald
Gründungsjahr: Eigenständiges Institut seit 1992
Lehre zur Geschichte, Theorie und Ethik der Medizin seit 2003

Halle/Saale
Institut für Geschichte und Ethik der Medizin
Martin-Luther-Universität Halle/Saale
Gründungsjahr: Institut für Geschichte der Medizin 1987, neugegründet 1992
Institut für Geschichte und Ethik der Medizin seit 1999

Hamburg
Institut für Geschichte und Ethik der Medizin
Universitätsklinikum Hamburg-Eppendorf
Gründungsjahr: Institut für Geschichte der Medizin 1963
Institut für Geschichte und Ethik der Medizin seit 2003

Hannover
Institut für Geschichte, Ethik und Philosophie der Medizin
Medizinische Hochschule Hannover
Gründungsjahr: Institut für Geschichte der Medizin 1987
Einrichtung einer Juniorprofessur für Ethik in der Medizin 2002
2021 Umbenennung in Institut für Ethik, Geschichte und Philosophie der Medizin

Heidelberg
Institut für Geschichte und Ethik der Medizin
Ruprecht-Karls-Universität Heidelberg
Gründungsjahr: Institut für Geschichte der Medizin 1961
Institut für Geschichte und Ethik der Medizin seit 2009

Sektion Translationale Medizinethik
Universitätsklinikum Heidelberg
Arbeitsgruppe zur Medizinethik am Nationalen Centrum für Tumorerkrankungen

Homburg/Saar
Geschichte der Medizin seit 1956, ab 1960 außerplanmäßige Professur
Institut für Humangenetik (deckt die Lehre im Bereich Medizinethik mit ab)
Universität des Saarlandes
(kein Institut für Geschichte, Theorie und Ethik der Medizin o.ä.)

Jena
Institut für Geschichte der Medizin
Friedrich-Schiller-Universität Jena
Gründungsjahr: Institut für Geschichte der Medizin 1994
Institut für Geschichte und Ethik der Medizin seit 2019
(sowie Ethik-Zentrum Jena)

Kiel
Institut für Geschichte der Medizin
Christian-Albrechts-Universität Kiel
Institut für Geschichte der Medizin ab 1962
Abteilung Medizinethik am Institut für Experimentelle Medizin
Einrichtung der Professur für Ethik in der Medizin 2012

Köln
Institut für Geschichte und Ethik der Medizin
Universität Köln
Gründungsjahr: Institut für Geschichte der Medizin 1961
Institut für Geschichte und Ethik der Medizin seit 1998
Forschungsstelle Ethik seit 2008

Leipzig
Institut für Geschichte der Medizin und Naturwissenschaften
Universität Leipzig
Gründungsjahr: 1906
Institut für Ethik in der Medizin Leipzig e.V. seit 1998

Lübeck
Institut für Medizingeschichte und Wissenschaftsforschung
Universität zu Lübeck
Gründungsjahr: Institut für Geschichte der Medizin 1983
Institut für Geschichte und Ethik der Medizin seit 2007
Institut für Medizingeschichte und Wissenschaftsforschung seit 2008
Professur für Theorie und Ethik der Biowissenschaften seit 2009

Magdeburg
Institut für Geschichte, Ethik und Theorie der Medizin
Otto-von-Guericke-Universität Magdeburg
Gründungsjahr: 2003
Vorläufer zur Geschichte der Medizin an der Medizinischen Akademie ab 1986

Mainz
Institut für Geschichte, Theorie und Ethik der Medizin
Universitätsmedizin Mainz
Gründungsjahr: Institut für Geschichte der Medizin 1947
Institut für Geschichte, Theorie und Ethik der Medizin seit 2004

Mannheim
Institut für Geschichte, Theorie und Ethik der Medizin
Universitätsmedizin Mannheim
Beginn Lehrauftrag Geschichte, Theorie und Ethik der Medizin 1994
Gründung des Instituts: 2004

Marburg
Arbeitsstelle für Geschichte der Medizin
Philipps-Universität Marburg
Emil-von-Behring-Bibliothek/Arbeitsstelle für Geschichte (und Ethik) der Medizin
Institut für Geschichte der Pharmazie und Medizin (in Gründung)

München
Institut für Ethik, Geschichte und Theorie der Medizin
Ludwigs-Maximilians-Universität
Gründungsjahr: Institut für Geschichte der Medizin 1939
Institut für Geschichte, Theorie und Ethik der Medizin seit 2010

Institut für Ethik und Geschichte der Medizin
Technische Universität München
Gründungsjahr: Institut für Geschichte der Medizin 1972
Institut für Geschichte, Theorie und Ethik der Medizin seit 2000

Münster
Institut für Ethik, Geschichte und Theorie der Medizin
Westfälische Wilhelms-Universität Münster
Gründungsjahr: Institut für (Theorie und) Geschichte der Medizin 1960 (ab 1974)
Institut für Ethik, Geschichte und Theorie der Medizin seit 2003

Oldenburg
Abteilung Ethik in der Medizin
Carl von Ossietzky Universität Oldenburg
Gründungsjahr: 2018

Potsdam
Juniorprofessur für Medizinische Ethik mit Schwerpunkt Digitalisierung: 2021
Fakultät für Gesundheitswissenschaften Brandenburg (im Aufbau)

Rostock
Arbeitsbereich Geschichte der Medizin
Universitätsmedizin Rostock
Einrichtung des Arbeitsbereichs: 1994

Tübingen
Institut für Ethik und Geschichte der Medizin
Eberhard Karls Universität Tübingen
Institut für Geschichte der Medizin 1962
Institut für Ethik und Geschichte der Medizin seit 1998

Ulm
Institut für Geschichte, Theorie und Ethik der Medizin
Universität Ulm
Gründungsjahr: 2008

Vallendar
Philosophisch-Theologische Hochschule Vallendar (bei Koblenz)
(ab 2022 Vinzenz Pallotti University)
Lehrstuhl Ethik, Theorie und Geschichte der Medizin seit 2011

Würzburg
Institut für Geschichte der Medizin
Universität Würzburg
Gründungsjahr: 1926

Institut für Angewandte Ethik e.V. Würzburg seit 1999

INSTITUTIONEN IN ÖSTERREICH (AUSWAHL)

Graz
Medizinische Universität Graz
Professur für Health Care Ethics am Institut für Moraltheologie seit 2019

Innsbruck
Austrian Unit of the Network of Institutions for Medical Ethics Education
Medizinische Universität Innsbruck
Gründungsjahr: 2007

Krems
Biomedizinische Ethik und Ethik des Gesundheitswesens
Karl Landsteiner Privatuniversität für Gesundheitswissenschaften Krems
Professur für Biomedizinische Ethik und Ethik des Gesundheitswesens 2021

Wien
Ethik, Sammlungen und Geschichte der Medizin
Medizinische Universität Wien
Gründungsjahr: Institut für Geschichte der Medizin 1920
Professur für Bioethik seit 2016 (UNESCO-Lehrstuhl)

INSTITUTIONEN IN DER SCHWEIZ (AUSWAHL)

Basel
Institute of Biomedical Ethics, University of Basel
Gründungsjahr: 2011

Stiftung Dialog Ethik und Förderverein Dialog Ethik, Basel
Gründung 1999 als Verein und 2007 als Stiftung zur Ethik im Gesundheitswesen

Fribourg
Interdisziplinäres Institut für Ethik und Menschenrechte, Université de Fribourg
Gründungsjahr: 1993
vorher ab 1987 Verein „Interdisziplinäres Zentrum für Ethik und Menscherechte"

Genf
Institut Éthique Historie Humanités, Université de Genève
Gründungsjahr: 2012

Lausanne
Institut des Humanités en Médecine (im Neuaufbau)
Universitätsklinikum und Universität Lausanne
1989 Institut Universitaire d'Histoire de la Médecine et de la Santé Publique

Neuchâtel
Institut de Droit de la Santé, Université de Neuchâtel
Gründungsjahr: 1994

Zürich
Institut für Biomedizinische Ethik und Medizingeschichte, Universität Zürich
2005: Lehrstuhl für Biomedizinische Ethik der Universität Zürich
2007: Institut für Biomedizinische Ethik
2014: Institut für Biomedizinische Ethik und Medizingeschichte
2017: Professur für Bioethik, Dpt. Gesundheitswiss. und Technologie, ETH Zürich

HINWEISE

Die voranstehende Übersicht bringt in alphabetischer Reihung Institute im deutschsprachigen Raum. Diese Angaben basieren auf gedruckten Quellen – vgl. für die historischen Daten u.a. Frewer/Roelcke (2001) und vom Brocke (2001)[1] – sowie auf einer aktuellen schriftlichen Umfrage bei den Instituten im Sommersemester 2022. Leider haben nicht alle Einrichtungen geantwortet, daher bleiben im Einzelfall Unklarheiten.[2] Die überwiegende Mehrzahl der Institute hat geantwortet – dafür sei hier nochmals sehr gedankt. Für die (Selbst-)Angaben kann keine Gewähr übernommen werden. Ergänzend wurden zudem Recherchen im Internet vorgenommen. Die nachfolgende Übersicht bietet nochmals eine chronologische Zusammenstellung von 40 Institutionen aus den letzten 30 Jahren; häufig sind es Erweiterungen im Lehrgebiet vorbestehender Institute, aber auch zahlreiche Neugründungen. Die fruchtbare „Gründerzeit" der Medizinethik wird auf diese Weise detailliert belegt.

1 Siehe ferner auch Frewer (2008) und Frewer et al. (2008), Bruns (2014) sowie insbesondere zuletzt Dinges/Wallner (2021) für Österreich und Krones/Monteverde (2021) für die Schweiz. Zur historischen Kontextualisierung vgl. zudem Frewer/Neumann (2001) und Bergdolt (2004).

2 Manche Hochschulen haben auch temporäre (Junior-)Professuren im Bereich Medizin- und Bioethik besetzt, etwa die Katholische Universität Eichstätt eine Stelle für Bioethik für fünf Jahre oder an die Wilhelm Löhe Hochschule (WLH) in Fürth zur Medizin- und Bioethik etc. Zentren, Foren, Arbeitskreise, Kollegs und andere Formen (außer-)akademischer Bereiche konnten an dieser Stelle nicht detaillierter berücksichtigt werden.

CHRONOLOGIE DER (NEU-)GRÜNDUNGEN (AUSWAHL)

1993 Interdisziplinäres Institut für Ethik und Menschenrechte Fribourg
1998 Abteilung für Ethik und Geschichte der Medizin Göttingen
1998 Institut für Geschichte und Ethik der Medizin Köln
1998 Institut für Ethik in der Medizin Leipzig e.V.
1998 Institut für Ethik und Geschichte der Medizin Tübingen
1999 Institut für Geschichte und Ethik der Medizin Halle/Saale
1999 Institut für Angewandte Ethik e.V. Würzburg
2001 Institut für Geschichte und Ethik der Medizin Erlangen-Nürnberg
2002 Institut für Geschichte, Ethik und Philosophie der Medizin Hannover
2002 W1-Professur für Fundierung und Didaktik der Medizinethik Hannover
2003 Institut für Ethik und Geschichte der Medizin Greifswald
2003 Institut für Geschichte und Ethik der Medizin Hamburg
2003 Institut für Geschichte, Ethik und Theorie der Medizin Magdeburg
2003 Institut für Ethik, Geschichte und Theorie der Medizin Münster
2004 Institut für Geschichte der Medizin und Ethik in der Medizin Berlin
2004 Institut für Geschichte und Ethik der Medizin Frankfurt am Main
2004 Institut für Geschichte, Theorie und Ethik der Medizin Mainz
2004 Institut für Geschichte, Theorie und Ethik der Medizin Mannheim
2005 Institut für Geschichte, Theorie und Ethik der Medizin Aachen
2005 Institut für Medizinische Ethik und Geschichte der Medizin Bochum
2005 Institut für Ethik und Geschichte der Medizin Freiburg
2005 Lehrstuhl für Biomedizinische Ethik, Universität Zürich
2008 Institut für Geschichte, Theorie und Ethik der Medizin Ulm
2009 Institut für Geschichte und Ethik der Medizin Heidelberg
2009 Professur für Theorie und Ethik der Biowissenschaften Lübeck
2011 Institut für Biomedizinische Ethik Basel
2011 Lehrstuhl Ethik, Theorie und Geschichte der Medizin Vallendar
2012 Institut Éthique Historie Humanités Genève
2012 Professur für Ethik in der Medizin Kiel
2016 Institut für Geschichte, Theorie und Ethik der Medizin Düsseldorf
2016 Lehrstuhl für Bioethik Wien (UNESCO)
2017 W1-Professur für Medical Humanities und Medizinethik Berlin
2017 Professur für Bioethik, Dpt. Gesundheitswiss. und Technologie, ETH Zürich
2018 Professur für Ethik in der Medizin Oldenburg
2019 Institute for Medical Humanities Bonn
2019 Professur für Health Care Ethics am Institut für Moraltheologie Graz
2019 Institut für Geschichte und Ethik der Medizin Jena
2020 Professur für Ethik in der Medizin Augsburg
2021 Professur für Biomedizinische Ethik und Ethik des Gesundheitswesen Krems
2021 W1-Professur für Medizinische Ethik/Schwerpunkt Digitalisierung Potsdam
2022 Professur für Ethik der Medizin. Gesundheitswissenschaften Bielefeld (i.G.)
2022 Professur für Ethik und Geschichte der Medizin und Zahnmedizin Dresden

LITERATUR

Bergdolt, K. (2004): Das Gewissen der Medizin. Ärztliche Moral von der Antike bis heute. München.

Bruns, F. (Hrsg.) (2014): Medizingeschichte in Berlin. Institutionen, Personen, Perspektiven. Berlin.

Dinges, S./Wallner, J. (2021): Klinische Ethikberatung in Österreich. Stand der Etablierung und Zukunftsperspektiven. In: Frewer et al. (2021), S. 323–337.

Frewer, A. (2008): Ethikkomitees zur Beratung in der Medizin. Entwicklung und Probleme der Institutionalisierung. In: Frewer et al. (2008), S. 47–74.

Frewer, A./Fahr, U./Rascher, W. (Hrsg.) (2008): Klinische Ethikkomitees. Chancen, Risiken und Nebenwirkungen. Jahrbuch Ethik in der Klinik (JEK), Band 1. Würzburg.

Frewer, A./Franzò, K./Langmann, E. (Hrsg.) (2021): Die Zukunft von Medizin und Gesundheitswesen. Prognosen – Visionen – Utopien. Jahrbuch Ethik in der Klinik, Band 14. Würzburg.

Frewer, A./Neumann, J. N. (Hrsg.) (2001): Medizingeschichte und Medizinethik. Kontroversen und Begründungsansätze 1900–1950. Kultur der Medizin, Band 1. Frankfurt/M., New York.

Frewer, A./Roelcke, V. (Hrsg.) (2001): Die Institutionalisierung der Medizinhistoriographie. Entwicklungslinien vom 19. ins 20. Jahrhundert. Stuttgart.

Krones, T./Monteverde, S. (2021): Klinische Ethik in der Schweiz. Dynamiken der Entwicklung, Akteur:innen und Desiderate für die Zukunft. In: Frewer et al. (2021), S. 339–347.

Roelcke, V./Frewer, A. (2001): Konzepte und Kontexte bei der Institutionalisierung der Medizinhistoriographie um die Wende vom 19. zum 20. Jahrhundert. In: Frewer/Roelcke (2001), S. 9–25.

Vom Brocke, B. (2001): Die Institutionalisierung der Medizinhistoriographie im Kontext der Universitäts- und Wissenschaftsgeschichte. In: Frewer/Roelcke (2001), S. 187–212.

HANS-BERNHARD WUERMELING
BIOGRAPHISCHE ETAPPEN IM ÜBERBLICK

1927	Geburt in Berlin als Sohn von Maria und Franz-Josef Wuermeling (06.02.) Aufwachsen im katholischen Elternhaus und Schule in Linz am Rhein, einer Stadt im Norden von Rheinland-Pfalz (Kreis Neuwied) nahe der Grenze zu Nordrhein-Westfalen (22 km von Bonn), ca. 6.000 Einwohner
1943/44	Luftwaffenhelfer und Reichsarbeitsdienst (RAD) im Zweiten Weltkrieg
1945	Nachholen der Abiturprüfung im Gymnasium in Linz am Rhein
1945/46	Beginn des Medizinstudiums an der Universität Tübingen, später Marburg
1951	Staatsexamen in der Medizin, Beginn der Assistentenzeit in Marburg
1953	Promotion zum „Dr. med.“ in Marburg mit der Studie „Das Schicksal der konservativ und chirurgisch behandelten Pylorospastiker“
1954	Heirat mit Hannemarie Huetlin (geb. 1929), Lehrerin, Familiengründung (insgesamt Geburt von sechs Kindern und Aufnahme eines Pflegekindes Geburtsjahrgänge der Kinder: 1955, 1956, 1958, 1959, 1961 und 1964)
1957	Wechsel an die Universität Freiburg/Br., Assistent in der Rechtsmedizin
1966	Habilitation mit der Arbeit „Alkoholresorption und Blutalkoholgehalt“
1972	Außerplanmäßiger Professor an der Universität Freiburg im Breisgau
1973	Ruf an die Universität Erlangen-Nürnberg: Ordinarius für Rechtsmedizin Leiter des Instituts für Rechtsmedizin in der Universitätsstr. 16 in Erlangen Wohnhaus in der Bismarckstr. 24, 91054 Erlangen (ca. 300m vom Institut)
1979	Beginn der langjährigen Vortragsreihe „Ärztliche und Bioethik“ (FAU)
1980	Gründungsmitglied der Ethikkommission der Medizinischen Fakultät
1982–86	Prorektor (Vizepräsident) der Friedrich-Alexander-Universität (FAU)
1985–2015	Langjährige Bildungsarbeit für die Katholische Ärztearbeit Deutschland
1986–2004	Mitglied im Wissenschaftlichen Beirat der Bundesärztekammer (BÄK)
1986	Gründungspräsident der Akademie für Ethik in der Medizin (AEM) (e.V.)
1987–89	Mitglied im Nationalen Aids-Beirat der deutschen Bundesregierung
1991	Tod der Ehefrau Hannemarie Wuermeling (geb. Huetlin) bei Autounfall
1992	Sprecher des Ad-hoc-Konsils im Fall des „Erlanger Baby“ (Marion P.)
1995	Heirat mit Hanna-Barbara Gerl-Falkovitz (Professorin an der TU Dresden) Wohnung in der Fichtestr. 5, 91054 Erlangen (ca. 400m vom Institut)
1995	Emeritierung an der Friedrich-Alexander-Universität (FAU), jedoch weitere kommissarische Vertretung des Lehrstuhls bis in das Jahr 1996
2012	Verleihung der „Paracelsus-Medaille“ der Deutschen Ärzteschaft (22.05.) auf dem 115. Deutschen Ärztetag in Nürnberg (höchste Auszeichnung)
2019	Tod (31.01.) und Trauerfeier (05.02.) in der Kirchengemeinde St. Jacobus in Marloffstein, Begräbnis auf dem Friedhof Marloffstein (bei Erlangen)

VERZEICHNIS DER ABKÜRZUNGEN

Abb.	Abbildung
AEM	Akademie für Ethik in der Medizin e.V. (Göttingen)
A.F.	Andreas Frewer (Herausgeber)
AG	Aktiengesellschaft/Arbeitsgruppe
AGMPG	Archiv zur Geschichte der Max-Planck-Gesellschaft
AK	Arbeitskreis (u.a. der AK Ethikkommissionen in Deutschland)
AWMF	Arbeitsgemeinschaft der Wiss. Med. Fachgesellschaften
BÄK	Bundesärztekammer (Berlin)
BArch	Bundesarchiv (Berlin/Koblenz)
BayHStA	Bayerisches Hauptstaatsarchiv (München)
BELIT	Bioethik-Literatur-Datenbank des DRZE (Bonn)
BLÄK	Bayerische Landesärztekammer (München)
BMBF	Bundesministerium für Bildung und Forschung
BRD	Bundesrepublik Deutschland
BWV	Bachwerkverzeichnis – Sammlung der Werke von J. S. Bach
CC	Creative Commons
CDU	Christlich Demokratische Union Deutschlands (Partei)
CHREN	Center for Human Rights Erlangen-Nürnberg (FAU)
DDR	Deutsche Demokratische Republik
DFG	Deutsche Forschungsgemeinschaft
DGGMNT	Deutsche Gesellschaft für Geschichte der Medizin, Naturwissenschaften und Technik (gegründet 1901); 2017 Fusion mit GWG
DRZE	Deutsches Referenzzentrum für Ethik in den Biowissenschaften
Ebd.	Ebenda
EGMR	Europäischer Gerichtshof für Menschenrechte (Straßburg)
EK	Ethikkommission
ETHMED	Datenbank zur Literatur über Ethik in der Medizin der AEM (IDEM)
FAU	Friedrich-Alexander-Universität Erlangen-Nürnberg (gegr. 1743)
FAZ	Frankfurter Allgemeine Zeitung
FIAMC	Fédération Internationale des Associations de Médecins Catholiques
FIFA	Fédération Internationale de Football Association/WM-Ausrichter
FUB	Freie Universität Berlin
G.B.-L.	Gisela Bockenheimer-Lucius
GMK	Gesundheitsministerkonferenz;
GCP	Good Clinical Practice (Standards für Klinik-Forschung und Praxis)
GStA	Geheimes Staatsarchiv Preußischer Kulturbesitz Berlin-Dahlem
GWG	Gesellschaft für Wissenschaftsgeschichte (gegründet 1965) 2017 Fusion mit der DGGMNT zur GWMT

GWMT	Gesellschaft für Geschichte der Wissenschaften, der Medizin und der Technik e.V. (gegründet 2017)
HB	Habilitationsbuch
HBW	Hans-Bernhard Wuermeling
HJZ	Hans Jonas-Zentrum (Siegen)
HUB	Humboldt-Universität Berlin
HuPfla	Heil- und Pflegeanstalt
IDEM	Informations- und Dokumentationsstelle Ethik in der Medizin (AEM)
IEGTM	Institut für Ethik, Geschichte und Theorie der Medizin (LMU)
IGEM	Institut für Geschichte und Ethik der Medizin (FAU)
IIW	International Inner Wheel
IW	Frauen-Service-Organisation (inneres Rad, weiblicher Rotary Club)
IVF	In-vitro-Fertilisation (Künstliche Befruchtung)
KÄAD	Katholische Ärztearbeit Deutschland
K.E.	Karolina Echinger
KEK	Klinisches Ethikkomitee
KKV	(Bundes)Verband der Katholiken in Wirtschaft und Verwaltung
LIVIVO	Datenbank Lebenswissenschaften (Search Portal for Life Sciences)
LMU	Ludwig-Maximilians-Universität (München)
MC	Music Cassette (Hörkassette)
Med.	Medizinisch(en)
MF	Medizinische Fakultät
Mfr.	Mittelfranken (Regierungsbezirk in Bayern, Verwaltung: Ansbach)
MFT	Medizinischer Fakultätentag
MPI	Max-Planck-Institut
MPZPM	Max-Planck-Zentrum für Physik und Medizin (Erlangen)
NL	Nachlass
NSDAP	Nationalsozialistische Deutsche Arbeiterpartei
NTM	Zeitschr. f. Geschichte und Ethik der Nat.wiss., Technik u. Medizin
PAN	Pressearchiv der Erlanger Nachrichten (Nürnberg)
Q2	Querschnittsfach „Geschichte, Theorie, Ethik der Medizin“
SAN	Staatsarchiv Nürnberg
SAE	Stadtarchiv Erlangen
SAF	Sammlung Andreas Frewer
SPD	Sozialdemokratische Partei Deutschlands
S.S./SS	Sommersemester
SZ	Süddeutsche Zeitung
TP	Die Tagespost
UA	Universitätsarchiv
UB	Universitätsbibliothek
UKER	Universitätsklinikum Erlangen
USA	United States of America/Vereinigte Staaten von Amerika
WHO	World Health Organization (Genf)
Wiss.	Wissenschaft/lich(en)
WM	Weltmeisterschaft
W.S./WS	Wintersemester

INDEX DER PERSONEN

I

J

K

L

M

N

O

P

Q

R

T

U

V

W

Z

ADRESSEN DER BEITRAGENDEN

Dr. med. Gisela Bockenheimer-Lucius, MAE
Rondorfer Straße 25 b
50354 Hürth
E-Mail: bockenheimer.ethmed@web.de

Prof. Dr. med. Andreas Frewer, M.A.
Institut für Geschichte und Ethik der Medizin
Friedrich-Alexander-Universität Erlangen-Nürnberg
Schillerstraße 25
91054 Erlangen
E-Mail: andreas.frewer@fau.de

Kerstin Franzò, M.A.
Professur für Ethik in der Medizin
Friedrich-Alexander-Universität Erlangen-Nürnberg
Schillerstraße 25
91054 Erlangen
E-Mail: kerstin.franzo@fau.de

Prof. Dr. phil. Dr. h.c. Hanna-Barbara Gerl-Falkovitz
Fichtestraße 5
91054 Erlangen
E-Mail: hanna-barbara.gerl-falkovitz@tu-dresden.de

Paula Herrmann
Dorfstraße 18
92648 Vohenstrauß
E-Mail: paula.herrmann@fau.de

Monika Muschol (geb. Wuermeling)
E-Mail: monika.muschol@web.de

Maria Rupprecht
Neidsteiner Straße 2c
92259 Neukirchen
E-Mail: maria.rupprecht@fau.de

Dr. phil. Mathias Schütz, M.A.
Institut für Ethik, Geschichte und Theorie der Medizin
Ludwig-Maximilians-Universität München
Lessingstr. 2
80336 München
E-Mail: mathias.schuetz@med.uni-muenchen.de

Steiner Verlag
Birkenwaldstr. 44
70191 Stuttgart
E-Mail: service@steiner-verlag.de

Markus Wuermeling
Zum Kretzer 23
88662 Überlingen
E-Mail: markus.wuermeling@googlemail.com

Dr. med. Martin J. Wuermeling, Augenarzt
Titiseestr. 17
79822 Titisee-Neustadt
E-Mail: mail@dr-wuermeling.de

Michael Wuermeling
Lauterlech 39 E
86152 Augsburg
E-Mail: mail@michael-wuermeling.de

BIOGRAPHISCHE NOTIZ ZUM HERAUSGEBER

Prof. Dr. med. Andreas Frewer, M.A., European Master in Bioethics, FAU ER-N. 1987–1994 Studium der Philosophie, Medizingeschichte und Humanmedizin in München, Erlangen, Marburg und Berlin; Studienphasen u.a. in Wien, Oxford und Jerusalem (im PJ u.a. am Haddassah Medical Centre der Hebrew University, Israel). 1990 Gründung des „Studentenverband Ethik in der Medizin" (SEM) mit bundesweiten Regionalgruppen sowie Kongressen, u.a. in Bonn (1990) und Aachen (1993). Ab 1994 Arzt an Virchow-Klinikum (UKRV) und Charité: Innere Medizin, Nephrologie, Intensivmedizin, Onkologie, Notaufnahme und Reanimationszentrum. 1998 Promotion (Dr. med.) zur Geschichte und Ethik der Medizin an der Freien Universität Berlin (summa cum laude). 1998–2002 Wissenschaftlicher Assistent in der Abteilung Ethik und Geschichte der Medizin der Universität Göttingen, Mitglied der Ethik-Kommission. 2002–2003 European Master in Bioethics an den Universitäten Nijmegen, Basel, Leuven und Padua (summa cum laude). 2002 DAAD-Gastdozentur am International University Center (IUC) in Dubrovnik. 2002–2006 Professur zur Medizinethik an der Medizinischen Hochschule Hannover (MHH). 2004 Kommissarische Leitung des Instituts für Geschichte und Ethik der Medizin der Universität Frankfurt/M. 2006 Habilitation mit Venia legendi für „Geschichte, Theorie und Ethik der Medizin" (MHH). Ab SS 2006 zusätzlich kommissarische Leitung der Professur für Ethik in der Medizin (FAU). 2007 Gf. Leitung des Instituts für Geschichte, Ethik und Philosophie der Medizin der MHH. Ab WS 2008/09–SS 2009 Gf. Direktor des Instituts für Geschichte und Ethik der Medizin (FAU), seitdem gemeinsame Geschäftsführung. 2009–2011 Mitglied der Forschergruppe „Herausforderungen für Menschenbild und Menschenwürde durch neuere Entwicklungen der Medizintechnik" am ZiF der Universität Bielefeld. 2012 Projekt „Medical Ethics and Human Rights", seit 2013 Senior Advisory Consultant, World Health Organization (internationale Kurse). 2014–2017 Exzellenzförderung im EFI-Projekt „Human Rights in Healthcare" an der FAU, 2018–2021 Graduiertenkolleg „Menschenrechte und Ethik in der Medizin für Ältere" (Kraft-Stiftung München), zweite Förderung 2021–2025. 2012 Brocher Award Fondation Brocher (Genf), 2019 Medizinpreis. 2021 Schöller-Preis. Autor von über 320 Fachbeiträgen.

Gründung und Herausgeberschaft für zwölf wissenschaftliche Fachbuchreihen, u.a. „Kultur der Medizin. Geschichte – Theorie – Ethik" (43 Bände seit 2001 erschienen), „Geschichte und Philosophie der Medizin/History and Philosophy of Medicine" (17 Bände seit 2005), „Beiträge zur Geschichte, Theorie und Ethik der Medizin" (fünf Bände seit 2006) „Jahrbuch Ethik in der Klinik/Yearbook Ethics in Clinics" (15 Bände seit 2008), „Menschenrechte in der Medizin/Human Rights in Healthcare" (acht Bände seit 2016) und weitere Fachbuchreihen (siehe Homepage).

Forschungsschwerpunkte: Medizingeschichte des 20. Jahrhunderts, Medizinethik und Ethikberatung, Medizin und Menschenrechte, Ethik für Ältere, Patientenrechte und Forschungsethik, Geschichte und Ethik des Sterbens, Medizinhistoriographie.

GESCHICHTE UND PHILOSOPHIE DER MEDIZIN / HISTORY AND PHILOSOPHY OF MEDICINE

Herausgegeben von / Edited by Andreas Frewer.

Franz Steiner Verlag

ISSN 1860–6199

4. Hinderk Conrads / Brigitte Lohff
Carl Neuberg – Biochemie, Politik und Geschichte
Lebenswege und Werk eines fast verdrängten Forschers
2006. 221 S. und 28 Abb. auf 16 Taf., geb.
ISBN 978-3-515-08894-7
5. Brigitte Lohff / Hinderk Conrads
From Berlin to New York
Life and work of the almost forgotten German-Jewish biochemist Carl Neuberg (1877–1956). With a bibliography of Carl Neuberg's publications by Michael Engel and Brigitte Lohff. Transl. from the German by Anthony Mellor-Stapelberg
2007. 294 S. mit 28 Abb. auf 16 Taf., geb.
ISBN 978-3-515-09062-9
6. Daniel Schäfer / Andreas Frewer / Eberhard Schockenhoff / Verena Wetzstein (Hg.)
Gesundheitskonzepte im Wandel
Geschichte, Ethik und Gesellschaft
2008. 308 S., geb.
ISBN 978-3-515-09076-6
7. Florian Bruns
Medizinethik im Nationalsozialismus
Entwicklungen und Protagonisten in Berlin (1939–1945)
2009. 225 S. und 21 Abb. auf 10 Taf., geb.
ISBN 978-3-515-09226-5
8. Andreas Frewer / Bernhard Bremberger / Günther Siedbürger (Hg.)
Der „Ausländereinsatz" im Gesundheitswesen (1939–1945)
Historische und ethische Probleme der NS-Medizin
2009. 285 S. mit 6 Abb., geb.
ISBN 978-3-515-09201-2
9. Almut Caspary
In Good Health
Philosophical-Theological Analysis of the Concept of Health in Contemporary Medical Ethics
2010. 209 S., geb.
ISBN 978-3-515-09318-7
10. Christine Wolters
Tuberkulose und Menschenversuche im Nationalsozialismus
Das Netzwerk hinter den Tbc-Experimenten im Konzentrationslager Sachsenhausen
2011. 287 S. mit 2 Abb., geb.
ISBN 978-3-515-09399-6
11. Kathrin Lieb
Split-Brain-Forschung und ihre Folgen
Medizin – Geschichte – Populärwissenschaft
2012. 191 S. mit 8 Abb. und 5 Tab., kt.
ISBN 978-3-515-09937-0
12. Markus Rothaar / Andreas Frewer (Hg.)
Das Gesunde, das Kranke und die Medizinethik
Moralische Implikationen des Krankheitsbegriffs
2012. 228 S., geb.
ISBN 978-3-515-09938-7
13. Andreas Frewer / Rainer Erices (Hg.)
Medizinethik in der DDR
Moralische und menschenrechtliche Fragen im Gesundheitswesen
2015. 287 S. mit 8 Abb., geb.
ISBN 978-3-515-11175-1
14. Birgit Braun
Friedrich Meggendorfer
Person und Ethik eines Psychiaters im Nationalsozialismus
2017. 804 S. mit 62 Abb., geb.
ISBN 978-3-515-11964-1
15. Birgit Braun
Der T4-Gutachter F. L. Berthold Kihn
Lebenslinien eines „Täter"-Psychiaters
2020. 628 S. mit 94 Abb., geb.
ISBN 978-3-515-12858-2
16. Andreas Frewer
Werner Leibbrand: Leben – Weiterleben – Überleben
Kommentierte Edition
2021. 376 S. mit 88 Abb., geb.
ISBN 978-3-515-12940-4